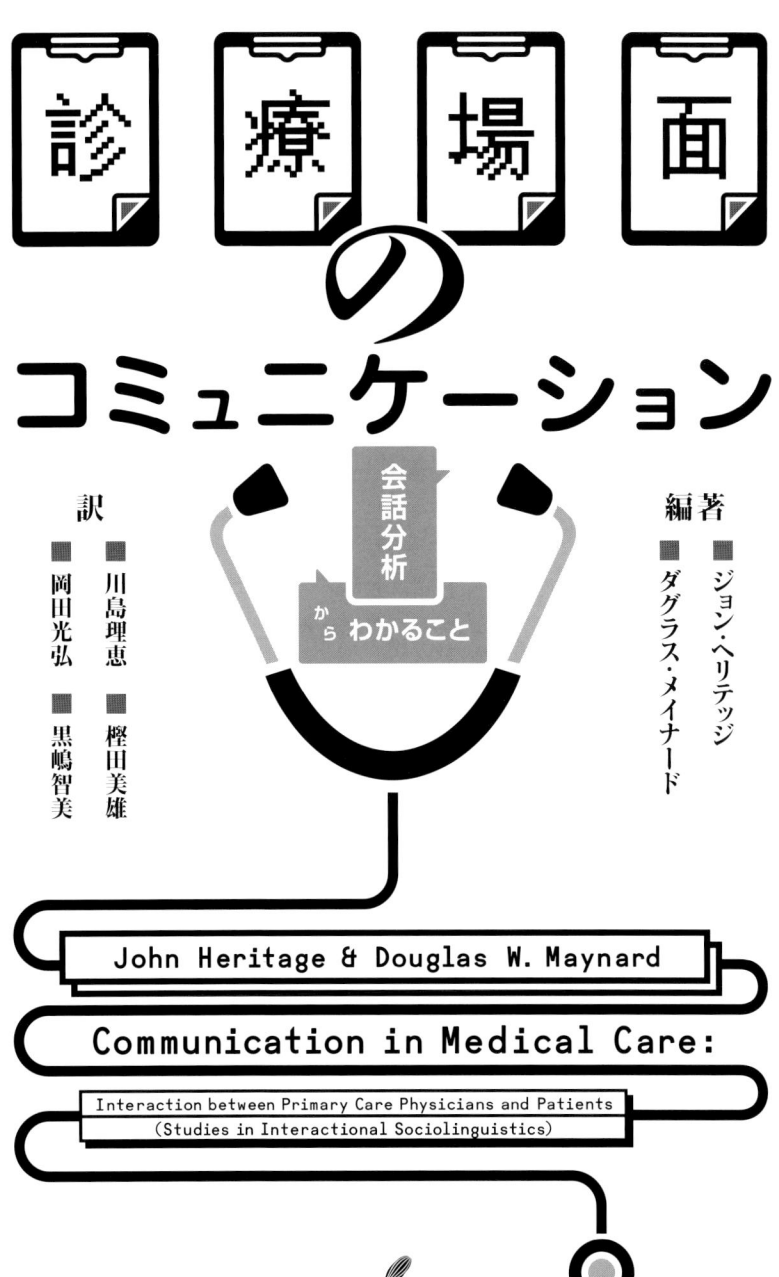

COMMUNICATION IN MEDICAL CARE
by **John Heritage & Douglas W. Maynard**
Copyright © Cambridge University Press 2006

Japanese translation published by arrangement with
Cambridge University Press through The English Agency (Japan) Ltd.

目　次

日本語版へのまえがき
事例の引用で用いられている記号
凡例

第 1 章　序論　　　　　　　　　　　　　　　　　　　　　　　　　1
　　　　──プライマリ・ケア診療における医師 - 患者間相互行為の分析
第 2 章　患者の心配事を引き出すこと　　　　　　　　　　　　　　21
第 3 章　受診について説明すること　　　　　　　　　　　　　　　53
　　　　──受療行為の理由づけ
第 4 章　病気であると気づくこと　　　　　　　　　　　　　　　　105
　　　　──症状の発見についての患者のナラティブ
第 5 章　病気について説明すること　　　　　　　　　　　　　　　143
　　　　──患者による提案と医者の応答
第 6 章　病歴に関して問うこと　　　　　　　　　　　　　　　　　191
　　　　──問診中の質問行為
第 7 章　身体のワーク　　　　　　　　　　　　　　　　　　　　　233
　　　　──臨床上の対象の協同的な産出
第 8 章　診断について　　　　　　　　　　　　　　　　　　　　　265
　　　　──コミュニケーションすることと応答すること
第 9 章　診断的合理性について　　　　　　　　　　　　　　　　　305
　　　　──悪いニュース，良いニュース，および残った徴候
第 10 章　治療方針の決定　　　　　　　　　　　　　　　　　　　　347
　　　　──小児科診療における医師と両親の交渉

参考文献
本訳書の活用法
訳者あとがき
索引

日本語版へのまえがき

ジョン・ヘリテッジ
ダグラス・メイナード

このまえがきでは，2006年に *Communication in Medical Care*『診療場面のコミュニケーション――会話分析からわかること』(以下原著)の出版後，医療現場の相互行為に関する会話分析研究の発展について述べたい．以下の3つのテーマに沿って話を進めよう．(1) 医療分野における会話分析の方法論の発展と拡大，(2) 会話分析的アプローチによって明らかにすることができる研究課題の広がり，(3) 新しい診断過程における会話分析の発展．

(1) 会話分析の方法論の発展と拡大

医学系研究は，会話分析の方法が発展する多くの部分を占めて来た．初期には，その発展は顕著で，より体系的に視線，身体の動き，空間整備や医療機器の使用との関係などの分析が進められた．まず医療分野の会話分析のパイオニアであるヒース (Heath 1986, 1989, 2003; Heath et al. 2003) が示唆したように，体系的なマルチモーダルな分析技術 (Streeck et al. 2011) は，以下のような多くの研究の発端と結果を生み出して来た．それは，手術室 (Mondada 2011; Koschmann et al 2007; Svensson et al 2009; Zemel et al. 2011) や麻酔科 (Hindmarch and Pilnick 2007)，患者の診断に使われる特に映像を使った医療技術の使用 (Nishizaka 2011, 2013) など，様々な分野に渡る．

第2の方法論的発展としては，既に本書に掲載されている内容から十分に推測可能ではあるが，会話分析を量的な分析方法と組み合わせる事があげられる．最も基本的なこととして，会話分析から得られた相互行為のパターンを数量的に解析することは，それぞれの観察が単発的かつ個人的なことではないとかという批判に対して，その重要性を主張することで反論につながる．さらに，それらの方法の統合により，相互行為的な実践の重要性と役割を，(1) 社会的または心理的な背景との関連性や (2) 介入的な医学研究におけるそれらの役割を精査することが可能となった (Robinson and Heritage 2014)．そうした関係性

を示すモデルを策定する研究としては，スタイバースの行った小児科医の研究がある．スタイバースは，小児科医が子供に話しかけるかどうかを左右する要因を特定し（Stivers 2001），質問する場合の質問の内容（Stivers and Majid 2007），また子供の回答が得られたかどうかを影響する要因を検討した（Stivers 2011, 2012）．さらに，相互行為的な実践とその結果を結びつけるモデルを呈する研究が進んでいることも重要である．例えば，医師の質問の形態が及ぼす患者の応答への影響（Heritage and Robinson 2006; Robinson and Heritage 2005, 2006; Heritage et al 2007）や，医師の開始部における予防接種に関する語り方がいかに，提案された予防接種の計画を親が実行するかどうかに影響しているか（Opel et al. 2013），また医師の抗生物質を使わないという提案がいかに効果的に為されたかは，診療中のコミュニケーションにおける他の部分に影響を受けている（Mangione Smith et al 2006）などの研究である．もちろんこれら2つの研究を統合するような動きもある．例えば，ロビンソンとヘリテッジ（印刷中）では，医師から主訴以外の問題があるかどうかを聞かれた際，否定的な応答を示す患者の首ふりに関する統計的な研究が示された．この研究は，医師からの付加的な問題や心配などへの問いに対して，患者はそれらを「新規」と「新規ではない」問題に分けることで，慢性的な症状を持ち出す可能性を低くしていることを明らかにした．

(2) 会話分析的アプローチによって明らかにすることができる
　　 研究課題の広がり

　原著は，明確にまた故意にプライマリ・ケアにおける診療を対象にしたものであった．これは，プライマリ・ケアが世界中で一般の人が受ける診療の中で，主要なものであるという認識に基づくものである．またバーンとロング（Byrne and Long 1976）のプライマリ・ケアに関する古典的な研究を，新しくより強力な分析ツールによって刷新しようとする試みによるものでもあった．現在，この状況は著しく変革している．上記に述べた新しい分析手法により，対象となる医療分野に広がりを見せている．たとえば，手術場面（Svensson, Luff, and Heath 2009）や，歯科治療（Hindmarsh, Reynolds, and Dunne 2011），前述の医療的な映像技術に関する研究である．同時に，会話分析の典型的な方法を使って，様々な診療分野の会話の分析も行われている．たとえば，がん治療（Beach and Anderson 2004），整形外科（Hudak, Clark, and Raymond 2011; Maynard and Hudak 2008），小児科の痛み治療（Clemente 2009），出産の様々な側面（Kitzinger 2011），救急医療（Kawashima 2014），予防接種，診断，治療提案などである．また最近の総説論文（Parry, Land, and Seymour 2014）によれば，会話分析の重要性は，終末期や患者の予後など繊細なトピックを扱う場面において認められている．

　統計的な手法を使えば，様々な要因と相互行為の関係性を明らかにすることも可能である．例えば，治療提案がどのようになされたかを，患者の立場，疾患のタイプ，医学的専門分野，さらに国によって比較検討することもできる．さらに会話分析は，次の分野でかなり一般的な研究手法として受け入れられ始めている．まず，精神分析分野（Peräkylä, Antaki, Vehviläinen, and Leudar 2008），また様々な精神的な症状を扱う診療に関しては統合失調症（McCabe 2009）や，自閉症（Dickerson, Stribling, and Rae 2007; Korkiakangas, Rae, and Dickerson 2012; Maynard 2005; Muskett, Perkins, Clegg, and Body 2010; Sterponi and Fasulo 2010; Stribling, Rae, and Dickerson 2007; Turowetz 2015），失語症（Wilkinson 2006; Wilkinson, Gower, Beeke, and Maxim 2007），障碍（Antaki 2007）などにわたる分野である．これらの研究については，詳しくはアンタキとウィルキンソン（Antaki and Wilkinson 2012）を参照されたい．

（3）新しい診断過程における会話分析の発展

　会話分析の応用研究の発展の中で，ひときわ際立っているのは，診療における診断技術として会話分析を使うことである．グーリッヒ（Gülich and Furchner 2002）やルーバー（Reuber）と共同研究者が行った先駆的な研究では，意識不明の発作を起こした会話を分析するために会話分析を使い，その診断を導きだしている．てんかん発作による発作とてんかんによるものでない発作を識別することは，極めて難しく，複雑で扱いにくいとされてきた．しかし，ルーバーと同僚は，会話分析の結果にもとづいたチェックリストを作成し，患者が発作を起こしたときのことを語る際に使用することで，その識別を可能にした．会話分析的な診断技術によるてんかん発作とそうでない発作の識別は，85%の割合で正しく機能した（Plug and Reuber 2009; Reuber et al 2009; Schwabe et al 2007）．この研究は，最初にドイツ人話者を対象に行われ，その後英語話者に

も適応されることが証明され，イタリア話者や中国語話者を対象にするまでに広がりをみせている（M.Reuber pers. comm.）．関連研究としては，会話分析が痴呆による記憶喪失とそうでないものの識別に使用される研究も進められている（Jones et al. frth; Elsey et al. 2015）．

全体として，会話分析による貢献は，医師－患者コミュニケーション研究，さらには医療全般において，拡大し，盛んである．そして上記のような研究成果を見る限り，その躍進は，さらに続くであろうことが確信される．

参考文献

Antaki, Charles. 2007. "Producing a Cognition." *Discourse Studies* 8: 9-15.

Antaki, Charles and Ray Wilkinson. 2012. "Conversation Analysis and the Study of Atypical Populations." pp. 533-550 in *Handbook of Conversation Analysis*, edited by J. Sidnell and T. Stivers. New York: Blackwell.

Beach, Wayne A. and Jennifer K. Anderson. 2004. "Communication and Cancer? Part II." *Journal of Psychosocial Oncology* 21: 1-22.

Byrne, Patrick S. and Barrie E. L. Long. 1976. *Doctors Talking to Patients: A Study of the Verbal Behaviours of Doctors in the Consultation*. London: Her Majesty's Stationary Office.

Clemente, Ignasi. 2009. "Progressivity and Participation: Children's Management of Parental Assistance in Paediatric Chronic Pain Encounters." *Sociology of Health & Illness* 31: 872-888.

Dickerson, Paul, Penny Stribling, and John Rae. 2007. "Tapping into Interaction: How Children with Autistic Spectrum Disorders Design and Place Tapping in Relation to Activities in Progress." *Gesture* 7: 271-303.

Elsey, Chris, Paul Drew, Danielle Jones, Daniel Blackburn, Sarah Wakefield, Kirsty Harkness and Markus Reuber. 2015. "Towards Diagnostic Conversational Profiles of Patients Presenting with Dementia or Functional Memory Disorders to Memory Clinics." *Patient Education and Counseling*.

Gülich, E. and I. Furchner. 2002. "Die Beschreibung Von Unbeschreibbarem. Eine Konversationsanalytische Annäherung an Gespräche Mit Anfallskranken." pp. 161-86 in *Soziale Welten Und Kommunikative Stile. Festschrift FüR Werner Kallmeyer Zum 60. Geburtstag*, edited by T. Keim and W. Schütte. Tübingen: Narr.

Heath, Christian. 1986. *Body Movement and Speech in Medical Interaction*. Cambridge: Cambridge University Press.

Heath, Christian. 1989. "Pain Talk: The Expression of Suffering in the Medical Consultation." *Social Psychology Quarterly* 52(2): 113-25.

Heath, Christian. 2002. "Demonstrative Suffering." *Journal of Communication* 52(3): 597-616.

Heath, Christian, Paul Luff and Marcus Sanchez Svensson. 2003. "Technology and Medical Practice." *Sociology of Health and Illness* 25: 75-96.

Heritage, John and Jeffrey Robinson. 2006. "The Structure of Patients' Presenting Concerns: Physicians' Opening Questions." *Health Communication* 19(2): 89-102.

Heritage, John, Jeffrey D. Robinson, Marc Elliott, Megan Beckett and Michael Wilkes. 2007. "Reducing Patients' Unmet Concerns: The Difference One Word Can Make." *Journal of General Internal Medicine* 22: 1429-33.

Hindmarsh, Jon and Alison Pilnick. 2007. "Knowing Bodies at Work: Embodiment and Ephemeral Teamwork in Anaesthesia." *Organization Studies* 28(9): 1395-416.

Hindmarsh, Jon, Patricia Reynolds, and Stephen Dunne. 2011. "Exhibiting Understanding: The Body in Apprenticeship." *Journal of Pragmatics* 43: 489-503.

Hudak, Pamela L., Shannon J. Clark, and Geoffrey Raymond. 2011. "How Surgeons Design Treatment Recommendations in Orthopaedic Surgery." *Social Science & Medicine* 73: 1028-1036.

Jones, Danielle, Paul Drew, Chris Elsey, Daniel Blackburn, Sarah Wakefield, Kirsty Harkness and Markus Reuber. frth. "Conversational Assessment in Memory Clinic Encounters: Interactional Profiling for Differentiating Dementia from Functional Memory Disorders." *Ageing and Mental Health*.

Kitzinger, Celia. 2011. "Working with Childbirth Helplines: The Contributions and Limitations of Conversation Analysis." pp. 98-118 in *Applied Conversation Analysis: Intervention and Change in Institutional Talk*, edited by C. Antaki. New York: Palgrave Macmillan.

Korkiakangas, Terhi Kirsi, John P. Rae, and Paul Dickerson. 2012. "The Interactional Work of Repeated Talk between a Teacher and a Child with Autism." *Journal of Interactional Research in Communication Disorders* 3: 1-25.

Koschmann, Timothy, Curtis LeBaron, Charles Goodwin, Alan Zemel and G. Dunnington. 2007. "Formulating the Triangle of Doom." *Gesture* 7: 97-118.

Mangione-Smith, Rita, Marc N. Elliott, Tanya Stivers, Laurie L. McDonald and John Heritage. 2006. "Ruling out the Need for Antibiotics: Are We Sending the Right Message?". *Archives of Pediatric and Adolescent Medicine* 160: 945-52.

Maynard, Douglas W. 2005. "Social Actions, Gestalt Coherence, and Designations of Disability: Lessons From and About Autism." *Social Problems* 52: 499-524.

Maynard, Douglas W. and Pamela L. Hudak. 2008. "Small Talk, High Stakes: Interactional Disattentiveness in the Context of Prosocial Doctor-Patient Interaction." *Language in Society* 37: 661-688.

McCabe, Rosemarie. 2009. "Specifying Interactional Markers of Schizophrenia in Clinical Consultations." pp. 108-125 in *Against Theory of Mind*, edited by I. Leudar and A.

Costall. New York: Palgrave Macmillan.

Michie Kawashima. 2014. "Conversation analysis of decision-making process in emergency medicine: en example of informed consent in practice." *Japanese Sociological Review* 64(4): 663-678.

Mondada, Lorenza. 2011. "The Organization of Concurrent Courses of Action in Surgical Demonstrations." pp. 207-26 in *Embodied Interaction: Language and Body in the Material World*, edited by J. Streeck, C. Goodwin and C. Lebaron. Cambridge: Cambridge University Press.

Muskett, Tom, Mick Perkins, Judy Clegg, and Richard Body. 2010. "Inflexibility as an Interactional Phenomenon: Using Conversation Analysis to Re-examine a Symptom of Autism." *Clinical Linguistics & Phonetics* 24: 1-16.

Nishizaka, Aug. 2011. "The Embodied Organization of a Real-Time Fetus: The Visible and the Invisible in Prenatal Ultrasound Examinations." *Social Studies of Science* 41 (3): 309-36.

Nishizaka, Aug. 2013. "Distribution of Visual Orientations in Prenatal Ultrasound Examinations: When the Healthcare Provider Looks at the Pregnant Woman's Face." *Journal of Pragmatics* 51: 68-86.

Opel, Douglas J., John Heritage, James A. Taylor, Rita Mangione-Smith, Halle Showalter Salas, Victoria DeVere, Chuan Zhou and Robinson Jeffrey D. 2013. "The Architecture of Provider-Parent Vaccine Discussions at Health Supervision Visits." *Pediatrics* 132(6): 1-10.

Parry, Ruth, Victoria Land, and Jane Seymour. 2014. *BMJ Supportive & Palliative Care* doi: 10. 1136/bmjspcare-2014-000649: 1-11.

Peräkylä, Anssi, Charles Antaki, Sanna Vehviläinen, and Ivan Leudar. 2008. *Conversation Analysis and Psychotherapy*. Cambridge: Cambridge University Press.

Plug, Leendert and Markus Reuber. 2009. "Conversation Analysis Can Help in the Distinction of Epileptic and Non-Epileptic Seizure Disorders: A Case Comparison." *Seizure* 18: 43-50.

Plug, Leendert, Basil Sharrack and Markus Reuber. 2009. "Seizure Metaphors Differ in Patients' Accounts of Epileptic and Psychogenic Non-Epileptic Seizures." *Epilepsia* 50: 994-1000.

Reuber, Markus, Chiara Monzoni, Basil Sharrack and Leendert Plug. 2009. "Using Interactional and Linguistic Analysis to Distinguish between Epileptic and Psychogenic Nonepileptic Seizures: A Prospective Blinded Multirater Study." *Epilepsy and Behavior* 16: 139-44.

Robinson, Jeffrey and John Heritage. 2005. "The Structure of Patients' Presenting Concerns: The Completion Relevance of Current Symptoms." *Social Science and Medicine* 61: 481-93.

Robinson, Jeffrey D. and John Heritage. 2006. "Physicians' Opening Questions and Patients' Satisfaction." *Patient Education and Counseling* 60: 279-85.

Robinson, Jeffrey D. and John Heritage. 2014. "Intervening with Conversation Analysis: The Case of Medicine." *Research on Language & Social Interaction* 47(3): 201-18.

Robinson, Jeffrey D. and John Heritage. frth. "How Patients Understand Physicians' Solicitations of Additional Concerns: Implications for up-Front Agenda Setting in Primary Care." *Health Communication*.

Schwabe, Meike, Stephen J. Howell and Markus Reuber. 2007. "Differential Diagnosis of Seizure Disorders: A Conversation Analytic Approach." *Social Science and Medicine* 65: 712-24.

Schwabe, Meike, Markus Reuber, Martin Schöndienst and Elizabeth Gülich. 2008. "Listening to People with Seizures: How Can Linguistic Analysis Help in the Differeential Diagnosis of Seizure Disorders?". *Communication and Medicine* 5: 59-72.

Sterponi, Laura and Alessandra Fasulo. 2010. "'How to Go On": Intersubjectivity and Progressivity in the Communication of a Child with Autism." *Journal of the Society for Psychological Anthropology* 38: 116-142.

Stivers, Tanya. 2001. "Negotiating Who Presents the Problem: Next Speaker Selection in Pediatric Encounters." *Journal of Communication* 51(2): 1-31.

Stivers, Tanya. 2011. "Socializing Children into the Patient Role." pp. 247-67 in *Handbook of Language Socialization*, edited by A. Duranti, E. Ochs and B. B. Schieffelin. Malden MA: Wiley-Blackwell.

Stivers, Tanya. 2012. "Physician–Child Interaction: When Children Answer Physicians' Questions in Routine Medical Encounters." *Patient Education and Counseling* 87: 3-9.

Stivers, Tanya and Asifa Majid. 2007. "Questioning Children: Interactional Evidence of Implicit Bias in Medical Interviews." *Social Psychology Quarterly* 70(4): 424-41.

Streeck, Jürgen, Charles Goodwin and Curtis LeBaron, eds. 2011. *Embodied Interaction: Language and Body in the Material World*. Cambridge: Cambridge University Press.

Stribling, Penny, John Rae, and Paul Dickerson. 2007. "Two Forms of Spoken Repetition in a Girl with Autism." *International Journal of Language & Communication Disorders* 42: 427-444.

Svensson, Marcus Sanchez, Paul Luff, and Christian Heath. 2009. "Embedding Instruction in Practice: Contingency and Collaboration during Surgical Training." *Sociology of Health & Illness* 31: 889-906.

Turowetz, Jason. 2015. "The Interactional Production of a Clinical Fact in a Case of Autism." *Qualitative Sociology* 38: in press.

Wilkinson, Ray. 2006. "Managing Linguistic Incompetence as a Delicate Issue in Aphasic Talk-in-Interaction: On the Use of Laughter in Prolonged Repair Sequences." *Journal of Pragmatics* 39: 542-569.

Wilkinson, Ray, M. Gower, S. Beeke, and J. Maxim. 2007. "Adapting to Conversation as a

Language-Impaired Speaker: Changes in Aphasic Turn Construction Over Time." *Communication and medicine* 4: 79-97.

Zemel, Alan, Timothy Koschmann and Curtis Baron. 2011. "Pursuing a Response: Prodding Recognition and Expertise within a Surgical Team." pp. 227-42 in *Embodied Interaction: Language and Body in the Material World*, edited by J. Streeck, C. Goodwin and C. Lebaron. Cambridge: Cambridge University Press.

事例の引用で用いられている記号

　本書，および，会話分析研究全般で用いられている書き起こしのための記号は，ゲール・ジェファーソンによって開発された．相互行為における会話の詳細を，実際のやりとりで起こったように捉えることを目的とし，また，研究上の興味や必要性に応じて展開し続けるシステムである．

　［＊本解説では，ジェファソンの書き起こしシステムを，『共感の技法』（西阪他，2013，勁草書房）で日本語用にアレンジしたものを参考に，原著のリストに従って加筆，修正したものを掲載する．］

時間的，連鎖的関係性
A. 発話の重なりや同時産出の発話は，様々なやり方で表される

[　　　　複数の話し手による発話が重なり始めている時点は，左角括弧を上下に並
[　　　　べることによって示される．

　（1-1）　DOC:　　=When did they start. do you think.
　　　　　医師:　　=いつから始まった．と思いますか．
　　　　　DOC:　　[Thuh symptoms.
　　　　　医師:　　[それらの症状は．
　　　　　PAT:　　[Monday.
　　　　　患者:　　[月曜日です．

]　　　　複数の話し手の発話の重なりの終わりが右角括弧を上下に並べることで示
]　　　　されることもある．

　（1-2）　DOC:　　A[d h e : s i]ve capsuli[tis.]
　　　　　医師:　　癒着性関節包炎です．
　　　　　PAT:　　　[I'm losing]　　　　　[Ri:gh]t.
　　　　　患者:　　　動かなくなって　　　　そうですね．

//　　　　いくつかの古いトランスクリプトや，トランスクリプトの表記上の調整が必要なものに限って，二重のスラッシュで，現在の話者の発話が，次の行に示される，他者の発話と重なっている地点を示す．もし，一つ以上の二重のスラッシュが一つの発話に示されたならば，二つ目は，二度目の発話の重なりの開始点を表し，重なっている発話は，他の話者に帰属する次の行に示される．

＊　　　　二重のスラッシュを発話の重なりの開始点に使用しているトランスクリプ

トでは，重なりの終了地点が右角括弧（上記参照）もしくはアスタリスクで示される．

以下は，同じ出来事の，異なる表し方である．ビーの「Uh really?」が，エイバの発話である，a の地点で始まり，tough の t で終了していることを表している．

(1-3) Ava: I'av [a lotta t]ough cou:rses.
エイバ： たくさんの難しい授業を取っているの．
Bee: 　　　[Uh really?]
ビー： 　　　ああ，本当．
Ava: I'av // a lotta t*ough cou:rses.
Bee: Uh really?

B．等号は常にペアーひとつめは行の最後にもうひとつは次の行，もしくはそのすぐ後で―使用される．

= 　　　異なる話し手による 2 つの発話が途切れなく「密着」していることは，等号（＝）で示される．

(2-1) HELEN: How are you feeling Joyce.=
ヘレン： 気分はどう，ジョイス．
JOYCE: =Oh fi:ne.
ジョイス： ああ，大丈夫よ．

1 人の話し手による 1 つの発話において，語と語が途切れなく密着していることは，その間に等号を挟むことで示される．

(2-2) DOC: Okay.=so you're feeling a little [bit better] with thuh
医師： 分かりました．じゃあいくぶんましになってる

さらに，音の重なりを書き取ったがゆえに，1 つの発話が，間の 1 行（もしくは 2 行以上）により分断されることがある．このとき，この分断された発話が 1 連なりの発話であることも，分断された両端に等号（＝）付すことで示される．

(2-3) →DOC: there's n:o r:ecent >thing thet ya< s:ma:shed it, an
　　　　　　　　　　　　　　　　　　　　　　　　　　　　　　[ything] you=
医師： 最近それをぶつけたりとか，何でも，
PAT: 　　　　　　　　　　　　　　　　　　　　[(No)]
患者 　　　　　　　　　　　　　　　　　　　　（いえ）
→DOC: =can tell me thet ·hhh mi:ght've,

　　　　　医師　　仰ってください　原因かもしれない,

C. 沈黙・間合い
(n.m)　　音声が途絶えている状態があるときは,その秒数がほぼ0.2秒ごとに
　　　　（ ）内に示される.沈黙は一つの発話中でも,発話間でも記される.

　(3-1)　　PAT:　　I'm losi:ng (0.4) range of motion in my a:rm.
　　　　　　　　　　色んな動きが (0.4) できなくなってるんですよ腕の.
　(3-2)　　DOC:　　Since when.
　　　　　医師:　　いつからですか.
　　　　　　　　　→(0.8)
　　　　　PAT:　　Y(h)ea(h)h I(h) just felt it yesterday 'n
　　　　　患者:　　ええ　　　私ちょうど昨日それを感じて

(.)　　　0.2秒以下の短い間合いは,（ ）内にピリオドを打った記号,つまり (.)
　　　　という記号によって示される.

　(3-4)　　JOHN:　How are you feeling. (.) these da:ys.
　　　　　ジョン:　気分はどう.　　　　　　　　　最近.

((沈黙))　古いトランスクリプトやおおまかに記されたトランスクリプトでは,秒数
　　　　が示されていない沈黙が,「沈黙」と二重括弧で示されている.

発話の産出にかかわるもの（イントネーションを含む）
A. 音調（イントネーション）
　ピリオド,カンマ,疑問符は,文法的な記号としてではなく,音調を表わす記号と
して用いられる.質問であっても,末尾には（音調が下がっていれば）ピリオドが付
されることもあるし,質問でなくても,（音調が上がっていれば）末尾に疑問符が付
されることがある.

.　　　語尾の音が十分下がって,発話完了のような音調が作られるとき,そのこ
　　　　とはピリオド (.) で示され,必ずしも文の最後ではない.

　(4-1)　　DOC:　　So what can I do for you today.
　　　　　医師:　　さあ,今日はどうしましたか.

?　　　語尾の音が十分上がって,発話完了のような音調が作られるとき,そのこ
　　　　とは疑問符 (?) で示されるが,必ずしも疑問文ではない.

　(4-2)　　HELEN:　Ye:ah. And you're alright no:[w?

| | ヘレン： | ええ．で，大丈夫なのいまは |

| , | 音が少し下がって，発話途中の区切りのような「継続」音調が作られるとき，そのことはカンマ（,）で示され，必ずしも節の区切れではない． |

| (4-3) | PAT： | .hhh Dark o:range, |
| | 患者： | 濃いオレンジ色です， |

| ?,
 ¿ | 疑問符とカンマが並置されているのは，語尾の音が少しだけ上がって聞こえる（カンマよりも強い上昇調であるが，疑問符の音調ほど上がらない）ことを示す．この記号がコンピューターで入力できないとき，逆疑問符（¿）を付すこともある． |

| 言葉_ | 末尾の音の高さが「平坦」であることは，音の直後に，下線の付された空白を設ける設けることで示される． |

| (4-5) | PAT： | Well I got (.) what I thought (.) in Ju:ne (.)
 uh was an insect bite.=in thuh back of my neck here_ |
| | 患者： | ええと私は最初思ったのは，6月にええと虫刺され
 だと思ったんです．この首の後ろ． |

B. 音声の引き延ばし

| :: | 直前の音が延ばされていることは，コロンで示される．コロンの数は引き延ばしの相対的な長さに対応している．一方で，文字と文字の間に余白を入れることで，表記上，単語が引き伸ばされているのは，必ずしも産出のされ方を表すのではなく，発話の重なりに対して調整されるのに使用される． |

(5-1)	DOC：	Hi mister A[nderso:n. [How are y]ou:::.=
	医師：	どうもアンダーソンさん．お元気ですか
(5-2)	DOC：	=H[ow long 'as it been-]
	医師：	=どのくらいそれは続いてる -
	PAT：	[t h i s m o r ning-] I: I didn' I hadn't looked yesterday
	患者：	今日のあさは- 私- 私はなかった私は昨日見てなかったんです，

C. 言葉の途切れ

| 言- | 言葉が，しばしば声門や歯音の閉鎖音などで，不完全なまま途切れていたり，中断されることは，単語や単語の一部の後に続くハイフンで示される． |

(6-1)　PAT:　　I ga- I go out a bre:ath.
　　　　患者:　　息が- 息が切れます

D. 音の強さ・大きさ

<u>word</u>　　音量を増したり高音による音の強さ（強勢）は下線によって示される．

(7-1)　DOC:　　.hhhh Wh<u>a</u>t's been goin' <u>o</u>n with you:.
　　　　医師:　　　　　　どうされましたか

<u>word</u>　　下線が長くなるほど，音の強さ（強勢）が強くなる．ゆえに，実際に音調や音量が上昇した文字にではなく，最初の1, 2文字に下線が引かれることもある．

(7-2)　PAT:　　[Yeah. Th<u>i</u>s is true. ·hh I- I <u>a</u>sked…
　　　　患者:　　ええ．そのとおりです．聞いたんです…

WOrd　　音が特に大きいことは，大文字により示される．より大きな音はより多くの大文字を並べることで示される．特に顕著な場合は，下線が併用される．

(7-3)　Ms.D:　　I think- NOT much.
　　　　D婦人:　　私が思ってるのは- それほどでもない．

E. 音の弱さ・小ささ

°　°　　音が小さいことは，当該箇所が°で囲まれることにより示される．

(8-1)　PAT:　　°But° (.) tuhd<u>a</u>y's not as b<u>a</u>:d.
　　　　患者:　　でも　　　火曜日はそれほどでもなかったんです．

F. イントネーション

言葉:　　コロンの前の字に下線が引かれる時，音が下降調に屈折する．

(9-1)　PAT:　　I don' know if its kidney st<u>o</u>:nes, (0.3) er wh<u>a</u>t. b't (0.9)
　　　　患者:　　腎結石かもしれないですが

言葉<u>:</u>　　コロン自体が下線が引かれると，音が上昇調に屈折する．

(9-2)　Bee:　　In the gy<u>:</u>m? [(hh)
　　　　Ava:　　　　　　　　[Yea:h. Like grou(h)p th<u>e</u>rapy.
　　　　　　　　　　　　　　　　　　Yuh know [half the grou]p thet=
　　　　Bee:　　　　　　　　　　　　　　　　　[　o　h<u>:::</u>.] .hh

```
Ava：   =we had la:s' term wz there en we [jus'=
Bee：                                      [.hh
Ava：   =playing arou:nd.
Bee：   Uh-fo[oling around.
Ava：        [.hhh
Ava：   Eh-yeah so, some a' the guys who were bedder y'know
        wen' off by themselves so it wz two girls against this
        one guy en he's ta:ll. Y'know? [.hh
Bee：                                  [Mm hm?
```

ビーの2つ目の発話「oh:::.」は，音が上昇調の屈折をしており，音が引き延ばされている（最終的には下降調で終わっているが）．一方，エイバの最後の発話の「ta:ll」は下降調に音が屈折している（カンマで表される音調以上に「下向きに音を曲げる」）．

G. 音の上下

↓↑　　カンマと下線の組み合わせによって示されるよりも，音調の急な上がり下がりや音調のリセットは，その発話が産出される位置で，それぞれ上向き矢印（↑）と下向き矢印（↓）で示されることもある．

(10-1)　DOC：　What can I ↑do for you today.
　　　　医師：　今日はどうされましたか．

H. スピード

>　<　　発話のスピードが目立って速くなる部分は，左開きの不等号と右開きの不等号で囲まれる．

(11-1)　PAT：　Its fi:ne=its: (0.8) >still a bit< so:re.
　　　　　　　 but s: alright now.
　　　　患者：　調子はいいです＝その: (0.8)まだ少しはれてる：．
　　　　　　　 でも s: 今は大丈夫です．

<　>　　発話のスピードが目立って遅くなる部分は，右開きの不等号と左開きの不等号で囲まれる．

(11-2)　DOC：　That's- I'm <ve:ry gla:d that you uh> did that.
　　　　医師：　本当にそうしていただいてよかったです

<言葉　　急いで押し出されるように発話が始まるとき，そのことは右開きの不等号（<）がその発言の冒頭に付されることで示される．

(11-3) PAT: Well, (˙hhh) I'm a hhh short uh: of breath, an' uh like uh (.)
I feel like (1.1) uh (0.4) blood pressure keeps (0.6) going up.
<This's been (a-uh-) (1.2) two weeks.
患者: ええと,(.hhh)息切れが hhh え:として，そしてええ，なにかええと(.)
感じるのは(1.1)ええと(0.4)血圧が上昇(0.6)し続けている感じがあるんです．
これが（あ- ええと）(1.2) 2 週間続いています．

I. 呼気音・吸気音

h 聞き取り可能な呼気音は，hh で示される．h の数はそれぞれの音の相対的な長さに対応している．

(12-1) PAT: An' I feel lo:usy, hh
患者: それで，しんどいです

言(h) 呼気音の記号は，笑いや息遣いを表わすのにももちいられる．とくに笑いながら発話が産出されるとき，そのことは，呼気を伴う音のあとに (h) を挟むことで示される．

(12-2) PAT: No it's just a li:ttle ti:ny thing bu:t=I (.) figured I sh(h)ou(h)ld l(h)et y(h)ou kn(h)ow .hhh i(h)f i(h)t was (on) the same pla:ce, b't
患者: いいえ，ほんの小さなものだけど，私は思ったんです，先生に知らせなきゃって，それがおなじところにあるなら，でも

.h 吸気音は，.hh（h の前にピリオドを付したもの）で示される．h の数はそれぞれの音の相対的な長さに対応している．

(12-3) DOC: [.hh [W'[l what brings you in today.
医師: ． ええと，今日はどうされましたか．

J. 声の質・笑い

声がかすれている部分は，# で囲まれる．

(13-1) PAT: [#Yeah#
患者: ええ

\ \	発話が笑いながらなされているわけではないけれど，笑い声でなされてい
$ $	るということもある．そのときは，当該箇所を \ や $ や £ で囲む．
£ £	

  (13-2) DOC: ·hhh £Okay.£ ·hh £have a seat over here.£
         ええ　　　　　こちらにおかけ下さい

heh/hah/huh 笑い声は，h に近似の母音を組み合わせた形で表わす．

  (13-3) DOC: eh heh heh heh heh heh heh

その他の記号

A. 注記

(( )) 発言の要約や，その他の注記は二重括弧で囲まれる．

  (14-1) ((19 行省略))
  (14-2) JOHN: ((nods for 1.3 seconds while chewing food))
      ジョン：((咀嚼しながら 1.3 秒間うなずく))

B. 聞き取り困難

(言葉) また聞き取りが確定できないときは，当該文字列が ( ) で括られる．

  (15-1) PAT: just a little- li:ttle tiny skin: [(tag) really.
      患者：ほんの小さな，ちょっとした小さな皮膚の（かたまりで）ほんとに．

( ) 聞き取り不可能な個所や，発話者が不明の場合は，( ) で示される．空白の大きさは，聞き取り不可能な音声の相対的な長さに対応している．

  (15-2) PAT: its (0.3) like a (.) bigger than a half do:llar (I bet [it's like-] [(　　)-
      患者：それは　ハーフダラーよりも大きいぐらいです　多分（　　）みたいな．

(試み 1) いくつかの抜粋では，2 つの括弧が上下に示され，いずれの聞こえ方もす
(試み 2) ることを示す．この形式が印字されない場合，両方の聞こえ方をスラッシュで区切って括弧書きにすることもある．

  (15-3) Bee: °(Bu::t.)=/°(Goo:d.)=
      ビー：　でも　　　　よかった

      この抜粋では，「°」によって発話がかなり弱く産出されたことを示す．トランスクリプト上では，「Bu::t.」と「Goo:d」のいずれか決めかね，それぞれが括弧で括られ，スラッシュによって区切られている．

凡　例

- 本書は John Heritage and Douglas Maynard, ed. (2006). *Communication in Medical Care: Interaction between Primary Care Physicians and Patients*, Cambridge University Press の抄訳である．原著の全14章のうち，第10章までが収録されている．
- 原文のイタリック体については，原則として傍点を付けて示した．
- 原注は*1，訳注は★1のように表記し，それぞれ章ごとの通し番号で示した．注はいずれも章末にまとめてある．

第 1 章　序論
——プライマリ・ケア診療における
医師–患者間相互行為の分析

ジョン・ヘリテッジ
ダグラス・メイナード

　バーンとロングが 1976 年に出版した患者–医師関係に関する研究（Byrne & Long 1976）は，先駆的なものであった．『患者に話かける医師』（Doctors Talking to Patients）は 2500 余りのプライマリ・ケア診療の録音に基づいて，診療をいくつかの段階に分けて分類し，それぞれの段階における医師の行動について特徴的な部分を明らかにした．バーンとロングは，プライマリ・ケアの診療を受けること自体に治療的効果があるというバリント（Balint 1957）の提案を拡張し，医師中心的な行動の多さが，いかに癒しにつながる部分を半減させているのかを分析の焦点にした．この研究は，介入的なものとして見なされた．医師らは，自らの診療のやり方をバーンとロングの提唱するコード化の枠組みを使って評価し，より患者中心の方向に修正することを求められた．驚くべきことではないが，この研究の設定した目的を踏まえると，『患者に話かける医師』はそれ自体，医師中心といえるのではないだろうか．著者らは，患者がどのように診察に貢献したのか，もしくはプライマリ・ケアにおける社会的相互行為の社会・文化的文脈についてほとんど触れていない．

　本書では，社会学的，相互行為的観点からバーンとロングのプライマリ・ケアの分析を再訪する．私たちの出発点となる視点は，次の点に集約される．医師と患者は，様々なレベルの共同理解や葛藤，協働，権威，従属において，診療を相互行為的な産物としてリアルタイムに協同で作り上げている．このような志向に基づき，私たちは，医師と患者がプライマリ・ケアにおいて遭遇する様々な社会的，道徳的，技術的なジレンマと，それを解消するために使われる相互行為的な資源に着目する．私たちの目的は，医師–患者間相互行為研究を，より広い社会的かつ相互行為的な考察へと展開させることにある．

この序章では，私たちの方法論的な土台に関して述べる前に，まずこれまでの医師 − 患者関係に関する最近の分析を大まかに振り返る．この目的は，本書を構成する研究の概念的な背景を設定し，バーンとロングの最初の目的を振り返りつつ，本書で紹介する研究がどのようにプライマリ・ケアの社会科学的な探求とその実践に貢献できるかについて議論を進めることにある．

医師と患者の相互行為に関する研究：概要

　医師 − 患者関係に関する社会学的な関心として最も古典的なものは，パーソンズ（Parsons 1951）の著書，『社会体系論』（The Social System）という理論的研究の一つの章である．Parsons の展開した機能主義の見方では，医療を社会制度としてみなし，病者を社会成員として正常に機能できるよう元に戻す社会システム機能の一つとして，位置づけた．これは概念的かつ概括的であったため，パーソンズの考えた社会における医療の役割に基づいたモデルは，実証的な研究としてあまり発展しなかった．その代わり，1960 年代以降，相互作用プロセス分析（Process analysis）と談話マイクロ分析（Microanalysis）という主に二つのアプローチを使った医師と患者の相互行為に関する研究が精力的に進められた（Charon et al. 1994）．

相互作用プロセス分析

　相互作用プロセス分析は，バーバラ・コッシュ（Barbara Korsch）を始めとする研究者の行った救急小児科診療の相互行為に関するいくつもの研究が先鞭となって医療分野に導入された（Francis et al. 1969; Korsch et al. 1968; Freemon et al. 1971; Korsch & Negrete 1972）．ロバート・ベールズ（Robert Bales 1950）によって開発された「相互作用プロセス分析」というコード化の方法を使って，それらの研究は以下のことを明らかにした．例えば多くの場合，母親達は医師から与えられる情報より多くの情報を必要としているにもかかわらず，質問することを控え，医師から得た情報に満足できずにいた．さらに対象となった母親の 4 分の 1 は，一番重要な事柄を医師に話すことなく終わっていた．これらの結果は，患者が熱心に治療に参加するかどうかにも関わっている．すなわち，十分な情報を得られなかった患者らは，治療方針に協力的ではなく，かつ診療

の結果についても満足していなかった．この研究結果は，この分野において体系的な研究が可能であることを示し，またその結果は患者の健康にも非常に重要な意味をもつという点で，医師－患者間相互行為の研究の発展に大いに貢献した．

もちろん，元々のコッシュの研究は，課題を課せられた少人数グループ内で見られる役割行動を対象として，課題重視型の行動と社会的・感情的カテゴリーとの対比によって分類していくベールズの相互作用プロセス分析を使い，相互行為を量的に分析していた．この方法は，網羅的であり，実践的に使用できることが利点といえる．ベールズの方法に習熟した研究者は，テープレコーダーを必要ともせず，現場で起こる相互行為をリアルタイムでコード化できる．しかしながら，医師－患者間相互行為研究のアプローチとして，この方法には決定的な欠点がある．この方法で使われるカテゴリーは極めて概括的で，医師－患者間の関わりをあやふやな形でしか捉えることができない．そのため，医師－患者間コミュニケーションの独特な部分や，実際の診療の様々な局面をとらえることが難しい．

その後，年限を経てこのコード化の方法は，これらの問題を解消するために発展的に精錬され，二者間相互行為と医師－患者間相互行為の独自性に対応するように修正された（詳しくは Inui et al. 1982; Wassermann & Inui 1983; Inui & Carter 1985; Roter et al. 1988; Roter & McNeilis 2003 を参照）．そのなかでも最も影響力をもつのは，ローターとその協同研究者らによって開発されたものであろう．現在のローター相互作用分析システム（RIAS）は，39 のカテゴリーからなり，大まかに社会的・感情的カテゴリー（15 個）とタスク重視型カテゴリー（24 個）に分かれている（Roter 2004）．ベールズのシステムと同様に，RIAS（Roter & Larson 2001, 2002）は，医師－患者間の診療中に起こりえる事柄を網羅的にカバーする分類である一方で，コーヘン・コール（Cohen-Cole）とバード（Bird）によって記述された3機能で説明するモデル（Cohen-Cole 1991; Cohen-Cole & Bird 1991）にも対応できるようになっている．

RIAS は，プライマリ・ケアだけではなく，腫瘍学や産婦人科，終末期医療，乳児健診場面，さらには喘息や高血圧，糖尿病といった特定の診断カテゴリーもカバーすることで，医師－患者関係の研究に大きな発展をもたらした（Roter & Larson 2002）．関連研究では，患者の病気に対する考えを引き出すことで，

患者のその後の医師の助言に関する記憶や理解，受容を高められることが示されている（Steward 1995; Brown et al. 2003）．他のコード化システムよりも優れているという点を比較研究で裏付け，（Inui et al. 1982 また概要は Thompson 2001 を参照），医師 - 患者間相互行為における男女の違いやそうした相互行為パターンの違いが満足度にも影響を与えていることなどを明らかにしてきた（Hall, Irish, Roter, Ehrlich & Miller 1994a, 1994b; Roter & Hall 1992）．RIAS は，プライマリ・ケア診療のあり方を経験的に特定する価値ある基盤を作り（Roter et al. 1997），100 を超える広範囲の医療場面の研究に使われてきた（Roter & Larson 2002）．

ローターのシステムは 20 年以上にわたって医師 - 患者関係に関する研究の基礎となる骨組みを提供してきたが，それを巡って論争がなかった訳ではない．RIAS に対する批判は，その成功に最も寄与した特徴に向けられている．すなわち RIAS が，診療の概観を網羅的かつ量的に捉えられる点である．RIAS では医療場面において生まれる文脈や意味，内容を議論することができず，診察中に参与者が相手の行動に影響を与え，また相手の行為に応じて自身の行動を調整するという相互行為性が捉えられないという批判である（Charon et al. 1994; Mishler 1984; Stiles 1989）．これらの批判から，次の節で述べるマイクロ分析の見方が展開されていった．

マイクロ分析

医療場面の談話に関する研究としてマイクロ分析は RIAS とは分析的に対極的な位置にある．この研究は，社会学や人類学の分野から発し，基本的にはエスノグラフィー★1もしくは解釈的な方法を採用し，診療とその背景となる志向性や個人の経験，感覚，理解，目的などを明らかにしようとした．マイクロ分析は，社会学ではシカゴ学派やヒューズ（Hughes 1963）の職業や専門家に関する研究を含む系譜に位置する．ヒューズは，労働や職業の専門職化に関する研究を進めた．ヒューズの学生であるフリードソン（Freidson）や他の研究者はこうした研究の問題意識を共有し，中でも，フォックス（Fox 1989: 38）が「社会学者は，これまで患者よりもヘルスケア専門家に注目してきた」という洞察に満ちた指摘をしている．

この指摘に加えて，患者だけでなく，医師 - 患者関係自体が見逃されてきた

ことに注目したい．近年，エスノグラファーたちは，医師のあり方や患者の経験，感覚，理解，目的といったものを明らかにするために，談話分析を取り入れてきた．そして，まるで氷山の一角のように言葉の裏側に広がる患者の主観というものに注目しようとした（Strong 1979）．研究者たちは，医師が患者の経験を抑止する理由は，医師と患者の間に存在する教育，社会経済的地位，性別などの様々な格差によって生み出される地位と権威によるものだとした（Atkinson 1995; Clair & Allman 1993; Davis 1963; Fisher 1984; Todd 1989; Zola 1964, 1973）．この系譜を共有するエスノグラフィー研究は，社会構築主義の研究と一致する内容を示している（Brown 1995; Miller & Holstein 1993; Spector & Kitsuse 1977）．ローターのような相互作用プロセスを分析する手法は，医療会話にあるものに注目するのに対して，マイクロ分析は，対話自体には現れてこないものに着目し，医療実践に関して非常に批判的な局面を示す．

エリオット・ミシュラー（Elliot Mishler）の The Discourse of Medicine（1984）は，最も説得力のあるマイクロ分析の具体例である．ミシュラーは主に病歴に関するやりとりに注目し，診療中医師と患者が相反するトピックを追い求めていることを明らかにした．医師の医療的なトピックは，生物医学的な評価と治療に焦点を当てている一方で，患者の「生活世界」(ライフワールド)のトピックは，個人的な不安や恐れ，また他の日常生活の状況に関することに集中していた．患者の生活世界の事柄が患者の医療上の問題を理解するための重要な資源になったかもしれない場合でさえ，医師は医療的なトピックを押し進め，常に患者の関心事を抑制していた．

病歴について聞く場面において，こうした抑制が起こるときの基本的な会話構造は，以下の単純な三つの発話の連鎖である．

医師：症状に関する質問
患者：応答
医師：評価，もしくは承諾（例えば"わかりました"），あるいは次の質問

ミシュラーは，この一見当たり前で平凡な相互行為の連鎖の仕組みによって，実は医師が相互行為の重要な局面をコントロールしていると主張している．まず医師の質問によって特定の話題が設定され，その後の展開と，患者がどの程

度その話題に対して応答できるのかが規定される．次に，患者は医師の質問に対する答えで,「余分な」情報を提供し，日常生活での気がかりを漏らすことがあるかもしれない．しかし多くの場合，医師の次の質問は，患者が取り上げた道徳的，社会的かつ生活に基づいた問題を扱うことを避け，狭い意味で医療的なトピックに集中してしまう（Mishler 1984: 85）．

　ミシュラーのこうした観察はホワード・ワトキン（Howard Waitzkin）の The Politics of Medical Encounters のなかでさらに展開されている．ワトキン（1991: 231-32）は，根本的だが往々にして見逃されやすい医療会話の構造自体が,「職場の問題や経済的不安，家庭生活，性別による役割，エイジング，薬物使用，悪習，感情的なストレスなど」といった個人的な問題が表現されることを妨げていると主張している．医療現場では患者自身の様々な事情から生じている問題を，医療的かつ技術的な形で解決しようとする．それによって医療自体がイデオロギー的に患者を抑制したり，コントロールする方向に向かいやすい．そして，患者の病気を生じさせているかもしれない社会的な状況を，患者に受け入れさせるように働いてしまう．ワトキンによると，こうした診療の抑制的な特徴は，336件の診察のなかのおよそ70%で見受けられた．また他のマイクロ分析の研究によって，同様の特徴が，女性の生殖に関する選択のように様々な要素を含んだ診療場面においても報告されている（Fisher 1986; Todd 1989, Fisher & Todd 1993）．

これまでの研究について

　では，これまで概説してきた相互作用プロセス分析とマイクロ分析の二つの流れについて改めて検討しよう．原則としては，それぞれのアプローチの利点と弱点は相補的な関係にあり，組み合わせることでかなり強化された診療場面の分析が可能となるだろう（Roter & Frankel 1992; Waitzkin 1990）．しかし実際には，それが実現しているとは言いがたい（Roter & McNeilis 2003）．相互作用プロセス分析は，診療場面に関する体系的かつ反復可能な研究結果をあげてきた．その主な結果は，相互行為に関する変数と患者や医師の特徴の関係性が中心で，患者の満足度やアドヒアランスに関する指標は少ない．相互作用プロセス分析は，相互行為に関する変数と（診療の核である）医療行為に対する意思決定の関係や，治療への患者の希望，またはそれへの医師の配慮に関して発展

的に研究を進めてこなかった．

　その理由は，相互作用プロセス分析に使われたコード化のカテゴリーの種類と関係している．多様な種類の診療を一般化して扱うために，コード化カテゴリーは包括的なレベルで設定されている．これは相互作用プロセス分析に対してこれまでもいわれてきた批判であり（Mishler 1984, Inui & Carter 1985; Tuckett et al. 1985; Tuckett & Williams 1984; Pendleton 1983 を参照），以下の二つの問題と関連している．まずこのコード化の過程で，診療中の中身の多くが取りこぼされてしまう．録音データが損なわれ，コード化された内容のみが「データ」として残ってしまった場合は特に取り返しがつかないほど，医師と患者が話している発話の内容が失われるのである（Mishler 1984; Charon et al. 1994）．第二の問題は，コード化によって発話や行為の文脈や，病歴聴取やカウンセリングといった診療段階，ある特定の理解を可能にする連鎖や行為の流れのなかにおける位置づけが打ち消されてしまう点である．こういった文脈が，実は発話や行為自体の意味を決定しているのである．

　一方，マイクロ分析は，医療行為に関する理解の構築や解釈の重要な側面を捉えてはいるが，そこには問題も残っている．例えば，（インタビューや観察による）民族学的知見に相互行為や言語使用に関する研究を融合させる方法である（Maynard 2003: chapter 3）．ただこの融合が成功した場合でも，談話に関する小規模な民族学的研究の多くは，有意義なコミュニケーションの実践と医療上の成果との関係について，解釈に頼らないようなエビデンスを確立することができていない．

　もちろん本書にも含まれているこの系譜に属する多くの研究は，相互行為におけるトーク★2に特有の実践を分析し，医療面接を向上させるための具体的なやり方についての知見を提供している．例えば，診断を伝える場面に関して言えば，相互行為研究は，医師が患者や受け手の理解や受け入れを促すためのエビデンスを提示している．また治療方法を提示することに関しては，ある特定の提示方法によって患者の抵抗が少なくなることも明らかになっている．本書のそれぞれの章では，会話分析を用いて，医療場面での診療の始め方や終え方，効果的な病歴聴取，身体診察，病状説明，治療法の提示や投薬，生活習慣の取り扱いの方法について様々な知見が示されている．本書の特徴は，それらが緻密な研究から得られたエビデンスに基づいた診療に関する知見である点で

ある．

　それでもなお，医師（や患者）が診療の流れのなかでどのように振る舞うべきかについて，明確かつ治療成果に基づいた知見を引き出すためには，コード化とマイクロ分析それぞれと接点を見つけることが重要である（Roter 2000, Roter & Frankel 1992, Roter & McNeilis 2003）．言い換えれば，医師－患者のやりとりについて，詳細かつその時々に起こっていることを細かく明らかにする分析方法の本来の価値を認めるだけでなく，より統計的な水準で一般化可能な結果に至るためには，より広い意味での詳細さに基づいたコード化の分析方法が必要である．例えば，小児科での上気道感染を示す患者との相互行為に関する質的研究（Stivers 2002b, 2005a, 2005b，本書；Heritage & Stivers 1999）は，様々な会話上の行為が，医師が抗生物質から要求されていると察知し不適切な処方をしてしまうことや，治療方針に対する患児の親からの抵抗につながっていることを示す量的な研究に発展している（Stivers et al. 2003）．こういった研究は，医師が不適切な抗生物質の処方といった望まない結果をどうさけるべきかについて具体的なコミュニケーション上の指南を提供している（Mangione-Smith et al. 2003, 2004）．したがって本書の章では，医療実践のための包括的知見に加えて，詳細かつ量的な結果に基づいた分析の枠組みを提供していく．

　序章である本章では，医療コミュニケーション評価のために，コード化の方法とマイクロ分析の接点への理解を促すために，相互行為研究と方法論に関する概要を示す．

医療コミュニケーション評価ツールとしての会話分析

　この節では，まず会話分析（conversation analysis: CA）の社会的な相互行為一般に対する志向についての概観を示す．次に，診療に対して応用されたCAのいくつかの例について，質的研究と量的研究の関係性について議論しながら紹介する．最後に，本書の論題の概要を示す．

会話分析：概観

　会話分析はハーヴィ・サックス（Harvey Sacks），エマニュエル・シェグロフ（Emanuel Schegloff），ゲイル・ジェファーソン（Gail Jefferson）などの先駆

的な研究によって1970年代に一つの研究分野として始まった．初期には親族，友人などとの日常的な会話を，後には診療などの形式的，制度的な場面での相互行為を研究の対象として，以下に示すような理論的基盤によるまとまりを見せてきた．(1) 社会的な相互行為は，それ自体が組織だって構成されている領域（Interactional order）であり（Goffman 1983），それは参与者の特定の動機，心理状況，（人種，階級，性別，民族などの）人口統計的な特徴とは独立した形で存在している．(2) ジェスチャー，発話，トークの順番（発話ターン★3）やそれに伴う部分は，参与者にとってそれとわかる行為を形成し，それらが位置する文脈によって形作られ，また同時に文脈そのものを作り出していく．(3) これら二つの特徴は，相互行為の非常に些細な部分に固有のもので，会話の詳細な順序はいずれも，先天的に無秩序かつ偶発的で参与者の意識的な努力とは無関係のものとして，片づけられるべきではない．(4) 会話の連鎖構造に注目するということは，日常的なトークの分析としては重要な方法論的前進を意味し，その分析に関して社会科学としての信頼性と妥当性を高めることにつながっている．以下，それぞれの点について詳しく述べよう．

(1) 会話分析の基盤は，初期の順番取りシステムに関する論文（Sacks et al. 1974）でも論じられた会話の連鎖構造と順番取りシステム（Schegloff & Sacks 1973）（質問と返答といった第一成分と第二成分からなる並列していて系統だった特徴をもつ発話の組み合わせ（隣接ペア））にある．診療の場面における順番取りや隣接ペアを起点に分析をすれば，診療の最初の「お加減は，いかがですか？」とそれに対する返答，病歴聴取に関する質問とその返答，診断を伝える発話とそれに対する応答，治療に関する提案とそれに対する同意と非同意など様々な連鎖に注目することになる（本書の各章で詳しく述べる）．会話の順番取りシステムや隣接ペアの分析をする事で，会話の参与者の性別や年収などの人口統計上の社会的属性や心理的な性質にかかわらず，彼らがどのようにして相互理解と共同行為を調整しあっているのかについて十分に検討できる．このアプローチは，例えば診療や通常の会話における割り込みの男女差に関する研究でも使われている（Kollock et al. 1985; West & Zimmerman 1983; Zimmerman & West 1975; West 1984）．

(2) （非言語的なジェスチャーやその他の身体化された行動と同様に）発せられた言葉というのは，何らかの役割を果たすものである．サックスは初期の講義

において，最も平凡かつありふれた会話上の発話を社会的なものとして位置づけ，それらがそのように特に言い表されていなくても行為や活動をなしていると提案した．彼は，例えば「スミスです」と自殺予防センターで電話の受け手が非公式に名乗る際，相手に対して同様に名乗るように求めていることを示した（Sacks 1992a: 3）．また電話の掛け手が「1日中電話をかけていたけどずっと話し中だったわ」と言うことで，相手に説明を求め，相手が事情を話すように誘っている（Pomerantz 1980）という分析を示した．会話分析は，こうした極めて日常的な活動（教える，示す，批判する，侮辱する，苦情を言う，アドバイスをする，要求する，謝る，ジョークを話すなど）を記述し，分析しようとする．こうした活動の多くは，さほどたくさんの言葉で表現されているわけではない．また必ずしも発話の分法構造だけが，行為を決定づけるというわけでもない．例えば，質問の形式で相手に同調するときもあれば（まぁ彼ってひどいのね？），断定形を使って何かを要求したり（ここは寒いわ），命令形で相手を誘ったりもする（さぁ入って）．発話によってなされる行為やそれに対する理解は，社会的な文脈の性質によって組み立てられていて，主にトークの連鎖構造上の位置が非常に重要である．連鎖構造は，会話分析者が最も基礎的な文脈として考えるものである．

　あらゆる参与者のコミュニケーション的な行為は，二重の意味で文脈に依存している．まず行為は，その場の文脈によって形作られている．その場で起こっている活動に対してなしうる行為は，その行為の直前の発話もしくはいくつかの発話のつながりによって決まる．次に，会話上でなされる行為はそれ自体，その場の文脈を再構築していく．すべての発話は，連鎖構造のなかでそれ自体が次の行為の基本的な枠組みとなる．この意味において，次の行為のための文脈は，不可避的に現在の行為によって再構成されていく．言い換えれば，発話の局所的な連鎖構造というのは，その場面での話し手が発話デザインのために用い，聞き手が発話内容の理解のために使うという点において，重要なものである．さらに，連鎖構造は，参与者の志向や行為の目的となるような，より広い意味での文脈を再定義する（維持，調整，変更など）機能がある．つまり，発話のその時その場の立ち現れ方によって，発話の文脈に関する二重の特性が，その発話を内包するより大きな相互行為的な環境や全体の活動（例えば医療診察）に影響を与えているのだ．

(3) これまでの会話分析の研究は，相互行為のどのような部分も，無秩序かつ取るに足らない「雑音」として片づけられるべきではないことを示している．会話分析が人種，階層，性別などの属性が会話に影響しているという前提をもつことを避けるもう一つの理由は，それらを分析の出発点とすることで，極めて順序だった形で共同理解を達成している会話的な相互行為の詳細な部分を，見失ってしまう可能性があるからだ．社会学者としてサックスは，会話を主たる探求の対象として扱った．それは相互行為を録画する機材が利用可能となったことで，日常会話における相互行為の細やかで特徴的な場面を記録できるようになったためである．ガーフィンケル（Garfinkel 1967）のエスノメソドロジー的な感性をもとにして，会話分析者たちは，行為の秩序性と解釈の成り立ち方が話の詳細な部分にこそ宿ることを見いだしていった．ゆえに，会話分析の基本は「会話上のどんな詳細な部分でさえも相互行為の構造から免除された形で存在することはなく，そのため会話は常に秩序性をもつと見なされるべきである」（Zimmerman 1988: 415）という点にある．これは，参与者が何を言ったかということだけでなく，沈黙や言葉の重なり，音の引き延ばされ方，呼気など様々な部分にも注意を払うということを意味する．したがって，会話分析では，会話の様々な特徴をできるだけ多く示せるような表記法でトランスクリプトとして書きおこし，録音とともに用いる．

　(4) 会話分析のある重要な方法論的な基盤は，以下に示す理論的な視点から生じている．会話上の発話順序の性質の一つとして，現在の話し手はその前に起こった発話の順番性についての理解を示すことがあげられる（Sacks et al. 1974: 728）．ゆえに，話し手は，自分の発話がどのように理解されたのかを見いだすために，次の発話ターンに注目することになる．もし次のターンで示された理解が話し手のそれと一致しない場合，その話し手は次のターンで，それを訂正することになる．概して，すべての会話上のトラブルに関する修復は連鎖組織上の性質を示すことになり（Schegloff et al. 1977），それは会話にそれ自体を社会行為と相互行為の仕組みとして維持させる手順が備わっていることを意味している．これが，参与者が発話ターンごとに会話上の流れを調整する局所的な成り立ち方である．そして参与者が局所的なターンの一つ一つにおいてお互いの理解を示しあう必要性があるゆえに，研究者は受け手が発話の理解を構築していく過程を分析するための「証拠となる基盤」や「理解構築のプロセ

ス」をもつことができるのだ.

　会話分析の視点は，相互行為上の体系的な組織構造についての知見を発展することを目指している．しかし，そうした知見は，研究者が個々の「ケース」として分析する一つ一つの実践の抜粋を，かなりの数で集積することによってのみ支えられる．例えば，イエスかノーの返答を求める質問に対する返答が通常は「イエス」か「ノー」から始まるという知見を示すには，多くの抜粋を集め，一つ一つの抜粋を詳しく分析しなければならない．もし「イエス」か「ノー」を避けるようなものや限定的な答えといった通常のやり方からかけ離れたものが起こった場合，分析者は何か特別なもしくは特異なことが起こっているのかどうかを見極めるべきである．例えば，参与者はそれらの答えについて，質問に織り込まれた前提を否定しているのかもしれない（Raymond 2003）．相互行為上の規範からかけ離れたものを分析することは，「逸脱」ケースの分析であり，これによって研究者は規範性の分析から離れて，その実践が解釈の成り立ち方や社会的行為の集合体という点で何を達成しているのかを掴むことができる．そういった意味で，逸脱ケースの分析は，実証的な分析結果の妥当性を高めることにもつながる．

　こういった会話分析の理論や方法論は相互行為の構造に対して体系的なアプローチを意味し，たんなる事象や経験に基づく直感，理論以前の洗練さなどに基づいて，議論しようとする他の研究と一線を画する．また，いったんトークの組織構造が明確になれば，その知見は内的に検証された基盤ということになり，相互行為的な実践と個人の社会的，心理的側面，そして動機に関する性質との関係性や，ひいては相互行為の文脈や結果との関連性についての量的な分析を支えうるものとなる．

　現時点で，これ以上この点に関して述べないでおこう．しかし，診療場面に関して会話分析を応用する研究について三つの重要な点を示しておきたい．まず，人々は診療場面において，日常的な相互行為の方法をすべて放棄するわけではない．それは，会話分析が記述してきた多くの日常的な相互行為の構造は，診療の現場でも共通して起こるからである．次に，第一点目とも関連するが，トラブルの語り方（Jefferson 1980, 1988）や良い・悪いニュースの伝え方（Maynard 2003）といった特定の行為の実践の仕方もまた，医師の診察室に持ち込まれ，医師と患者がどのようにその特定の相互行為上の課題を片づけるのかに影

響を及ぼす．第三に，相互行為の構造は，基本的に自己‐他者関係の共同した調整の仕組みと連動している（Goffman 1955; Brown &Levinson 1987; Heritage & Raymond 2005; Maynard & Zimmerman 1984）．この構造からかけ離れるということは，（例えば他の話者の割り込みなどといった）この共同調整の仕組みに反することになり，そのかけ離れたこと自体を扱う相互行為上のやり方も存在する（Schegloff 2000; Jefferson 2004b）．これらの医療現場における相互行為の秩序性やコミュニケーションの実践，そして社会関係の調整の仕組みに関する研究は，初期の医師‐患者相互行為の会話分析で始められ（Frankel 1984a, 1984b, 1990），本書にもその多くが納められている．

プライマリ・ケア診療：分析の段階

　会話分析の概要に関するこの節では，診療場面の分析で採用する三つの段階について概説する．その三つとは，(1) プライマリ・ケア診療の全体構造，(2) 特定の相互行為的な活動や課題が達成される連鎖構造，(3) トークにおける個別の発話ターンのデザインとそれが構成する連鎖である．この節で詳しく説明していくが，これら三つの分析の段階はそれぞれに密接に関係しあっている．単語の選択はターンのデザイン上の性質の一つであり，ターンのデザインは連鎖構造の性質をなす．また連鎖構造はまとまりをもってある特定の活動を構成し，ひいては全体の診療を成り立たせている．

全体的な組織構造

　ほとんどの種類の相互行為は，全体的な組織構造をもつ．日常会話において，この組織の特徴は，会話の開始や終了の仕方，最初の話題を提供する場所といったように特定の局所的な活動を含み（Schegloff 1968, 1986; Schegloff & Sacks 1973; Button 1987; Button & Casey 1984, 1985），それらが不在の場合は，それ自体が目立ち，説明が必要なものとして扱われる．ただ，日常会話では，こういったことは比較的流動的で，参与者の傾向によって変化しやすい．それに比べて，医療診察はより特徴的な内部構造と全体的な組織構造をもち，そうした構造を想定して医師は医学部での訓練を受け，患者は繰り返し病院に行く自身の

経験のなかから，その構造に日常的に接しているといえるだろう．この組織構造は，特定の順序のなかで特徴的に現れる複数の構成段階から成り立っている．例えば，（新しい医療上の問題を扱う）急性期の医師-患者相互行為は，高度に組織立った全体構造をもっている（Byrne & Long 1976; Robinson 1998, 2001b, 2003）．

表1.1　急性期のプライマリ・ケア診療の
　　　　全体的な組織構造

I	開始部：医師と患者の相互行為的な関係性の構築
II	症状提示部：患者からの病状や受診理由の提示
III	問診・触診：病歴聴取・身体触診
IV	診断：医師からの診断の提示
V	治療方針：治療や今後の検査についての話し合い
VI	終了部：診療の終結

この構造は，他の課題中心型の相互行為（例えば911緊急電話（Zimmerman 1992））よりもかなり複雑で，また様々なバリエーションが見られる．しかし，医師と患者の行為は，彼らのそれぞれの構成段階の境界にどのように志向し，調整を行っているのかという点で分析可能である．例えば，病歴聴取の質問に対する患者の対処の仕方から，その質問の意図やさらには患者にとって予想外の診断がなされる過程の様子でさえも明確に分析できる可能性がある．また，症状提示場面での身体診察，治療（Robinson 2003; Robinson & Stivers 2001; Ruusuvuori 2000; Robinson & Heritage 2003）に対して志向する特定の行動は，症状について語り終ったと患者が感じていることを示すために使われている可能性もある．

　このように，診療の全体構造は，診療自体を前におし進めるための会話上の資源としても使われている．この構造上の枠組みを使うことで，比較的簡単に急性期プライマリ・ケア診療において相応する段階を特定することができる（再診や定期検診などはそれほど明確に組織化されているわけではない）．しかし，この分類の目的は，診療の各段階をあまさず区分することではない．また，これらの局面が，常に同じ順番ですべての診療で起こると主張しているわけでもない．ましてや，この区分に関する分析を強制するつもりはない．それは，例えば，患者がいきなり特定の活動に再度戻ろうとしたり，再びやり始めたり，もう終わったと思っていた課題に戻ろうとすることはよく起こるからだ．しか

し，こうしたことが起こりうるということは，参与者らがとても積極的に，診療のなかにおける特定の課題に関わる活動の存在とそれらの順序だった関連性を感じ，お互いにそれを示し合ってることの証拠ともいえる．したがって，診療場面の全体的な組織構造を分析することは，無理やりに押し付けた形で分類を作り出そうとしているわけではない．それよりも，この組織構造は，医師と患者の共同作業で進んでいく診療行為の特徴を理解するための一つの手がかりとして利用可能であるということだ．

連鎖構造

　連鎖構造は，何らかの相互行為を達成させる中心部といえる．診療の核となる活動や課題は，連鎖構造を通じて達成されている．連鎖構造は，文脈に依存した発話がその意味を達成し，相互行為上のアイデンティティーや役割（物語の語り手，ニュースの伝達役，同情する人など）やより広い社会的・制度的なアイデンティティー（女性，祖父母，ラテンアメリカ系，医師，患者など）が成立し，維持され，操作される最も基本的な手だてである．この連鎖構造の役割は，日常会話や診療場面に共通して見られる．ここでは，医師が診断を伝え，治療方針を進める連鎖構造に注目して，この役割の解説を行う．

　これまでの多くの会話分析研究は，医師と患者が，連鎖構造上はっきりと違う形で，診断と治療の話し合いを扱っているとしている．診断は，医師によって提示され，そのまま権威に従う形で患者によって受け入れられ，たいてい患者ははっきりと明確な承認や受容を示さない（Heath 1992; Perakyla 1998, 2002, 本書; Stivers 2000, 2005a, 2005b, this volume）．

　しかし，診断が悪い知らせの場合，患者の沈黙は痛みや感情に無反応になっている状態を指し示す（Maynard 2003）．さらに，患者は診断を治療に関する提案の前兆として扱い（Friedson 1970a），そのため診断が伝えられた直後の応答を控える傾向にある（Robinson 2003）．これは連鎖構造上では，医師による診断提示後に患者の応答がほとんどないという形で示される．こうした診断の伝達に比べ，治療方針の提案は何らかの承諾や，多くの場合はっきりとした形での受容（Heritage & Sefi 1992と比較参照）を受ける傾向にある．この連鎖構造上の違いは，二つの行為の社会的な認識と相互行為の基盤に関する大きな違いを意味する．診断の提示は，医療を施す免許をもち，医療的な所見に関して

信ずべき判断を下しうる専門家の行為として発せられ，受け入れられている．しかし，医師と患者は治療方針の提示を提案として考えており，患者の了承によってのみ，その連鎖構造は完結すると見なしている．診断の提示と治療方針の提案の性質的な違いは，診断と治療方針それぞれに抵抗しようとする患者にとって，全く違ったアフォーダンスを提供しているといえるだろう（Stivers 本書）．患者にとって望ましくない診断に対して抵抗する時は，かなり積極的な形でそれを示さなければならない（「連鎖球菌性咽頭炎じゃないってことですか？」）．それに比べて，治療方針の提案に対しては，消極的な形でも抵抗することができる．患者は治療提案に対して承諾や受容を示さないことで，医師に治療提案の根拠を再検討させたり，さらにはよくあることだが，提案を変更もしくは差し控えたりさせることができる．

　連鎖構造についての話題から離れる前に，医師がある目的をもって体系的かつ戦略的に連鎖構造を操作することについて触れたい．例えば，メイナード（Maynard 1991a, 1991b, 1992, 1996）はいくつかの研究において，深刻な診断を伝える際に，ニュースの受け手に準備を促すための実践，視角表示連鎖（perspective display sequence: PDS），について述べている．医師が診断に関する結論を述べる前に，先行連鎖という形で，患者はその問題に関する自らの見解を述べるように促される．ある意味，この実践は奇妙な医学的権威の行使に見えるかもしれない．専門家としての医療判断がまさに専門的に伝えられようとする文脈において，素人の個人の見解にどういった価値があるというのか？　しかし，メイナードが示すように，他の実践も伴って，PDS はニュースを「予告する」役割をもち，患者に受け入れる必要があるが，それがとても難しい情報のための準備を促すだけでなく，対立ではなく受容を通して医師が患者の理解を構築していくのに，好ましい相互行為的な環境を作り出すことにもつながる．結果として，診断の提示において患者の見解が織り込まれることになる．PDS は，医師と患者の不均衡な関係を戦略的に操作することを意味するが，それは患者にとって受け入れやすい形で示され，患者の理解や受容に有効な結果をもたらす（Maynard 1996）．

発話ターンのデザイン

　連鎖は発話ターンによって構成されているため，発話ターンのデザインにつ

いても分析が必要である．これに関しては膨大な研究があり，この概要ではその支流の一部しか紹介できない．本書のなかでは，ロビンソンが，医師からの診療における最初の質問のデザインは，患者が新しい問題，以前からの問題，もしくは慢性の問題のいずれかについて話そうとしているのかに関する医師の理解を示していることを紹介している．同じく，ボイドとヘリテッジは医療場面における質問が，「最適化（optimization）」と「受け手の状態に応じたデザイン（recipient design）」という二つの基本的な原則に沿ってデザインされていることを示している（Heritage 2002a; Stivers & Heritage 2001 を参照）．「最適化」された質問には，ベストな状態や，問題がないという返答に向けた優先構造★4と前提が織り込まれている．こうした質問のデザインは，受け手の状況に沿う形になるように形を変えることもある．また本書において，ペラキュラは，様々な診断の伝え方が，現代医療の実践の本質として，権威と説明可能性（accountability）のバランスを調整している様を描いている．

　医師の質問が医療的かつ相互行為的なその「局所の状況」に合わせてデザインされているのと同じように，患者の発話にも同じことがいえる．ヘリテッジとロビンソンによると，患者からの問題提示は，（新しいものかもしくは以前からのものか，慢性的なものかという）問題の性質に沿って特徴的な方向性をもってデザインされている．ハルコウスキーは，患者が，自身の身体機能について必要以上に神経質ではないことを示すために，症状についてどのように気づいたのかについての記述を調整している様子を分析している．ジルとメイナードは，患者が自身の問題に対する因果関係について述べる際，医師の返答をすぐに必要としないターンデザインを使うことを示している．ボイドとヘリテッジは，医師が連続していくつかの質問をする時，そのリスト的な形に協調して，患者が簡略化された返答をすることを描いている．そしてドリューは，患者が特定の診断に向けた医師の質問に対する自身の返答が，問題がないことを指し示すような場合，特に関連するような症状についてドラマティックに詳細な記述を施すことを指摘している★5．

　この節では，最初に発話ターンのデザインは，それ自体が膨大かつ複雑な課題であると述べた．しかし，その研究は実に実り多いものでもあり，より大規模な研究につながる可能性が非常に高い．例えば，ロビンソンの研究はその後の発展において，医師が，看護師などからすでに聞いた患者の診察理由につい

て，患者に確認を求める形で最初の質問をした際（例：「発熱と頭痛が3日間続いているのね？」），患者の問題提示は省略した形で現れ，こうした形の問題提示の多くは気管支炎などよくある日常的な病気に関連づけられることが多いことを示している（Heritage & Robinson 2006）．また，患者の病気に対する説明についての研究も広がりを見せている．例えば，患者が控えめで隠すような表現で病気の説明するのに対し，医師は率直で断定的な形で説明する（Gill 1998a; Gill & Maynard 本書）．またスタイバースによると（2002b; Stivers et al. 2003）は，患者が問題提示の際に，候補となりそうな診断を提示する場合（例：「中耳炎だと思います」）その多くは，医師に抗生物質への要求として受け止められている．それに比べて，たんに症状を述べるような問題提示の仕方（例：「熱があって耳がいたいです」）は，そのようには理解されない．診断の局面でも同じように，メイナード（2003）やメイナードとフランケル（原著）は，医師が診断に関するニュースが悪い知らせなのか良い知らせなのかによって，提示する発話のデザインを変えることを示している．良いニュースのときは，診断自体とその価（valence）を開示するのに対し，悪いニュースのときは，診断とその価は様々な方法で覆い隠される（Stivers 1998; Heritage & Stivers 1999; Leppänen 1998 も参照）．

　発話ターンのデザインは，医師や患者が日常的に向き合うジレンマを処理する際の重要な手段といえるだろう．ゆえに，発話ターンのデザインは，診療場面の参与者たちが知識や権威（Perakyla 1998, this volume），連帯，隔たり，理解，誤解など様々な問題に注意を払いながら，医療的な課題をやり終えるための妥協点を見いだすことになる相互行為的な場として存在している．

結　語

　本書をまとめるにあたって，私たちはプライマリ・ケア診療の開始から終了までの主な局面について議論している研究をまとめることで，バーンとロング（1976）の先駆的な研究の再検討を試みた．網羅的というわけではないが，本書で紹介している研究は，診療場面に棲む様々なジレンマを，医療的かつ社会的な両局面をもつものとして見なし，議論している．それらのジレンマは医療社会的といえ，診療の様々な局面において違った形で立ち現れる．さらに，その診療の現場特有の状況に影響を受ける形で，そのジレンマに対する様々な解

消法が存在している．

　本書のそれぞれの章は，バーンとロング（1976）や他の研究とは違ったアプローチを取り，それは，ある重要な意味を持つ．以前の研究が，基本的には医師もしくは患者の行為に注目したのに対し，本書の「共同構築的な」アプローチは，双方からの働きかけを同時に重要なものとして扱っている．相互行為をなす構造，その中身や治療成果の共有を伴って診療を成り立たせているのは，医師と患者双方の協働した行為である．われわれのアプローチは，ただ研究上の必要性から発しているのではない．共同構築というテーマは，理論的，方法論的また倫理的な配慮が複雑に組み合わさって生じている．共同構築を分析すること自体，患者中心主義が直接体現化された研究といえるだろう．それは，医療が実践される重要な媒体であるコミュニケーションの連なりのなかにある，医師と患者両者を取り込んだ分析を行うからである．

　もし本書における共通したメッセージを一つ挙げるとすれば，日常的な規範や言語使用の実践，そして社会的な相互行為は，診療場面構造や特色に強力かつ体系的な影響を与え，それはかなり詳細なやり方でなされるということだ．例えば，患者が診察においても，問題を明らかにすることを躊躇するのは，相互行為的かつ文化的な実践として，往々にして私達は問題に関して「抵抗し」，「動じない」ようにするべきであるという志向性に準じているからである．そういった実践やそこに反映されている志向性は（Jefferson 1980, 1988; Jefferson & Lee 1992），医師がそれへの対処法を訓練されているわけではないが，実際の診療現場における社会的な活動を根本的に形作っている．医療実践は，同じように相互行為の社会文化的基盤の上に蓄積され，そこから引き離して理解することはできず（Heritage 1984a; Maynard 1991b; Maynard 2004），それは多くの困難や矛盾を生み出している．確かにすべての医師は，「オカルト血液検査」という言葉が，患者に本来の「潜血検査」という意味ではなく，ある種魔術的なものとして誤解されてしまう可能性を認識しておいた方がいいだろう．しかし，相互行為的に難しい局面を解決するということは，ただたんに難解な語彙を使わないようにするだけでは成り立たない．また「知識過多」だが素人の理解を診療に持ち込む患者をどのように扱ったらいいのかということを知るだけでもだめなのだ．もし患者が中耳炎と言ったとしても，それは必ずしも抗生物質を求めているわけではない（Stivers et al. 2003）．それらの言葉の使われ方が

重要なのと同じぐらい，診療場面のなかで起こりえる問題や矛盾のなかに，より根本的なことがあるとわれわれは信じてやまない．つまり，相互行為がどのように機能しているのかということだ．患者が様々な話題に関して医師に語ろうとするときの直接的には表現されない駆け引きや，医師が会話の中で専門的知識を，それがどう受け止められかは気にも留めずに伝えるやり方がそれに含まれる．それらをあまり意識せずに，医師と患者は協働して，実際の理解の共有よりもむしろ，理解が共有されているという姿を作り上げているのかもしれない．

　医師－患者相互行為の詳細な分析は，複雑に絡み合う問題を解きほぐし，診療場面に棲む複数の矛盾やジレンマをあらわにし，意義のある解決策を提案することができる．もし会話分析によって，医療の専門性からどうしても形式的な隔たりをもってしまう医師と患者の両者が，コミュニケーションという土俵の上でプライマリ・ケアの実践をどう調整し合っているのかを明らかにすることができれば，医療実践に関する科学的な理解を向上させるだけでなく，その実践自体をも向上させることがより可能となるのではないだろうか．

　　訳注
　★1　エスノグラフィーとは観察をもとに，その現場に展開される社会行為や社会制度，規範，文化実践などを記述する研究手法である．
　★2　原著における talk を本書ではトークと訳す．これは特に相互行為的視点から捉えられる会話を指す．
　★3　原著での turn を本書では発話ターンもしくはターンと訳している．これは会話分析で扱う会話の分析単位となる発話を指す．
　★4　優先構造とは preference structure と原著では示されるもので，発話の構造上，次にどういった行為が優先されているのかに着目する分析概念を指す．
　★5　この訳本には，原著にはあるドリュー他の章（第11章〜第14章）は含まれていない．それらの章で非常に貴重な研究が紹介されているが，日本における診察の現状には則さないものもあった為，著者との協議の上で止むをえず省略した．

第2章　患者の心配事を引き出すこと

ジェフリー D・ロビンソン

　外来患者はいくつかの心配事を抱えているかもしれないが，プライマリ・ケアでの受診は，一般的にある特定の理由を中心に構成され，組織されている．そうした理由は，患者の主訴や，受診することに決めた一番最初の心配事（presenting concerns）とよばれる．診察が始まると（Heath, 1981; Robinson 1998）[*1]，医師は患者に対して，「今日はどうされましたか（What can I do for you today?）」[*2]と質問し，患者に受診のきっかけになった心配事を求める．こういった質問は，質問のデザインや形式（つまり異なる言葉の使い方）によって，患者の返答を様々に形作り，制限を与えるため，研究対象として重要である（この点については，本書ボイド＆ヘリテッジの章を参照のこと）．医師が患者の受診のきっかけになった心配事を聞き出すことは，患者が抱えている心配事を提示するやり方に直接的に影響し，またそれが診療上の様々な結果を招くこともありうる（例えば，診断と治療については，Fisher 1991; Larsson et al. 1987; Lipkin et al. 1995; McWhinney 1981, 1989; Mishler 1984; Sankar 1986; Todd 1984, 1989を参照のこと）．保健医療を改善するために，研究者と医学教育に従事する者たちは，医師に，開放型質問形式（open-ended questions）を使用するよう勧めている（Bates et al. 1995; Cohen-Cole 1991; Coupland et al. 1994; Frankel 1995b; Swartz 1998）．しかしながら，これらは一般論にすぎず，医師が患者の心配事を引き出すやり方そのものについては，まだわずかにしか解明されていない．

　本章では，以下に示す二方向から議論を進めていきたい．まず初めに，些細な違いでも医師の質問の組み立て方が，質問を通して行われる行為にどのような変化を与えうるかを明らかにする（Coupland et al. 1994; Frankel 1995b; 同書ボイド＆ヘリテッジの章も参照のこと）．開放型質問と閉鎖型質問（closed-ended questions）との区別だけでは，その違いの本質を捉えるのに十分ではないといえる．例えば，「どうされましたか（What can I do for you?）」，「元気ですか

(How are you?)」,「何か変わったことはありますか (What's new?)」などの質問形式は，いずれも開放型であると分類されうるが，本章ではこれらの質問がそれぞれ全く別の社会的行為を行っていることを明らかにする．形式の異なる質問が，異なる行為をしている限りにおいて，それらは異なることがらを伝えており，またそのように患者にも理解され，それぞれ異なったやり方で応答されるのである．

　第二に，本章では，医師と患者が，少なくとも 3 種類の受診理由があることに志向していることを示す．それは，(1) 比較的最近の心配事（つまり，ある特定の医師や医院にとって初診であるものや，一度「完治」して以来，初診であるもの），(2) 再診の訴え（以前の診療で治療がなされ，回復が見られるかどうかを継続診療中のもの），(3) 慢性的な訴え（高血圧や糖尿病のように，進行性だが，定期診療で管理されているもの）に対処することである．こうした観察は，目新しくも予想外でもなく，国立外来医療調査 (the National Ambulatory Medical Care Survey; http://www.cdc.gov/nchs/about/major/ahcd/ahcd1.htm) も，外来患者の受診理由を，同様の分類体系によってコード化している*3．これらの受診理由は，それぞれ，異なる医療目的や医療行為に関わってくるので，診療時の相互行為の流れも当然違ってくる (Byrne & Long 1976; Robinson 2003)*4．本章では，医師が患者の受診理由を引き出す質問形式が，医師による患者の受診理由に対する理解を表していることを具体的に示す．このように，医師は〔質問形式を〕デザインし，またデザインしていると理解され，患者の特定の受診理由に適切に対処したり，それに適合するように，自分たちの〔受診理由の〕引き出し方をデザインしていることに対して，なぜそうするのかが見てわかる^{アカウンタブル}ようになっている*5．以下に示すように，こうした〔医師の行為の〕見てわかる^{アカウンタビリティ}ことというのは，後続するコミュニケーションの内容や形式，また患者側からの，医師の能力と信頼性の見方にも密接に関係している．

　本章では，(1) 初診，再診，慢性疾患による定期受診の理由を指標するようにデザインされている質問形式，(2) 患者の制度的に関連性がある心配事を指標しない質問形式，(3) 質問形式が患者の受診理由に適切に適合していない場合，について記述し，最後に (4) 医師の質問形式が医療的ケアに対してもつ含意について議論する．

データ

 本研究で使用されたデータは，182件の実際のプライマリ・ケア診療場面を音声と映像で記録したものである．そのうち，73件が南カリフォルニアの地域医療に根ざしたクリニックで集められ，23件が南カリフォルニアとテキサス州で集められた病院での診療で，86件がイギリスの地域医療を行っているクリニックのものである[6]．77の初診，15の再診，90の慢性疾患による定期受診に大別できる．データは，著者によって，ゲイル・ジェファーソンの転記方法（Atkinson & Heritage 1984）に従い文字化された．参加者の氏名や個人が特定可能となる個人情報には，すべて匿名が使用された．これらのデータ収集は，すべて大学機関における倫理委員会から承認を得ている．

分　析

初診の心配事を引き出すようにデザインされた質問形式

 初診の心配事に対する質問形式は，開放型や閉鎖型のいずれであっても，患者には新たな（再診や慢性疾患による定期受診とは違って）心配事があるという医師の理解を示すようにデザインされている．開放型質問形式の例としては，「今日はどうされましたか（What can I do for you today?）」「どうして受診しようと思ったんですか（What brings you in to see me?）」「今日はどうされましたか（How can I help you today?）」「今日はどうされたんですか（What's going on today?）」「どういった症状ですか（What's the problem?）」などが挙げられる．これらの形式は，患者の心配事が医師にとって未知であることが明らかになるようにデザインされている．これら〔質問形式〕が，医師に患者の訴えについての知識がないこと，それゆえ，医師にとっては，その訴えが新情報であるということを示すのは，このような方法によってである（Heath 1981を参照のこと）．

 例として，抜粋1を見てみよう．医師による「さて，今日はどうされましたか（So what can I do for you today?）」という問いかけ（18行目）に対して，「えーと-(.) 私(.) 肩が少し痛くて(0.2) 腕のつけ根（から）も」（19-21行目）と一番最初の心配事を産出している．

(1) 肩の痛み

```
18  DOC:    So what can I do for you today.
            で,今日はどうされましたか.
19  PAT:    W'll- (.) I have (.) som:e shoulder pa:in
20          a:nd (0.2) a:nd (.) (from) the top of my
21          a:rm. a:nd (0.2) thuh reason I'm here is
22          because>a couple years ago<I had frozen
23          shoulder in thee other a:rm, an' I had to
24          have surgery. and=(.) this is starting to
25          get stuck, and I want to stop it before it
26          gets stuck.
    患者:    えっと-(.) 私(.) 肩が少し痛くて
            (0.2)それと(.) 腕のつけ根(から)も.
            それから(0.2)どうして来たか
            というと,>数年前に< 四十肩
            をもう一方の肩にやって,で,
            手術しなくちゃいけなかったんです.そして=(.)
            こっちもだんだん動かなくなり始めてて,完全に
            動かなくなってしまう前になんとかしたいんです.
27          (0.4)
28  DOC:    A[d h e : s i]ve capsuli[tis. ]
            癒着性関節包炎ですね.
29  PAT:    [I'm  losing]           [Ri:gh]t.
            動かなくなって              そうですね.
30  PAT:    I'm losi:ng(0.4)range of motion in my
31          a:rm.
            いろんな腕の動きが(0.4)できなくなってきてるんです
32          (2.2)
33  DOC:    We:ll. (.) ·hh(ng)- (.) can't you tell
34          me: thuh=w:asn't there some trau:ma,
35          er s[omethin'_ you=(w-) s:]:wung at
    医師:    ええと.(.).hh (ng)- (.) 教えて下さい
            ませんか=外傷のようなものが
            ありませんでしたか_あなたが=ぶつけた
36  PAT:             [     I've    ha:d    ]
    患者:                 ありました
37  DOC:    [some]b[ody  [er  [.hhhh
    医師:    誰かに         または  .hhhh
38  PAT:    [No. ] [I've [had[a history of
    患者:    いや. 私は過去に
39  DOC:    [s::     fe[:ll ]
    医師:    s::      こけた
```

```
40  PAT:   [bursitis [fer-]=
    患者： 骨液包炎を-=
41  DOC:   =er:=uh n-=there's n:o r:ecent >thing
    医師： または えー と- 最近それをぶつけるような
42  DOC:   thet ya< s:ma:shed it, an[ything] you=
           ことはなかった，何でも，
43  PAT:                       [(No) ]
    患者：                    （いえ）
44  DOC:   =can tell me thet ·hhh mi:ght've,
    医師：   仰ってください 原因かもしれない，
45  DOC:   ·hh So: it's been bothering you now
46         since whe:n.
    医師：  で，今痛みがあるということですが，
           いつからですか．
47  PAT:   'Bout two weeks.
    患者： 2週間ぐらいです．
48  DOC:   Just two wee:[ks:.    ]
    医師： ちょうど2週間．
49  PAT:                [It's get]ti:ng a little bit
50         stiffer: an' stiffer.
    患者： だんだん少しずつ硬くなってきています．
51  DOC:   .tch Whe[:re. ]
    医師：         どこですか．
52  PAT:          [I wa]ke up in the morning.
53         Right here:=in thuh shoulder joint.
    患者： 朝起きると．ちょうどこのあたりです=肩の関節のところ．
```

18行目の医師の質問が，新たな訴えを引き出していると患者が理解している証拠がある．例えば，Terasaki (1976) は，話し手は，通常，聞き手がすでに知っているであろうと思われる内容をニュースとして語ることはないと論じている．患者が医師に対して，「私(.)肩が少し痛くて(0.2)それと(.)腕のつけ根（から）も．」(19-21行目) と訴えるとき，患者はその訴えをあたかも医師がまだ知らないこと（つまり，まるで新しいこと）のように語っている．さらに，患者は腕が動かなくなり「始めてて」(24行目) と言い，その症状がまだ「2週間ぐらい」(47行目) しかないと示唆することで，この心配事があたかも新しいものとして述べている．この問題が医師にとっても既知ではないという証拠もある．例えば，患者による症状についての説明が終わってから，医師はその症状の原因 (33-39行目，41-44行目参照)，期間 (45-46行目)，それから部位

（51行目）に関して，一連の質問をしている．これらの質問はすべて，その心配事に関して，医師は前もっての知識がなく，つまり，それが医師にとって未知であることを示している．

閉鎖型で新しい心配事に対する質問形式の例に，「人差し指に問題があるんですか」と「耳が腫れてるんですね」の二つがある．医師はしばしばこのような質問をカルテを見ながら行い，そうすることで診療に先立って看護師が記録した心配事に対処していることを示している．閉鎖型質問形式は，医師が患者の心配事の種類に関してある程度見当がついていることを示すのだが，それでもなお，この質問形式は，そのような心配事を医師が把握していないことを示している．

たとえば，抜粋2では，医師はカルテに目を通しながら，「**耳が腫れてるんですね（Your ear's ('re) poppin'. huh,）**」（14行目）と患者に症状を説明するように促している．

```
(2)　耳の問題
14  DOC:   Your ear's ('re) [pop]pin'. huh,
    医師：   耳が腫れてるんですね.
15  PAT:                  [(I)]
    患者：                 （私は）
16          (0.7)
17  PAT:   Yeah it's like- (.) (either)/(maybe) there's
18         f:luid er wax build up.
    患者：   ええそれは-(あるいは)/(たぶん)液状
            のものか耳垢が溜まってるみたいなんです.
19          (0.2)
20  PAT:   °But° (.) tuhday's not as ba:d.
    患者：   °でも°　火曜日はそれほどでもなかったんです.
21          (1.5)
22  PAT:   Actually it started like- (.) week- two weeks
23         ago:=uh week,=h
    患者：   実はそれが始まったのはだいたい-(.) 週- 2週間
            前：=か1週間,=h
           ((19行省略))
43  DOC:   Any drainage at a:ll,
    医師：   膿は出ていないですか,
44          (0.3)
45  PAT:   Only with cue tips.
```

```
        患者：    ほんの少しだけ.
  46              (0.2)
  47  DOC:       What color is that stuff.
        医師：              それは何色ですか.
  48              (1.7)
  49  PAT:       .hhh Dark o:range,
        患者：              濃いオレンジ色です,
```

患者の心配事を医師が把握していない証拠がある．まず，医師の質問（14行目）は，カルテを見ながら産出されているのだが，ラボフら（Labov & Fanshel 1977）が名付けたb-イベント発話としてデザインされている．b-イベント発話というのは，ある話し手（例えば医師）による，もう一人の話し手（例えば患者）が，アクセス★1，知識などを含む主要な権限をもつ出来事（例えば健康上の問題）についての発言のことである．逆の言い方をすると，b-イベントの発言は，話し手ら（医師たち）が発言対象の出来事に対して主要な権限（知識を含む）がないことを表現する．医師にとってのb-イベントによる聞き出しは，通常，患者からの確認，または否定を要求し，つまるところ，医師にとってその心配事が未知であることを明らかにしている*7．第二に，その症状について一連の質問をしていくことで（43行目と47行目），医師は自分がその心配事について知らなかったこと，つまりその心配事［の内容］が既知ではなかったことを示している．また，患者が，医師の質問が新たな心配事を聞き出していると理解していることを示す証拠もある．抜粋1のように，いつその症状が始まったかを，「実はそれが始まったのはだいたい-(.)週- 2週間前：=か1週間,=h」（22-23行目）と伝えることで，患者は症状が比較的最近のものであることと，その問題について知らない医師に対する志向性を表している（Terasaki 1976）．

新たな心配事に関する質問形式の量的検証

　データは，患者が新たな心配事を抱えて医師のもとを訪れる77件の抜粋からなる．表2.1は，患者が新たな心配事のために受ける診療（つまり，初診）と，そうした（初診，再診，またはそれ以外の）心配事を聞き出すのに医師が使用する質問形式の類型との関係を示している．

表 2.1 初診診療と質問形式の関係

	新しい心配事を尋ねる質問形式	再診の心配事を尋ねる質問形式	「その他」の心配事を尋ねる質問形式	合計
初診診療	68 (88.3%)	0 (0%)	9 (11.7%)	77 (100%)

　患者が新たな心配事を抱えている 77 件の抜粋のうち,68 件 (88.3%) で,医師は新しい心配事を引き出す質問形式を使用していた.医師が再診の心配事を尋ねる形式（後節参照）を使用したケースはゼロだった.9 件 (11.7%) で,医師はそれ以外の質問形式を使用していた.表 2.1 は,患者が新しい心配事を抱えている診療において,医師が再診の心配事を尋ねる形式や,他の形式よりもはるかに多く,新しい心配事について尋ねる質問形式を使用する傾向にあることを示している.この事実は,新たな心配事について聞く質問形式が,患者に新たな心配事があるという医師の理解を示しているという前節の質的議論の裏づけにもなる.

再診の心配事を引き出す質問形式

　再診の心配事に関する質問形式には,次の 3 点の特徴が見られる.まず第一に,ある特定の心配事に対する医師の知識を示す.第二に,医師はある特定の心配事に対する評価や判断,最新情報を求める行為をしばしば行なう.第三に,そうすることで,医師は懸案となっている心配事に対する経験がすでにある（すなわち,その訴えは医師にとっては特に目新しくない）という主張を具現化する.その名称が示唆するように,再診の心配事を尋ねる形式は,患者が再診の（初診,もしくは定期健診とは異なる）心配事を抱えているという,医師の理解を表わすようにデザインされている.例えば,抜粋 3 は,腕の腫れの再診の診察から抽出されたものである.

(3)　腕の腫れ
```
6   DOC:   How is it?
    医師:   それはどうですか？
7          (0.5)
8   PAT:   Its fi:ne=its: (0.8) >still a bit< so:re.
```

9	but s: alright now.
患者:	いい調子です＝その(0.8)まだ少し＜痛みます． でも今は大丈夫です．

　医師の「それはどうですか？(How is it?)」(6行目)という質問は，不定代名詞「それ (it)」で表された，特定の心配事に対する最新情報や評価を求めている．他の表現，例えば「腕 (the arm)」などではなく，不定代名詞「それ (it)」を使うことで，その心配事について知っていることが，患者にも共有されているという想定を，医師は示している (Schegloff 1996c)＊8．患者は，「まだ (still)」(8行目) という表現を使って，前回と比べて「少し痛み」続けていると，腕について述べている．さらに，この患者は「今は (now)」(9行目) という表現を使い，彼の腕の現状と以前の状態とを比較している．前回は，患者がこの医師を受診したときのことである．ここで，患者は相対的評価によって，その訴えが古い(つまり，新しくない)ということへの志向と，医師がすでにその心配事について知っているという推測を示している．

「気分はどうですか (How are you feeling?)」

　「それはどうですか」という質問形式が，再診の訴えを引き出そうとしていることを見いだすのはさほど難しくはない．しかしなかには，あまり明白でない聞き方もある．特に，この節では「気分はどうですか (How are you feeling?)」という形式に焦点を絞る．研究者は「気分はどうですか (How are you feeling?)」を，「元気ですか (How are you?)」や「どうなさってますか (How are you doing?)」などを含む，「元気ですか (How are you?)」型質問として扱っている (Frankel 1995b; Jefferson 1980)．これらの質問形式はみな語彙的，文法的な類似点があり (例えば，すべて「どうですか (How are you)」を含む)，いずれも患者の元々の心配事の聞き出しとして使われ，様々な同一の評価的応答 (例えば，「とてもいいです (Great)」，「大丈夫です (Fine)」，「最悪です (Terrible)」) (Jefferson 1980; Sacks 1975) で適切に応答されている事実にもかかわらず，それらはそれぞれ全く異なる相互行為を達成している (Button & Casey 1985; Coupland, Robinson & Coupland 1994; Jefferson 1980; Schegloff 1986)．一見して，「気分はどうですか (How are you feeling?)」は開放型で社会的 (医学的に

対して）質問に見えるかもしれない．逆に，本節では，「気分はどうですか（How are you feeling?）」は狭義的で生物医学的焦点が絞られているということを議論する．「気分はどうですか（How are you feeling?）」という質問形式が特に興味深いのは，「めまいはどうですか（How's the dizziness?）」のような，他の再診の訴えについて尋ねる形式と違って，その質問が引き出す評価対象があまり明確ではない（これはあくまで研究者に対してであって，参与者に対してはそうでもない）ためである．このような不明瞭さのため，「気分はどうですか（How are you feeling?）」によって遂行される行為は，彼らの研究上の発見は医師の育成に使われるのだが，研究者により誤解されやすい．次節では，日常，および医療場面でそれぞれ使われる，「気分はどうですか（How are you feeling?）」によって達成される行為の分析を取り上げる．

日常会話における「気分はどうですか（How are you feeling?）」

バトンら（Button & Casey 1985）は「気分はどうですか（How are you feeling?）」を，トピックを指定するためにデザインされた「項目別近況についての質問（*itemized news inquiries*）」と名づけ，発話のカテゴリーに含めた．バトンらによると，項目別近況についての質問とは，(1) ある特定の出来事に対する話し手の志向，(2) その出来事が未解決もしくは現在進行中とする話し手の志向，(3) 話し手がその出来事に対して何らかのアクセスや知識を持ち合わせていること，(4) その出来事が聞き手にとって知られていることに対する話し手の志向，(5) 話し手の知識は聞き手のそれと比べて部分的でしかなく，そのため前回以降語られるべきニュースがある可能性があること，(6) 話し手の「聞き手のニュースを『進んで』知ろうとすること，それによって，共同参与者に関わる会話のある部分をかたどっている」（Button & Casey 1985, p. 48）ことを示す．要するに，項目別ニュースについての質問とは「聞き手が関わっている現在進行中の活動や状況について，その後の展開について更新したいとする依頼であり，その活動や状況に関する最新の展開やニュースについて知ることに志向している」(1985: 5)．バトンとケーシーは，「気分はどうですか（How are you feeling?）」型発話を，特に，「受け手の身に起こったことが知られているトラブルについて尋ねる細部にまで配慮された質問」と記述しており（Button & Casey 1985: 8; Jefferson 1980 も参照のこと），「気分はどうですか（How are you feeling?)」は,「その人の状態を尋ねる,トラブルを想定しない『元気ですか』型質問」とは対照的に捉えている (1985: 9).

　先行研究を発展させ,本章では,日常会話と医療場面の文脈において,「気分はどうですか (How are you feeling?)」という質問が,話し手が知っている,典型的に健康に関わる,特定で,聞き手の領域内にある,現在〔聞き手が〕経験している健康状態の評価を引き出すということを議論する.例えば,抜粋 4 は友人同士が夕食をとっている時の会話である.1 行目で夫であるジョンが,もう一組の夫婦の妻で,妊娠中のアンに「**気分はどう.最近**」と尋ねている.

```
(4)  ふとった
1  JOHN:   How are you feeling. (.) these da:ys.
   ジョン:   気分はどう.              最近.
2  ANN:    Fa:t.
   アン:    ふとった.
3  JOHN:   ((nods for 1.3 seconds while chewing food))
   ジョン:   ((咀嚼しながら 1.3 秒間うなずく))
4  ANN:    ( ) I can't- I don't have a waist anymore
   アン:    ( ) できない- ウエストがもうないの
```

　アンは冒頭で「ふとった.」(2 行目) と答えている.3 行目で,ジョンは食べ物を咀嚼しながらうなずく,アンは自分の応答を「( )できない- ウエストがもうないの」(4 行目) といって続ける.アンの「ふとった.」という応答と,それに続く体型を失いつつあることに対する不満は,否定的な自己記述であり,妊娠期に特有の,体重が増えることにかんするの否定的な評価でもある.要するに,アンは,ジョンの「**気分はどう.(.)最近.**」に対して特定の経過観察中の身体的健康状態 (この場合,妊娠) について評価を求められているものと捉える理解を示している[*9].ここでの議論は,「気分はどう (How are you feeling?)」という質問形式についてであるが,アンは明らかに「**気分はどう.(.)最近.**」に対して反応している.「**最近**」というような,発話末の時間的限定は,「気分はどう (How are you feeling?)」が達成している行為を変えることはないが,むしろ尋ねられている状態をより限定し,明確にしている.

　他の事例として,抜粋 5 は 2 人の友人,ヘレンとジョイスによる電話でのやりとりを見てみよう.

(5) すべては順調
1　HELEN:　　How are you feeling Joyce.=
　　ヘレン：　気分はどう，ジョイス.=
2　JOYCE:　　=Oh fi:ne.
　　ジョイス：　=ああ，大丈夫よ．
3　HELEN:　　'Cause- I think Doreen mentioned that
4　　　　　　you weren't so well? A few [weeks ago:?]
　　ヘレン：　なぜかっていうと- 確かドリーンがあなたが
　　　　　　　あまり体調がよくなかったと言っていたか
　　　　　　　ら．何週間か前に．
5　JOYCE:　　　　　　　　　　　　　　　[Ye:ah,]
　　ジョイス：　　　　　　　　　　　　　　ええ,
6　JOYCE:　　Couple of weeks ago.
　　ジョイス：　数週間前よ．
7　HELEN:　　Ye:ah. And you're alright no:[w?
　　ヘレン：　ええ．で，大丈夫なのいまは．
9　JOYCE:　　　　　　　　　　　　　　　　[Yeah.
　　ジョイス：　　　　　　　　　　　　　　　ええ．

　この会話に先立ち，ヘレンは第三者であるドリーンからジョイスが病気であったことを聞かされていた．しかし，この会話のころにはジョイスは回復していた（9行目で，ジョイスがヘレンの「大丈夫なのいまは」という確認に同意しているのを確認されたい）．ヘレンは「気分はどうジョイス」（1行目）と尋ね，もはや存在しない進行中の身体的健康状態についての評価を要請している．このように，ヘレンの質問は，ジョイスが今も病気であるという間違った推測を表しており，ジョイスに相互行為上の難題を課したことになる．つまり，それは評価的な応答を関連づけ，いかなるそのような応答も，特定の進行中の体調，評価として聞かれてしまうのだが，それはもはやジョイスにとって関係がない．ヘリテッジ（Heritage 1998）は，質問に対して感嘆詞「ああ（Oh）」で始まる応答は，質問が不適切であったことを示唆する一つの実践方法であると述べた．ジョイスの「ああ大丈夫よ」（2行目）という反応は，今現在進行中の体調の問題はないこと（言い換えれば，彼女は「大丈夫」だということ）と，ヘレンの「気分はどうジョイス」（1行目）はそのような推測にとって不適切であることを主張している．ヘレンは，「気分はどうジョイス（How are you feeling Joyce.）」は，ジョイスが病気であったという推測のもとに尋ねたのだと説明

することによって，自分の質問は不適切であったという理解を示している．つまり，「なぜかっていうと- 確かドリーンが君があまり元気じゃなかったといっていたから 何週間か前に」(3-4行目) は，ヘレンはどうしてそのような質問（1行目）をしたのかについて説明し，自らを擁護しているのである．さらに，ジョイスはこの推測に「ええ，」(5行目) で同意している．このように，ヘレンとジョイスは2人とも，ヘレンの「気分はどうジョイス」が，まさにある特定で進行中の健康状態の評価を引き出すようにデザインされていたという理解を示している．

医師－患者診療場面における「気分はどうですか（How are you feeling?）」

前節では，日常会話では，「気分はどうですか（How are you feeling?）」が，ある特定の，聞き手の領域内にある，現在経験されていて，話し手が知っている，典型的に身体的健康状態の評価を求める行為を遂行するということを述べた．このように，患者の心配事の要請として，「気分はどうですか（How are you feeling?）」は，再診の訴えを引き出すのに適している*10．当初，これは医学教科書からの逸話的な証拠に裏づけられていた．例えば，病院という，患者にとって既知の，治療中の病気がある文脈において，診察をどう開始するかについて，医学教科書では，まず「患者の気分はどうか尋ねる」(Bates et al. 1995: 12；強調は後付け) ことを提案している．一つの提案されうる要請としては，次のようになるだろう．「病気そのものについて尋ねる前に［以前から病気があるという推測に留意されたい］，あなたがたった今どういう状態なのか確認したい」(Cohen-Cole 1991: 56；強調は後付け).

実際の医師－患者コミュニケーションにおいてもその証拠がある．例えば，抜粋6では，患者がひどい鼻炎の再診で医師のもとを訪れている．

```
(6) 鼻炎
1 DOC:   Hi mister A[nderso:n. [How are y]ou::..=
  医師：   どうもアンダーソンさん．お元気ですか．
2 PAT:              [Hi::    [(        )]
  患者：              こんにちは．
3 PAT:   =Oka::y,
  患者：    まあ元気です，
4 DOC:   How are you feelin' to[da:y.]
```

```
            医師：    気分はどうですか今日は．
    5   PAT:                      [·hhhh]h Better,
            患者：                         ましです,
    6   DOC:    And your sinu[se[s?]
            医師：    それと鼻の方は？
    7   PAT:                  [·h[·h] ((two 'sniffs'))
            患者：                    ((2回くしゃみする))
    8               (.)
    9   PAT:    (W)ell they're still: they're about the same.
            患者：    （え）えとまだまだ　あまり変わらないですね．
```

4行目で，医師は「気分はどうですか今日は（How are you feelin' toda:y.）」と質問する．「今日は」の付け足しは，患者が現在の健康状態を前回（おそらく前回の受診時）の状態と比較して評価するよう働きかけている．患者は「ましです」(5行目)と，回復の報告をし，それによって，特定の進行中の健康状態（つまり，彼の鼻全般の状態）を肯定的に評価している．これは，後続の医師による「それと鼻の方は」(6行目)という質問によっても部分的に裏付けられている．質問を「それと」という語で前置きすることで，医師は，その質問が，「気分はどうですか今日は．」で始められたアジェンダに沿った一連の質問における，次の質問であることを明らかにしている（Heritage & Sorjonen 1994）．この質問が患者の鼻の全般的な状態にかんする特定の側面（つまり，鼻に対して頭痛やくしゃみ）を評価することを要請している限りにおいて，医師は，「気分はどうですか今日は」が，特定で進行中の身体的健康状態の評価を患者に要請するようデザインされていることを示している．

　もう一つの例として，抜粋7を見てみよう．前回の診察時に，患者は高血圧で体の調子が思わしくなかった．その時に，医師はクロニジンという薬の処方を増やして血圧をコントロールしようと試みていた．今回の診察は，同じ患者の高血圧の再診のために設けられた．

```
    (7) 体力がない
    1   DOC:    Hi Missis Mo:ff[et,
            医師：    こんにちはモフェットさん,
    2   PAT:                 [Good morning.
            患者：                  おはようございます.
```

```
 3  DOC:   Good mo:rning.
    医師：  おはようございます．
 4  DOC:   How are you do:[ing.]
    医師：  お元気ですか．
 5  PAT:              [Fi:n]e,
    患者：             おかげさまで，
 6                 (.)
 7  DOC:   How are y[ou fe[eling.   ]
    医師：  気分はどうですか．
 8  PAT:            [Much[(better.)]
    患者：           大分 （ましです．）
 9  PAT:   I feel good.
    患者：  調子がいいです．
10                 (.)
11  DOC:   Okay.=so you're feeling
12         a little [bit better] with thuh
    医師：  わかりました．じゃあ
           いくぶんましになってる
13  PAT:            [Mm hm,]
    患者：           ええ，
14  DOC:   three: of thuh [Chlon]adine?
           んですね 3 錠のクロニジンで？
15  PAT:                  [Yes. ]
    患者：                 はい．
16                 (.)
17  DOC:   O:ka:y.
    医師：  分かりました．
```

　医師の「気分はどうですか（How are you feeling.）」（7 行目）に対して，患者は「調子がいいです」（9 行目）と答えている．医師は，患者の反応を「わかりました」（11 行目）と受け入れてから，「じゃあいくぶんましになってるんですね，3 錠のクロニジンで？」と，患者の反応の要旨を定式化している（11-14 行目：定式化★2 に関しては，Garfinkel & Sacks 1970; Heritage & Watson 1979 を参照）．この定式化で，医師は，患者の応答が，高血圧の状態を評価するものであったことを確認しようとしている．15 行目で，患者はその定式化を承認している．つまり，医師と患者は，医師の「気分はどうですか」という質問が，特定の経過観察中の身体的健康状態の評価を引き出すためにデザインされていたという理解を示している．

再診の心配事を引き出す質問形式の定量的検証

本データは,患者が最初に受診を決めた心配事の再診で受診している15件からなる.表2.2は,患者に再診の心配事があるとき(つまり,再診)と,医師がそうした訴えを引き出すのに使用した質問形式の類型との関係を表している.

15件中10件(66.7%)において,患者に再診の訴えがあり,医師もそうした心配事を尋ねる質問形式を使っていた.4件(26.7%)では,医師が新しい心配事を尋ねる質問形式を使用していた(これらの逸脱事例については,後ほど議論する).1件(6.6%)のみで,医師はその他の心配事を尋ねる質問形式を使用していた.表2.2は,患者に再診の心配事がある診療場面で,医師が新しい心配事や他の心配事を尋ねる形式よりも,再診の訴えに対する質問形式をかなり使用する傾向があることを示している.これは,前出の定性的に示された再診の心配事のための質問形式が,患者に再診の心配事があるという医師の理解を明確に伝えているという主張を裏付けるものである.

表2.2 再診の心配事の診察と質問形式の関係

	新しい心配事を尋ねる質問形式	再診の心配事を尋ねる質問形式	その他の心配事を尋ねる質問形式	合 計
再診	4 (26.7%)	10 (66.7%)	1 (6.6%)	15 (100%)

慢性疾患の定期受診での訴えを指標する質問形式

患者が慢性的な症状を治療(例えば,血圧や糖尿病などの経過観察)するために訪れているという医師の理解を示すようにデザインされた質問がある.これらの診療では,医師は通常二つの問題に同時に直面する.一つは,このような患者は定期的に受診しているということである(例えば,月ごと).患者の慢性的な症状はたいてい落ち着いているのだが,悪化する可能性があるため,管理されなければならない.もう一つ,これらの患者が全く別の新しい訴えを抱えている可能性もある.本節では,これら二つの問題に同時に対処する質問形式に焦点を当てる.それは,「何か変わったことはありますか(What's new?)」である[*11].

医師‐患者診察場面における「何か変わったことはありますか（What's new?）」

「何か変わったことはありますか（What's new?）」型の質問形式は，患者に新たな心配事を，第一の用件として話題にする機会を与え，慢性的な心配事と比べて，それが，いま現在進行中で，知らせるに値することがらであるとする，新しい心配事に対する医師の志向を示す．結果として，「何か変わったことはありますか（What's new?）」型の質問形式は，同時に医師の次のような理解を示す．(1) 患者には慢性的な症状がある，(2) 患者は新たな心配事を抱えている可能性がある，(3) 新たな心配事と慢性的な症状は区別される，(4) 新たな心配事と慢性的な症状には，潜在的に関連性がある．さらに，「何か変わったことはありますか（What's new?）」型の質問形式は，最低でも二つの相互行為の流れを予測することで，後続する診察の構造を投射する．まず第一の流れとして，患者に新たな心配事がある場合（また，それを提示することを選択した場合），その心配事が最初に扱われ，それへの対応が終了した時点で，慢性的な問題に進んでいく．第二の流れとして，患者に新たな心配事がない場合（または，それを提示しないことを選択する場合），診察は慢性の症状を扱うことにすぐに進むことになる．

第一のような流れは，抜粋8でも見られる．この定期診療は，患者が抱えている，肺，心臓，血圧，視力，そして聴力などの様々な疾患をモニターする形で組織されている．診療が開始されてから，医師は「変わったことはないですか（anything new?）」（33行目）と尋ねる．

```
(8)  耳の痛み
33   DOC:    hh Uh:m (0.8) ·mtch=anything new?
     医師：   ええと，         変わったことはないですか．
34           (0.8)
35   PAT:    Nothing: really too new:, but °uh-°
36           I don' know (I/I've) been havin' a funny
37           pai:n, (0.5) an' it swells up right in
38           he::re, ((referring to her head))
     患者：   何も特別変わったことは全くないんですが，え-
             よくわからないんです（私は）おかしな
             痛みが続いてるんです，(0.5)でそれは腫れていてちょう
             どここが，((頭部に言及しながら))
```

```
            ((12 行省略))
51  PAT:    ·hh An' I never had that before=uh course
            I've had trouble with this ear for quite a
            whi:le... ((Patient continues))
    患者：   'hh それに以前まったくそういうことはなかった　もちろん
            この耳の痛みは続いていますかなり
            長いあいだ…((患者，続ける))
            ((114 行省略—問診と身体診察))
198 DOC:    Uh:m=hh (3.9) We'll j'st keep an eye on
199         things. >It'll<
    医師：   ええと-hh.　　まあいろいろ注意を
            しましょう．それは
200         (1.1)
201 DOC:    Check again la:ter.
    医師：   後で確認します．
202         (0.7)
203 DOC:    Uh:m (.) remind me next time.
    医師：   ええと(.) 次回リマインドして下さい．
204         (1.6)((医師が聴診器を準備している))
205 DOC:    Huh uh:hh That's fine. just like
206         that's good.
    医師：   ああ　えーと　いいでしょう．大丈夫
            なようです．
207 PAT:    .hhhhh hh[hhh
208 DOC:             [(Dee-) deep breath,
    医師：            (おお-) 大きく息を吸って，
```

　医師の質問形式，「変わったことはないですか」（33 行目）は，患者の応答を少なくとも 2 通りに形作っている．一つには，否定極性項目である「何も (anything)」(Horn 1989) は，否定型の応答や，新たな心配事はないという報告への，実践に基づく優先性 (Schegloff 1988) を打ちたてる（優先性★3 に関しては，Pomerantz 1984a; Sacks 1987; Schegloff 1988 を参考にされたい）．第二に，慢性的な心配事に関連する新たな心配事を要請する行為は，否定型応答に対する構造上の優先性 (Schegloff 1988) を具現化する可能性がある．つまり，すでにいくつかの同時進行中の訴えがある患者は，またさらに新たな心配事があるというようにみなされたくないかもしれない (Heritage & Robinson による本書の章を参照)．それにもかかわらず，患者は提示すべき新たな心配事がある．冒頭の患者の長い沈黙（0.8 秒，34 行目）は，非優先的応答，つまり新たな心

配事である応答を産出しようとしていることを示している．患者が「何も特別変わったことは全くないんですが，」(35 行目) と言って応答を開始したときに，彼女は同時に全く新しい心配事の存在を否定し，それによってある意味では新たな心配事があることに付随するフェイス (face) の問題を管理しつつ (Brown & Levinson 1987 を参照)，しかしやはり，比較的新たな心配事があることを明らかにしている．

予測されたとおり，患者は最後には新たな心配事である，頭の左側の痛みを提示している (35-38 行目)．患者は「.hh それに以前まったくそういうことはなかった」(51 行目) と言い，明らかに新しいこととしてその心配事に対して志向している．医師と患者は，その新たな心配事について，長い時間を費やす．実際，144 行の会話が終了した時点でも，医師はその心配事を診断できないのである (198-203 行)．その新しい心配事の診療が終わってから，「変わったことはないですか」という医師の発話で予測される相互行為上の流れに合わせて，医師はすぐに慢性の訴えに対処し始め，204 行目で聴診器を準備し，205-208 行目で肺の聴診を始める．

この第二の流れについては，抜粋 (9) を見てみよう．

```
(9)  血圧
3   DOC:  (Eh) So what's new.
    医師：  （ええ）それで何か変わったことはありますか．
4         (0.2)
5   PAT:  Nuh I just came in fer thuh blood pressure
6         reche:ck,
    患者：  な，例の血圧の再検査で来ただけなんです,
7         (.)
8   DOC:  Mm [hm:,  ]
    医師：  ええ,
9   PAT:     [Which I] guess was hi:gh,
    患者：         私が察するに高かった,
```

抜粋 8 で見た，医師の「変わったことはないですか」とは違って，ここでは医師の「それで何か変わったことはありますか (So what's new.)」(3 行目) は，文法的に，肯定型の応答，もしくは新たな心配事を優先するようにデザインされている (Sacks 1987; Schegloff 1988 参照)．それにもかかわらず，患者は提示

できるような新たな心配事を抱えていない．患者の冒頭の短い沈黙（0.2秒，4行目）は，彼女が非優先的応答を産出しようとしていることを示し，それがまた，新たな心配事はないことの報告になっている．このことは，患者が続けて産出した「な（Nuh）」（5行目）という，「何もない（Nothing）」という，新たな心配事の存在を否定していく途上であると聞くことが可能な発話によって，部分的に立証されている．そうであるなら，第二の相互行為上の流れによると，患者が慢性的な心配事を扱い続けることを期待するべきである．実際，患者は，「例の血圧の再検査で来ただけなんです」と言って，慢性的な心配事を受診理由として提示し続ける．患者の「だけ（just）」（5行目）という発言は，慢性的心配事を最小化しているが，これは，「変わったことはないですか．（So what's new.）」という発話デザインに組み込まれた，患者に新たな心配事があるという，医師の推測によって動機づけられているかもしれない．

制度的関連性のある心配事を指標しない質問形式

　新たな心配事，再診の心配事，定期受診における慢性的疾患の質問形式は，これらが患者の制度的に関連のある〔医療上の〕心配事を指標している点で，共通している．結果的に，これらの形式は，医師が患者の心配事を扱う活動へと移行していくことを明らかにしている．しかしながら，患者の制度的に関連のある心配事を，発話デザインの内にも，その形式そのものにも指標しない質問形式が少なくとも一つある．それは，「元気ですか（How are you?）」である．日常の文脈では，「元気ですか」は，「元気です」のような，聞き手の現時点での全般的な（限定的ではない）状態を評価する依頼として，通常，機能する（Jefferson 1980b, 1988; Sacks 1975; Schegloff 1986 を参照）．「元気ですか」は，医師が患者の心配事に対処する準備ができたことを示す前に診療開始段階で発話されると，同様にそのように機能する（Frankel 1995b; Heath 1981; Robinson 1999）．これは「元気ですか」が，患者の心配事を聞き出す方法として，医師が産出できないとか，患者に理解されないということを意味するわけではないし，患者も，「元気ですか（How are you?）」を自分たちの心配事を産出したり，言及したりする機会として利用しないという意味でもない（Robinson 1999）．しかし，このことは，「元気ですか」が，いかに患者の心配事を要請するものとして産出され，理解されているのかということが，また発話デザイン以外の，イント

ネーション (Schegloff 1986) や連鎖と活動の中のその発話の位置などの相互行為の実践によって，達成されているということを意味する (Robinson 1999)*12.

本章に関連して，「元気ですか (How are you?)」は「気分はどうですか (How are you feeling?)」のような，明らかによく似た質問形式と比べて異なる行為を行っている．例えば，抜粋 (6) に立ち返ってみよう．医師の「元気ですか」(1 行目) に対し，患者は「まあまあです」(3 行目) と答え，医師の聞き出しを，現時点の全般的な (つまり特定しない) 体調を評価する依頼として捉えている．しかし，医師の後続の発話である「ご気分いかがですか今日は」(4 行目) に対する応答で，先に述べられたように，患者は，特定の経過観察中の健康状態の回復の報告と，それゆえに前向きな評価である「ましです」(5 行目) と応えている．医師が「元気ですか」の後に「ご気分いかがですか今日は」を産出する限りにおいて，また患者が，それぞれの聞き出しに対し，異なる応答の形式と類型で返答する限りにおいて，双方ともこれら二つの質問形式が産出され，それぞれ別の異なる行為を達成しているものとして理解されているということを示している*13.

患者の心配事に不適切に合わせられた質問形式

前節までにおいて，医師がある特有の心配事の類型を要請するために，特定の質問形式を使っているということが示されてきた．特定の質問形式が，特定の心配事と受診診療理由の類型を指標するようにデザインされているならば，医師と患者は，異なる心配事の類型を聞き出すための，様々な質問形式の適切さや不適切さに志向するべきである．このことは，データによって裏づけられている．表 2.2 に立ち返ってみよう．患者が再診の訴えを抱えている 15 件のうち 4 件で，医師は新しい心配事を尋ねる質問形式を使用している．この 4 件それぞれにおいて，医師は，不適切な形で聞き出しをデザインしたことに対して説明責任があると見なされている．そのうちの 3 件を以下に示す．例えば，抜粋 10 を見てみよう．

(10) めまい
5 　DOC: 　So what can I do for you today.
　　医師: 　それで今日はどうしましたか.

```
 6           (0.2)
 7  PAT:    Uh:m- (0.2)
    患者：   え：と-
 8  DOC:    Oh yes. yes.
    医師：   ああはい．はい．
 9           (0.2)
10  DOC:    ·hhh How's the dizziness.=hhh
    医師：          めまいの方はどうですか．
11  PAT:    Well I went to a therapi:st...
    患者：   ええとセラピストに会いに行きまして…
```

医師の「それで今日はどうしましたか（So what can I do for you today）」（5行目）という新しい心配事に対する質問形式に対して，患者は以下のように返答している：(1) 短い沈黙（0.2秒，6行目）とそれによって応答を遅らせ，(2)「え：と-」(7行目，Schegloff 1996d 参照)で，応答を予測してはいるが，また，遅らせている．(3) 自身の発言を中断させ（「え：と-」の最後のハイフンで示されている），そしてそれは，自己修復の開始のプラクティスになりうる，(4) 短い沈黙（0.2秒，7行目）で，自身の応答を再び遅らせる．これらすべての事項は，患者が応答を産出するのにトラブルがあり，そして相互反映的に，医師の質問に応答するのにトラブルがあることを示している（Lerner 1996; Schegloff 1979 参照）．この分析は，患者が応答を発する以前に，カルテに目を通していた医師が，「ああはい．はい．」(8行目)によって，間の手を入れており，またそれは，患者の既往歴を思い出したことの主張を具現化している（Heritage 1984）事実によって部分的に裏付けられている．医師は続けて患者の心配事を，今度は異なる質問形式の「めまいのほうはどうですか．(How's the sizziness)」(10行目)で，再び聞き出している．この新たな質問形式は，ある特定の医療的心配事の更新を要求し，医師が，患者が再診（初診と異なり）の心配事のために訪れているのだという新たな理解を示している．つまり，患者は，医師の新たな心配事を聞き出す質問形式への応答に対する困難を示しており，医師はもともと不適切な質問形式（つまり新たな心配事のための形式）で患者の心配事を聞き出そうとしたことへの説明責任を負い，自らの質問を再診用に形式を変えるのである．

二つ目の例として，抜粋11を見てみよう．

第 2 章　患者の心配事を引き出すこと　　　　　　　　　　43

(11)　感染した足
9　DOC:　An::d what brings you here to see see us
10　　　　in the clinic?
　　医師:　それで今日はどうして
　　　　　診療所に見えたんですか？
11　　　　(1.0)
12　PAT:　Well my (.) foot (1.0) uhm (1.0)
　　患者:　ええと私の(.)足(1.0)んんと(1.0)
13　PAT:　I was in here on Sunday night=
　　患者:　日曜日の夜にも来たんですが
14　DOC:　=Mmkay
　　医師:　　そうですか
15　PAT:　It's actually a <u>follow</u> up
　　患者:　実は再診です．
16　DOC:　Yeah I read over your report uh: that
17　　　　they dictated from the emergency room
18　　　　on Sunday…
　　医師:　ええあなたのカルテを見ました　えーとそれは
　　　　　救命救急室で書かれたもので
　　　　　日曜日に…

　医師の新たな心配事に対する質問形式「それで今日はどうして診療所に見えたんですか（An::d what brings you here to see see us in the clinic?）」（9–10 行目）に応答して，患者は，(1) 沈黙を産出し，延長し（11 行目では 1 秒），(2)「ええと」で応答を開始し，彼女の応答と医師の質問に不適合を予測させ，(3) 応答を「私の(.)足」（12 行目）で開始したが，2 回の長い沈黙（1 秒間）と，「んんと」でさらに続けるのを遅らせている．抜粋 10 と類似して，患者が応答に窮しているということ示し，相互反映的に彼は，医師の質問に対処するのにトラブルを抱えていることを示している（Lerner 1996; Schegloff 1979 を参照）．このトラブルは，再診には不適切である質問形式に関連づけられた応答をすることへの困難に起因している．これは，患者が後に説明を途中でやめ，医師に「日曜日の夜にも来たんですが」（13 行目）と知らせることで，応答を再開していることからも裏づけられている．ここで，患者は，今回の診療が初めてではなく，この特定の心配事で診てもらっており，ゆえに再診の心配事であるということを示すことで，自らを医師の質問への関連づけから開放し始めている．医師の「そうですか」（14 行目）は，それが医師の質問について問題を明らか

にする観点において，患者による告知に応接していない．15 行目で，患者は，医師に「実は再診です．」と知らせている．ここで言及しているのは患者の受診理由である．ゆえに，患者は 13 行目の告知をさらに強化しており，医師の質問形式のデザインに具現化される，患者が新たな心配事を抱えているという医師の誤った推測を正しているのである*14．要するに，新たな心配事の提示を関連づけるような医師の質問に応えるよりも，患者は自身の心配事の本質に関わる前提を修正することで，医師にその発話に関して説明を要求しているのだ．

三つ目の例として，抜粋 12 を見てみたい．

(12) 検査結果
49 DOC: .h Tell me what thuh problem is. th[en.]
　　医師：　　症状についてお話し下さい．では．
50 PAT: [Well]
　　患者：   ええと
51 PAT: there isn't a problem it- I jus' got a
52   letter from: I had a sme:ar?
　　患者： 症状はないんです　それ- 手紙を受け取ったんです
　　　　　私は子宮頸癌検査を受けました
53   (0.2)
54 PAT: Before christmas?
　　患者： クリスマスの前に
55 PAT: [An' I got a letter]
　　患者： そして手紙を受け取りました
56 DOC: [Oh::   ]=
　　医師： ああ
57 PAT: [saying that you wanted to] discuss the
　　患者： 先生が結果についてお話しをしたいという内容の
58 DOC: =[ri:::ght   ]
　　医師： そうですね．
59 PAT: results,

医師による新しい心配事に対する質問形式「症状はなんですか」(49 行目) に対して，患者は症状の存在を否定することで応答を始めている．「ええと症状はないんです」(50–51 行目) と．このように，質問に答えずに，患者は問題があるという前提を否定しながら開始している．51 行目では，患者は 2 回応

答を開始しては，やめている．患者はまず「それ-（it-）」と言いかけてやめ，それから，「手紙を受け取ったんです」と述べる．この後半部分で，患者は，55-59 行目で述べた「そして手紙を受け取りました，先生が結果についてお話をしたいという内容の」と同様のことを言いかけていた可能性がある（言葉の繰り返しとその機能については，Schegloff 1996a を参照されたい）．そうであるならば，患者は新たな心配事を抱えているだろうという医師の推測をあからさまに正すことになる応答を中断しているのである．つまり，患者は，現在の心配事が再診であるということを医師に知らせる応答を止めたのである．患者はこの応答を医師に子宮頸癌検査を受けたことを知らせる「子宮頸癌検査を受けました」という応答を優先して，医師がこれに関わらずその結論に独自に至れるように，より明確に医師の想定を修正しない言い方を選んで，この応答を中断している（自己修復への優先性については，Schegloff et al. 1977 を参照のこと）．患者は「子宮頸癌検査を受けました」を，上昇調のイントネーションで言い，沈黙になり（53 行目），そしてそれから，上昇調のイントネーションによる付け加え「クリスマスの前に」（54 行目）を産出しており，それらすべては，医師からの応答を訴求していることに着目しよう．患者は，医師からの応答がなかったときに初めて，それ以前に途中でやめた応答の別バージョンを再産出する（55-59 行目）．同時に，医師は「ああ，そうですね」（56-58 行目）と発話している．この「ああ」は情報の受け取りと，その情報に関して知らない状態から知った状態になった変化を示している．医師の「そうですね」は，患者が「それで手紙を受け取ったんです」と言った後だが，患者が自分の発話を終える前に産出され，医師が尚早に患者の知らせを完結し，十分なものと見なしている（Schegloff 1995）．「ああ，そうですね」を産出しながら，医師は患者の心配事への気づきと早い段階での認識を示している．要するに，患者と医師は双方とも，医師が不適切な（つまり新たな心配事に対する）質問形式で患者の再診理由を聞き出そうとしたことに対する説明責任を負わせている．

　まとめると，医師が再診の心配事を引き出すために新たな心配事を聞き出す質問形式を使用していたこれら 4 件において（表 2.2 を参照），医師と患者双方のこれらの形式の不適切さに対する志向性が見られた．このようにして，15 件中 14 件において（93.4％），医師と患者は，再診の心配事が，再診の心配事を尋ねる質問形式によって，適切に要請されているという理解を示していた．

医師は，定期検査の診療を開始するのに，新たな心配事を聞き出す質問形式を使うことに対しても説明責任を負わされる可能性がある．例えば，抜粋13を見てみよう．

(13) 血圧
13　DOC：　How can I help.
　　医師：　どうしましたか．
14　PAT：　Oh its just for a (.) checkup. thank you,
　　患者：　ああ，ただの(.)検査です．どうも，
15　DOC：　For the pressure? ((i.e., blood pressure))
　　医師：　血圧のですか？
16　PAT：　Yes.
　　患者：　はい．

医師による新たな心配事に対する質問形式である「どうしましたか（How can I help）」（13行目）に対して，患者は，医師の質問が不適切であることを主張する「ああ」（14行目）で応答を開始している（Heritage 1998）．患者は「ただの(.)検査です．どうも」（14行目）と続けており，この「its」は，診療理由に言及している．患者の「ただの（just）」は，医師の新たな心配事の質問形式で前提とされることに関連している受診理由の本質を軽減する．ここで，患者は，医師による，新たな心配事があるという「どうしましたか（How can I help）」に指標されている前提に注意を向け，修正をしている．むしろ，患者は定期的な血圧の観察という慢性疾患を抱えていた．

考　察

本章では三つのことを明示した．まず第一に，医師が患者の心配事を引き出すとき，医師がどのように自らの質問をデザイン・組み立てるかという点における微細な違いが，微妙にこれらの質問が行う行為を異なるものにしていること．第二に，医師と患者は，少なくとも三つの異なる受診理由の類型の存在に注意を向けて，新しい心配事，再診の心配事，また慢性疾患の定期検査の心配事を扱っている．第三に，医師は，患者の受診理由に，またそれゆえ患者の心配事の類型に適切に適合するように，心配事の聞き出しを組み立て，そのよう

に理解され，また，組み立てることについて説明責任がある．同様に，本章では，初診，再診，また定期的な検査の心配事であることをそれぞれ指標する，順に「どうしましたか（What can I do for you?）」「気分はどうですか（How are you feeling?），」「何か変わったことはありますか（What's new?）」といった質問形式に関して記述した．本章は「元気ですか（How are you?）」という，患者の制度的に関連性のある心配事を，内容でもデザインでも指標しない質問形式についても述べた．最後に，本章では医師が，患者の心配事の類型に対して，その要請を，不適切に定式化している抜粋と，結果として起こる相互行為上の重要な帰結についても記述した．

　これらの知見は，研究と養成に対する示唆に富んでいる．例えば，社会科学者や医療従事者は，一様に「気分はどうですか（How are you feeling?）」という質問形式が開放型で，生物医学的ではない心配事の側面に対して敏感であると考察している（Coupland et al. 1994; Seidel et al. 1995）*15．逆に，本章では，日常生活と医療の文脈で「気分はどうですか（How are you feeling?）」が，身体の健康に関連のある特定の医学的な状態の評価を聞き出す行為を行っているということを示してきた．このように，「気分はどうですか（How are you feeling?）」は，他の「元気ですか（How are you?）」といった，これまで開放型質問形式といわれてきた他の形式とは異なる行為を行なうだけでなく，より狭義で生物医学的に焦点が絞られている．これは，「気分はどうですか（How are you feeling?）」が，適切で繊細な質問形式であるというわけではない．「どうしましたか（What can I do for you?）」といった新しい心配事の形式と違って，「気分はどうですか（How are you feeling?）」は，特に，再診の訴えを聞き出すのに適している．さらに，「気分はどうですか（How are you feeling?）」は，少なくとも次の三つの点において共感的である．その形式によって，医師は，(1) 患者の生活に関する知識が比較的細部まで詳しく，(2) 患者との共有された以前からの関係があり，(3) 患者に対する関心のレベルを主張し，患者の心配事に積極的に耳を傾けるという姿勢を示している（Button & Casey 1985 を参照）．

　文脈におかれた言語に対するこのレベルの注意は，医療ケアにとって大きな意味をもつ．例えば，医師が患者の心配事をどのように聞き出すかは，医師の能力や信頼性に対する患者の見方，またそれゆえに，満足度や定着度など，患者に関わる医療的アウトカムに大きな影響をもつ．例えば，抜粋11（前出）を

もう一度吟味しよう．この抜粋では，医師は研修医である．医師の質問形式，「で今日はどうしたんですか（An::d what brings you here to see see us in the clinic?）」（9-10行目）は，患者に新たな心配事があるという間違った理解を示している．これは医師の能力や信頼に対する，潜在的な第一の危険因子である．患者が，「実は再診です」（15行目）で，明示的に医師を正したのちも，よくあることだが，医師は修正に気づいていない（Jefferson 1987; Schegloff et al. 1977 参照）．むしろ，「ええ」（16行目）で，ただ患者に同意している．これは第二の潜在的な危険因子である．最後に，患者に同意した後，医師は実際，診療前に患者のカルテに目を通していたということを告げるのである．「カルテを読みました　えーと日曜日に救命救急から紹介されている」（16-18行目）．このように，医師は，彼の最初の質問形式が，患者が再診の訴えを抱えているという知識をもちながら産出されているということを，暗示的に認めている．これは第三の潜在的な危険因子である．この研修医は，たった一つの質問形式の権利だけで，患者の心配事を聞き出すように訓練されており，こうしたプロセスの相互行為上のダイナミックさに対する理解があまりない可能性がある．

　診療時間が短縮されるにつれ，コミュニケーションの仕方，特に第一印象に関わるものは，患者が医療の助言を聞こうとする前向きな姿勢や，おそらく最も医師にとっては重要な，医療ミスを進んで訴えようとする姿勢といった，重要な変数と相関関係にある，患者の満足度に多大に影響するだろう．訓練が改善されうる一つの領域は，医師が患者の心配事をどのように聞き出すのかにあるといえる．

　　注
* ＊1　開始部の間，患者の心配事を聞き出す前に，医師は患者に挨拶し，着席し，患者を確認し，カルテを読んでいる．（Heath 1981; Robinson 1998）さらに，多くの他の種類の行為も起こりうる．（Byrne & Long 1976; Coupland, Robinson & Coupland 1994; Robinson 1999）．
* ＊2　患者の心配事の提示は，もう少し一般的ではない方法でも成立する．例えば，医師は，「どのくらい咳が続いているんですか（How long has this cough been going on?）」（Stivers 2000）という質問形式で，患者の訴えの経過をただ聞くことで，患者の心配事がすでに成立しているものとして（医療スタッフとの直前のやりとりにおいて）扱うことも可能である．これ以外に，患者も心

配事の提示を始めることもある（Heath 1986; Robinson 1999; Stivers 2000）．
*3　1999 年版国立救命救急医療ケア調査（the National Ambulatory Medical Care Survey）には，患者の主要な診療理由を五つに大別したコードが掲載されている．(1) 急な症状（総合診療の全体の 30.3%），(2) 慢性的な症状（定期受診中のもの）（全診療のうち 34.9%），(3) 慢性的な問題（再発）（全体の 9.6%），(4) 手術の前後，けがの再診（全体の 11.8%），(5) 病気に関係しない治療（全体の 11.2%）．残りの 2.2% はコードが空白，または不明である．
*4　例えば，医学教科書では，少なくとも，4 通りの医師が使える問診の類型を提言している．完全型，要約型，問題型（もしくは焦点型），暫定型である（Seidel et al. 1995）．各問診方法は，それぞれ異なる元々の心配事の型と，それに伴う相互行為上の偶有性によって調整される．例えば，問題型（もしくは焦点型）の問診は，「問題が急性であり，生命に関わる可能性があり，集中的な注意が与えられるくらい即座の治療が必要な場合に用いられる」（Seidel et al. 1995: 32）．
*5　このことは「聞き手に合わせたデザイン（recipient design）」の一般的法則に則っている．それは，「同じ共-参加者である特定の相手に対する志向性と敏感さを示すやり方で，参加者の発話が構築されたり，デザインされたりする，多様な配慮である」（Sacks et al. 1974: 727）．この見てわかること(アカウンタビリティ)は，ある意味，患者の受診理由が，たいていいつも，制度化されていることに起因しているかもしれない．つまり，患者が診療において多数の異なる心配事を抱えていたとしても，彼らは，概して予約がある特定の心配事に対して取り，それは典型的にカルテに記されるような，またそのように，医師にとっても診察以前に知ることができるものである（Heath 1982b）．
*6　ピーター・キャンピオン，バージニア・エルダーキン＝トンプソン，サラ・フォックス，ジョン・ヘリテッジ，ターニャ・スタイバース，そしてハワード・ウェイツキンにデータ提供の謝意を表したい．
*7　このことは医師が確認・否定を訴求するために，付加疑問文の「ね（huh）」（14 行目）を使用しており（付加疑問文に関しては，Sacks et al. 1974 を参照のこと），患者が確認を与える「ええ（Yeah）」を産出していることにも裏づけられている．
*8　Schegloff (1996c) の言い方をすれば，患者の「それ（it）」は，文脈内で最初の指示の位置にある，文脈内で後続を表す指示形である．
*9　先行研究では「気分はどうですか（How are you feeling?）」は，「トラブル」について尋ねていると述べている（Button & Casey 1985; Jefferson 1980b）．妊娠は一般的にいうトラブルそのものではないにしろ，アンが妊娠のトラブル的側面を伴って応答しており，その意味で，それをトラブルとして志向していることが明らかである．それにもかかわらず，本章では「気分はど

うですか (How are you feeling?)」を「健康状態」についての質問として記述する際，細心の注意を払っている．

*10　制度的場面における会話は，参与者が日常場面で使用する相互行為上の実践の幅を縮小したり，残りの日常的な実践の特殊化と再特殊化したりする (Drew & Heritage 1992)．医師 - 患者診療においては，このことは「気分はどうですか (How are you feeling?)」には当てはまらないようで，それは，医師が過去の心配事に関してフォローアップするという目標に見事に適合した行為の達成をたまたましている日常的な実践である．

*11　「元気ですか (How are you?)」や「気分はどうですか (How are you feeling?)」とは異なり，「何か変わったことはありますか (What's new?)」は，医療と日常の文脈ではそれぞれ異なる作用の仕方をする．日常的文脈における「何か変わったことはありますか (What's new?)」のまとめに関しては，バトンら (Button & Casey 1984, 1985) を参考にされたい．

*12　ジェファーソン (Jefferson 1980b) のデータによると，日常の文脈において，質問形式の「どうしているんですか (How are you doing?)」は，慣習的な応答を引き出すことができ，よって，「元気ですか (How are you?)」と同様に扱われている．しかし，ジェファーソンのデータは，「どうされてるんですか (How are you doing?)」が近況を聞き出し，それによって，ある特定の出来事を指標することもあり，その場合，「気分はどうですか (How are you feeling?)」と同様に機能していることも示している．さらなる研究が「どうされてるんですか (How are you doing?)」の使用に関して必要である．

*13　先にも述べられたように「気分はどうですか (How are you feeling?)」は，ある特定の身体的健康上の状態に関する評価を聞き出す行為を行う．抜粋6の再検討をすることで，参与者の「気分はどうですか (How are you feeling?)」に対する理解が，全面的でなければ，少なくとも部分的に，抜粋7に見られるように (4-5行目と7-9行目)，「元気ですか (How are you?)」型の質問によって開始された連鎖のすぐ後に連鎖的に位置されている事実によって形成されている可能性を提示した．つまり，患者は，医療的心配事を，部分的，もしくは全面的に指標する質問として，医師の「気分はどうですか (How are you feeling?)」型質問を理解していると議論できるかもしれない．なぜなら，それらの質問は，医療的心配事を指標しない質問に続けてなされているからである．連鎖的な位置は「気分はどうですか (How are you feeling?)」の場合，明らかに参与者の，その質問が達成している行為の理解に寄与するのだが，「気分はどうですか (How are you feeling?)」型質問は，いつも「元気ですか (How are you?)」型質問に後続するわけではなく，その含意はそのような連鎖内位置にあることによるものではない．例えば，抜粋Aを見てみよう．ここでは，母親が息子 (患者) を風邪の再診で連れて来ている場面である．

(A) 風邪
```
13  DOC:   Ri:ght. how do you feel no:w?
    医師：  は:い．どんな気分ですか今
14  SON:   hhehh ((throat clear)) B't be:tter.
    息子：   ((咳払い))          少しましです．
15  DOC:   Bit be:tter. looks a bit [better [doesn't he?]
    医師：  少しまし　少し良くなってますね
16  MOM:                         [Looks [bri:ghter. ]
17         doesn't he:. ye:s.=
    母親：  良くなってるようですね．はい．
```

13行目で，医師は「どんな気分ですか今」と尋ねている．付け足しの「今」は，患者に前回の診療時と比べて，症状の現状を評価することを促している．患者は，改善が見られること，つまりある特定の経過観察中の健康状態（風邪）についての肯定的評価の報告となる，「少しましです」（14行目）と応えることで，医師の質問によってなされている行為を理解していることを示している．この分析は，改善された体調の口頭評価であり，息子の「ましです」を身体健康状態の評価として母親が理解していることを示す，「よくなっているようです」という母親の後続の息子の評価（16行目）によっても裏づけられている．

*14　修正は，部分的に「実は（actually）」（15行目）の使用でも達成されている．

*15　コープランドら（Coupland et al. 1994）は，「気分はどうですか（How are you feeling?）」という質問形式が，「伝統的に生物医学の枠組み内であろうとなかろうと，患者に様々な個人的状況に対する（ある種）感情的な反応を提示することを可能にする」と述べている（p.107）．

訳注

★1　会話分析で「アクセス」は，ある対象となっていることがらに対する直接的経験という意味で使用される．

★2　ガーフィンケルとサックスは，定式化を，数学や科学における事象を客観的に捉えるための理論化としてだけではなく，人々の日常的な実践の一つとしても捉えることを提唱した．つまり，参与者がある対象を，「多くの言葉で言うこと（saying in so many words）」（Sacks 1992）であり，定式化を行うことは，文脈内で組織化され秩序だったものであり，説明可能なものとして産出される．ここでは，医師が患者の気分が良いという報告を受けて，この位置で，患者の症状が「いくぶんましになってる」と定式化することで，その是非を患者に求める行為を組み立てている．

★3 優先性とは，会話分析で，異なる選択肢があるような行為の，非対称な地位に作用する組織のことである．例えば，誘いに対する二つの行為として，応じることが優先的応答になり，断りが非優先的応答になるように，開始行為を推進する応答が優先的な地位をもつといわれている．同様に，開始行為のなかでも，依頼は，申し出と比べて，非優先的地位をもつといわれている．これらの優先組織は，会話構造における行為の産出のされ方に表出する．

第3章　受診について説明すること
―― 受療行為の理由づけ

ジョン・ヘリテッジ
ジェフリー D・ロビンソン

「医師と話すという特権を得るためには，まずなによりも病気であるという前提条件を満たさなければならない．そのうえで，彼に話しに行き，彼の専門的サービスが受けられるかどうか聞いてみてもいいだろう」ニュージーランド匿名プライマリ・ケア医師

バーン&ロング（Byrne & Long 1976: 20）

はじめに

　社会心理学のよく知られた理論の一つに，ある状況の記述を提示する際，ひとは同時に自己の提示も行っているというのがある．本章の主要な目的は，患者による内科的疾患の説明が，どのように医師にかかる決定についての社会的な説明可能性を管理し，特に，医療ケアを求めるという決定を正当化するために，デザインされているのかということに焦点を絞りながら，上記の観察を受診場面に応用させていくことである．

　本章では，患者が医師の診察を受ける理由を述べている急性期の受診場面を分析する．この段階は，通常，医師側からの何らかの質問によって開始され（Robinson 本書第2章; Heritage & Robinson 2006）[*1]，医師中心で，医師の技術的専門性と医療技術的なアジェンダによって進められる．問診のための質問によって，多くの場合終了させられる（Beckman & Frankel 1984）．患者が症状を提示できる段階はたいてい時間が限られているが（Beckman & Frankel 1984; Marvel et al. 1999; Lazewitz et al. 2002），数少ない（そしてしばしば唯一の）患者が自分の疾患を自らのやり方で，自らのアジェンダに沿って提示する権限が与えられている場として，構造的に設けられている．

患者による心配事の提示は，ときには独白のように見えるが，この印象は当てにならない．患者の心配事の提示は，医師によって開始され，終了されるだけではなく，その内容の展開が医師の振る舞いによって形成されている（Beckman & Frankel 1984）．本章では，患者の心配事の提示は，[医師と患者双方による] 協働構築であると考える．つまり「内的疾患」として認識されうる状況が，適切性または無秩序，感情表現，認識可能な構造と内容など，何かしらの要素を伴って提示される相互行為の一つの局面として捉える．心配事の提示は通常，医師が，注意深い観察，口ごもりや正確さなど何らかの要素によって主導権を握るタイミングを計りながら，問診を開始することで，終了される．

この文脈において，患者には，心配事の提示の内容と，組み立て方に関わる幅広い選択肢がある．これらの選択肢には，どのように症状が提示されるべきかといった問題も含まれている．つまり，その症状がどのように気づかれ，詳しく診てもらう対象として認知されるにいたったのか（Halkowski 本書第 4 章），どのように認識されたか（あるいはされなかったか），またどのように説明されるべきかという問題である．それから，患者が症状について何を理論化し，彼らが説明している要素に対して知る社会的権利と，記述する社会的権利を有しているのかどうかという問題がある．患者は，自分自身の身体に起こっている，経験したことのない，おそらく警告を発するような身体的感覚を，それによって引き起こされる不安のさなかで記述する方法や，それらの不安感そのものや，背後にある理由づけも言うべきかどうかを検討するだろう．また，どのような適切性をもって，症状は説明されるべきだろうか．患者は，想定される医学的診断との適切性において，症状を説明し，それゆえ，医師の説明を「先読みする」べきか，またはより自分自身に引き寄せた痛みや，困難，もしくは恐怖心などに，より焦点を絞って記述を枠づけるべきだろうか．最後に，患者は，自分たちが疾患の提示の形式，例えば，単純な症状の羅列，もしくは，時系列に沿った，今，この，病院の診察室にいる患者に蓄積されている病気の語りなどを選択し，そして，診断的，病因学的仮説を表現するか，または，それらを隠蔽するかのはざまで決断を下していることに気づくだろう．

これらの選択を推進しているものは何であろうか．以下では，急性疾患の提示方法の三つの類型について記述し，内科的疾患の特質が，提示方法についての決定にアフォーダンス（身の回りの情報）を提供したり，またそれを制限したりするやり方を提

示する．その後，これらの様々な組み合わせによってなされる提示の実践を記述し，社会学的背景と意義について考察する．

データ

データは，ロサンゼルス郡とペンシルバニア州の中規模都市における，家庭医と一般内科医による地域医療の，急性期プライマリ・ケア場面の二つのビデオコーパスから主に抽出されている．コーパスは約 300 件のプライマリ・ケア診療場面からなる．多くの診療場面が本章のために検討されたが，本章のデータの分析方法は，定量的ではなく，定性的な会話分析である．すべてのデータ収集は大学機関の倫理委員会の承認を得て行なわれた．研究参加者はインフォームドコンセントを研究の前段階で提出し，撮影について承知しており，撮影したものを出版することについて，承諾している．

心配事の提示―最初の観察

医療上の心配事を提示する際に，患者はしばしば，本章で扱う「既知」と「未知」の疾患を，最初の段階で区別している．既知の心配事とは，患者が過去にもかかった経験がある疾患状況のことであり，大きく (1) ありふれた急性疾患と (2) 再発性疾患に分類できる．前者は上気道感染のような，患者や付き添い人に多くの場合馴染みがあるものであり，「風邪」や「インフルエンザ」などの日常的な呼び名がついているものを指す．これに対し，後者は，患者が以前，特に診断や治療の対象となったことのあるような急性疾患の症状と類似すると信じているもののことである．未知の心配事とは，対照的に，患者がそれまでに経験したことがないものとして組み立てられるものである．これらの異なる心配事の類型は，それぞれ特徴的な課題を課し，受診を正当化するための特定のアフォーダンス(身の回りの情報)を提供する．

ありふれた急性疾患

ありふれた急性疾患とは，比較的頻繁に多くの人がかかる疾患——風邪，インフルエンザ，胸焼け，背中の痛みなど——のことで，日常的な呼び名がある．

もしくは，医学的呼称が日常語化しているものである．これらの疾患は，一般に軽微で，短期間で自然寛解し，これらの症状を訴える患者はしばしば「ちょっと」のような，程度を低く見積もる表現を使用し，それらがごく当り前の軽微な心配事であるという事実に対する志向を示す．

```
(1)　インフルエンザ
1  DOC:   What's been goin' o:n?
   医師：  どうされました．
2  PAT:   I just got (0.4) chest cold a:nd it's been uh
3         goin' on for a week- I don't seem to be able to
4         [shake it-
   患者：  ちょっと　　　咳風邪があってそれがえっと
          しばらく続いてて1週間ぐらい-　なかなか
          よくならない-
5  DOC:   [O:kay
   医師：  わかりました．
```

もしくは，患者は端的に一連の症状を説明することもある．

```
(2)　鼻炎
1  DOC:   Okay, (.) what's been goin' o:n.
   医師：  さて，(.)どうされましたか．
2  PAT:   Ba:d sinuses_ (0.4) achey. (0.2) cold an' ho:t.
   患者：  鼻の調子が悪くて　　痛い．　　寒気がするし，暑く感じる．
3         (0.6)
4  DOC:   °Okay.°
   医師：  °はい．°
5  PAT:   Headaches.
   患者：  頭も痛い．
6         (1.0)
7  PAT:   °You know.° (.) your usual.=
   患者：  °あの．°　　　よくかかるやつです．=
8  DOC:   =When did they start. do you think.
   医師：  =いつから始まった．と思いますか．
9  DOC:   [Thuh symptoms.
   医師：  それらの症状は．
10 PAT:   [Monday.
   患者：  月曜日です．
```

本事例で，患者の症状の羅列（2-7行目）は，ごくありふれたものであることを表現するような単調な調子で語られ，さらに心配事の提示を完結させる機能をもつ，患者自身の観察（「°あの．°(.)よくかかるやつです．=」）によって強調されている．

　要するに，ありふれた急性疾患に関する患者の心配事の提示では，心配事が軽微なうえに，基本的に熟知した，認識可能なものとして定式化される傾向にある．

再発性疾患
　以前診断された疾患が再発していると信じている患者は，しばしばそのことを心配事の提示が始まってまもない段階で述べる．例えば，抜粋3では，再発したという主張がまさに患者の口から発せられた第一声になっている．

```
(3)  髪の疾患
1  DOC:    [.hh [W'[l what brings you in today.
   医師：       ええと，今日はどうされましたか．
2  PAT:         [Yea:h.
   患者：         はい．
3  DOC:    Thuh nurse [wrote down that you're
   医師：   看護師さんの記録によると，あなたは現在，
4  PAT:              [We:ll
   患者：              ええと，
5  DOC:    havin' some trouble with your [ha:ir.
   医師：   髪に問題を抱えていらっしゃる．
6  PAT:                                  [Y:ea:h.
   患者：                                  ええ．
7       →[Aga:in. I'm [really [upse:[t
          またなんです．私，本当にびっくりしています．
8  DOC:  [(  )       [(Okay)[.hh [When was thuh la:st time.
   医師：  そうですか． 　　前回はいつだったんですか．
9  PAT:   It w's- its been a whi:[le.
   患者：  し- しばらくになります．
```

　ここで，「またなんです」（7行目）という一言で，患者はこの症状が再発したものであることを示唆し，それを受けて，医師は，カルテ上に，以前の症状の発現期間の記録があるかを探し始めている．同様のケースが次の抜粋にも見ら

れるが，患者はやはり医師に以前処方された薬剤について説明している（10行目）．

```
(4)  湿疹
1  DOC:   .hhh So what's goin' o:n today. what brings you i:[n.
   医師：        で，今日はどうされました．    何でいらっしゃいましたか．
2  PAT:  →                                          [Well- I
3        →have this lip thing again:,=
   患者：  ええと- この唇のやつがまた出たんです,=
4  DOC:   =Aga:in. [Huh?
   医師：  =また．  ですか？
5  PAT:           [ Yes:[:.
   患者：           ええ．
6  DOC:                [>When was< thuh las' time we
7        s[aw you (.) for that.
   医師：          いつでした < 最後に診察したのは(.)それを．
8  PAT:   [M:arch.
   患者：  3月です．
9  DOC:  (In M:arch.)
   医師：  (3月に.)
10 PAT:   An' you gave me thi:s:. er- prescribed me this:.
   患者：  それで先生はこれをくれました．あ- これを処方してくれました．
```

よりもったいぶった自己診断ほど，より詳しく述べられる傾向にある．例えば，抜粋5のように．この抜粋で，患者は，ある程度の時間をかけて過去の経験について述べ，現在の状態との比較を行っている．

```
(5)  四十肩
1  Doc:   So what can I do for you today.
   医師：  で，今日はどうされました．
2  Pat:   W'll- (.) I have (.) som:e shoulder pa:in a:nd (0.2) a:nd
3        (.) (from) the top of my a:rm. A:nd (0.2) thuh reason I'm
4        here is because >a couple years ago< I had frozen shoulder
5        in the other a:rm, an' I had to have surgery. and=(  )
6        this is starting to get stuck, and I want to stop it before
7        it gets stuck.
   患者：  ええ-(.) ちょっと肩の痛みがあって(0.2)それで(.) 肩の
          上部から．そして(0.2)今日来たのは>数年前<四十肩が
          反対の腕にあって，で手術をしなくちゃいけなかったん
```

```
                です．で=(  )こっちも動かなくなってきて，それを
                未然に防ぎたいんです，完全に動かなくなる前に．
     8          (0.4)
     9   Doc:   Adhe:sive capsulitis.
         医師：  癒着性関節包炎ですね．
```

9行目で，医師はより「医学的」専門用語（「癒着性関節包炎」）によって，患者が述べた「四十肩」（4行目）を置き換えている．

　最後の事例で，患者は，かかりつけではないプライマリ・ケア医師に対して，様々な症状——息切れ，血圧が上がっているような感覚，めまい，チクチクする痛み——を詳細に述べることから始め，これらの症状が，前年に経験した心臓発作のときと類似していることを主張したところで説明はクライマックスに達している．

```
     (6) めまいとチクチクする痛み
     1   Doc:   How you doing today?
         医師：  今日はいかがですか？
     2          (2.1)
     3   Pat:   Well, (`hhh) I'm a hhh short uh: of breath, an' uh like uh (.)
     4          I feel like (1.1) uh (0.4) blood pressure keeps (0.6) going up.
     5          <This's been (a-uh-) (1.2) two weeks.
         患者：  ええと,(.hhh)息切れが hhh  ええとして，そしてええ，何
                かええと(.)感じるのは(1.1)ええと(0.4)血圧が上昇(0.6)
                し続けている感じがあるんです．
                <これが（あ-  ええと）(1.2) 2週間続いています．
     6   Doc:   [Two weeks.
         医師：  2週間．
     7   Pat:   [An' I'm
         患者：  それから私
     8          (0.4)
     9   Doc:   Okay,
         医師：  はい,
     10  Pat:   ((sniff)) O:hh ((sigh-like)) dizzy,<and this side of the head
     11         is hurtin' (0.4) and (0.4) you know like (0.2) tingling on this
     12         side. (0.9) (like) (0.2) (  ) (0.2) like it started happening:
     13         (.) last year when I first had the- f:irs[t heart attack.
         患者：  ((鼻をすする))ああ((ため息のように))めまい,<そ
                れから頭のこのへんが痛むのと(0.4)それから(0.4)たぶ
```

```
                  ん(0.2)チクチクする痛みがこのへんにあります．(0.9)（ま
                  るで）(0.2)（    ）(0.2)まるでそれが始まったかのよう
                  に：(.)去年初めてやった- 初めての心臓発作．
14   Doc:                                    [Okay so t- u:h (0.7)
15              so tell me about so you had a heart attack, about a year ago:?
     医師：                                        わかりました．ではおし- え
                  ーと(0.7)では教えてください，心臓発作を起こされた，1年くらい前です
                  か？
```

注目したいのは，患者が，心臓発作についてした一番最後の言及を，言い直した点である．当初，「まるでそれが始まったかのように：(.)去年初めてやった-」で，患者は現時点の症状と前年の心臓発作の時のものとで類推しているようである．しかしおそらく，彼はこの医師にとって既知ではない心臓発作のことを定冠詞を使って言及していることに自分で気づき，最後のフレーズを「初めての心臓発作」と言い換えたため（13行目），またそのような発作が起こりそうであるという含意された主張をいっそう強めているようである．

未知の心配事

　未知の心配事は，対照的に，基本的に何か異変があって，認知できないものとして語られる．その説明には，症状や感覚，また，正常な状態とは違うということ以外，容易に「判別し」たり，説明したりできないような反応が含まれる．抜粋7において，患者はこれまでに経験したことがない症状を説明するのに苦労しており，このような特徴がかなり顕著に見られる．

```
     (7)  肋軟骨炎
1    DOC:   What can I↑do for you today.
     医師：   今日はどうされましたか．
2                  (0.5)
3    PAT:   We:ll- (0.4) I fee:l like (.) there's something
4           wro:ng do:wn underneath here in my rib area.
     患者：   えっと- (0.4) 何か (.) この下の方の
                  あばら骨のあたりが何かおかしい気がするんです．
5    DOC:   Mka:[y,
     医師：   はい
6    PAT:        [I don't uh:m (0.4) I thought I might'a cracked 'em
7           somehow but I have no clue ho:w,
```

	患者：	え::と(0.4)どこかでぶつけたかと思ったんですが全く覚えがないんです,
8		(0.4)
9	PAT:	An' I don't even know what cracked ribs £f(h)eel like.£ I jus'
10		know that there's a pa:in there that shouldn't be. 'hh an' as
11		I'm sittin' here its not (.) not as ba:d but when I'm up an'
12		active an' (.) movin' around an' breathin' an' (.) doin' all
13		that (.) you know (.) extra (.) [heavy breathin' it (w's)]=
	患者：	それからなにがあばらに何かぶつかったかわからないんですがそ(h)んな感じです．ただないはずのところにある痛みがあるのだけは確実なんです．.hh それでここに座っている今はそれほど(.)それほどひどくないんですが立って何かしたり(.)動きまわったり息をしたり(.)というようなことすべて(.)ですね(.)余計に(.)息を吸ったりすると，
14	DOC:	[Mm hm:,
	医師：	ええ,
15	PAT:	=really bo:therin' me.
	患者：	すごく苦しいんです．
16	DOC:	'tch='hh So- (.) when you take a deep
17		brea[th, does that make it wo:r[se.
	医師：	つまり- (.)大きく息を吸うと，ひどくなるんですか．
18	PAT:	[Y:eah. [Yeah.
	患者：	ええ． ええ．

　この抜粋で，患者の症状に関する報告は，「この下の方のあばら骨のあたりが何かおかしい気がするんです」(3-4行目) という定式化で始められており，なんとなくわかるが，はっきりしないという症状の記述を予示している．彼女はそれからこの症状に対する仮定的な診断を行い，6行目のその開始は（「と思った」を伴い）患者がすでにその仮定を疑問視しており（Jefferson 2004a; Halkowski 本書第4章），またそれに続く要素は，この仮説に対してさらに疑いの要素を与えることのみをしている．最後に，彼女は最も顕著な症状として「ないはずのところにある痛み」と訴え，そしてこの痛みを，後続する発話のなかで，活動と結びつけている．すべての点において，この心配事の提示は，未知なるものへの推測になっている．

　さらに次の二つの抜粋で，患者は，心配事の初期段階の特徴として，「未知である」ことを述べている．抜粋8では，まだ説明されていない疑わしい状況についての純然たる不確定さが受診の理にかなった正当な根拠として提示され

ている.

(8) 疑わしい黒子
1 DOC: What's ha:ppenin' to ya Clarisse
  医師: どうされましたかクラリスさん.
2 PAT: I don't know sir=if I knew that I wouldn't
3   h[ave [(ta)
  患者: よくわからないんです先生=わかるなら
         こないで
4 DOC: [You [wouldn't be here. [hu:h?
  医師: 来なかった.   ですね?
5 PAT: [Yeah. This is true. ·hh I- I asked...
  患者: ええ. そのとおりです.   聞いたんです…

この抜粋で,患者は,受診の理由は不確定さにあるとはっきりと述べている.疑わしい状態を医学的に診てもらうために受診しているのだ.このようなやり方で,たとえ症状が医学的心配事でなくても,また「治療される」必要がなくても,今回の受診は正当化されているのである.未知の心配事は,医学的評価に値するものである*2.また,抜粋9では,患者は,左耳に症状が見られると述べたうえで,すぐに「何が起こっているのか」わからないと述べ,「風邪」がこの問題の原因である可能性を排除している.

(9) 耳の痛み
1 DOC: What's goin' o:n.
  医師: どうしましたか.
2 PAT: ·h >Uhm< I'm having som:e <problems with my left ear.>
3   I don't know_ ·h uh:m what's going >on. I< don't have
4   a co:ld, I haven't had a cold_ ·hhh a:::n' uh:m (0.7)
5   I::: ·hh it- it s:tarted...
  患者: ええと なにか 左耳に問題があるようなんです.
          よくわからないんですが ええと何が起こっているの
          か. 風邪ではないんです, しばらく風邪はひいてないんです
          それにんーとえー(0.7)
          そ- それが始まったのは…

この他の未知の心配事の提示の仕方としては,患者が,間違いとして印をつけられた心配事の理解を示すような,「最初の考え (first thoughts)」(Jefferson

2004a; Halkowski 本書第4章）を起点とするものもある．次の抜粋10で，患者は，受診よりも3ヶ月くらい前から症状が現れたことを，それが虫刺されであるという（「思ったんです」によって）いまや疑わしい当初の考えに言及しながら，詳しく述べている．続いて，この最初の想像とそぐわない症状が現れてきたことを詳しく述べ，それによって，現段階では「未知」である心配事の詳細な記述を組み立ている．

(10) 白癬
1 DOC: What happened.
　医師：どうしましたか．
2 (.)
3 PAT: Well I got (.) what I thought (.) in Ju:ne (.)
4 uh was an insect bite.=in thuh back of my neck here_
　患者：ええと私は最初6月にええと虫刺され
　　　　だと思ったんです．この首の後ろ．
5 DOC: Okay,
　医師：ええ,
6 PAT: An' I (0.2) you know became aware of it 'cause
7 it was itching an'=I (.) scratched at't,
　患者：それで，私は (0.2) ですねわかったんです, なにせかゆかった
　　　　ので．で, (.) 掻いたんですよ,

ここで患者は症状とその進行具合を十分述べられているが，それらをどう理解していいか分からないでいる（下記参照）．
　われわれは本節が大まかな心配事の提示の類型であることを明記して終えたいと思う．患者が提示している症状の類型とその提示の仕方に，一対一の対応があるというわけではない．患者は間違って再発性疾患であると提示することがあるかもしれない――抜粋4や5で，最終的に明らかになったように．さらに，患者は，誤解を招くようなやり方で心配事を提示することもある．

(11) 息切れ
1 Doc: ='hhhhh So::. What's the problem.
　医師：　　　　それで．どうされました．
2 hhh[hhhhhhhhhhhhhhhhh
3 Pat: 　　[Well, me breathin's shockin'.

```
            患者：         ええと，息ぐるしいです．
    4   Doc：    Ri:ght.
        医師：    そうですか．
    5   Pat：  →As I'm wa::lkin' [ah- (0.3) I'av ta sto:p.
        患者：    歩いていて，      と-     止まってしまう．
    6   Doc：                   [Yeah, (.) Yeah,
        医師：                    ええ，    ええ，
    7   Doc：    Yeahs.
        医師：    ええ．
    8            (.)
    9   Pat：  →An' even when- >do you know when ya go< ta
   10           shake the pillas up,
        患者：    でたとえ-        わかりますか
                枕をゆさぶると，
   11   Doc：    Yeah
        医師：    ええ
   12           (0.3)
   13   Pat：  →I ga- I go out a bre:ath.
        患者：    息が- 息が切れます
   14   Doc：    Mm
        医師：    んん
                ((12行省略))
   27   Doc：    'hhhhh (0.4) Th- this isn' something completely
   28           new:: you've had it before... ((continues))
        医師：            そ- それはまったく初めてではなく以前にも
                なったことがある…((続く))
```

　抜粋11では，患者は心配事をあたかも新しいもののように提示し，以前それにかかって治療したことをまるで示唆していない．しかし27行目で，医師は，カルテから同僚の医師が彼女を6ヶ月前に同じ病気で治療していたことを確認している．患者がこの心配事を「新しい」ものとして提示したのは，この医師にとってそうであるためだろう．このような例は，心配事を提示する方法と，医師と患者に理解されている心配事それ自体を区別して考えることが重要であることを裏づけるといえるだろう．

　にもかかわらず，少なくとも，患者の説明と医師の応答で，相対的に性質が異なるものとして扱われている，これら三つの主要な心配事の提示の類型を確認しておくことは有用である．まず一つ目は，ありふれた急性期の症状について，軽度で自然寛解する日常的な呼称のある心配事が，しばしば現在の症状の

列挙を伴って提示される場合である．二つ目は，患者が，自己診断を述べる形で，症状を以前に診断されたことがある症状と類似する点に基づいて提示していく再発性症状の場合である．三つ目は，患者が心配事に関する症状や進行具合を，自らの疑いや不確定性を強調するようなやり方で，未知の症状について述べる場合である．

受診に対する説明：正当に治療を受けるに値すること(ドクトラビリティ)の問題

　予約をし，診察室に入室する行為によって，患者は自分自身に受診する正当な理由があるという信念に忠実になるといえる．受診は患者にとってストレスに満ちたひとときとなりえる．患者には心配事の原因となっている状態があり，それを正しく説明し適切なやり方で提示できるか案じている．しかも，心配事の提示には，ブルアとホロビン（Bloor & Horobin 1975）が四半世紀前に示しているように，素人と専門家によってそれぞれ下される判断の間には，緊張状態を生じさせる．受診する前に，患者は正当な心配事があるかどうかを判断しなければならない．しかしその判断自体，受診している間に医師によって判断される．こうした状況で，患者は，出来事，経験，状況についての記述を，診察室にいることを正当化するような「十分な理由」があることが相手に伝わるように気づけば組み立てているかもしれない（Halkowski 本書第4章；Heath 1992）．

　以上のように，診察の開始段階で，患者は，自分たちの心配事を「治療(ドク)を受けるに値する(トラブル)（doctorability）」ものとして提示するという課題に直面する*3．患者にとって，治療を受けるに値する心配事は，医学的処置を要し，潜在的に重大な疾患として診断されるに値し，カウンセリングと，必要であれば，治療を受けることに足るものである．自分たちが治療を受けるに値する心配事を抱えているということの確立が，患者が受診を決断したことの正当化のなかでも，最も重要な側面を担っている．それは患者が自分たちは合理的な人間であることを示す手段であって，この文脈においては，問題や心配事のために治療を受けることが理にかなった解決法であるということを示すことを意味する．あるいは，理にかなっていることは疑いを提示することによっても主張され，もし自分の症状があまり正当な心配事ではないと自身で考えているならば余計に．治療を受けるに値しないと判断されるに至った心配事の提示は，患者から，

「病人役割 (sickrole)」(Parsons 1951, 1975; Freidson 1970a) を演じることで得られる金銭的，またその他の利益に対する要求に必要な，権威ある医療的裏づけを奪い取ることになりかねなく，また，誤った判断により治療を受けようと考えたり，自分の健康状態について過敏になったり，患者役割そのものから［心理的に生み出される］「副次的利益」を不当に求める決断を下しやすくなる状況を生み出す．患者のもつ治療を受けるに値する心配事は，このように，自分たちは理にかなった人間で，「正当な理由」のもと診察に来ていることを示すことを中心として展開される．そのような合理性を規定することは，事実上，患者が提示する治療を受けるに値する心配事を規定することにもなる．

例えば抜粋12では，受診を正当化することに対する患者の関心は，事実上この患者の心配事の提示を支配しているといえる．この患者は以前，首の後ろの小さな基底細胞がんを治療したことがあり，最近になって疑わしい小さな盛り上がり（患者は「ほくろ」と表現している（7行目））を，以前治療したところの周辺に発見した．

(12) 疑わしい病変
```
 1  Pat:    I'm here on fal[se pre- pretenses.<I think.
    患者：  ここにいるのは見当違い．         と思 います．
 2  Doc:                   ['hh
 3  Doc:    [<Yes.
    医師：   はい．
 4  Pat:    [ehh! hih heh heh heh!
 5          ((5行省略))
 6  Pat:    I asked my husband yesterday 'cause I could feel: (0.8) (cause)
 7          I: could feel this li'l mo:le coming. An:d: uh (0.5) (he) (.) I:
 8          hh thought I better letchya know-<uh well I asked my husband 'f
 9          it was in the same place you took off thuh (0.5) °thee (mm)
10          thee:°( [               ]
    患者：  夫に昨日聞いたんです，感じたので (0.8) (なぜなら)
            このちいさなほくろができているのが触ってわかったから．
            それで，えー (0.5) (夫は) 私は hh 先生に言った方がいいと思って-
            んー，ええと，夫に聞いたんですそれは先生が取ってくれたあれ，
            例の（んん）例の（  ）
11  Doc:            [That's why you've come in be[cause of the mo:le.
    医師：           だからいらしたんですね，ほくろのことで．
12  Pat:                                         [that's why I ca:me, but=
```

第3章 受診について説明すること

```
       患者：                                       だから来ました，でも，
13     Doc:    =H[ow long 'as it been-]
       医師：   =どのくらいそれは続いてる-
14     Pat:       [t h i s  m o r ning-] I: I didn' I hadn't looked yesterday
15             he said it was in the same place but 'hh but I: can feel it
16             nah- it's down here an' the other one was up here so I don't
17             think it's: th'same one at a:ll.
       患者：         今朝は-              私- 私はなかった私は昨日見てなかったんです，
               夫はそれは同じ場所だと言ったんですが.hh でも私はそれを感じる，
               いや- この下の方にあって，もう一つは上のこのへんにあったから
               それが同じものだとは全く思わないです．
18     Doc:    Since when.
       医師：   いつからですか．
19             (0.8)
20     Pat:    Y(h)ea(h)h I(h) just felt it yesterday 'n
       患者：   ええ 私 ちょうど昨日それを感じて
21     Doc:    Does it hurt?
       医師：   痛みますか．
22     Pat:    No?
       患者：   いいえ．
23             (.)
24     Pat:    No it's just a li:ttle ti:ny thing bu:t=I (.) figured I
25             sh(h)ou(h)ld l(h)et y(h)ou kn(h)ow .hhh i(h)f i(h)t was (on)
26             the same pla:ce, b't
       患者：   いいえ，ほんの小さなものだけど，私は (.) 思ったんです，
               先生に知らせなきゃって，それが同じところにあるなら，でも
27     Doc:    So when you push [on it it doesn't hur[t.
       医師：   では押さえても痛くない．
28     Pat:                      [(Right.)         [No it's
       患者：                      （ええ．）            はい，それは
29     Pat:    just a little- li:ttle tiny skin: [(tag) really.
       患者：   ほんの小さな，ちょっとした小さな皮膚の（かたまりで）ほんとに．
30     Doc:                                       [I: (.) see=
       医師：                                       なるほど
31     Doc:    =Yeah it's different than whatchu had be[fore.
       医師：    ええそれは以前かかったのとは違いますね．
32     Pat:                                            [Uh huh.
       患者：                                            ええ．
33     Doc:    Your scar is up here,
       医師：   あなたの処置の跡はこの上の方にあって，
34     Pat:    Yeah that'[s what I figured (an-)
       患者：   ええ，そう思いました（で-）
```

35	Doc:	[An'
	医師:	で,
36	Doc:	An' this is down below.
	医師:	でこれは下の方.
37	Pat:	.hh When he s- When he told me it was in the same place I
38		thought Uh: Oh: I better ca:ll a(h)nd te(h)ll yo(h)u .hhh
	患者:	夫がお- 夫がそれは同じ場所だよって言ったとき
		思ったんです, ああ, 先生に電話して言わなくちゃって
39	Doc:	Ri:ght.
	医師:	なるほど.
40		(.)
41	Doc:	That's- I'm <ve:ry gla:d that you uh> did that.
	医師:	それは- 本当にそうしていただいてよかったです.

この患者の心配事の提示の多くの場面で, 彼女の訴えが治療を受けるに値するかどうかに関する不安を映し出している.

1. 冒頭の発言 (1 行目) は, 自分の心配事が治療を受けるに値するか, そして受診が正当なものであるかどうか疑っていることを明確に表明している. せいぜい, 患者は心配事を可能な心配事として提示している.

2. 6, 8, 15, 37 行目で, 患者は第三者である夫を引き合いに出し, 心配事に関して診察を受けようと決めたことの妥当性を高めようとしており, 実際, 夫も受診の決定に関わったことを示唆している. 同時に, 彼女は自分が心配している「ほくろ」の位置の判断は夫によるものだと言って, 距離を置いている (15-17 行目).

3. 医師が 11 行目と 13 行目で患者に質問を開始したとき, 患者はわずかに重なりながら手短に応え, そして自身の語りを続け, そうすることで事実上, 患者の説明の方向性を変えようとする医師の試みを無視している. 患者が自分の発話を医師に重ね競合し, 医師が開始した心配事の提示の最中の一連の質問に抵抗を示すのは比較的まれである (Beckman & Frankel 1984). この抜粋では, 患者は, 自分の状態が治療を受けるに値するかというさらなる疑いを特に表明するために, 医師と競合している.

4. 患者は, 25 行目で, 診察を受けようと決意したことを報告するとき, 「吐息まじりの」笑いによって, 自身の語りの調子を変化させている. 話

し手は，こうしたことを大変正確に行うことができ（Jefferson 1985），また笑い混じりの会話は何か「失敗ごと」の報告によく関連付けられ（Jefferson et al. 1987），特に診察場面においては顕著である（Haakana 1999, 2001）．

　ここまでの患者の説明において，治療を受けるに値するかという問題を，診察における心配事の提示場面を顕著に支配する可能性があるものとして検討してきた．この問題は，心配事の提示の際，特に明らかになる一方，診察の終盤でも再び表面化することがある．これは本章のデータでも見られる．患者の治療を受けるに値するかという最大の関心事は，医師による 31 行目の評価の「**ええそれは以前かかったのとは違います**」の後でも続いている．特に以下の点において．

5. 医師の「問題ない」という評価に先立って，患者は，症状の本質について疑念をもち続けていたが，その評価に同意を示している（34 行目）．この同意は，診察開始時の疑念と一致しているが，それが患者が受診の是非の問題について注意を向けているということを強調してもいる．それは，過去形によって暗示的に示されており，彼女自身の立場はあくまでも医師の評価とは独立したものであるという主張を込めている点に留意したい．
6. そして，診察を受けることにした根拠を再度述べるのに際し，患者は夫の判断を再び引き合いに出し，予約をする決意を再び笑いながら報告している（37–38 行目）．

最後に，

7. 患者の決意に対する理由づけの再提示には，医師に受診する決断の正当性を再び保証させる効果があり，実際に 41 行目で，「それは- 本当にそうしていただいてよかったです．」と言うことによって，なされている．

　この抜粋は極端だが，他にもより控えめなやり方で，同様の関心事を表している抜粋もある．抜粋 13 では，例えば，患者は風邪の症状が尋常ではないことを強調することに関心を示している．

(13) 風邪
```
1  Doc:   What can I do for you,
   医師：  どうされましたか，
2  Pat:   It's just- I wouldn' normally come with a cold,=but I
3         'ad this: co::ld. (0.4) fer about.hh >m's been< on
4         (Fri:day).=I keep coughin' up green all the time?
   患者：  ちょっ- 普段なら風邪では来ないんですが，今回
          ひいた風邪，だいたい.hh もう（金曜日）からなんですが，
          緑色の痰が咳で出続けてるんですね．
```

ここでの患者の「普段なら」風邪では来ないという主張は，彼女が問題視している彼女の症状の記述（「緑色の痰が出続けてる」）によって，補足されている．このようなやり方で，患者は受診の正当性を主張しているのである．

同様の治療を受けるに値するかどうかという患者の懸念が次の抜粋にも見られる．

(14) 引っ張られた腱
```
1  Doc:   Something wrong with your hand I understand, huh?
   医師： 手に何か違和感を感じるということでしたか，ね．
2  Pat: →I- it's probably something stupid, but I figure I better
3        have it checked out.
   患者： 私- たぶんたいしたことはないんですが，でも診て
         もらったほうがいいと思いまして．
4  Doc: →It's never stupid. What have you been up to these days?  You
5        watch the Penn State game yesterday?
   医師： たいしたことがないことはないですよ．最近調子はどう
         ですか？ペンステートの試合は昨日見られましたか．
6                ...
7                ...
8  PAT:   Uh, the other day I went to get in my truck, and I grabbed hold
9         of the steering wheel, as usual, and jumped up in it. And when
10        I did, I felt something snap, and you could hear it snap inside
11        my hand. And the pain just shot, like right up my arm.
   患者： えっと，ある日トラックに乗ろうとしたんです，それで
         ハンドルを掴んで，いつものように，飛び乗ろうとしたんです．
         そしてそうしたら，何か切れるような感じがして，手の内側で
         ブチッと切れるような音が聞こえたんです．で，痛みが突然
         始まって，腕の付け根のところまで．
```

第3章 受診について説明すること

この場合は，患者は心配事の提示を，「私-」で開始しており，おそらくそれは，トラックに乗り込もうとして痛めたという説明になったであろう（8行目参照）．しかし，患者は，「たぶんたいしたことはないんですが，でも診てもらったほうがいいと思いまして．」(2-3行目）で表される心配事の深刻さを否認するような発話を優先し，それを中断している．医師は4行目ですぐに患者を保証しにかかっている．

抜粋12と14では，医師は，患者の治療に値するかどうかの懸念に敏感になりながら，患者の受診する決断を正当化する応答をしていた．しかし同様の正当化の行為は，治療に値するかどうかに関する関心がはっきりと示されないような心配事の提示が始まった後まもなく行われることもある．

```
(15) 耳の痛み
 1  Doc:   Mkay¿ (.) mtch! .hh So::, you c'n tell me about yer:: head. nhh
    医師：  はい               では，頭痛についてお話下さい．
 2  Pat:   tch! U:m, (0.4) I: woke up last night, an:' ihm- ihm- it hurts
 3         tih touch this side uh my fa:ce, and my ear: (.) is really
 4         botherin' me,
    患者：    えっと，  私は，ゆうべ目が覚めて，それで え- え- 顔の
           こちらがわを触ると痛むんです，あと耳(.)が
           とにかくひどいです,
 5  Doc:   M[mh:m.
    医師：  ええ．
 6  Pat:    [Sometimes it- (.) I can feel thuh pai:n, other times it's just
 7         touching it.an' it hurts. .hh An' u:h (0.6) I didn't sleep much
 8         last night, so I figured maybe some- yi- maybe had the ear
 9         infection.er something.=
    患者：    ときどきそれ-  私は痛みを感じるんです，それ以外のときは
           触れるだけで痛みます．で，えっと，ゆうべはよく眠れません
           でした，だからたぶん何かみ-  たぶん耳の感染症か何かかと.=
10  Doc:   =So this woke you from your sleep.
    医師：   それで，これのせいで眠れないと．
11  Pat:   Yeah.
    患者：   ええ．
12  Doc:  →That's an important enough. Okay.
    医師：  それは十分深刻ですね．         わかりました．
13         (0.3)
14  Doc:   .hhm tch! Do you have a sore throat?
    医師：         喉は痛みますか．
```

(16) 腫れた耳下腺
1　DOC：　.hhh Sounds like you're uncomfortable hh
　　医師：　　　　　具合がよくなさそうですね
2　PAT：　Yeah my ear and my- s- one side of my throat hurts.
　　患者：　ええ　耳と私の-　の-　喉の一方が痛むんです．
3　DOC：　.hh So when'd all this start?
　　医師：　　　でいつからそれは始まりましたか？
4　PAT：　Started earlier in the week but I just kept thinking it
5　　　　　would get better
　　患者：　始まったのは今週の初めのほうで，でも良くなるだろうと
　　　　　　思ってました．
6　DOC：　And it didn't
　　医師：　そして良くならなかった
7　PAT：　No I just- I wake up and it's okay and then it starts to
　　患者：　ええ，私はただ- 起きたとき大丈夫でもそれから始まるんです
8　DOC：→So you toughed it out all week?
　　医師：　では今週ずっと我慢してたんですか．
9　PAT：　Yeah
　　患者：　ええ
10　DOC：→You're a tough cookie.
　　医師：　よく耐えましたね．

　抜粋15では，医師は，はっきりと患者の心配事を「十分深刻」として正当化しており，抜粋16では，患者の性格と行動を，患者が症状に「しばらく我慢」しようとするなかで気丈さを見せたという暗示的な判断によって，「耐えた」と評価し，この受診には「十分な理由」があるとしている．

　これらの一連の抜粋では，患者，または医師，もしくは双方が，患者の受診の正当性の有無への際立った関心を示している．そして患者による心配事の提示の様々な側面は，この問題に対し，より目立たないやり方で対処している．

　ここで先に進む前に，心配事の提示に属する多くの場面では，治療を受けるに値するかに関する関心が全く示されないことを強調しておきたい．もっとも際立っているのが，不慮の外傷による受診である．例えば，抜粋17の患者の心配事提示は，端的で，状況の正当化は全く見られない．

(17) 猫の咬み傷
1　Doc：　.hh (.) What's goin' on toda:y.

```
    医師:             今日はどうされました.
 2  Pat:    I got bit by my neighbor's cat.=
    患者:    近所の猫に噛まれたんです.
 3  ?:      =mhhh hh!
 4  Doc:    .hh 'At doesn't sound like fun,=How did 'at happ[en.
    医師:       それはお気の毒に                    どうしてそうなったんですか.
 5  Pat:                                                 [.hh O:h,
 6  Pat:    I was: uh kinda pettin' him outsi:de, 'n: (.) my other
 7          neighbor's cat came eover an' I think spooked him,
    患者:    私は,ええと,ちょっと外でその猫を撫でていたんです,
            で,他の近所の猫がやってきて,驚かせたんだと思うんです,
 8  Doc:    nOka:y.
    医師:    はい
 9  Pat:    So 'e got me pretty good.>An' they were
10          p[retty big punctu[re wo:unds.
    患者:    で,私を噛んで,しかもそれはかなり大きな噛傷です
11  Doc:     [nOkay.           [tch!.hh An:d >when did this happen?
    医師:    わかりました            で,それはいつのことですか
```

抜粋18も同様に正当化が示されないが,患者の定式化(「取り除きたい」)は,病気が長く続いたことをほのめかし,次にそれが,医師による最初の質問によって追求される対象になっている.

```
(18) 気管支炎
 1  Doc:    What can we do for you toda:y. What brings ya i:n.
    医師:    今日はどうされましたか.          なにでいらっしゃいましたか.
 2  Pat:    Uh:=I wanna get rid=a this: stuff in my
 3          °lu:ng[s.°
    患者:    えーと:取り除きたいんです,この,何か肺にあるもの
 4  Doc:          [O:kay, >·hh< how long have you been sick for.
    医師:          わかりました. どのくらいその症状が続いていますか.
 5          (0.5)
 6  Pat:    Four (weeks.)
    患者:    4(週間)です.
```

これらの抜粋では,患者の心配事の提示は,これ以上にないくらい詳細を欠くものであった.ただ簡潔な訴えの説明の他に,受診を正当化しようとする志向性は見られず,そしてその説明は,それ以上の正当化を必要としないものとし

て提示されている．

　もし自身の心配事を治療するに値する症状として展開することが，問診時の受診理由を述べる際，多くの患者にとって主要な課題だとしたら，その課題は，医師が病歴聴取のための質問を開始したときに，ある程度は減じられるだろう．というのも，その時点において，患者の心配事は，医学的言及の枠組みを具現化するような一連の質問のなかで再構築されることによって，「治療の対象」になるのである．一番最初の病歴聴取のための質問によって，患者は自分たちの心配事だけで陳述を展開することをやめ，心配事を，治療に値するような医学的問題として，［医師とともに］共同構築する一員となっていく．このように，最初の病歴聴取のための質問は，患者が治療に値すると信じている関心事を確証する，暗黙の仮契約を具現化しているといえる．受診理由を述べる段階は，この契約に至ることに占められている．これ以降，患者は，心配事を深刻に捉えることで，先見的にその症状が治療を受けるに値することを承諾して進められる病歴聴取のための質問と引き換えに，［診察場面という］出会いを制御しようとすることを放棄していくのである．

受診を正当化する実践

　受診する患者は，見込みであろうと実情であろうと，様々な対処すべき相反する問題を抱えている可能性がある．なかでも際立っているのは，記述され取扱われる症状である．症状の記述は，たいてい受診の正当化の主要な要素である．どんな症状なのか（Becker et al. 1993）．どのくらい続いているのか．どうやって患者はそれに気づき特定したのか（Halkowski 本書第4章）．患者はどの程度，またどのような権威に基づいて，これらの症状を理解しているのか（Bloor & Horobin 1975; Heath 1992; Peräkylä 1998）．患者はどれくらい深刻にそれらを受け止めており，またどの程度その深刻さについての憂慮は伝えられるべきか（Bergh 1998; Lang et al. 2000）．

　本節では，受診を正当化することが明らかに問題にされていると思われる文脈において患者が利用する三つの記述的な実践方法について述べる．これらは(i) 診断的主張をすること，(ii) 第三者を意思決定過程に関わったとして引き合いに出すこと，(iii) 受診まで我慢した期間を伝えるなどして，「問題に耐えた」という主張をすることである．これらすべての要素は，「自然と」医師が

主導する問診のときに表出する可能性がある．たとえば，先ほどの抜粋 18 と次の抜粋 19 を比較してみよう．

(19) かかとの痛み
1 DOC: Now what brought you in this: a:fternoon.
   医師： さて，今日はどうされましたか．
2 PAT: tsk I've got a pain on my- on my heel.
   患者： 　　　痛みがか-　かかとにあるんです．
3 DOC: Yes.
   医師： はい
4 PAT: →And it's been goin' on since roughly about February
5   →on and off,
   患者： それでそれはだいたい 2 月ぐらいから痛くなったり治まったりしていて
6 DOC: Uh huh,
   医師： ええ
7   (1.0)
8 PAT: A:nd I finally decided it's gettin' bad enough where I can
9   barely walk and it's especially worse in the mornings.
   患者： で，歩けないぐらいひどくなって，特に午前中ひどいので，
          やっと決心しました

　この受診は 6 月で，患者が症状が 2 月から続いていると言ったとき，確かに受診を動機づけるのに十分な長さの痛みと不快さの継続期間を記述しているのである．この抜粋で際立っているのは，問診のとき，症状の期間を「たんなる事実」として引き出されるのを待つのではなく，むしろ，自ら心配事の提示のときに提示していることである[*4]．この事実を自ら提示することこそが，この事実が正当化として役割を果たしている感覚や，また，正当化する必要性の感覚に貢献している．抜粋 18 の気管支炎の患者の例では対照的に，その症状が 4 週間も続いていたことを自ら述べる必要性は感じておらず，そのことがこの患者は自分の心配事を何の疑いもなく治療を受けるに値するものであり，正当化は必要ないと見なしているのだという印象を与えている．

診断的主張をすること

　医師 - 患者相互行為の研究で最も整合する知見の一つは，患者がしばしば自分の病気について診断的直感を働かせているのだが，診察においてそれらを導

入することは慎まれているということである（Gill 1998a; Gill & Maynard 本書第5章; Drew 原著第14章本書では割愛）.
　いくつかの要因がこうした傾向の背景にあると考えられる．まず第一に，参与者は，診断が医師の仕事であり，また，医師が絶対的専門性をもつ領域であると志向しているようだ．

```
（20）　尿路感染
1  DOC:  >How do you do.<
   医師：  お元気ですか
2         (0.9)
3  PAT:  I got a 'U' 'T' 'I',
   患者：  「尿路」「感」「染」にかかりました
4         (0.2)
5  PAT:  I think,
   患者：  多分
6  DOC:  Uhh huh ((laugh)) £Okay look. that makes
          my job easy,£ y(h)ou've a(h)lr(h)ead(h)y
          d(h)i(h)ag[n(h)osed (h)it.
   医師：  ああ　　　　　わかりました，いいですか．それなら，
          簡単です，あなたがすでに診断されてるので
7  PAT:              [I know.
   患者：              そうなんです
8  DOC:  ·hhh £Okay.£ ·hh £have a seat over here.£
   医師：  はい　　　　　こちらにおかけ下さい
```

　この抜粋で，医師の応答は，笑いとたっぷりのユーモアと共に産出されているが，それにもかかわらず，控えめに患者に対して制裁を加えている．患者は，自己診断が陰に陽に，患者が主張していることを知る権利に対して挑戦的な質問を誘発することも見出すだろう．このことは，専門的な診断においてもっとも顕著である．

```
（21）　ベル麻痺
1  Doc:  Tell me what's going o:n.
   医師：  どうされましたか
2  PAT:  I got this Bells Palsy and um I already
3         (.) I've had it from yesterday (0.3) I already:
```

第 3 章　受診について説明すること

```
       患者：    ベル麻痺にかかって，えっともう
                 昨日から，すでに症状が出ています
  4    DOC：→Who diagnosed it.
       医師：    誰の診断ですか
  5    PAT：    Uh:: a doctor at UCLA: (0.3) right on campus.
       患者：    ええと，UCLA の医師です．　　キャンパスで．
  6    DOC：    Mm hm,
       医師：    ええ
```

(22) 腱板断裂
```
  1    DOC：    .hh So: can you tell me:=uh what brings you
  2             in today?
       医師：        で，教えてください，どうして今日はいらしたんですか
  3    PAT：    Uh=I got=uh- torn (roto cuff:.)
                ああ，私は，ええと，腱板断裂を
  4             (.)
  5    PAT：    in my left shoulder.
       患者：    肩に
  6             (1.0)
  7    DOC：→(Ok[ay] who told you tha:t.
       医師：    わかりました，誰がそう言ったのですか
  8    PAT：       [An:'
       患者：        で，
  9    PAT：    Uh: family doctor,
       患者：    ええと，かかりつけ医です
 10             (.)
 11    PAT：    I: did it about: nine months ago:=I really don't
 12             even know how I did it.
       患者：    私はそれを 9 ヶ月ぐらい前にやって，本当にどうやって
                なったのかわからないんですが
```

そして，次の抜粋では，患者にとって，現在と同じ症状の過去の経験がおそらく忘れられないものであり，医師が患者の提示内容の正当性を評価する手段として，その経験を問うている．

(23) 腎臓結石
```
  1    DOC：    'hh u-What's been goin' o:n with ya.
       医師：           どうされましたか．
  2             (.)
  3    PAT：→Uh:m=hh I don' know if it's a (0.4) urinary
```

```
4         →tract infection or a bladder infection b't (.)
5           feel like (ya) gotta (.) go=da thuh bathroom
6           all thuh time there's burning s- (0.4) and uh
7           (0.2) right before I (came/come) up I got a
8           real ba:d (.) sharp pai:n in (.) in my right
9           si:de. (wh-) (.) where my kidney's at.
   患者：    ええと 尿路感染症か膀胱炎かよくわからないんですが，
           でもトイレにいつもすごく行きたくなるんです (0.4)
           で，えっと，(0.2) ここに来る直前，すごく (.) 鋭い痛みを (.)
           腎臓のある (.) 右側に感じました
10          (.)
11 DOC:    Okay,
   医師：    はい
12 PAT:    I mean it was- (0.2) mean I- my whole body went
13         numb, (.) thought (I would) pass out.
           というか，体全体がしびれたような感じで，
           意識を失うんじゃないかと思いました．
14 DOC:    Really.
   医師：    そうですか．
15          (0.6)
16 DOC:    Oka:y,
   医師：    わかりました，
17 PAT:   →I don' know if its kidney sto:nes, (0.3) er
18        →what. b't (0.9)
   患者：    腎結石か (0.3) 何かわかりませんが (0.9)
19 DOC:  →Have you ever had kidney stones.
   医師：    腎結石にかかったことはありますか．
```

患者が診断仮説を提示する際に注意したほうがいい他の理由は，医師と意見が合わないような予見で，一般人の意見が勝利をおさめる可能性があまり無いような状況だろう．さらに，患者が自分の症状は深刻が診断を示唆していると思い込んでいる場合に，患者はそうした結論を口にしたがらないかもしれない．というのは，もし自分が間違っていた場合，自分が不必要に最悪の方向に考えがちな種類の人間であると見なされることを危惧する可能性があるためである．また，もし自分が正しかったとして，そのような結論は，彼らの抱いている最悪の危惧に「影響され」たり，「偏向し」たりしていない検査の結果，至るべきものだと思い込んでいる可能性もある．総じて，患者は自らの診断仮説を提示しない十分な理由がある可能性があり，ヒース（Heath 1992）やペラキュラ

(Peräkylä 1998, 2002, 本書第8章）が示しているように，患者と医師の間の明確な診断に関する不一致は，主に「問題なし」診断をめぐる論議をはらんでいることが多い．

　一方で，自己診断は，治療を受けるに値することを主張するときや，身体検査や治療への移行を早める際に，切り札になりえる（Stivers 2002b; Robinson 2003）．特定の疾患を経験したことのある患者は，自己診断を行い，以前の経験を結論の根拠として引用することができる（抜粋26の矢印1と矢印2を参照）．抜粋24では，患者はすぐに，健康維持機構（HMO）での過去の皮膚がんの早期診断を引用している．

(24)　光線性角化症
```
1   PAT:    =Now look it here.
    患者:      ここを見てください
2           (0.2)
3   PAT:    I got cancer here.
    患者:   ここにガンがあったんです
4           (.)
5   DOC:    Uh hu[h,
    医師:    ええ
6   PAT:         [I know it's cancer because it=was told to me
7           from a doctor one time before [he said you have a
    患者:            それがガンだとわかっているんです，医師に一度言われたこと
            があるんです
8   DOC:                                  [Uh huh,
    医師:                                   ええ
9   PAT:    touch, .h I had some here an' they >cut it
10          out< over at [HMO Name] ye[ars ago.
    患者:   ここにしこりがあるって．で，XXX健康維持機構で
            数年前に摘出したんです
11  DOC:                 [Oka:y,
    医師:                  はい
12  PAT:    .hh But n:ow I think it's coming in here, here,
13          and over there.
    患者:       でも今は，ここと，ここと，あそこにもできつつあると思うんです
```

　抜粋25では，患者は妻に，自分が慎重に表現した（「…かはわかりません」によって）自己診断の候補（3-6行目）を確証することを求めている．9-11行目で，

患者はこれがよくある普通の問題であることを明らかにし，そのすぐ後に，それで入院したことを述べている（データはここでは示されていない）．

(25) 前立腺
1 DOC:　.hhhh What's been goin' on with you:.
　医師:　　　　　　どうされましたか．
2　　　　(0.2)
3 PAT:　.hh h=I:- (.) -huh=huh=hh ((throat clear)) (0.7) don't know
4　　　　if it's a flare up of that stinkin' infection I get or
5　　　　not. I- couple years ago (I)='ad (2.0) pro:state infection.
6　　　　wa'n't it.
　患者:　　　　私は((咳払い)) (0.7) それがいやな感染症の腫れなのかそうでないのかわかりません．
　　　　　　私は数年前に前立腺感染症にかかったよね．
7　　　　(0.8)
8 WIF:　Mm hm,
　妻:　　ええ
9 PAT:　And about one once::- once a ye:ar I get- (0.5) (th')
10　　　symptoms and stuff. from it. an': (0.4) usually end up
11　　　gettin' an a:n'ibiotic for it.
　患者:　それで1年に一度，(0.5) 症状が出て，(0.4) たいてい抗生物質をもらっています
12 DOC:　Right.
　医師:　そうですか．

抜粋26では，患者のいくぶん限定的な自己診断が，少しして「実はよくかかるんです」(13行目)で裏づけられている．

(26) 腎臓感染症
1 DOC:　W'l what brings ya in today.
　医師:　ええと，今日はどうされました．
2 PAT:　1→I: (.) j's think I have a kidney infection.=
　患者:　私は腎臓感染症だと思います
3 DOC:　=Uh oh:,
　医師:　ああ
4　　　　(.)
5 DOC:　When did this start.
　医師:　いつからですか

```
 6               (0.4)
 7  PAT:    (      ) but like- (0.2) beginning of july::,
    患者:   (      ) でも大体，    7月の頭です
 8  DOC:    Beginning of july::.
    医師:    7月の頭
 9  PAT:    [#Yeah#
    患者:    ええ
10  DOC:    [Oh my:.
    医師:    ああ，そう
11               (.)
12  DOC:    Okay,
    医師:    わかりました
13  PAT:    2→e-=See I get them all thuh ti:me...((continues))
    患者:    実はよくかかるんです…((話し続ける))
```

そして，抜粋27では，自己診断による「予後」も，現段階では症状が落ち着いた状態での受診の理由を説明するのに援用されている．

(27) 連鎖球菌性咽頭炎
```
 1  DOC:    .hh U:m: (2.0) what's been goin' o:n.
    医師:    ええと    どうされましたか
 2  PAT:    Ah just achiness sore throat, an' .h I jus' thought
 3         →rather than wait, um (0.2) I just have seen up a
 4         →predisposition t' pick up strep throat durin' the school
 5          year.=I teach kindergarten.=
    患者:    ああ喉がひりひりして，様子を見るよりも思ったんです，ええと，(0.2)
            学期中は連鎖球菌性咽頭炎にかかりやすくって，
            幼稚園で教えているので
 6  DOC:    =Oh you do.=
    医師:    ああそうですか
 7  PAT:    =So but thuh ^school year hasn't [^started yet,
    患者:    それでも，まだ学期が始まっていないんですが
 8  DOC:                                     [eh heh heh heh heh heh
 9          heh ((laughs)) [.hhh
                ((笑い))
10  PAT:                   [I jus' thought rather than wait, °I want
11          to stop in and check.°
    患者:                 様子を見るよりもまず診てもらおうと思ったんです
```

ここで，患者は自らの決断を，症状が現段階でどうなのかよりも，今後どうなっていくかという点で正当化している．

しかし，自己診断は慎重になされなければならない場合がある．カルテから検索可能な以前の公式な診断との類推の可能性がないとき，患者は，受診を保証する診断に関する提案を裏づける他の方法を模索するかもしれない．このように，抜粋28では，患者は，その症状の経験を否定するために，診断を「女友達」に帰属させることに慎重である．

```
（28）喉の痛み
 1 DOC:  So you're having a bad sore throat huh.
   医師： それで，喉が痛むんですか
 2 PAT:  Yes:: um (.) a- a girl friend of mine kinda made me
 3       paranoid about it. =She said u:m (.) uh it could be
 4       strep throat but I've never had it before
 5       [so I have no idea what that is but um (.) I was just=
   患者： はい，えっと，女友達が脅すんです，彼女は，それが
         連鎖球菌かもしれないっていうんですけど，私はこれまで
         一度もそれにかかったことはないんです．
         だからこれが何なのかわからないんですけど，
 6 DOC:  [Uh huh
   医師： ええ
 7 PAT:  =explaining to her that my throat's been hurtin' up.
   患者： 彼女に喉が痛むって話してたんです．
```

この抜粋ではさらに，患者は受診が女友達の提案による「脅し」によるものだとしている（下記参照）．

他の抜粋で，患者は自己診断の一つの選択肢として，症状に対する楽観的な見方を提示することもある．抜粋29の患者は，2行目で，「よくわからないんですが…」という見解を開始しようとしているかもしれないが，それを放棄して，より楽観的な「なんでもないと思うんです」を採用している．

```
（29）嚢胞
 1 DOC:  .h u-What's been goin' on that I can help you with.
   医師：         どうされたんですか．
 2 PAT:  I: don't- (.) I'm hopin' it's nothin'. (0.4) °But I°
 3       fou:nd a lump under my arm pit_
```

```
         患者：   よくわ-（.）なんでもないと思うんです（0.4）でも
                脇の下の下にしこりを見つけたんです
   4             (0.4)
   5  DOC:      Okay,
         医師：   はい
   6  PAT:      That I don't think should be there.
         患者：   そこにふつうはないと思うんです
   7  DOC:      ( ) Oka:y, when did you notice that.
         医師：   わかりました，いつそれに気づいたんですか．
```

これらは，「良性」の心配事を軽減するような（下記参照）症状の捉え方をしている一方で，抜粋29にあるように，楽観主義が何の根拠もなく提示されることによって，患者の楽観主義という誤った印象がしばしば植え付けられる．これは前述の抜粋12と対照的で，そこでは患者側が証拠に基づいた［自己診断を］差し控えることによって，医師によるその後の「問題なし」診断的評価に連携することができていた．

　診断的主張は患者の問題提示の段階ではそれほど頻繁ではなく，しばしば慎重に管理され，間接的に伝えられる一方で，実際になされる診断的主張は，明らかに治療を受けるに値することや，多くの場合，心配事の治療可能性（treatability; Stivers 2002b）に関する問題に対して明確に志向している．これは，患者が診断的主張をすることが一般的に制限されている一方で，患者が医学的に確証がある以前の診断に結びつけることができる場合特に，治療を受けるに値するかどうかという関心によって，これらの制限が凌駕されうることを示唆するものである．

第三者を引き合いに出すこと

　患者の受診理由の記述は，しばしば，そこに至るまでの意思決定と行動の過程の説明を具体的に表現する．これらの記述は，受診のきっかけになった心配事がおそらく治療を受けるに値するものであるという帰結を導いた推論と，患者が診察の予約をし，それに至るまでの意思決定過程についての説明を含む．この過程を提示する際，患者は頻繁に，自分たちの結論や意思決定において，第三者と協議したことを提示する．この提示は，抜粋12ではっきりと例証されたように，大きく二つの利点をもたらす．第一に，患者は自分たちの心配事

に関する結論を，誰かに，すでに共有され，その範囲において，確認もしくは「承認」(Zola 1964, 1973) されたものとして提示できる．治療を受けるべきだという判断は，もはや自分たちだけのものではないのである．このように，第二に，予約をし，診察室に行くという患者自身の責任は軽減され，弱められ，そして潜在的に，適切ではない受診の評判コストを軽減することになる．関わった第三者が専門家である場合には，これら双方の効果が最大限に活かされるが，前述の抜粋が示すように，他の非専門家である第三者が，よく患者の心配事の提示のなかで引き合いに出されている．

紹介状を引用することが，最初で，実際唯一の自発的な心配事の提示の構成部分になっている明確なケースは，抜粋30である．この事例で患者は，2行目で紹介状に手を伸ばし，医師からの開始の質問に対する，最初の網羅的に組み立てられた応答として，4行目でその文書を，医師に手渡している．

(30) 米国家族計画連盟からの紹介状
1   DOC: So can you tell me what brings you in today?=
    医師： で，今日はどうされましたか，
2   PAT: =I'll: tell ya exactly what's bringin' me in [tuhd(h)ay.
    患者： ズバリ申し上げますよ，今日来た理由．
3   DOC: [(huh huh huh,)
4   PAT: →.hh This is what's bringing me in tuhday.=hh
    患者：   今日はこれで来ました．
5   DOC: O[kay.
    医師： わかりました．
6   PAT: → [.hh I was referred, .hh tuh you by Planned Parenthood?
7   hhh ((sniff)) hh
    患者： 家族計画連盟から先生を紹介してもらいました？
8   (1.5)
9   PAT: An' that is why=hh.
    患者： それでです
10 DOC: Okay. So uhm what was thuh reason you were seen over
11   there?
    医師： わかりました．ではえー，そちらで診てもらった理由は何でしたか

この種の抜粋がはっきりと示すように，専門家からの紹介は，受診理由を述べている患者にとって「一番頼りになる理由」である．

もちろん，医療専門家ばかりが患者の心配事の提示のなかで引き合いに出さ

れる第三者ではない．家族（抜粋12のように）や他の第三者もこれらの説明に喚起される．抜粋31では，看護師とのやりとりのなかで，当初「友人」とよばれた人物が，この患者に診察を受けることを説得する役目を果たしたことが医師に語られた際には，「製薬会社のセールス担当者」として言及されている．

(31) ぜんそくのような症状
```
1   DOC:   You went camping and now have some difficulty breathing,
2          since the camping or something else?
    医師：  キャンプに行って，今息苦しいと．キャンプに行って
           以来ですか，それとも
3   PAT:  →Yeah actually a friend of mine is a pharmaceutical sales rep,
4         →and she noticed the way I've been talking?
    患者：  ええ，実は友人が製薬会社の営業なんですが，彼女が
           私の話し方に気づいたんです
5   DOC:   Okay.
    医師：  ええ
6   PAT:   I've been like (.) (breathing in) and she thought maybe I was
7          having some kinds of symp[toms.
    患者：  私はずっと（息を吸う感じで）いて，彼女は私に何かの
           症状があると思ったらしいのです．
8   DOC:                                   [Okay.
    医師：                                   ええ．
9   PAT:   And I've noticed (.) just like at night, or in the morning
10         it seems more severe.
    患者：  それで夜や朝それがよりひどいことに気づいたんです．
11  DOC:   Okay.
    医師：  はい．
12  DOC:   [Uh
    医師：  ええー
13  PAT: →[So she thought I should take a breathing test.
    患者：  それで，彼女は呼吸の検査を受けるべきだと考えたらしいです
14  DOC:   Yes (.) um wheezing as you breathe in?
    医師：  ええ，ええと，息を吸うとぜいぜいしますか
```

第三者を引き合いに出すやり方は，自己診断ともしばしば関連づけられる．抜粋32では，患者は妻（「ジル」）が彼の前年の鼻炎を思い出したことを，間接的な自己診断の手段として引き合いに出している．

(32) 鼻炎
```
1   DOC:    e=Uh#::# Sounds like you haven't been feelin'=so spiffy?
    医師：   えっと，どうやらあまりご機嫌ではなさそうですね
2   PAT:    No::.
    患者：   ええ.
3           (1.9)
4   PAT:    Thought=it was goin' awa:y, an' it come back over
5           thuh wee:kend.
    患者：   治ったかと思ったんですが，また週末に始まったんです
6   DOC:    Uh huh_
    医師：   ええ
7           (.)
8   PAT:    Jill's like you got=a sinus infection a year
9           ago. (.) it's
10          got=a be:_=
    患者：   ジルが去年の鼻炎みたいね，(.) そうに違いないって
11  DOC:    =(Uhh/Oh). How's Jill doin' these days,
    医師：   ああ，ジルさんはお元気ですか,
```

よく似たケースは次の抜粋で，潜在的に「最悪のケース」の自己診断が患者の夫の考えとして述べられている．夫は皮膚がんの経験がある患者として語られていることに留意したい．

(33) 脂漏性角化症
```
1   Doc:    What's up?
    医師：   どうされましたか
2           (4.0)
3   Doc:    (Mm) (A growth's) on your ba:ck?=
    医師：   (んん) (出来物) が背中にできたんですか
4   Pat:    Ye:s, uh huh.
    患者：   はい，ええ
5   Doc:    On a:, [has it been-
    医師：   それは，しばらく
6   Pat:           [O::h, they've been there for a long time, and I just
7           didn't pay any attention to 'em, but my husband's upset about
8           it, .hhh and my:, I've been having back spasms, and .hh my (.)
9   →       daughter-in-law rubbed my back the other day, and she says,
10  →       "These don't look good." (.) And=uh, so he would like me to go
11  →       to Doctor (Name), (.) because she's been taking cancers off
```

```
12        →of his hands=an' (.) face, and she thinks m- he thinks maybe
13        →they're cancerous.
    患者：  ああ，それはしばらくあって，私は全然注意を払ってなかった
           んですが，夫が心配して．そして私の，背中の痙攣があって，
           義理の(.)娘がある日さすってくれていて，その子が言うには，
           「これはあんまりよくなさそう」と．(.)それで，えっと，で夫は
           私に XXX 先生のところに行けって，(.)その先生は彼の手と(.)顔から
           がんを除去していて，彼はこれらはがんみたいだからって
14  Doc:  (    ) let's take a look.
    医師： (    )診てみましょう
```

これらすべての抜粋に共通して見られるのは，患者自身が単独の行為者や意思決定者ではない過程を経た結果として診察室にいるという言い方をしていることである[5]．受診するきっかけに対する責任を分散させることで，患者は受診に関しての自らの主体性と説明責任を軽減している．さらに，他者を，治療を受ける決断を支えるのに採用することで，その決断が独特でも浅はかでもない，むしろ社会的に他者からの支持があったものとして示される．医師の診察を受ける決断に至る部分的あるいは全体的な根拠として，医療関係の専門家や，第三者や，または受診のありふれた地位そのものを引き合いに出すことは，受診することの決断に関わる責任を拡散させ，根も葉もない心配事の提案のために費やされる社会的コストと，評判コストを抑える．

問題に対する抵抗（トラブルレジスタンス）★1

　パーソンズ（Parsons 1951）による，人々は「病人役割」に抵抗する義務に悩まされるという主張にもかかわらず，患者は，診察室に現れるまでに，明白に治療を求めることに献身的であるくらい，この抵抗感を緩めている．にもかかわらず，多くの患者の心配事の提示には，そうした抵抗する義務の要素が組み込まれている．本節では，日常的社会関係の世界を端緒としているが，診察室という境界を超えて，患者の心配事の提示にみなぎっている問題を記述することに対する患者の考えの方向について議論する．

　その見事な分析のなかで，ジェファーソン（Jefferson 1988）は日常の「問題の語り（トラブルズトーク）（troubles talk）」は，適切に語り手を「問題に対する抵抗（トラブルレジスタンス）（troubles resistance）」の提示に関わらせていると提議した．語り手の記述のなかで，彼ら

が置かれている状況は，苦しく，また，もしくは，日常のありふれた生活を阻むものであり，また自己管理可能，もしくは「対処可能な」ものとして描かれる．友人や親戚，他の適当な問題の受け手に対するこれらの提示の中で，問題に傾注することと，ジェファーソンが「通常のことがら（business as usual）」と注釈をつけている，通常のありふれた生活に必要なことや，相互行為の適切性に傾注することとの間には，絶え間ない緊張関係が存在する．

　医師－患者関係における規範や原動力は，もちろん日常生活にあてはめることのできる規範や原動力と一致するわけではない．通常の問題語りでは，問題の受け手の焦点は，問題を抱える人に絞られている．一方，医師は，サービスを提供する側として，問題の語りを解決しなければいけない問題（Jefferson & Lee 1992）を含むものとして焦点を絞る傾向にある．しかし，人が問題に取り組んだり，放置したりするように，社会的世界で人々に通常求められる一般的な「問題に対する抵抗」（トラブルレジスタンス），は，診察にもはっきり表れている．たとえば，ジェファーソン（Jefferson 1980b）による，「元気ですか」という質問に対して，問題を抱える立場の人間が，その問題を軽減するような応答をするという観察と一致して，患者はたいてい「大丈夫です」という，いわゆる「問題なし」応答をする（参照 Sacks 1975; Jefferson 1980b; Heritage 1998; Robinson 本書第 2 章）．この応答は，時々小児科医によってふざけて幼い患者を，「じゃどうして今日はここに来たの」のような質問で，困らせるのに利用されたり，しばしば「でも」という一言で，患者の心配事の提示を促すのに利用されたりする．

　この節では，患者の心配事の提示における，問題に対する抵抗の二つの側面について検討する．

　(1) 一つは，患者が示す治療を求める以前に患者が自力で問題に取り組んだ（あるいは通常取り組んだであろう）努力である．問題に対する抵抗は，第一義的に，患者が最初の兆候で病院に「駆け込んだ」わけではなく，その主訴に耐えること，または，他の対策を講じて問題を解消することを試みた，もしくは，通常試みたであろうということを示唆することも含んでいる．これらの説明には，自己治療や，最初の兆候が見られてから診察を受ける決意をするまでにかかった時間の記述に満ちている．

　(2) もう一つは，患者が今現在問題に忍耐強く取り組んでいることを示す努力である．問題に対する抵抗を示すことは，副次的に，痛み（それ自体が症状

である場合を除き），不安，悲しみの報告，または自発的に「最大の不安」を述べることの回避である．客観的な「事実のみ」的病気への取り組み方法によって表現される傾向にある．心配事を，「事実」としてか，「不満になりうるもの」として記述するかの選択を迫られた患者は，圧倒的に「事実としての」心配事の特徴に焦点を絞っている．

　心配事の提示における問題に対する抵抗の要素は，診察を，最後の砦として描写することで正当化される．患者は，問題が解決するまで待ち，そして一般的知識と処方箋不要の薬剤との組み合わせによって，その問題を治療する努力をしてきた．そしてこれらの問題に対する抵抗の努力は，いまや終わりを迎えている．問題は解決されるどころか，悪化し，患者はなぜ自分で治そうとした努力が報われなかったのか理解できずに困惑している．専門家による介入を受けるときが来たのだ．これらの理由から，問題に対する抵抗は，たいてい再発性の心配事の提示に関連のあるやり方ではない．また，それは，「未知の」疾患と比べて，「ありふれた急性期」疾患の場合，いくぶん違って明示される．

a 「ありふれた急性期」疾患での問題に対する抵抗

　これまでにすでに見てきたように，「ありふれた急性期」の疾患は，大抵の場合，軽症で，自己限定的で，短期間で治るものである．多くのそうした疾患，たとえば，風邪や上部気道感染症などは，潜在的にあまり治療を受けるに値せず，とりわけ，ウィルスの感染源の状態が症候的に治療されるだけだからである．そのような文脈において，それらを提示する患者は，しばしば特異で，通常見られないような特徴――その疾患の長期化，疾患の症状からくる苦痛や混乱，もしくは例を見ない，不穏な病状の進行――について，診察の場にいることを正当化するために提示する．例えば，以下の抜粋で，患者は，問題に耐えたことへの言及と，抜粋13の「普段風邪では来ない」患者と同様に，患者が通例的に細菌感染と抗生剤治療とに関連づけた「緑色の痰」への言及によって，受診を正当化している (Stivers 2002b; Stivers et al. 2003)．

(1) インフルエンザ（拡張版）
1　DOC:　What's been goin' o:n?
　　医師:　どうされましたか

2	PAT:	I just got (0.4) chest cold a:nd it's been uh
3		goin' on for a week- I don't seem to be able to
4		[shake it-
	患者：	ちょっと咳風邪があってそれがえっと
		しばらく続いてて1週間ぐらい- なかなか
		よくならない-
5	DOC:	[O:kay
	医師：	わかりました
6	PAT:	→And uh what caused me to call is uh 'bout fourth
7		→or fifth day in a row in thuh morning- [I was
	患者：	それとなぜ来る気になったかというと，4日目か5日目かだか
		続いた朝に
8	DOC:	[Mm hm
	医師：	ええ
9	PAT:	→tryin' to get the engine started-
	患者：	エンジンをかけようとしたら
10	DOC:	Mm hm
	医師：	ええ
11	PAT:	→Coughin' up a buncha green stuff.
	患者：	緑の痰が出たんです．
12	DOC:	Oka:y.
	医師：	はい．
13	PAT:	So,
	患者：	それで，
14	DOC:	Oka:y .hh uh now have you had much in thuh way
15		of fevers or chills with this?
	医師：	わかりました．ええと，今それと熱や寒気は感じますか

あるいは，患者は経験している症状が再発性でよくあるものであることを認めることができるが，通常見られないような性質については訴える――次の抜粋では，長さである．

(34) 普段と違う偏頭痛

1	Doc:	.hhhh What can I do for yah. hhh
	医師：	どうされましたか．
2		(.)
3	Pat:	tch! I bin having some <u>hea</u>daches¿
	患者：	ずっと頭痛がしていて
4	Doc:	[Mkay.
	医師：	はい．

第 3 章　受診について説明すること

```
 5  Pat:   [U::m, sinc:e (0.5) Sunday¿
    患者：   えっと，日曜日から
 6  Doc:   Okay?
    医師：   はい
 7  Pat:   A::nd (0.5) I get migraines occasionally. But (.) in this ca:se,
 8         →(2.2) it's- it's been off an' o::n for the last four
 9         →da:ys An' I'm-
    患者：   それで，時々偏頭痛になるんです．でも今回は，なったり
           治ったりでここ 4 日間ずっと，で
10  Doc:   Okay.
    医師：   はい
11         (1.0)
12  Pat:   →Usually they- they don- I don't have [this,
    患者：   たいてい，それらは，それらは，私はこういうことないんです，
13  Doc:  →                                      [This isn't typical.=
    医師：                                          普段とは違う．
14  Pat:   =[Right. Exactly.
    患者：    そうです，そのとおりです．
15  Doc:   =[(of your) migraines.
    医師：    偏頭痛であると．
```

ここで，症状が続いた期間を述べた後，患者は症状が普段とは違うと定式化をするような文を開始している．これは確かに医師の結論であり，患者は素早くこの推定を医師のために導いている．そして，推定的に過度に長い期間その症状が続いていることが抜粋 35 で「治らないんです」(2-3 行目)（抜粋 18 も参照）とほのめかされ，そして「4 週間」(6 行目) ということが明らかにされている．

```
(35) 鼻づまり
 1  DOC:   So how are you fee:ling.
    医師：   ご気分はいかがですか
 2  PAT:   Well, (.) I- (.) I feel good now but=I can't
 3         get rid=of=this:=uh:m (.) conge:stion.
    患者：   ええと，今は大丈夫ですけど，この鼻づまりが
           治らないんです
 4  DOC:   Okay,
    医師：   はい
 5  PAT:   I've had this co:ld, >in my head,< it was- started uh
```

6		with a sore throat (.) four weeks ago this
7		[coming Friday.
	患者:	風邪をひいたと思ってたんです，喉の痛みから始まって
		今週の金曜日で4週間になるんです
8	DOC:	[Uh huh
	医師:	ええ
9	PAT:	.hh And uh I don't know (0.2) ha my daughter had
10		something wrong with her she thinks that I
11		caught you know germ from her I don't know
	患者:	それで，わからないんですが，娘がなにか
		悪いものにかかっていて，彼女は私に伝染ったんじゃない
		かと考えてるんですけど，よくわかりません
12		((laughs))
13	DOC:	Kay now tell me are you blowing anything out of
	医師:	わかりました．今，息切れはしていますか

まとめると，患者のありふれた病気の提示は，それらを基本的に認識可能で，馴染みのあるものだが，常軌を逸したいつになく日常生活に支障をきたす，もしくは予後が良くないなどの特徴があるため，治療を保証するものであるという定式化をする傾向がある．病気がたいてい自己制御的であり，状態が良くなるまで待つ「問題に抵抗する」スタンスの方がよりある条件下においては真っ当であるにもかかわらず，これらの例外的な特徴は，治療を受けることを適切にする．

b 「未知の」疾患における問題に対する抵抗

現段階で未知の心配事に対処するとき，問題に対する抵抗を示すことと治療を受けるに値すると主張することはより複雑な作業になる．これまでに見てきたように，疑わしい健康状態は，受診を保証するのに十分たりえる（抜粋7と10を参照）．しかし，疑わしい状態は，良性となるかもしれず，そうした可能性は，より拡張された入念な提示を動機づけることもある．

(10) ［白癬－拡張］
1	DOC:	What happened.
	医師:	どうしましたか．
2		(.)
3	PAT:	Well I got (.) what I thought (.) in Ju:ne (.)

4		uh was an insect bite.=in thuh back of my neck here_
	患者：	ええと（.）私は最初思ったのは，（.）6月に（.）ええと虫刺されだと思ったんです．この首の後ろ．
5	DOC:	Okay,
	医師：	ええ，
6	PAT:	An' I (0.2) you know became aware of it 'cause
7		it was itching an'=I (.) scratched at't,
	患者：	それで，私は（.）気づいたんです，なにせかゆかったので．で，（.）掻いたんですよ，
9	PAT:	An' it persisted fer a bit so I tried calamine
10		lotion,=
	患者：	それでそれがしばらく続いてそれでカラミンローションを試したんです
11	DOC:	=Okay,
	医師：	ええ
12		(0.2)
13	PAT:	An' that didn't seem to make it go away
14		completely, an' it=s:tayed with me,=w'll its
15		still with me. Thuh long and thuh short of it.
	患者：	それで，なかなか効かなかったので，というかまだあるんですが，長いものと短いものと
16	DOC:	[Okay.
	医師：	ええ
17	PAT:	[Cut to thuh chase is its- its still with
18		me, .hhh but (its) got a welt associated °with it.°
	患者：	単刀直入にいうと，それはまだあって，ミミズ腫れも一緒にできたんです
19	DOC:	Okay,
	医師：	ええ
20		(0.5)
21	PAT:	Its got a welt that's (.) no:w increased in
22		size to about that big=it was very (.) small
23		[like a di:me initially you know, an' now
	患者：	ミミズ腫れができて，（.）いまだいたいこんな大きさに，最初はとても小さくてダイム★2ぐらいだったんですよ，いまや
24	DOC:	[Okay,
	医師：	ええ
25	PAT:	its (0.3) like a (.) bigger than a half do:llar
26		(I bet [it's like-] [(　　)-
	患者：	ハーフダラー★3よりも大きいぐらいです多分（　）みないな
27	DOC:	[And　you [said　it's no: longer

28   itchy. Is that correct,
   医師：   そして，先ほどもうかゆくないとおっしゃってましたが，
                それであってますか

この診察は 8 月の半ばで，患者は「ええと私は(.)最初思ったのは(.)6 月に(.)ええと虫刺されだと思ったんです．=この首の後ろ_」(3-4 行目) で説明を開始しており，同時に物語が続くことを予測可能にし，どのくらい診察を受けに来るまで待ったかを示している．患者の「思った」という表現の使用から，彼自身は今の状態が虫さされであることはもはや考えてはいないことが明らかである．むしろ，他のより劇的な語りと一致して (Sacks 1992a, Jefferson 2004a; Halkowski 本書第 4 章)，彼は「最初の考え」としてとてもありふれていてかなり良性の心配事の見解を報告している．彼は，また特にどのように今の状態に気づくに至ったのかの説明を大変注意深く，わざわざそれが「かゆ」かった (Halkowski 本書第 4 章参照) と説明している．その後，自己治療（カラミネローションを使って）の努力の甲斐がなかったことを詳しく話し，症状が継続したことを主張している（13-15 行目）．この時点で，患者は，症状と「ともに過ごした」期間を説明する患者にとってごく標準的なジレンマに直面する．これは「転換点」を説明することであり，つまり先に行なった症状に対処した方法をこれ以上続けられないとした検討である．患者はこれに対して，虫さされによるものとはかけ離れたもの，つまり，彼が特に強調した「ミミズ腫れ」を，その大きさがダイムから「ハーフダラーよりも大きく」(25 行目) なったという進行具合を述べながら，対処している．

最後に，中年の糖尿病患者の女性が「調子のよくない脚」を提示している次の抜粋を検討しよう．

(36) 調子のよくない脚
1 DOC: Whatcha up to:.=h
   医師：   どうしましたか．
2   (0.2)
3 PAT: I've gotta bad foot that I can't: get well.
   患者：   脚の調子が悪くてよくならないんです．
4   (0.2)
5 DOC: Which part.

	医師:	どのへんですか
6	PAT:	>Okay.< About ↑ five weeks ago I went to Disneyland
7		and I wore uh pair of sandals that weren't very
8		sup<u>p</u>ortive.
	患者:	はい．だいたい，5週間ぐらい前にディズニーランドに
		行ったんですが，あまりしっかりしていないサンダル
		を履いていったんです．
9		(.)
10	PAT:	.hh And after th<u>a</u>t I started tuh have trouble.
	患者:	そしてその後から調子が悪くなったんです．
11		(.)
12	PAT:	It hurts in here,
	患者:	ここが痛むのと，
13		(.)
14	DOC:	(°Mm hm.°)
	医師:	ええ．
15		(0.8)
16	PAT:	(Now s)=it's uh lot b<u>e</u>tter than it was because I've
17		been w<u>e</u>aring an ace bandage.
	患者:	（今）前よりもかなり良くなっていて，
		エース包帯のお陰です．
18	PAT:	.hh But it still sw<u>e</u>l<u>l</u>s,
	患者:	でも少し腫れています，
19		(0.2)
20	PAT:	#An'# I don't know (.) what's wr<u>o</u>ng.
	患者:	それと，何が原因か（.）よくわかりません．
21	PAT:	.hhhh Every day I've been wearing an <u>a</u>ce bandage.
	患者:	毎日エース包帯をしているんです．
22		(0.2)
23	PAT:	But what r<u>:</u>eally made me come <u>i</u>n here is that
24		this m<u>o</u>rning (0.5) when I woke <u>u</u>:p_ (0.5) it was
25		kind=of- reddish blue, right h<u>e</u>re?
	患者:	でも今日ここに来た本当の理由は，今朝（0.5）起きた時，（0.5)
		赤みがかった青になってたからなんです，ちょうど
		ここが
26	PAT:	.hh An' it hurts t<u>e</u>rrible tuh walk on my t<u>o</u>e: an'
27		this part here.
	患者:	でつま先で歩くとすごくここが痛くて
28	PAT:	.hh Now if I pr<u>e</u>ss it it don't h<u>u</u>rt very much but
29		when I w<u>a</u>lk on it (h) (But) I don't w<u>a</u>lk on it. I
30		walk on (th') side uh my f<u>o</u>ot which is no good
31		for th<u>is</u>:.

```
        患者:        今，押すとそんなに痛くないんですが，つま先で歩くと.
                    (でも)つま先で歩かないですが. 足の側面で歩いていて，
                    これにとってはよくないですが
32                  (1.5)
33      DOC:        Yeah:.=h
        医師:        はい
34                  (0.2)
35      DOC:        #eh# I hope you didn't- may have uh s:mall fracture
36                  there er something.
        医師:        えっと，あなたは- ひょっとしたら小さな骨折か何か
                    しているかもしれませんね
```

　この抜粋で，3行目の女性の冒頭の心配事の提示は，これが自力で治そうとした状態であることを主張する「良くならないんです」という節を含んでいる．このように，この説明の開始から，問題に対する抵抗(トラブルレジスタンス)の示唆があり，それがやがて説明に現れてくる．最初の「問診」の質問が5行目で医師からあったとき，患者は，質問のアジェンダにそって応えていない（Boyd & Heritage 本書第6章）．代わりに，患者は語りを開始し，症状が5週間前から始まったことと，その原因についての推論（Gill 1998a; Gill & Maynard 本書第5章を参照）を展開している．それを述べた後やっと，患者は（12行目で）医師の質問に応えている．続けて，患者は自己治療（エース包帯（16-17行目））の甲斐があって，状態が改善されていることを説明しているが，その改善は部分的であり（18行目），症状への不安を表現している（20行目）．最後に，患部の変色という具体的な発見を，治療を受ける決断を促した要因である「転換点」として説明している（23-25行目）．

　患者の説明は，先に記述された問題に対する抵抗の二つ目のタイプの要素である，客観的な記述と，不満と「最大の不安」の回避を取り入れている．12行目の痛みに対する簡潔なほのめかしは，症状が見られる部位を特定することで，5行目の医師の質問に答える手段として利用されているが，それは別に，患者は痛みや不快感に関する言及を26-27行目まで先延ばしにしている．つまり，全体的な症状の説明の結論と，それを治すために患者が利用した数々の手段の後であり，またこの時点でさえも，その言及は端的である．これは，痛みが問題の指標として説明中いつでも利用されたであろうし，特に18行目がそうであるが，それにもかかわらずである．（患者の身体検査中の無意識の振る舞

第3章 受診について説明すること　　97

いが，足がひどく苦痛であるという明確な指標を与える．）

　さらに，患者の心配事の提示のなかでは述べられず，診察の後半になって言及されるのが，患者の根底にある足の問題が，静脈炎の兆候で，糖尿病に関係があるという懸念である．この懸念事項は，治療を受ける決断が，脚の変色のため生じたという観察のなかで，指標されているが，はっきりとは述べられていない（25行目）．このかなり強い問題に対する抵抗（トラブルレジスタンス）の記述のうち，患者が，彼女にとって何が一番の深刻な心配事であるかを表出させないようにしていることは重要である．

　次に，この説明では，患者の心配事が，(i) 長い期間，(ii) 自己治療が失敗したこと，(iii) 状態に対する困惑，(iv) 受診を促した出来事，として提示されている．さらに，(v) 痛みや恐怖，「最悪の事態」に対する主観的な経験に言及しない問題に対する抵抗の形式をとった伝達の仕方を具体的に表している．様々な組み合わせによって，これらの要素は，他の問題に対する抵抗の説明にも登場する．

　対照的なケースとして，抜粋11の拡張版が有益かもしれない．

```
(11)　息切れ－拡張
 1  Doc:   =˙hhhhh So::. What's the problem.
    医師：              それで．どうされました．
 2          hhh[hhhhhhhhhhhhhhhhh
 3  Pat:      [Well, me breathin's shockin'.
    患者：      ええと，息ぐるしいです．
 4  Doc:   Ri:ght.
    医師：  そうですか．
 5  Pat: →As I'm wa::lkin' [ah- (0.3) I 'av ta sto:p.
    患者：  歩いていて，と-       止まってしまう．
 6  Doc:                   [Yeah, (.) Yeah,
    医師：                   ええ，ええ，
 7  Doc:   Yeahs.
    医師：  ええ．
 8          (.)
 9  Pat: →An' even when- >do you know when ya go< ta
10          shake the pillas up,
    患者：  でたとえ- >わかりますか< 枕をゆさぶると，
11  Doc:   Yeah
    医師：  ええ
```

```
12              (0.3)
13    Pat:  →I ga- I go out a bre:ath.
      患者：    息が- 息が切れます
14    Doc:     Mm
      医師：    ん
15              (0.5)
16    Pat:  →'hhh An' I hav' 'ad a-=hh a cold over the
17            weekend.=cuz it got cold on saturday,
      患者：    それから，週末風邪をひいてしまって，
                土曜日が寒かったもんですから
18    Doc:     Mm:m,
      医師：    ええ
19              (0.8)
20    Pat:  →An' I feel lo:usy,hh
      患者：    それで，しんどいです
21    Doc:     Mm
      医師：    うん
22              (.)
23    Pat:  →I'm full of- (0.7) everything(k) .
      患者：    ありとあらゆるすべて（の病気）です
24              (1.0)
25    Pat:     'hhh So::=hhh can ya help me?
      患者：    それで，治してくれますか
26    Doc:     °Sure,°
      医師：    もちろん
27    Doc:     'hhhhh (0.4) Th- this isn' something completely
28            new:: you've had it before... ((continues))
      医師：    こ- これは何か全くかかったことのない，
                前にもかかった，（(続く)）
```

この抜粋では，患者は，相対的に見ると，問題に抵抗するような症状に関する記述を開始しており，苛酷さを増しながら，客観的で「事実に基づいた」やりかたで，息切れに関する（5行目，9–10, 13行目）二つの実際の兆候について述べている．患者は，心配事の提示が進むにつれ，しかしながら，あからさまな助けの求めで心配事の提示を締めくくる前に，より「問題に注意を向けた(troubles attentive)」，主観的，もしくは不満を述べる状態に陥っている（20, 23行目）．まさにこの後者の要素こそが，問題に対して抵抗する形での心配事の提示が避けようと苦心している対象である．

結　語

　診察における心配事の提示の段階は，患者が治療を受ける理由があるのと同じくらい，近年広く研究されている（Mechanic 1972; Zola 1973; Brody 1980; Stoeckle et al. 1963）．不安や心配の記述と症状を理解して説明しようとする試みを含む（Roter & Hall 1992）．自らのことばで，医学的心配事の本質を語ることができるという，患者にとっての明確な表現上の価値とは別に，心配事を引き出し，提示する過程は，健康上のアウトカムに直接影響するので重要である．

　(1) 患者には多くの場合，複数の心配事があり，それらには生物医学的，または心理的性質のものもある（Barsky, 1981; Lipkin et al. 1995; Stoeckle & Barsky 1981; White et al. 1994; White et al. 1997）．

　(2) これまでの研究で，患者のありとあらゆる心配事と，病気に関する説明を引き出すことは，診断や治療をより良くするということがわかっており（Arborelius, Bremberg & Timpka 1991; Cassell 1985a, 1985b; Fisher 1991; Korsch et al. 1968; Larsson et al. 1987; McWhinney 1981, 1989; Mishler 1984; Sankar 1986; Todd 1984, 1989），そして，究極的に，医学的効果（治療成果）にもつながってくる（Brown, Stewart & Ryan 2003; Greenfield et al. 1985; Kaplan, Greenfield & Ware 1989; Orth et al. 1987）．しかし，急性期の受診のうち，75％までしか，患者ははっきりと自分の真の心配事を提示しないといわれている（Lang et al. 2000）．

　本章では，このズレに対する可能な理由の提示を試み，患者の心配事の提示は，しばしば主として，治療を受ける決意を正当化することに費やされてしまうという主張を展開した．この決意を正当化する必要性のコアは，一般的社会的規範であって，それは少なくとも英語圏では，個人による対人関係上の振る舞いにおける，「問題に対する抵抗」（トラブルレジスタンス）と，医療ケアの文脈における，病人役割（シックロール）に対する抵抗を促進するものである．本章では，受診内容によって，制約，資源，また正当化の内容が変わってくるということを提議した．受診が，ある状態が再発したという患者の信念によって動機づけられていると，ありふれた病気の受診とは違った正当化されうる身の回りの情報（アフォーダンス）が提供される．患者の病気の概要と関わらない，また説明または解釈しにくい症状は，医師による問題がないとする心配事の解決策が，受診の動機として「十分」であるということを

示すことで，治療を受けるに値するかどうかの「敷居を下げる」ような発見や不確実性についての物語を誘発しがちである．

　私たちはまた，患者によって受診を正当化するために用いられる様々な実践を記述した．患者は，過去に医学的治療が必要だったとして，不満をすでに特定化したと主張するかもしれず，それによって，現在の受診を正当化していく．患者は，様々な他者が，診察を受ける決断を促したり，支持したりしたこと，もしくは，症状の様相を解釈するのに貢献したことを示すかもしれない．患者は，その状態にしばらく耐え，その状態が，治療を受ける決意をするなかで，「転換点」となるような特別な変化を迎えるまで，自分でも治療を試みたことを示したいと思うかもしれない．

　受診のなかのこの段階におけるジレンマの背景にあるのは，最初にブルアとホロビン（Bloor & Horobin 1975）によって特定された，一般人と専門家の判断の間にある緊張である．診察を受ける前，患者は十分治療を受けるに値する心配事があると判断をしなくてはいけない．しかし，この判断自体，診察の過程で［医師によって］判断される．患者の視点からいうと，最初の判断の表出は，問診の一番最初の質問であるかもしれず，それは，患者の心配事が深刻に受け止められるという，一時的な確証として解釈されうる．これは，ベックマンとフランケル（Beckman & Frankel 1984）によって記述されているような，心配事の提示をする役割を，医師からの介入によって進んで放棄してしまうといわれている大多数の患者の意志を説明することになるかもしれない．本章で示されたデータは，抜粋 12 にあるように，そのような割り込みが患者の受診の正当化の重要な構成要素を奪うと，患者は医療面接よりも優先して，自己正当化という根底にあるアジェンダを追求していく対策を講じていく．

　もちろん，受診の正当化の過程は，心配事の提示だけで終わらない．ハルコウスキー（Halkowski 本書第 4 章）が示すように，よく似た心配事は，問診の最中にも見られるし，ヒース（Heath 1992）やペラキュラ（Peräkylä 1998）が示すように，これらの心配事が診断の最中に（再）表出することもある（Heritage 2005; forthcoming; Heritage & Stivers 1999 も参照のこと）．にもかかわらず，心配事の提示の段階は，最初で，おそらく最も重要な，心配事の信頼性と正当性のための出会いの局面である．診察室の患者の存在の正当化を裏づける多くの問題が，この局面に扱われ，またなぜ医師によるこの段階の適切な管理が重

要であるかは，このような中心的重要性を持つ．

注
*1 ヘリテッジとロビンソン（Heritage & Robinson 2006）は，120件の急性期のプライマリ・ケア受診のうち15%において，患者が自ら症状提示をするよりも，医師が，その後医師主導となる病歴聴取に通常帰する確認の発言（例：「3日間のどが痛くて熱があるんですね？」）によって診療を開始していることを示した．このような開始の仕方は地方よりも都市部において，また，患者が上気道感染症を訴えている場合に，特に顕著に見られた．
*2 この抜粋と反対に，911の救急通話のように，他の行為者に対してこのような志向性を転置することは，望まない結果を生むこともある．ダラス911の通話では，かけ手が同様の調子で開始している．

　　1　911：And whatiz thuh problem there.
　　　　　　　それで，問題はなんですか
　　2　Clr：I don't kno:w, if I knew I wouldn't be needin'
　　3　　　　[y-
　　　　　　　知らないよ，わかってたら電話なんかしない
　　4　911：[Si:r:, I a- would you answer my questions
　　5　　　　please? whatiz thu[h problem?]
　　　　　　　すみません，私の質問にお答えください．
　　　　　　　問題は何ですか
　　6　Clr：　　　　　　　　　[She is hav]ing difficult in breathing
　　　　　　　　　　　　　　　彼女が息ができないんだ

ここでは医師-患者の文脈では正当であるとみなされる態度が，かけ手の要請を断ることに発展している．結果はかけての母親が救急隊の助けをえられず亡くなっている（Whalen et al. 1988）．
*3 この用語はジェイ・ミーハンの911緊急通話の分析より借用している．ミーハン（Meehan 1989）は，かけ手の関心は，その通話が警察の職務範囲もしくは介入の正当な対象である問題についてであることを示すことにあると記しており，これを「警察関連（police relevant）」や「警察が関われる（police-able）」と呼んでいる．関連研究として，ウォーレンとジンマーマン（Whalen & Zimmerman 1990），および，ウォーレン，ジンマーマン，ウォーレン（Whalen, Zimmerman & Whalen 1988），ジンマーマン（Zimmerman 1992）は，911への通話に正当性を伝達することが内包されている複雑さを示した．
*4 この自発的な行為はもちろん，患者による心配事の提示の継続を促す医師

の受け止め (3, 6行目) によって促されている (Beach 1993, 1995; Beckman & Frankel 1984; Robinson & Heritage 2003 を参照).

*5 このプロセスの倒置は, 患者の仲介人として行動しているもう1人が, 受診の根拠として患者の権威を持ち出す場合出現することがある.

1	Doc:	How can I help,
	医師:	どうされましたか,
2	Clr:	.hhh Well- (0.3) all of a sudden yesterday evening, having been
3		perfectly fit for (.) you know, ages, [.hh
	かけ手:	ええと, 昨日の夜突然, それまでとても元気だった, 長年,
4	Doc:	[Ye:[s,
	医師:	はい
5	Clr:	[My husband was taken
6		ill: (wi') th'most awful stomach pains, and sickness, h[h
	かけ手:	夫が具合が悪くなって, ひどい胃痛の病気で,
7	Doc:	[Ye:s,
	医師:	はい
8	Clr:	.hh An' it's gone on a:ll night. He has vomited once. hh!
9		.hh[h
	かけ手:	一晩中だったんです. 一度もどしました.
10	Doc:	[Righ[t,
	医師:	ええ
11	Clr:	[An' also had some diarrhea,hh!
	かけ手:	それから下痢もしていて,
12	Doc:	Right,=
	医師:	はい
13	Clr:	=Uh: a:nd hh! You know he seems >t'be< almost writhing in
14		a:gony, h .hhh eh-hhh! ˙h[h (He's had) 'is appendix ouhht! hhh=
	かけ手:	それから, 苦痛で身悶えしているような感じで. 盲腸は取っています.
15	Doc:	[°(Ruoh,)
	医師:	ああ
16	Clr:	=.hhh!
17	Doc:	Ye:s. ((smile voice?))

	医師:	はい((笑みをうかべながら?))
18	Clr:	→Uhm: (.) an:d (.) you know he just feels he ought to see a
19		→doctor,
	かけ手:	えっと，それで，彼は医師に診てもらうべきだと感じているようです，

訳注

★1 問題そのものに抵抗するのではなく，問題の受け入れに抵抗を示し，問題として重く扱うのではなく，むしろ軽減しようとする志向性のこと．

★2 米国で使用されている10セント硬貨のこと．直径17.91 mm.

★3 米国で使用されている50セント硬貨のこと．直径30.61 mm.

第4章 病気であると気づくこと
―― 症状の発見についての患者のナラティブ

ティモシー・ハルコウスキー

　　友人が「そしてやっと気づいたんだけど……」といいながら
　　顔を近づけてきて，ふつうなら信じられないような物語をする．
　　そういったときでも，肝心なのは，物語そのものではない．

　　以前の私が思っていたのは，世の中は苦しいことばかりなので
　　たまには歌でも歌わずにはいられなくなるといったことだった．

　　そして，秩序だっているのと同じくらいに，結びついていることが
　　役に立つとも思っていた．自我がまずあって，次に苦しみ，
　　そして歌うという順に出て来るものだ，そう思っていたのだ*1．

はじめに

　新たな健康問題かもしれないものについて話すときに，人はしばしば，問題を発見したときのナラティブ（つまり，問題が深刻かもしれないと，どのようにして気がついたのかについての話）をする*2．小説家でもあるウォーカー・パーシー医師から友だちのシェルビー・フートに宛てて書かれた手紙について考えてみよう．

（1）　親愛なるシェルビーへ
　　　　あまり良いニュースではない．
　　a->ここ数週間，腹部と背中に痛みを感じている．
　　b->いつもの憩室炎だと思っていた．
　　c->先週，病院に検査に行った．結腸は正常だったが，大動脈と脊柱の周囲にかたまりがあった．何かはまだわからないが，おそらく前立腺癌か膵臓癌の転移だろう．わ

かり次第お知らせします……．[Tolson, 1997:301]

　この手紙の三つの特徴に注目してほしい．一つ目として，ペーシーは自分が経験した痛みについて告げている（a）．二つ目として，「最初の考え（first thought）」(Sacks 1992b: 215-21)，すなわち痛みの原因についての最初の仮説について言及している（b）．三つ目として，最初の考えが間違っていたとわかった出来事について記述している（c）．こうした特徴は，新たな健康問題を報告する仕方に共通しているように思われる．スポーツ記事からの抜粋について考えてみよう．

(2)『シリーロめまいのためにベンチ入り』
a --> ……シリーロは，サンディエゴ相手のエキジビジョンの試合があった
　　　3月21日に初めてめまいを経験した．
b --> 最初は，禁煙の影響だと思った．
c --> だが，先月中，めまいは起きたり止まったりした．
d --> 彼は語っている．「最初は，それが自分の調子によるんだと思った」
e --> 「だが最近，普段なら打てるはずの球が打てない．
　　　調子が悪いときでも普通ならファウルにする投球だよ．
f --> ずいぶん長いあいだ続いている．それでもプレイを続けようとしたんだけど．」
　[Milwaukee Journal-Sentinel, 1997年4月21日, p.7C]

　この記事は，最初の問題について記述することから始まっている（a）．次に，シリーロは問題に対する最初の説明を試みている（bとd）．また，彼は最初の説明を否定し，その後の情報を提供している（cとe）．そして，問題に対する最初の反応と同じように，問題が続いた期間を言い表している（f）．この最後のところで，シリーロは，即座に問題を「治療をうけるに値する（ドクタラブル）」ものとみなすことなく，自分自身が誠意をもって対処しようとしてきたことを述べている．
　この二つの抜粋で，健康問題になりそうな症状を発見したときのナラティブが語られている相手は，素人である[*3]．似たようなナラティブが，患者から医療専門家に対しても語られうる．この章では，その構造と使用法について詳細に考察していくことにしよう．二つのプライマリ・ケアのクリニックにおける外来でのビデオ録画された25のデータに基づいて私たちが論じるのは，医師に対して患者たちは，問題発見のナラティブを通じて，自らの身体の様子を

正確かつ適切に目撃し経験していると示しているということである．彼らは，自分たちが（過度に目ざとくも，かといって怠慢でもなく）適切に気にかけているということを示している．最も一般的なレベルで，こうしたナラティブは，私たちが「患者になるときの問題」と呼びたいものに向けられている．

「患者になるときの問題（patients' problem）」

診療における患者の役割に関する初期の研究は，病気であるという概念が権利と責任を伴うものであるということを強調した．パーソンズは，「病者役割（sick role）」は，その人の通常の役割と義務を，能力低下による責任と同様に免除すると主張した．そしてまた，回復するのに有能な手助けを探す（そして協力する）という義務をもっている，と主張したのだった（Parsons 1964: 274-75）．

だが，パーソンズも述べているように，こうした問題は，そこにある問題が治療を受けるに値する問題（すなわち，医療上の注意が向けるべき問題）なのだとわかっていくという，より基本的な過程の結果なのである．確かに，病気が，曖昧さがなく現れるような状況もある．だが，一定の時間を経過して初めて，病気だとわかる場合のほうが，より頻繁に生じる（これについては，上の［1］と［2］を参照してほしい）．それ以上に，患者は，診察室に座るまでは，自分の健康問題と身体の経験についての専門家であることが期待される．これについて，ブルアとホロビンは，以下のように述べている．

> ……理想的な患者について医師は，どういった状態を示すべきか，そしていつ一般医にそれを示すべきかを判断するための十分な知識と，症状を見定めることができ，そして同時に，自分の状態を見定めたなら，医師の評価に従う人であるとみなしがちである（Bloor & Holobin 1975: 276）．

これと同じようにストロングは，医療スタッフによる患者（子供）の親に関する評価を以下のように紹介した．

> 医師が探し求めた鍵となる質は，親がどれくらい「思慮深い」か，ということである．（1）「思慮深い」というのは，ものごとを正しいコンテクス

トに置くということである．すなわち，原因がなければ心配しないこと，自分の感情が医師への報告に影響を与えないようにすること．自分の運命を受け入れ，必要なときにはつらい決定をするといったことである．言い換えると，医療スタッフに，積極的に適格な能力を示して従うということである．母親のなかには，存在しない問題を見つける「心配性」や，不可能を克服しようとする人がいるが，理想的な患者は，深く関わったり距離を置いたりのバランスが良い．話をそのまま受け入れたり，心配を示したりするということである．例えば，以下で，あるセラピストが重度のハンディキャップを負った子供の母親について論じている．

TE：彼女はすごい．最高だ．距離を置いていながらも深い愛情をもっており，子供にとって何が最善かを純粋に知りたがっている．［(Strong 1979: 156) 強調は筆者］

　要するに，潜在的な症状を経験するときには，いくつかの実践上の決断をしなければならない．これは健康問題になりそうだろうか，それとも身体を持っているので避けることのできない，日常的な身体感覚や痛みなのか*4．これはどうにかする必要があるものなのだろうか，それとも自然に治るものなのか．医療の専門職に診てもらうべきなのだろうか，それとも自分でどうにかするべきか．自分でするなら，どのようにすればよいのか．医師にかかる前にどのくらいの期間，自分でどうにかすればよいのか*5．こうした実践上の問題が組み合わさったものを「患者になるときの問題」としてグループにすることができる（Heritage & Robinson 本書）*6．

　患者が自分自身を，新たな（すなわち潜在的な）健康問題へのケアを適切に求めている人として明確に示す一つの方法は，症状を発見したときのナラティブを通じて，それを示すという方法である．ふつう，これらのナラティブは，「徐々にわかっていく過程（realization）」（どのようにして「X」だと気がつくに至ったか）を報告する形を取っているので，こうした物語を患者の心理的な解釈モデルの一部として考えるという誘惑に駆られがちである．しかし，「徐々にわかっていく」ということには，社会的な意味合い（「具体的な存在へ変えること」）があることを思い出すなら，ある課題をするために，これらのナラテ

ィブが動員されている仕方に目をやることができる．

　この章では，そうしたナラティブが使われる目的について理解するために，そのようなナラティブの機会が，外来診療での特定のタイミングで生じることと，そこでの発話ターンの構造に注目していく（Schegloff 1996b: 12）．こうしたナラティブの二つの特徴に特に注意を払うことにする．すなわち，「最初は『X』だと思った」（at first I thought 'X'）という報告と「気づきのシークエンス」（sequence of noticing）である．それに引き続いて，患者によるそういったナラティブの語りが，その問題が「医師と適切な関連（doctor-relevance）」があるもので，それを「動機づけられないで突如として」発見したことを，どのようにして示すのかについて検討する．このやり方をとることで，人々は自分が自分の身体に適切に気にかけている（つまり，怠慢すぎず，過度に用心深すぎない）「理にかなった適切な患者」であることを示す．

　要するに，この章が提起しているのは，私たちの身体感覚についての報告が，社会的な相互行為によって形づくられていく仕方，すなわち，（現象として最も私的で内部的であると想定されている）身体感覚についての社会認識のいくつかを目に見えるように（そして分析可能に）していく道筋である（Hilbert 1984, 1992; Wittgenstein 1953, 1964）．

**ケアすべきか，すべきでないかを教えてください*7：
「関与と距離とのバランス」**

　こうしたナラティブが何に向けて（あるいは何を避けるために）デザインされているかをわかりやすくするために，ある臨床での相互行為において，以下の事柄がどのようにして取り扱われているのかについて考えていく．この問題のために，正しい時期に受診したのだろうか．これは受診するのが理にかなった問題なのだろうか．そして，自分の身体感覚に適切に気を配っているだろうか．こういった問いである．

　この臨床例では，退職した男性が高血圧の定期検診のためにプライマリ・ケアのクリニックを訪れ，また新たに腹部の腫れを発見したことを報告している．

(3) ［UKFP 2: 2］
1　医師1：　［で　あなたは

2	患者:	→「(で　　　)」わたしが本当にしたいのは((咳))
3		あなたに　きょう見てもらいたいのは(0.4)それは
4		起きちゃって(0.5)あ(.)ほんと(0.7)(tk)(0.8)
5		あ あれ以来　わたしが(.)最後にリオン医師にあって以来=
6		=じっさい　初めて気づいたのは だいたい(0.7)だと
7		まあ(0.5)2(.)週間(.)[(あるいは)]3週間
8	医師1:	[はい]
9	患者:	前に
10	患者:	→(.hh)わたしは　あぁ ここ 少し膨らんでて
11		(0.3)
12	医師1:	はい,
13	患者:	→で あ(.hh)知らないけ それが　あ(hh)
14		ヘルニアなのか,(0.4)あるいは(ah)(.) 何か内側に
15		原因があるのか((咳))けど　ah それ-
16		が- 少しいびつな(.)たぶん　ただ
17		そうやって少しずつ大きくなって.
18	医師1:	Hm hmmm,=
19	患者:	けれど　おもうに　たぶん見てもらったほうがよい
20		ものがある=
21	医師1:	=2週間前になって気づいたんですね,
22	患者:	ええ
23	医師1:	はい. =
24	患者:	=(ねえ) 1年続いていたかも(.hh)
25		自分のことはあまり気にしないから.
26		(.)
27	患者:	[ね
28	医師1:	[なるほど.
29	患者:->	でも髭をそっていたときとか(0.4)自分が
30		脇腹のエクササイズをしていたときにおそらく
31		鏡とかの前とかでやっていて(0.3)
32		多分[で　　　]ちょうど気づいて
33	医師1:	[hm hmm,]
34	患者:->	こっちの脇が(1.0) 腫れていると気づいたんです
35	医師1:	はい.
36	患者:	こっちの脇よりも. ((患者が続ける))

【原文は, 章末に掲載】

　この患者は, 2-7行目で, (新しい) アジェンダとなる項目を導入し, そのための時間についての文脈をもたらしている. それは, 突如として問題が始まったのだと力説している文脈である. どのようにして, この意味あいが達成され

第4章　病気であると気づくこと

るのかを記してみよう．患者は問題を以下のように提示していた．

- a. come up (0.5) ah (.) °real° (0.7) (tk) (0.8)
  起きちゃって(0.5)あ(.)ほんと(0.7)(tk)(0.8)
- b. ahh since I (.) saw doctor lyons last
  あ　あれ以来　わたしが(.)最後にリオン医師にあって以来
- c. =matter of fact I only noticed it about ahh(0.7) I'm gonna sa:y (0.5)two(.) weeks
  =じっさい　初めて気づいたのはだいたい(0.7)だと　まあ(0.5)2(.)週
- d. (.) (or) three weeks ago.
  (.) (あるいは) 3 週間前

　(a)の部分での患者の発言が示しているのは，この問題が急に表れたということである．(b)の部分は，その問題が，最後に医師を訪ねた後で起きたということを強調している．(c)と(d)の部分は，2, 3週間前に問題に「初めて気づいた」であることを強調している．しかし，患者はまた，このタイミングがおおよそのものであることも強調している（だいたい(0.7)だと　まあ(0.5)2(.)週あ(.)あるいは3週間）．問題をこうしたかたち（aとb）で紹介することは，結果として，問題となるかもしれないものに医師の注意を向けるのを必要以上に遅らせることはなかったものの，(cとdで，おおまかに言うことで)この症状に過度の関心を寄せてはいなかったことを具体的に示すという効果をもつ．

　(8行目で)医師から「はい」[1]と言われた後で，(10行目で)この患者は，問題に名前を与えている．そしてその後で，その原因の候補を挙げている((Gill 1995)を参照してほしい)．

- a. an:d ah (.hh) I don't know whether its ah (hh) ah hernia, (0.4)
  で　あ(.hh)知らないんだ　それが　あ(hh)
- b. or (ah) (.) something inside there causing it ((cough))
  ヘルニアなのか，(0.4)あるいは(ah)(.) 何か内側に((咳))
- c. but ah ((cough)) it- is- ah little lop sided (.)
  原因があるのか((咳))けど　ahそれ-が-少しいびつな(.)
- d. maybe I'm just growing that way.
  たぶん　ただそうやって少しずつひどくなって

ここで患者が成し遂げていることには，この問題を医師に持ち込むことが理にかなっていると伝えるということである．この患者は，これが「よくある」問題（「ヘルニア」「たぶん　ただそうやって少しずつひどくなって」）であるかもしれないと気づいていたと示している．しかし，また，それ以上に重篤な問題かもしれないことにも関心を寄せていた（「何か内側に原因があるのか」）．彼は，まさに次の発言「けれど　おもうに　たぶん見てもらったほうがよいものがある」（19-20 行目）で，医師に持ち込んだ理由だとしてこの問題を強調している．
　医師が驚きを込めて，問題発見の時期について確認を求めている（これによって，潜在的に患者を非難している可能性もある）（21 行目）．
　(22 行目で）このタイミングを確かめた後で，(24-25 行目で）この患者は，医師の問いに非難の要素があるかもしれないと気を使いつつ，答えを続けている．患者の答えは，医師の質問をただ確認を求めるものとして受け取るのではなく，さらにその説明を求めるものとして受け止め「（ねえ）1 年続いていたかも」と答えている．そして，それまでは，この問題を見逃していたことについて「自分のことはあまり気にしない」と説明を加えている．
　引き続いて，この患者は，症状発見のナラティブを始める（これについては，この章の後半でさらに詳しく論じる）．「自分のことはあまり気にしない」と言いながら，問題の発見について説明している．(29 行目の「でも」で）この発見を，自分自身の身体にそれほど気を配っていないとした，それ以前の立場とはつながらないものとして扱っている．
　この問題発見のナラティブは，最初にいつ，その問題に気づいたかという（潜在的には非難を受けるかもしれない）質問に答えながら，また，適切なバランスのとれた距離感を保っていることを具体的に示すという，極めて洗練されたやり方で行っている．患者による問題への関わりは，(13-17 行で）表出された関心によって示されている．また，患者の距離感は（29-32, 34, 36 行での）ほとんど偶然この問題を発見したとする報告によって示されている．
　患者が自身の身体の感覚や症状への適切な気づきを説明する仕方に，正確無比な目盛りがあるのを見てとることができる．それに加えて，彼が自分自身を適切な患者であり，そうすべき時に医療ケアを求める者であると呈示する際の，きわめて調整された仕方を見てほしい．

「受診の理由」をうちたてる_対_「病歴の聴取」をうちたてる

　日常の相互行為に関する研究において，ハーヴィ・サックス（Harvey Sacks）は，物語のための場所が，ど・こ・に，ど・の・ように・もうけられたかによって，物語がいつ，どのように語られるかは，その物語が何を行っているかと関連をもつと言う（Sacks 1992b: 229-31）．プライマリ・ケアでの診療では，患者と医師のどちらも問題を発見したナラティブを始めることができる．また，出会いの最初でも，病歴聴取の途中でも，始めることができる．出会いのどちらの段階においても，患者は「患者になるときの問題」（patients problem）と私たちが呼ぶものに気を配っていることを表現する．しかし，この「患者になるときの問題」への志向性は，受診の最初の段階でより大きな問題となる．最初の段階では，プライマリ・ケアを受診する理にかなった健康問題があるのかについて，（双方に）明確な疑いの念が交錯するのである．

　これとは対照的に，病歴聴取の段階にまできたときのナラティブは，同じ「患者になるときの問題」への関心に向き合ってはいても，「まずもって，私はなぜ，ここ，クリニックに居るのか」という差し迫った問題に脅かされず語られる．この時点で，医師と患者は医療の出会いの中間段階にいて，医師は（少なくとも，さしあたりは）患者が適・切・に・ケアを求めていると見なしている．この段階のナラティブは，その受診を（さしあたりは）妥当なものだと扱ってよく，したがって「なぜ」の問いに進むことができており，「私はここに居るべきであり，そしてこれが，私がここに居るべき理・由・」となっている問題に向き合っている．

　こうしたナラティブの位置という側面を拡大して，詳しく見てみよう．患者は，問題に名前を与えたり，特徴づけしたりすることが難しいことがあるかもしれない．また，それによって，治療を受けるに値すること（ドクタラビリティ）について，疑問が呈されているのかもしれない（（Zimmerman 1992）を参照してほしい）．プライマリ・ケアへの受診の最初の瞬間にナラティブが語られている，次の例について考察してみよう．ここでは，患者は，それが治療を受けるに値する問題ではないかもしれないという可能性を示している．

(4) [SSMC 0.1]
1 医師:->   どうしましたか
2 患者: あ えっと (0.2) どうしてもらえばいいのかわからないんですが
3   えっと=
4 医師: =確かではないと．
5 患者:-> つまり (．) 2日くらい前に気づいたんです
6   (0.3) 脇腹が痛くなって
7   -> 風邪をひいたと思ったんです
8   [(0.8)   ]
9 医師:-> [((1回うなずく))]
10 患者:-> それで (0.5) 横になって (.)
11   -> おさまったと思ったらまた．=今朝
12   (0.7) ベッドから起きたときに
13   うまく歩けないのに気づいて (0.5)
14   (0.2) おしっこをしたくなって．=でもおしっこをする必要は
15   なかったんです．
16   [(0.4)   ]
17 医師:-> [((1回うなずく))]
18 患者: そして (..) この (．) 脇腹が
19   とても痛くなったんです
20   [(.)   ]
21 医師:-> [((1回うなずく))]
22 患者: で 早く歩こうとしたり (0.2)
23   激しく笑うとあまりに痛いので
24   続けられません- [(1.2)   ]
25 医師:->   [((3回うなずく))]
26 患者: まるで誰かが (0.2) こぶしで脇腹を
27   突いたようです (0.2) くしゃみをすると
28   >わかります？<素早く動いたり (．) 激しく
29   笑うと．
30   [(1.0)   ]
31 医師:-> [((2回うなずく))]
32 患者:-> で ちょうど今日からこんな感じなんです．(0.6)
33   -> でも週末はずっと (．) 不愉快な感じ
34   だったのです．
35   [(1.2)   ]
36 医師:-> [((2回うなずく))]
37 患者: それで 診てもらおうと思った
38   のでした
39   [(1.8)   ]
40 医師:-> [((4回すばやくうなずく))]
41 医師: 他には問題は．

42 患者：　　　　いいえ．＝それだけです．
【原文は，章末に掲載】

　答えのまさに最初の部分（2-3 行目）で，この患者は医師にかかるべきか分からないと告げている．このあと，（5-7 行目で）患者は最初の症状についての短い一連の行為の語りからなるナラティブと，痛みについての最初の意味づけ（7 行目での「風邪をひいたと思ったんです」）を話す．それによって，彼は，最初，その症状を，医師にかかる必要がない普通の現象として扱っていたことを示している．
　次に，0.8 秒の間があり（8-9 行目で）医師はうなずくことによって，患者に話を続けるように促している．このようにして患者は，（少なくとも潜在的に）医師がこのナラティブを，明らかに「医師と適切な関連がある」問題へつながるものとして扱っているという認識を（相互行為の初期の時点で）与えられている．
　そして患者はその問題をどのようにして扱おうとしたか（「横になった」）と，その結果（10-11 行目での「おさまったと思ったら」）を報告する．11-15 行目では，患者はより最近の症状を報告し，0.4 秒の間の後，（17 行目で）医師から継続を促すうなずきを受け取る．そして，患者による症状の報告が三つ続き（18-19, 22-24, 26-29 行）．それぞれの後には患者の沈黙と医師の継続を促すうなずきがある（20-21, 24, 30-31 行）．
　次に，（32-34 行で）患者は症状の時間経過をまとめている．症状が「ちょうど今日からこんな感じなんです」と言うことにより，患者は一連の症状がどれくらい最近のことかを強調し，長期の痛みの場合よりもより未確定の意味を報告にもたせる．また（「ちょうど」という）語彙，（「今日」「こんな」の）抑揚もこれを特徴づけている．次に，（33-34 行で）患者は，この部分の報告を，次の「でも週末はずっと（.）不愉快な感じだったのです」と対照させている．こうして際立たせることによって，多くの症状は最近のことであるが，週末のあいだ続いている症状もあることを示すことができる．
　このようにして，患者は自分自身に（心配しすぎず，無関心すぎないで）適度に関心をもっているが，医学的には重要な問題ではないという可能性を認識していることを示すように，一群の症状を報告している．

対照的に，次のデータの抜粋を見てほしい．ここでは，患者は，病歴聴取の段階になるまで，問題発見のナラティブをしていない．

```
(5)  [SSMC: MSE: 96]
1    DOC:      (About the) pain is it [sharp, ] or dull,
     医師:     (その)痛みですが  [きりきり]とですか，それとも鈍痛,
2    PAT:                       [(Well I)]
     患者:                      [(ええとわたしは)]
3    PAT:->    at first I thought it was some uhh cramps from
     患者:->   最初は月経からくる腹痛だと思いました．
4         ->   my period. Because that was coming in like three
          ->   3日くらい続いたので,
5              days, an I had to go home an-an lay down
               家に帰って横になる必要がありました
6         ->   because it- an I usually don't get cramps.
          ->   いつもは腹痛はないので．
7         ->   an then when it lasted thuh next weekend it was
          ->   で次の週末も続いて
8              over an I'm still getting these cramps y(h)ou
               止まり，今まだ腹痛があるの
9              kn(h)ow
               ですよ
10        ->   (h) an I thought this isn't period cramps.
          ->   だからこれは月経の腹痛ではないと思いました．
11   DOC:      Okay,
     医師:     はい,
12   PAT:->    This is something else.
     患者:->   何か別のものだと．
13        ->   an an then it(s) just (real) sharp. Its- its like
          ->   で で そして(とても)激しくなりました．まるで
14             ah dull throb that's kind of always there an- its
               常にあって痛む，にぶい動悸の
15             aching.
               ようです．
16   DOC:      Okay,
     医師:     はい
```

この患者は痛みの質について質問をされているが，問題発見のナラティブで答えている（2-12行）．より直接的な痛みの記述（13-15行）の前に置かれているので，このナラティブは（定期的な月経による腹痛かもと言うことで）痛みの

性質を記述するやり方の一つである．すると，こうした比較は，たんなる痛みの記述に見えてしまいそうだが，患者のナラティブの内側での使用法は注目に値する．この患者のナラティブは，痛みの記述が続けて語られることのコンテクストを作っている．(3–5行目で）この患者がその痛みをことさらに普通で，医師にかかるほど重要ではない痛みとして理解しようとしたことを示している．

　患者は（6行目で）医師に向けて「いつもは腹痛はないので」という．ふつうのこととして扱う試みの基盤が弱いことに言及する，症状を普通で医療と関わりない痛みとして扱おうとした，自分自身のほとんど英雄的な努力を強調している．この後，患者は症状のしつこさを記述する．それによって（7–12行目での）月経による腹痛かもしれないという「最初の考え」が否定されることになる．

　（病歴聴取のあいだに起こった）この例では，問題を発見していくナラティブは，患者がどれほど，自分の身体の感覚を適切に経験できているかに光を当てている．実際，この患者は症状を普通のものだと扱うことをやめようとしていた．これが引き続く痛みの報告の信憑性を増している．それは，患者のナラティブが身体の感覚への「鋭敏さ」を示しているからである[*8]．

　この二つのデータの抜粋が明らかにしてくれているのは，問題発見のナラティブが開始される外来診察の部分（位置）が，そのナラティブが何を行っているかに影響を及ぼしている．(4)ではナラティブが「どうしましたか」という医師の質問への反応として述べられている．このような相互行為上の「スロット」で起きているので，このナラティブは，患者によって一目で来院理由だとわかるものとして述べられている．

　プライマリ・ケアへの受診の最初の段階で，治療を受けるに値するのか，あるいはたんなる「普通の」痛みなのかという（医師と患者の両者にとって）とても現実的な問いがしばしばある．これとは対照的に，ナラティブが病歴聴取のなかで起こる場合，典型的には医師は問題をすでに「おそらく，医師にかかる重要性がある」ものとして扱っている．したがって，そのようなナラティブでは，おそらく医師にかかる重要性のある問題に対して，患者が示す適切な態度を表現するほうに重点が置かれている．

問題を発見するナラティブの特徴

この節では，こうしたナラティブに共通している二つの特徴に焦点を合わせる．「最初は『X』だと思った（at first I thought 'X'）」という仕組みと「気づき（noticing）のシークエンス」である．

「最初は『X』だと思った」

人々は，しばしば，実際にそうであったものについて話す前に，自分が見たと思ったもの（あるいは聞いたと思ったもの，そして本当であると信じたもの，など）について報告する．サックス（1984）とジェファーソン（2004a）は，この「最初は『X』だと思い，後で『Y』だとわかった」という仕組み（device）が日常会話でどのように使われるかを分析した．この仕組みで，最初の仮説が間違っていたことの予告と，通常の手段で，現象の最初の「誠意ある」説明を行おうとしたことを示すことができる*9．

したがって，この仕組みは自分を世界についての適切な目撃者であると示す方法を提供している．イベントの最も劇的で，奇想天外な説明を探すのではなく，最も明らかでありきたりの説明を探す者であることを例示する（Sacks 1984, 1992b; Jefferson 1986; Pollner 1987）．それに失敗したときにのみ，私たちは検索の範囲を広げて，より劇的な仮説を探ろうとするのである．

ここで取り上げておきたい重要な区別がある．サックスとジェファーソンが分析した例では，その仕組みは「最初は『X』だと思い，後で『Y』だとわかった」というものだった．それゆえそれを言った人は，引き続いて，物事が特定され，明確になっていく様子を述べていく．これとは対照的に，ここでの例では，この仕組みは以下のように使われている．「最初は『X』だと思った．だが問題が継続した（あるいは悪化した）などなど．それで医師に見せようと決断した」．要するに，ここでの患者は，引き続いて，特定の「わかったこと」（たとえば自身の症状を診断した）については述べていない．そうではなくて，患者たちの普通の気づきは，症状が続いたり悪化したりして「最初の考え」がうまくあてはまらなくなり，それを治療（ドクタラブル）をうけるに値する問題だとするにいたったというものである．特定の「わかったこと」として症状の候補を挙げないことによって，この患者は自分が適切な患者であると表示している．すなわち，患者たちは診断という医師の課題を抱え込むことはしていない

第4章　病気であると気づくこと　　　　　　　　　　119

((Bloor & Horobin 1975; Strong 1979), また特に (Gill 1995; Gill et al. 2001) を参考にしてほしい).

　激しい腹痛を訴えてプライマリ・ケアのクリニックに来た以下の女性の例で, この仕組みがどのように使われるのかを見ることができる.

```
(6) [SSMC: MSE: 96]
1   医師：　　（その）痛みですが[きりきりとですかそれともだるい
2   患者：　　　　　　　　　　　[（ええとわたしは）
3   患者:->   最初は月経からくる腹痛だと思いました.
4       ->   3日くらい続いたので
5            家に帰って横になる必要がありました.
6       ->   いつもは腹痛はないので
7       ->   で次の週末も続いて
8            止まり，今まだ腹痛があるの
9            ですよ
10      ->   だからこれは月経の腹痛ではないと思いました.
11  医師：　　はい,
12  患者:->   何か別のものだと.
13      ->   そしてとても激しくなりました. まるで
14           常にあって痛むにぶい動悸の
15           ようです.
16  医師：　　はい,
```

　医師による痛みの内容についての問い（1行目）の後, 患者は「最初の考え」について報告している（3-4行目）. そこから, 仮説の間違いを「予示」している（Sacks 1992b: 181-82）. 続いて, 仮説を持つに至った理由を説明している（4-5行目）. 痛みがどれほどだったかを報告した後（5-6行目）, 患者は「いつもは腹痛はないので」と付け加えている（6行目）. この発話は「最初の考え」の仮説の説明を少し変える. 「いつもは」腹痛がないのであれば, それを「最初の考え」として表すことによって, 痛みを「通常の」（つまり医師にかかる必要はない）ものだと理解しようとはしなくなったことを示している.

　引き続く（7-10と12行目での）トークで, この患者は「最初の考え」での仮説をどうやって否定したかを話す. また, 最初の仮説を却下したと強調することを, 来院の理由として聞くこともできる. 患者は（12行目で）これは「何か別のものだと」と述べたが, それが何かは分かっていない.

以下では，この形の別の例について考えていこう．ひどい頭痛のためにプライマリ・ケアのクリニックを訪れた男の例である．

(7) [UK 1]
```
1   DOC:    Okay. (0.2) what about thuh headaches (now)
    医師：   Okay. (0.2) 頭痛について(今)はどうですか
2   PAT:    (.hh) We::ll they've been (1.6) ahh (0.2) ah I
    患者：   (.hh) ええまだ (1.6) ええと(0.2)
3           think there've been three: major (0.5) sieges of
            まだ続いています．：これは (0.5) ここ5年間
4           these things over thlih last five years or so
            くらいにわたってひどい痛みが3度ほど
5           (0.2) an they've lasted (1.0) oh several weeks I
            (0.2) それぞれの回は (1.0) 数週間続いた
6           guess each time.
            と思います
7   DOC:    °hmhm°
    医師：   'hmhm'
8           ( 1.1)
9   PAT:    (.hh) A::n (hhh/((sigh)) they're kindof ah bad
    患者：   (.hh) それで (hhh/((ため息)) それらは悪い
10          type of headache you know
            タイプの頭痛なんですよ
11    ->    an I thought (0.2) thuh first time I had it I
      ->    思ったのは (0.2) 最初に思ったのは
12    ->    thought it was:: (.) related to some dental
      ->    それは:: ( . ) 当時抱えていた
13    ->    problems I was having (but) that- they didn't go
      ->    歯の問題に関連しているのではないかと(でも)
14    ->    away after thuh dental problems
      ->    治療が終わっても止まらなかった
15    ->    [were tak]en care of so
      ->    [の      ]です
16  DOC:    [hm hmm, ]
    医師：   [hm hmm, ]
17  DOC:    hmhm,
    医師：   hmhm,
18  PAT:    ((continues account))
    患者：   ((説明を続ける))
```

(2–6行目で) 患者が頭痛の病歴と継続時間について報告し，(9–10行目で) それを「悪いタイプ」だと評価したすぐ後に，ナラティブが始められている．(11–12行目での) 患者のナラティブの始まりを見ると，原因についての仮説が始まり，補足の挿入のために仮説の語りが止まり (「思ったのは (0.2) 最初に思ったのは」と) 再開するのがわかる．この挿入 (特に「最初に」での抑揚の強調) は，彼が何度もこの頭痛の「しつこさ」を経験していることを強調している．また，おそらくだいぶ前に，この「最初の考え」となる原因についての仮説が，患者によってとり下げられたことも強調されている．

　要するに，患者は，治療が必要となる新たな病態であると思っていたのではないということを具体的に示している．そうではなく，まずは前からあった説明 (歯の問題) によって痛みを説明しようとした．その説明が失敗したときに，その仮説をもって問題を医師に持ち込んだ．最初の因果関係についての仮説 (歯の痛み) を説明することで，自分がすじ道だてて適切に振る舞えること (理性がある，痛みのもっともらしい理由を探すことができる) を示す．データ (6) と (7) の両方で，「最初はこう思った」という仕組みは，そこで起こっていることについて，理にかなって，意味がわかる形で理解しようとしていることを示し，自分が，そんなふうに，適切に治療を求めている存在であると示すために使用されている．

ふと気がついたという，気づきのシークエンス

　「気づき (noticing) のシークエンス」の形式は「最初は『X』だと思った」というものと似ている．「最初は『X』だと思った」で始める代わりに，この形式では「気がついた」といったように始まる．すなわち，患者は最初の説明や仮説を提示しない．その代わりに，患者は「最初の気づき」について報告し，その後に別の気づき，症状の継続や悪化などが続き，(例えば「そんなわけで医師に見てもらうことにした」といったように) 結論として来院したとなる．

　「気づきのシークエンス」による問題発見のナラティブの重要な特徴は，問題がしばしば患者の「行為の流れ (course of action)」の一部として提示されることである．このような表現による言い表し方 (定式化) は，出来事を目撃者が報告するときによく使われる (Sacks 1984, 1992b: 231–37; Zimmerman 1992)．それは，自分が何かを「動機づけなし」で発見したと示すことができる仕組み

である．その出来事は，その人の経験の領域のなかに「突如として」）割りこんできたと表される．

次の，激しい腹痛でプライマリ・ケアのクリニックを訪れた女性の例を考えてみよう．

```
(8) [SSMC 3.5]
1   DOC:-> When did it initially start.
    医師:-> 始まったのはいつですか
2   PAT:-> ahhhh (.) it started two weeks before I saw
3          Marion.
    患者:-> ahhhh（．）2週間前からです マリオンに
           会う前の．
4   DOC:   mm hmm,
    医師:   ん うん
5   PAT:-> I noticed I would have this pressured feeling in
6          the bottom of my stomach.
    患者:-> 下腹部に張りを感じると
           気がついたんです．
7   DOC:   mmhmm
    医師:   ん うん
8   PAT:-> and then one day I went to the bathroom and it
9          just literally set me on fire to use the
10         bathroom like I had bathed myself in antiseptic
11         or something
    患者:-> で，ある日 トイレに行き，
           トイレを使うのに文字通り火がつくほどでした
           まるで 消毒薬の風呂にでも入った
           ように
12  DOC:   mm [hmm,
    医師:   ん ［うん
13  PAT:      [cause it was burning just that bad.(.hh) an
14         it did that one day and then it didn't do it
15     ->  again (0.5) then thuh next thing I notice I go
16         to thuh bathroom to use thuh bathroom to urinate
17         and (0.2) I'm spotting blood.
18             (1.2)
    患者:      ［あまりに痛いので．（．hh)
           ある日痛くなって それっきり止まりました
       ->  (0.5) 次に気がついたのは
           トイレに行った おしっこするためにトイレに行ったとき
```

```
               で (0.2) 血が混じっていたことです．
               (1.2)
 19  PAT:->    so then I f:igured it was time to call (0.2) the
 20            doctor to get in to see an appoint- to have an
 21            appointment that's when I went to see her. (0.8)
 22            when I started spotting.
     患者:->    それで医師に電話すべきときだと思いました．
               予約を見る-するために．
               それで医師に会いました．(0.8)
               血が混じり始めたとき
 23  DOC:     Alright, (3.4) ((cough)) Now today (.) you are
 24           having symptoms of what now.
     医師：    そうですか，(3.4)((咳)) あなたはいま(．)
              その症状をかかえている，と．
```

最初の問いに対する答えにおいて，患者は，医療上の問題について，いつ医師（「マリオン」）に会いにいったのかを示す表現を与えて言い表すことで定式化している（2-3行目）．先の議論のように，この定式化は，受診前に問題を理解し，解決しようとした時間の長さを強調している．加えて，医師にかかる件が，物語の最後の部分でも繰り返して語られていることに注目しよう（2-3, 19-22行目）[10]．このように，語りの最初と最後の部分で医師にかかることに触れることによって，ナラティブ「全体」を「どのようにして自分は，医師にかかる必要があるとわかっていったのか」という話として「枠付け」している．このやり方で患者は，問題が「医師と適切な関連があるもの」（つまりこれは正当に医学的な問題であるという事実）であることを主張している．

次に，ナラティブにおける，ふと気づいたということが目に入るようにするマーキング（5-6, 8-11, 15-17行目）について考察してみよう．気づきのマーカーは，そこでのことばや語りをを「イベント」として構成する．「イベント」とは，日常のあたりまえの経験の流れから浮き出たものである（Sacks 1984）．患者は，受診の原因であると報告する「イベント」を組み上げるためにこれらのマーカーを使う．

それに加え，患者が使う特定の「知覚動詞」である「気づく（notice）」を観察してみよう（5行目）．この動詞の使われ方から，患者は「事実だけを」話している，つまり，解釈を加えずに，中立的に客観的に体の状態を話している，

とわかる．関連して，この「気づき」は患者から観察や経験を求めたものではなく，それらが意図せずにやってきた，という感じを与える．

患者は，(19–22 行の「それで」によって) 結論を強調することで発見のナラティブをまとめる．これら二つの仕組み（気づきのマーキングと結論のマーカー）は，医師に会うのはいつが適当かを決めるために，患者が自分の経験を誠実に吟味していると表す．このように患者は，自分が身体の感覚や経験を適切に報告できることを表す．このナラティブ形式により，自分は経験以上のことを作り上げているのではないと示せる (Sacks 1992b: 246-47)．

これらのナラティブの形式について詳細に調べたので，次にナラティブの実際の使用法について考察する．

物語を用いてものごとを行うこと：ナラティブの使用

この節では，自分の症状に充分に目を向ける一方で，気にしすぎないバランスを保つという「患者のジレンマ」に適切に志向していることを示すために，人々が問題発見のナラティブをどのように使っているのかを考察する．

人が自分を（自分の身体の外側にある）世界のなかで起こる出来事の正確で適切な目撃者であると示す方法は，特に，Sacks (1992b)，Jefferson (1986)，Pollner (1987) や Whalen と Zimmerman (1990) によって研究された．911 番への緊急電話について論じたジンマーマンは「自分たちがふつうで，私心のない，適切な目撃者であることが示される仕方で報告がパッケージにされる」(1992: 439) という観察をした．

こうしてパッケージにする一つの方法は，「その問題自体が，そうでなければ自分のこと以外には耳を貸さない人にさえ，逃れられないものだとわかるように，出来事とその気づきにフレームを与えることである」(Zimmerman 1992: 439)．((Bergmann 1993) も参照してほしい)．緊急の新しい健康問題について医師と話している患者についても同じことが言える．

以下の例では，ある男性が高血圧の定期検診のためにプライマリ・ケアのクリニックで報告をする．

(9) [SSMC 23B]
1 DOC: Uhm you're here just for kinda (.) kinda checkin

2		up to see how you're doing with your high <u>blood</u>
3		pressure?
	医師:	今日ここへ来たのは（．）
		高血圧がその後どうなったかをチェックする
		ためですね？
4	PAT:	Yeah.
	患者:	ええ，
5	DOC:	<u>basic</u>'ly,
	医師:	基本的には，
6	PAT:	°Yeah.°
	患者:	ええ．
7	DOC:	Okay.
8		How [you been <u>feel</u>in,]
	医師:	オッケ，
		調子は[どうです，]
9	PAT:	[and an<u>oth</u>er thing] I've got.
10		I made (ah) (.) couple notations here.
	患者:	[それとは別に] あるんです．
		いくつか（．）考えていることがあります．
11	DOC:	Okay,
	医師:	オッケ，
12	PAT:	Here (.) just (ih-) <u>recent</u>ly (.) (started this
13	->	week so) (0.5) I ah (0.3) got up in thuh
14	->	<u>morn</u>ing, an went to thuh <u>bath</u>room,(1.2)
15	->	°(an I) noticed there was <u>blood</u> in my urine.°
16		(0.4)
	患者:	あの（．）最近（．）今週くらい
	->	から(0.5) 朝 (0.3) 起きて
	->	トイレに行ったんです，(1.2)
	->	そこで尿に血がまじっていることに気づいたんです．
		(0.4)
17	DOC:	°O[kay,°]
	医師:	'オ[ッケ，']
18	PAT:->	[°(just)] ah little bit.°
	患者:->	['(ほんの)] 少しだけ．'
19	DOC:	Just ah little <u>bit</u>,
	医師:	ほんの少しだけ，
20	PAT:->	°It was just (real light).° An then (0.2) thuh
21	->	next time (after) (.) cleared up.
	患者:->	それはもう(本当に軽く)．それで (0.2)
	->	なくなった後（．）
22	DOC:	<u>Mm</u> kay,=

```
     医師：    ん はい,=
23   PAT:    =It was
     患者：   =に
24   DOC:    An its just been in thuh last week?
     医師：   それが先週？
```

1-7行目で，この医師は来診が高血圧のフォローアップとして予定されていたことを再確認している．（8-9行目で）医師が気分を尋ねたまさにそのとき，患者は別のアジェンダをもっていると告げる．医者の進行中の発話ターンから，今回の診療ではこれ以上健康の問題に関する話題が持ち出されないとわかった途端，患者がこのターンをはじめたことに注目してほしい．

10行目で，この患者は紙切れを広げながら，「いくつか考えていることがあります」と述べている．この発話ターンによって，患者は話そうとしている問題が単純に名づけることができないもので，むしろそれには報告すべきいくつかの特徴があると示している．このように，患者の発話は物語の前口上として働いている．患者は複数のターン構成単位を使って健康問題を報告すると知らせ，この先，物語をすることを医師に認めてもらおうとしている（Sacks 1974）．また，このターンにより，患者は自分が潜在的な問題を誠実な報告すると表現している．

それに加えて，ナラティブをここに置くことで，問題への患者の態度が提示されている．来院の冒頭で述べるだけ重要な関心事であり，予定外の，新たな来院理由なのである（Sacks 1992b: 247-48; Whalen et al. 1988; Zimmerman 1992）．

（11行目で）医師は患者の問題についての物語の前口上を承認し，続けることを促す．その次の発話ターン（12-13行）で，患者は，この問題が最近のことだと述べ，症状に報告する価値があることを強調している（Sacks 1992b: 171-72）．また，このターンから比較的すぐに医師を訪ねており，この問題を緊急なものとみなしていることも分かる．

13行目の0.5秒の沈黙は，医師が患者が長く話す（すなわち，問題を名づけるだけではなく，ストーリーを話す）と見なしていることを示している．患者の次の複数の発話順番構成単位（13-14行目）は，「行為の流れ」について，定式化して言い表している（Sacks 1992b: 231-33）．この定式化は，ストーリーとして話すに値する（story-able）出来事が起こる前に当人が何をしていたかを伝える

ために，使われるものである．さらに，報告されたこの特定の行為（朝起きて浴室へ行く）は，物語の始まりとして聞くことができる．ニュースとして聞こえない（「行為の流れ」を使ってふつうさを報告している）だけでなく，典型的な一日の始め方，したがってストーリーの導入方法として聞こえる（Sacks 1992a: 255–58）．医師がこの話や語りを「進行中のストーリーとして」扱っていることは，14行目の沈黙でわかる．この1.2秒間，医師は話を控え，患者がもっと話すことを期待しているとわかる．

15行目で，患者は，(「尿に血がまじっていること」)「気づいた」というマーカーを使って発見について話している．彼は，声を低めることで，重大な発見であると強調する．加えて，患者は「気づく」という動詞を使うことで，これを「端的な事実」による説明として報告している．また，この形式により，この発見が「意図されたものではない」ことや，「探し出されたものではない」ことも，強調される．発見について話した後，患者は0.4秒間，話を控えて（16行目），医師の「受け取り」を待った．

この医師は，患者と同じ「静かな声」でこの発見を受け取る（17行目）．患者と同じ種類の「静かな声」を使うことで，患者が問題に対してもっている態度を理解したことを示し，（詳しくは述べられなくても）同じような立場を具体的に示すことができる．

医師がこれをするや否や（実に医師の応答の途中で），患者は三つの方法で発見した問題の表現を和らげる．まず，(18行目で) 症状の程度を，次に (20行目で) 症状の性質を軽減させ，最後に，その後で問題は「なくなった」と告げている．

この患者の健康問題には（「尿に血がまじる」と）簡単に名づけることができるはずなのに，患者は発見のナラティブの結論部分ではじめて，この問題に名前をつけた．このナラティブ (13–15行) によって，語るに値する出来事が生じる前には，患者は通常の毎日の活動に従事していた（すなわち，わざわざ意図したり，「求め」たりしたのではなく，患者の身に降りかかった）と示すことが可能になっている（Sacks 1984, 1992a, 1992b; Jefferson 1986）．

それに加えて，患者のナラティブは，医師がその話から健康問題を引き出さなければならないようにし向けている．このことにより，医師はそれを健康問題として認めることになる．16行目の沈黙に注目してほしい．患者は医師の

なんらかの受け取りを待ち（17行目），医師からの受け取りが生じた後すぐに（17行目），症状の表現（または描写）を和らげ始める（18, 20-21行）．それ以前は，次の仮想例のように患者はこのように和らげること（例，「尿に（ほんの）（少しだけ）血がまじっていることに気がついたんです」）をしなかった．患者による問題の発見を医師が認めるまでは差し控えられていたのである．問題発見を一連の行為のナラティブによって導入することで，また後になって初めて症状が和らいだことに触れたことで，患者には以下のことができる．

（ⅰ）　患者が最初に観察した（そしておそらく経験した）問題の重篤さを伝えること
（ⅱ）　それへの患者の態度に対する医師の理解（と賛同）を引き出すこと
（ⅲ）　安心につながりうる特徴に気がついていることを表現すること

要するに，この患者のナラティブは，自分が健康について注意深く関心を寄せているが，それを不適切には行っていないと表現するための手段である．

　以下の抜粋において，発見のナラティブが，典型的には問題の潜在的原因については知りえないという態度を示すために使われる一方で，自分の知識や経験については強力に主張するためにも使われうるものであることをみる．

```
(10) [SSMC 6]
1    DOC:-> Ok. When you f:irst (.) were aware of it (.) was
2           (.) did (it anything) in particular that you
3           noticed about it then, (or)
     医師:-> Ok. 初めて（．）気づいた（．）とき
            （．）何か特別なことをして
            気づいたとか，
4    PAT:-> no I was washing my neck.(0.5) and I felt it
5       ->  and I said oh god i'm coming down with ah boil.
6       ->  (.) that's how I found the one (on) the back.
7           (0.6) So I didn't yeah I was telling (ahhh )
8           at that time (0.5) I was joking around (with) I
9           got ah boil and she said oh you and your boils.
10      ->  (0.6) So we thought nothing about it an then
11          she'd start- we'd start with thee onions (0.5)
     患者:-> いいえ，首を洗っていたんです．(0.5) それで感じたんです
```

第 4 章 病気であると気づくこと

```
          ->   あら大変，しこりができた，って言ったんです
          ->   (．) 背中側のはこうして見つけました．
               (0.6) それで自分はしなくて ええ 話していたのは (ahhh )
               そのときは (0.5) しこりで ふざけてました
               あなたにしこりですってと彼女は言っていました
   -      ->   (0.6) 私たちは何も考えずに彼女は-
               私たちは そのタマネギで(0.5) ．
       ((患者は家庭での二つの治療の試みの記述を続ける   20 行省略))
31        ->   We tried all kind ah stuff.
          ->   あらゆることを試しました．
32  DOC:      Ri:ght.
    医師:      はい
33  PAT:      And I said (thuh) girl this ain't working,
34        ->  (0.6) so then we forgot about it (0.4) and I was
35            telling her oh about ah month ago (0.8) I said I
36            got ah have my boil taken care of.(0.5) so she
37            rook (out) insurance and that's how I got down
38            here.
    患者:      で，彼女には効かないねと言って，
          ->  (0.6) その後私たちは忘れてました (0.4) そして
               1ヶ月くらい前に彼女と話したとき (0.8)
               調べてもらわないとと話したので (0.5) 彼女は
               保険 (について) 調べてそれで
               いまここに来たというわけです．
39  DOC:      °°Okay. Alright
    医師:      はい わかりました．
```

この抜粋の (4 行目で) 患者は，最初に問題を発見したときに何をしていたかを医師に話すことで行為の流れを定式化し，問題発見のナラティブを開始している．発見時にありふれた活動をしていたことを示すことで，この問題は「探し出された」のではなく「偶然起こった」ものであることを患者は伝える．他の多くの問題発見のナラティブとは異なり，(5 行目の「あら大変，しこりができた」という) 問題を発見したと報告したときの，最初の考えは正しいことがわかった．次に彼女は，(6 行目の「背中側のはこうして見つけました」と) 発見して，すぐに問題を名づけることができた理由を話す．このように，この患者の発話ターンは，この種の健康問題についての知識や経験の主張として機能する．

(8 行目の「ふざけてました」で) 問題発見について友達と話し，その友達の

反応(「あなたにしこりですって」9行目)を記述することで,患者と友達があまり心配していなかったこと,生活のありふれた一部として扱ったこと(「私たちは何も考えずに」10行目)を患者は強調する.ナラティブのこの時点で,患者と友だちは一連の自家療法を試したこと(ここにはない12-30行目),そうした試みを諦めたこと(「彼女には効かないねと言って」33行目),を話す.次に,(上記の10行目のように),彼女らは治療を課題とすらしなくなったと話し(34行),それにより問題を些細なことだとする態度を表現する.そしてどのようにして再び問題になったか,クリニックに来る前にどのようなことをしたのか(34-38行)を短く述べる.

　この患者は,本章の初めで述べた問題を扱っている.だが全体的な進行は,先の二つのデータと異なっている.このナラティブは,患者が健康についての理にかなった観察者であることに気を配っていると示してはいるが,自分の症状が医師にかかる必要がある(治療を受けるに値する)ものではないかもしれないという考えは表していない.事実,この患者のナラティブは,(自家療法の詳細な提示を含めて)自分が,そのしこりに関する専門家であると示すことで,自分の症状に疑いがなく,「治療を受けるに価する」ものであることを示すという逆向きの方向に話が進んでいる.このように,患者の発見のナラティブはしこり自体よりも,患者の健康問題への姿勢をより示しているのかもしれない(実際,まさにそのようにデザインされている).

　ここで,次のデータを見直してみよう(データ3も参照してほしい).

(11) [UKFP 2: 2]
```
 1  患者:   →(.hh)わたしは　あぁ　ここ少し膨らんでて
 2          (0.3)
 3  医師1:  はい
 4  患者:   →で　あ(.hh)知らないんだ　それが　あ(hh)
 5          ヘルニアなのか, (0.4)あるいは(ah)(.) 何か内側に
 6          原因があるのか((咳))けど　ah((咳))それ-
 7          が-少しいびつな(.)たぶん　ただ
 8          そうやって少しずつひどくなって
 9  医師1:  Hm hmmm,=
10  患者:   けれど　おもうに　たぶん見てもらったほうがよい
11          ものがある=
12  医師1:  =2週間前になって気づいたんですね,
```

13	患者:	ええ
14	医師1:	はい.=
15	患者:	=(Hey) 1年続いていたかも(.hh)
16		自分のことはあまり気にしないから.
17		(.)
18	患者:	[ね
19	医師1:	[なるほど.
20	患者:->	でも髭をそっていたときとか (0.4) 自分が
21		脇腹のエクササイズをしていたときにおそらく
22		鏡の前とかでやっていて(0.3)
23		多分[で　　　]ちょうど気づいて
24	医師1:	[hm hmm,]
25	患者:->	こっちの脇が (1.0) 腫れていると気づいたんです
26	医師1:	はい.
27	患者:	こっちの脇よりも.
28		(0.2)で，ah 希望しているのは，そいつが
29		関係がない(.hh)肝臓とか癌とかそういった
30		ものや腫瘍とか，でも(0.2)(en)思うに，たぶん
31		すべきなのは(0.4)
32	医師1:	調べてみましょう
33	患者:	ええ，そう思いま[す
34	医師1:	[Okay
35		ええと(0.2)それを観てみましょう

【原文は，章末に（3）として掲載】

　この発見のナラティブにはいくつかの注目すべき特徴がある．まず，20と23行目の「とか（or somethings）」を考察してみよう．それは「おおよそ（approximators）」というやり方として機能している．すなわち（「髭をそっていたとき，とか」といった）「おおよそで表すというやり方」がある．これは，自分はその問題をわざわざ探し求めて見つけたのではないと示す方法である．「行為の流れ」の定式化のように，自分は問題を偶然に見つけたと示すことを可能にしている．

　第二に，（「鏡の前とか(0.3)でやっていて」と）症状を発見したときにどこでエクササイズをしていたのかを報告するやり方で，この患者は（22–23行目で）症状を探し求めていたと見なされるのを避けるのにどれほど苦労するかを強調している．患者が自分で症状を探し求めたと提示することが問題であるなら，この患者が克服すべき特定の困難が見えてくるはずである．患者は（普通は自

分の体を観察するための場所である）鏡の前にいたため，自分は偶然，そこにいたことを示す必要がある．患者はここのトークのなかでの（「おそらく」「そういった」「たぶん」といった）緩和剤と同じように，このおおよそで表すというやり方を使ってそれを行っている．

最後に，（23行目で）症状を発見したと告知するために患者は（「ちょうど気づく」（just noticed）といった）特定の「受動的な観察」の動詞を使っている*11．これらの差し手を通じて，この患者は自分が「動機づけなしに」健康問題となるかもしれないものを発見したと示す．

このナラティブは，患者が自分の身体に過度に気を配ってはいないことを示すように（ほとんど過度と言っていいほどに）努めることによって，「安全」で邪推されない仕方で，特定の健康上の関心を持ち出すことができる．実質的に，この患者は「こういった関心はあるが，自分はいつもそういった関心にとらわれているような人ではない」ということができるのである．

この点は，これと同じ来院時の後半で明確にされている．これまで患者を診ていたインターン（医師1）が主治医（医師2）を部屋に招き入れる．患者が問題を発見したタイミングについて同じように医師2が患者に問うと，それによって，この発見のナラティブが再度，語られる．

```
(12) [UKFP 2: 3]
 1  DOC2:   And you think that that- that it jis- you
    医師2：   それで，思います，それらは
 2           noticed it all at once or did you- what do you
             一度に全部気づいたとそれとも-どう
 3           think.
             思いますか．
 4  PAT:    No I jist noticed it all at once. I- (.hhh) I
    患者：    いや一度に急に気づいたんです（.hhh）
 5           don't look at myself very much.(1.0)
             あまり自分を見ることはないので．(1.0)
 6     ->   But I was (0.2) in front of thuh mirror
       ->   でもそのときは (0.2) 鏡の前にいて
 7     ->   for some reason shaving[(で), 髭そりとか
       ->   何らかの理由[(で), 髭そりとか
 8     ->   or taking ah[(bath-)]
       ->   それか風呂に[入るとか]
```

9	DOC2:	[So it] didn't hurt.You jist-
	医師2:	[それで] 痛くはなかった．
10	PAT:	Never hurt.
	患者：	まったく痛くはなかった．

再びこのナラティブは自分が受動的に鏡の前にいて問題に気づいたとしている．特に7行目（「何らかの理由で」）と，それに続く行（7–8行）での話や語りを通じて患者は明らかに「鏡の前にいたこと」を説明すべきこととして扱っている（Sacks 1992a: 72–80）．患者は「鏡を見ていた」とも言わず「鏡の前にいた」と言い，たまたまその場所にいたことを強調している．こうした方法で，患者は問題の発見を受動的で偶然的なものであるとし，動機づけられたものではない強調する．

　この問題発見の偶然性の強力な強調は，患者が医師にその不安を伝えようとする際に役に立つ．そして患者は問題の潜在的原因を明らかに示している．例えば，（(11)では）「ヘルニアなのか」（5行目）と考えられるましな原因や，「ただそうやって少しずつひどくなって」（7–8行目）と述べている．しかしまた（対照的に）考えられる深刻な原因についても，「何か内側に原因があるのか」（5–6行目），「肝臓とか癌とかそういったものや腫瘍とか」（29–30行目）述べている．

　不安のこの明示的な共有によって，患者はこれらの不安を抱えている一方，医学的な心配事を毎日探してるわけではないことを証明する必要がある．偶然の発見と明白な自己観察不足によって，自分が適切に，医学的心配を抱えているという文脈を構築している．

おわりに：身体感覚についての社会認識

　　報告という言語ゲームは，次のように転倒した形でなされうる．すなわち，報告は語りの内容を相手に伝えるために行われるのではなく，語り手の情報を伝えるために行われるということである（Wittgenstein 1953: 190）．

　ナラティブの特徴によって，患者は（自分が「怠慢」な患者ではないと示すことで）その問題とされるものが「医師と適切な関わりがある」ことを明らかで

き，また「動機づけられず」「突如として」問題となるかもしれないものを発
見していること明らかにできる（したがって，自分は過度に身体の感覚を気にす
るものではないと示すことができる）．これらの二つの課題によって，その人は，
自分を「理にかなった患者」として示すことができる．また，ハーヴィ・サッ
クスの世界における経験への権利についての論点を，自分の身体の状態を経験
し報告する仕方として適用可能である．

> アクシデントのようなものに遭遇することによって得る権利は，「《他者も
> 同様の経験をしていることを前提にした》もう一つのアクシデント」を見
> た権利でしかない……誰でもができるようにしてしか，それを利用するこ
> とはできない．このとき，経験する権利をもつ方法について考えることが
> できる．これは，権利をもつ経験を，そこでいま，発明しているというの
> とは対照的に，しばらくの間だけ，そこで利用できる経験を借りているの
> だと考えることができる（Sacks 1992b: 246-47）．

　本稿で使ったデータにおいて，患者たちは「患者になるときの問題」から生
み出されたやっかいなジレンマに気を配る．情報を求める医師のニーズに注意
を払いつつ，また，彼らは，この問題が，絶対に医療と適切に関連しているの
だと言い張っていると見られないように心を砕いてもいる*12．このような身
体の経験と診断上の不確実さとのあいだのバランスを通じて，患者たちは，自
らの身体の様子を「正確かつ適切に」観察していることを明らかにする．それ
によって，患者は過度に目敏くもなく，かといって怠慢でもなく，責任を持っ
て，自分たち自身について気にかけている(モニター)ということを示しているのである．
　患者は，強烈に「患者になるときの問題」に気を配っていることを具体的に
示す．また，この問題についての患者の解決策は，この問題には，根本的に社
会的で道徳的な性格に起源をもつ力があることを示唆する（Hilbert 1984, 1992;
Wittgenstein 1953, 1964）．この「患者になるときの問題」は，根源的に社会的
である．なぜなら，それは，人々が（たとえば，「自分としては病気ではないと決
めたが，実は病気だとわかったらとか，自分は病気だと決めて病院へ行ったが，実
は健康だとわかったら」といった）外見上は私的に見える問いへの答えに社会的
な，相互行為上の含意があると扱うためである．

さらに，こういったことの社会的，相互行為上の含意は，(「治療を求めても医師に健康だと言われたら」,「治療を求めるタイミングを逃したら」といった）本来的に道徳的なものとして経験される.「私は病気なのだろうか」という事実的な問いは，道徳的な問い「自分は病気だと見なす（それゆえ病院へ行く）べきか」と密接に関わる.「患者になるときの問題」は基本的に社会的かつ道徳的として経験されるため，患者がタイミング良く治療を求めるのを妨げるかもしれない*13. したがって，このようにナラティブに焦点をあわせることで，私たちは（新しい仕方で）身体感覚についての社会認識と呼べるようなものについて調べる道筋を開拓しているのである．

現場での（in situ）患者のモデルとしての問題を発見するナラティブ

クラインマン（Kleinman）らによって論じられたように，患者による解釈モデルには，以下の項目についての考え方が複数含まれている．それは，「[1] 病因論；[2] 症状の兆候；[3] 病態生理学；[4] 病状経過……そして病気の重篤度；[5] 治療である（1978: 256). この章で示した医療のデータ抜粋とペーシーとシリーロのナラティブも（上記のデータ1と2を参照してほしい），解釈モデルの構成要素を問題発見のナラティブの一部として含めている．

時として，患者たちは，こうした情報を自ら提供しているがこうした情報を医師が患者から積極的に引き出すべきであると論じる研究者や医療教育者が増えてきた．たとえば，医学校の接遇を学ぶ授業の多くでは，クラインマンらの著作（1978）が課題図書として使われている．そのような授業では「病気に対する患者のものの見方」を引き出して使うということが極めて強調されている．キャッセル（Cassell 1985a: 1240）は,「どうぞ，この病気の話を聞かせてください」と患者に頼むことの有用性について論じている．こうした問いが患者から引き出そうとすることの一つに，問題を発見していくナラティブがある．

ハントらは，患者の解釈モデルという概念が社会科学や医療においてどう使われてきたかについて重要な批評を行った．彼らは，患者が病いの説明を生活のなかの「リソース」として使う方法を例示している*14.

> 病いの説明は，患者の生活のリソースとして役に立つように組み立てられ，日々の状況によって維持されている．そこでは，病いの説明は，日々の状

況の中で「相互行為的対象」になっている．つまり，病い(イルネス)の説明は，家族や友人との談話のなかのトピックになるのである（1989: 953）．

同じように，われわれは発見のナラティブを通じて，患者が物事について徐々にわかっていくことをトピックとリソース（Zimmerman & Pollner 1971）の両方として，どのように使ったのかを確認した．徐々にわかっていくということは，患者が問題を発見するナラティブの明白なトピックである．つまり，患者は，どのようにして医療が必要な問題かもしれないとわかっていったのかについて話す．しかし，通常，この分析でのナラティブは，患者がどのようにして，「治療をうけるに値する(ドクタラブル)」問題をかかえていることを（心理的に）わかっていったのかを示す形式をとる．一方で，患者のナラティブ自体が，そのなかで健康問題だと申し立てられているものを徐々にわかっていく，相互行為の過程であることを確認してきた*15．患者は，この問題が治療を受けるに値する(ドクタラブル)ものである可能性があるとわかり始める．だが，（そこでは，相手の医師が瞬間瞬間に反応することで語りの形が定まるのだが）まさにその理解を医師に語ることを通じて，健康問題になるかもしれないものが相互主観的な現象として姿を現すのである．

ペーシーとシリーロや先に引用した患者たちによる問題を発見したナラティブのなかに，どのように解釈モデルの構成要素が含まれているのかを調べると，そのようなモデルが医療の相互行為のなかで自然に起こるのを見ることで，そのモデルがどのように機能するのか（あるいは，むしろ，患者がどのように，そのモデルを機能させているのか）についての姿をより正確に手にすることができる．

臨床への含意：理性的な患者であろうと立ち振る舞うこと

患者が，新しく姿を現した健康問題を医師に提示するとき，明らかに適切に関連している問題がある．それは，私たちが「患者になるときの問題」と呼ぶものである．この章で考察したように，問題発見のナラティブを通じて人は，その問題を探しに行ったのではなく，偶然見つけ，医師にかかる前に（突然に姿を現した）問題を解決しよう，あるいはそれに対処しようと最善を尽くした

ことを示す.

　また,患者は,そのトークのなかで,自分の課題が,健康への関心問題についての記述を医師に治療を受けるに値すると定式化することであると見なしていることを見てきた.彼らは,それを,自分は理にかなった患者であり,それゆえ,適切に医療のケアを求めていると示しながら行っている.

　その結果として,問題発見のナラティブで患者が病気について話すとき,医師や他の医療専門職の従事者は,患者の「心づもり」は何であり,話によって何をしようとしているのかを心にとめようとするかもしれない.これらの話を病気についての誤った素人のモデルや「たわ言」,ことによると文字通りの真実と見なしたりして聞くのをやめて,患者がトークによって何を達成しようとしているのかに焦点を当てるならば,患者の言うことをより明確に聞くことができるだろう.

〔謝辞〕

　このプロジェクトを始めたときに受けた,ウィスコンシン大学医学部の同僚からの手助けと,この研究の始めるにあたってNIMHのポスト・ドクトリアルの奨学金(番号:15730)を受けたケンタッキー大学の行動科学部に謝意を表したい.特に,以下の方々の序言,コメント,励ましに謝意を表したい.特に,以下の方々からの,序言,コメント,励ましに感謝したい.スティーブ・クレイマン,ドン・ジンマーマン,トム・ウイルソン,ダグ・メイナード,ジョン・ヘリテッジ,エマニュエル・シェグロフ,ゲイル・ジェファソン,メル・ポルナー,リッチ・ヒルバート,タニア・スタイバース,ヴァージニア・ジル,エリザベス・ボイド,そしてスーザン・ハルコウスキーに感謝したい.この章の以前の版は,UCLAでのEPOSコロキュアム(1996)とフィンランドのユヴァスキュラでのAILAの会議(1996)で報告した.

注
*1 「Faint Music」(Hass 1996).
*2 患者は,また,症状をナラティブでない形式で報告することもある.だが,この章では,それについては割愛する.ナラティブでない症状の報告は,患者がその問題を「医師と適切に関わりがある」ことが自明だと主張する一つの方

法であろう（この本に載っている Heritage & Robinson, さらには, Zimmerman 1992 を参照してほしい).

＊3　問題発見のナラティブは，また，ラジオの相談室への電話，911 の緊急電話（Zimmerman 1992; Whalen & Zimmerman 1990），ゴシップ（Bergmann 1993）でも起こるので，社会的な相互行為における一般的な仕組みなのである．そのため，特定の活動の環境における使用を考察することは，他の活動における使用を知るのに役に立つだろう（Halkowski 1999 を参照してほしい).

＊4　この点については，投手である Jim Brusker についての以下の引用が要を得ている．「ブラスカが肘を故障」，Milwaukee Journal-Sentinel, 2000 年 5 月 14 日, p. 6c によれば「ブラスカが……以下のように言う．ここ数週間，ときどき肘に痛みがでる．彼が言うには『これは，よくあることだ．通常の疲れ，こりや痛みと，それよりたちの悪いものを区別しないといけない．本調子ではないが，試合で投げられると思う』」.

＊5　上記のジレンマが「患者になるときの問題」であると考えられるのなら，それに相当する医療スタッフにとってのジレンマもある．その一因は，医師が患者の健康状態を知る機会の大部分が患者の報告を通じてであるという事実による（Meehan 1989 を参照してほしい).

＊6　このフレーズのオリジナルはフリードソン（Freidson 1975a: 288）より．彼はこの言葉を，医師と自分の感覚のどちらを信じるかという患者のジレンマを表すのに使った．私は，以上に列挙する患者になるときの問題という，より大きな（しかし関連した）セットをとらえるために，このフレーズを使う.

＊7　おそらく患者のジレンマは以下の詩によく表れている．「ケアしつつケアしない方法を教えてくれ，静かに座っている方法を教えてくれ」（T. S. Eliot "Ash Wednesday,").

＊8　ここでの「敏感さ」は，身体による経験に物理的に気がつくだけではなく，（いうならば）相互行為において，そこから作り上げられるものにも言及している．つまり，感覚は次のように扱われたか．例えば，年をとると避けられない痛み，あるいは医師の治療を求める「チケット」についてのカジュアルな強調の機会と扱われているだろうか.

＊9　ルイスキャロルの詩「The Gardner's Song」において，彼は慣習をひっくり返して使うことで，もてあそんでいる★2.

＊10　シェグロフ（Schegloff 1990: 65）の注 10「進行中のワークは，次のような実践を記述を含む．質問に応じて始まった長い語りを終らせる際に質問中に含まれていた語句を繰り返すことによって終わりを伝える」を参照してほしい.

＊11　これに類した，またこれとは別の「証拠となるもの」については，チェイフとニコルス（Chafe & Nichols 1986）を参照してほしい.

＊12　これは，ジェルジ・ベルグマンによる「ゴシップのジレンマ」に似ている．

約言するなら，より詳しく言えば言うほど，探し出そうとして，情報を手にしたと示してしまうことになる．ベルグマンにいうように「名声と引替えにすることで詳細が手に入るのである」(Bergmann 1993: 107)．

*13 症状が悪くなったときに，それが緊急のケアを求めるのに十分な問題なのかを知りたい．喘息の子をもつ親の例について考えてみよう．ベッカーらが言うように，このような患者たちは，「公的な医療の介入を受けることとあまりにも早く医療の手助けを求めることとの間で綱渡りをしている」(Becker 1993: 305)．もう一つの例は，レストランで「失礼」とトイレに行って窒息死するケースである．そのとき，あらゆる手助けから自分を隔離するので，こうした窒息は「きまりの悪さを避けての」死とよばれる．

*14 質問紙やインタビューにのみ依存することで，研究者は，それが実際に使われる状況づけられた現象にアクセスすることを拒否してきたこの現象に自分がアクセスするのを否定してきた (Wittgenstein 1953, 1964; Sacks 1992a, 1992b)．ハントらのいうように，「興味深いことに，この種の情報はインタビューの問いへの反応ではなく，母，兄弟，友人との会話への参照として偶然的に見られる傾向がある」(Hunt et al. 1989: 953)．

*15 メイナード (Maynard 1996) を見てほしい．また，例えば，ボロシノフ (Volosinov 1973: 93-4) を参照してほしい．

訳注
★1 この「はい」は連鎖上「次にすすむことを許可する行為 (go-ahead)」を形成し，直前の話者が成そうとしていたことを促す働きを持つ．
★2 この詩では最初に「変なもの」と思っていたものが実は「ふつうのもの」だった，というフレーズが使われている．その意味でXとWが「ひっくり返して」使われている．

【原文トランスクリプト】
(3) [UKFP 2: 2]
```
1   DOC1:    [and you- ]
2   PAT:->   [(and  )] I do have one thing I want ((cough))
3            you folks to look at today that (0.4) that's
4            come up (0.5) ah (.) °real°(0.7) (tk) (0.8)
5            ahh since I (.) saw doctor lyons last =matter of
6            fact I only noticed it about ahh (0.7) I'm gonna
7            sa:y (0.5) two (.) weeks (.) [(or) I three weeks
8   DOC1:                                 [okay]
9   PAT:     ago.
10  PAT:->   (.hh) I have ah- ah little swelling here.
11           (0.3)
```

12	DOC1:	Oka:y,
13	PAT:->	an:d ah (.hh) I Jon't know whether its ah (hh)
14		ah hernia, (0.4) or (ah) (.) something in<u>side</u>
15		there causing it ((cough)) but ah ((cough)) it-
16		is- ah little lop sided (.) maybe I'm just
17		<u>grow</u>ing that way.
18	DOC1:	Hm hmm,=
19	PAT:	But I think maybe its something ought ah be
20		looked at.=
21	DOC1:->	=You just noticed it <u>two weeks</u> ago,
22	PAT:	Yeah.
23	DOC1:	Okay.=
24	PAT:	=(Hey) it coulda been there for ah year.(.hh)
25		I don't <u>look</u> at myself very much.
26		(.)
27	PAT:	[you know
28	DOC1:	[I see.
29	PAT:->	But I was shaving or something an I (0.4) I do
30		some side to side <u>exer</u>ciscs an I guess I was
31		doing it an kindah maybe in front of ah (0.3)
32		mirror or something [an I] just noticed that
33	DOC1:	[hm hmm,]
34	PAT:	<u>this</u> side is (1.0) ex<u>tend</u>ed
35	DOC1:	Okay.
36	PAT:	rather than <u>this</u> side.((Pat. continues))

(4) [SSMC 0.1]

1	DOC:	How can I help you.
2	PAT:->	<u>Oh</u> ah (0.2) I'm not sure how you can help me3
3		but ah <u>hhh</u>=
4	DOC:	=You're not sure.
5	PAT:->	It's ah (.) about ah <u>couple</u> of days ago I
6		noticed that (0.3) (ah) I just started to hurt
7	->	on thuh <u>side</u> en I thought I was getting a cold.
8		[(0.8)]
9	DOC:->	[((1 nod))]
10	PAT:->	an I jest you know (0.5) laid down an (.) it
11	->	seemed like it went <u>away</u> again <u>later.</u>= This
12		<u>mor</u>ning (0.7) when I got up out of bed I noticed
13		I was walking with ah <u>limp.</u>(0.5) an I felt like
14		I had to ah (0.2) urinate.=But I <u>didn't</u> have to
15		urinate.

```
16             [ (0.4) ]
17   DOC:->    [((1 nod))]
18   PAT:      and then I (.) filt my (.) side (here) an its
19             real painful.
20             [  (.)  ]
21   DOC:->    [((1 nod))]
22   PAT:      an when I started wa:lking fa:st (0.2) or if I
23             laugh hard then its really irritated I have to
24             stop- [(1.2)    ]
25   DOC:->          [((3 nods))]
26   PAT:      it's almost like somebody jest (0.2) poking me
27             in my side with their fist when I (0.2) do
28             sneeze >you know like I say< if I move rapidly
29             (.) or laugh hard.
30             [ (1.0)     ]
31   DOC:->    [((2 nods))]
32   PAT:->    an it's just been like this since today.(0.6)
33      ->    But it's been like you know kind ah sore (.) all
34             weekend.
35             [ (1.2) ]
36   DOC:->    [((2 nods))]
37   PAT:      So I thought I'd come (in) an get it checked
38             out.
39             [ (1.8) ]
40   DOC:->    [((4 quick nods))]
41   DOC:      Any other problems.
42   PAT:      N::o.=that's it.
```

第5章　病気について説明すること
―― 患者による提案と医師の応答

バージニア・ティアス・ジル
ダグラス・W・メイナード

はじめに

　患者は，様々な理由から医師にかかる．そして，その理由の最たるものは，自分が経験している健康上の問題や症状を起こしているものが何なのかを見つけ出したいということである（Korsch et al. 1968; Novack 1995）．しかし，患者が，問診のなかで，自分たちの健康上の困難を引き起こしているのが何なのかについての，自分たち自身による「素人（lay）」あるいは「俗流（folk）」の説明を話し出すということがしばしば起こる．多くの研究者の見るところによると，医師は，普段から，患者の持ち出す理論を無視したり，却下したりする（Cicourel 1983; Fisher & Groce 1990; Kleinman et al. 1978; Mehan 1990; Mishler 1984; Stoeckle & Barsky 1981; Waitzkin 1979, 1991）．医師には権力と権威があるので，患者に，自分たちの生物医学的なものの見方(パースペクティブ)を押し付けるのだといわれている[1]．医師は，病いに関わる患者たちの社会的な経験やものの見方(パースペクティブ)を考慮にいれたり，正当に評価したりすることはなく，むしろ，医学モデルの範囲にある症状や疾病過程にのみ排他的な関心を持ち続ける．そのようにして，「医学の声」は，「生活世界(ライフワールド)の声」を徹底的に黙らせるのだといわれている（Fisher & Groce 1990; Mishler 1984）．

　このようにいわれているにもかかわらず，研究者は，クリニックでの受診という文脈で起こる患者による説明とそれに対する医師の応答という相互行為の構造（説明－応答という行為の連鎖）について，詳細な記述や分析をしてこなかった．また，説明－応答という連鎖が，問診における種々の局面のような，進行中の活動の過程とどのようにかかわるのか，といったことには，十分な注意が払われてはこなかった[2]．この章では，患者が自分たちの医学的な問題に

ついて説明するために使う戦略，そして医師が，その説明に応答するために使う方法について調べるため，外来患者向けの医療施設における診療のデータを録音・録画したデータを利用している*3．私たちは，医師が症状について情報を集める問診の局面において，患者の側が自分たちの説明をどのようにデザインし，位置づけるのかに焦点を合わせている．

　これまで医師の「生物医学」によるものの見方と患者の「生活世界」への関心との争いとして描かれてきたたものを，新たに医師と患者が直面する相互行為上のジレンマとして特徴づけ直すことができる．以下に示すように，これらのジレンマは，問診で順に生じる二つの局面のなかで結びついた連鎖の組織化のなかにある．(1) 問診と身体診察を通じての医療のデータの収集，すなわちバーンとロング（Byrne & Long 1976）のいうインタビューの第Ⅲ局面である．そして (2) バーンとロング（1976）の第Ⅳ局面にあたる，このデータについての考察や分析である．以下に示すように，受診時に，患者が，このジレンマに直面していることが見てとれる．（患者の症状や患者が経験している他の側面の本質にかかわる事実という）医療上のデータを収集することを本来的にともなう行為の過程において，患者は，これらの事実についての自分の分析を（つまり，説明を），医師に考慮してもらえるように告げることは，どうしたらできるだろうか．というのも，医師が役立てることがあるかもしれないが，そうした説明は，データ収集の文脈においては，すぐに考慮する必要がないものだからである*4．すなわち，医師が特定の症状について事実を集めている，そのときは，患者が自分の症状について説明する機会を提供しているということである．それによって，医師が，診断上の仮説を産み出してテストするとき，患者の説明を考えに入れることができる．もし患者が，そのときその場で，この機会を捉えないなら，そういった機会は，二度と起こらないだろう．なぜならインタビューの次の局面は「医師から患者への情報の流れ」（Cohen-Cole & Bird 1991: 28）だからである*5．すべての事実がそろっているわけではないのに，データ収集の局面で説明をしてしまうことは，まだ早計かもしれない．医師たちにとっては，患者の説明を聞く際の自分たちのジレンマとは，どのようにしたらインタビュー全体のあるべき流れに留まることができるかというものである．どのようにしたら，あるべき流れを飛びこしてデータ収集とデータ分析のあいだを行ったり来たりしたり，あるいはまだその時期が来ていないのに診断やその

他の情報を伝えてしまって患者を教育する局面に移行したりといったことが起きないようにできるかということである．

　患者は，その説明を医師が情報を収集する活動を混乱させないように組み立てることによって，自分たちのジレンマを処理する．患者が説明を提示するとき，医師が（データの収集がデータの分析より先に起こるべしという）問診の規準となる組織への気配りを強めると，自分たち自身のジレンマに向き合うことになる．ある場合には，医師は，直後に情報を収集する文脈で患者の説明を評価する．けれども典型的には，医師たちは，それが可能なときでもあるべき流れに留まって，外見上は患者が自分たちの分析を会話に挿入するのを聞いたことを示さないで患者からのデータを集め続ける．以前の研究にあるように，そのようにして，私たちは医師が患者の説明を評価しないままにしておく，あるいはさらに認めないままでおくかもしれないということに気づく．しかしながら，これは双方が，部分的であれ問診の全体的な組織に気を配っていることによる．

健康問題についての患者の説明のデザイン

　この節では，患者による説明の三つの基本的な構成要素と，患者の説明のデザインのその他の様相について，概説する．まず始めに，受診時に患者が決まって不満を述べるところを観察する．すなわち，患者は自分たちが経験しているか，あるいは経験した症状と健康問題とに触れる記述をする．例えば以下のようにである．

```
(1) ［10: 594］
 1  Ms. N:    While we're on my gut.
    N 婦人：   消化器官についてですが．
 2  Dr. D:    °Yes.°
    D 医師：   はい．
 3  Ms. N:  →A couple a weeks ago: hh u:m (0.6) I had (.) tremendous
    N 婦人： →数週間前にhh u:m (0.6) 私の身に (.) ものすごい
 4            amount of rectal pai:n?
              直腸痛が
```

不満に加えて，患者が公然と，あるいは暗黙に自分たちの経験している症状を

起こしている何かについて示唆するだろう．すなわち，患者はその症状について，その診断，病因，あるいは，原発部位について提案する．患者は，これらを関係づけるために結合の提案を用いる．結合の提案には，患者が公然と因果関係を提案する帰属的なものから，患者がただ暗黙に，このような因果関係を示唆するだけで帰属的ではないものまである．

公然たる説明

　患者たちが，公然と説明を生み出すとき*6，自分たちの症状について説明（アカウント）する（すなわち，記述する）だけではなく，その症状が辻褄のあったものである（accounting for）と明示的に示す*7．患者は公然たる説明を生み出すために原因帰属をする結合の提案を使う．例えば，患者は，症状を生活経験や事情のような報告された事実と因果的に結びつけようと「その原因は（because）」という形式を用いるだろう．そのように，報告された事実は，その症状の原因となる要素であるとされる．抜粋2で，患者は「その原因は」を用いて，自分の憂うつと混乱した感情を睡眠の欠如に帰属させている．

```
(2)  [2: 104]
 1  Ms. O:    Well as  I said I think I get: (.) tah: (2.0) depressed and
    O婦人：   ええと言ったように思っているのは(.)tah：(2.0)憂うつに
 2            →upset  because I can't  (0.8) I'm not- getting sleep.
              →そして混乱してるのは自分が(0.8)眠れないから
```

患者は同じく，原因帰属を表す結合の提案として，「である（is）」や「であった（was）」のような直説法を用いる．こうした抜粋における原因となる要因は，仮説として挙げている身体の状態である．以下の抜粋3では，患者は，自分の直腸痛を「痔」という状態に原因を帰属させることができるかどうかを尋ねるために「であった」を用いている．

```
(3)  [10: 594]
 1  Ms. N:    While we're on my gut.
    N婦人：   消化器官についてですが．
 2  Dr. D:    °Yes.°
    D医師：   はい．
```

```
 3  Ms. N:  →A couple a weeks ago: hh u:m (0.6) I had (.) tremendous
    N婦人： →数週間前にhh u:m (0.6) 私の身に (.) ものすごい
 4           amount of rectal pai:n?
             直腸痛が
 5           (1.0)
 6  Ms. N:  →No:w- whether it was hemorrhoids or not I'm not sur:e
    N婦人： →さてそれが痔だったか，そうでないか　わからないです
 7           because there was a lot of (0.8) .h pai::n when I tried
             というのはひどく (0.8) 痛みがあったから：試しに
 8           (0.2) pressin:g.
             (0.2) 圧をかけてみた
```

同様に，患者が仮説に挙げた状態が不満の「もとになっている」と提案することもあるだろう．抜粋4で，A婦人とA医師は患者の胸痛について論じている．

```
(4) 〔6: 383〕
 1  Dr. A:   An so tha:t (.) come on with the exerci:[se
    A医師：  それで(.)運動 [ を
 2  Ms. A:                                          [M hm？
    A婦人：                                         [M hm？
 3  Dr. A:   An- with other activities that you've do[ne.
    A医師：  で他の活動をおこなっ [た．
 4  Ms. A:                                           [M hm?
    A婦人：                                          [M hm？
 5  Dr. A    °Oka:y:°
    A医師：  いいですね
 6           (0.5)
 7  Dr. A:   .hh (2.5)An in addition sometimes you wake at nigh:(.)[t wi]
             th that.
    A医師：  .hh(2.5)でそれに加えて夜に目を覚ます (.) [すると]それを．
 8  Ms. A:                                                        [M hm]
    A婦人：                                                       [M hm ]
 9           (3.5)
10  Ms. A:-> An I was wondering if:°you know°stress could a(.)brought
             that on
    A婦人：-> でどうなのでしょう　いいですか　ストレスがもとで(.)起きた
11           too.
             それもそうかも
```

患者が，症状がその臓器「に (in)」あることを提案することによって，痛みやそれ以外の症状を身体の臓器のような特定の原発部位に関連づけることもある．以下で，患者は，その「胆囊」そして次に「腎臓」を，自分が今経験している腹部の圧痛の原因として挙げている．

(5) [7:365]
1 Ms. B: .hhh An:::d then I get a lot of tenderness: in this area hh.
　B婦人: .hhh で:: それからこのあたりのかなりの圧痛があって hh
2 　　　　 And again:, it's probably: (1.0) [whether: it's] in the=
　　　　　 そして再び:, おそらく：(1.0) [そうなのか：それ]
3 Dr. A: [In the front]
　A医師: [前部の]
4 Ms. B: →=gall bladder? Kidney?
　B婦人: →=胆囊？腎臓？

それで，患者の公然たる説明は，（症状，あるいは他の当惑させる健康問題に向けての）不満，因果帰属を表す結合の提案，そして（報告された事情，仮説として挙げた身体の状態，あるいは原発部位といった）原因となる要因から成り立つ三幅対の形をした発言の構造に基づいている．患者は，自分たちの症状の存在を説明するためにこれらの要素をまとめ上げる．

暗黙の説明

患者は，症状を記述するか，あるいは，それに言及して，その次に生活上の事情や経験を報告することによって，暗黙の説明を述べることができる*8．この患者は，こうした要素を「そして (and)」や「けれど (but)」のような原因帰属をしない結合の提案と結びつける*9．患者は，それらの事情あるいは経験が原因となる要素であることを公然と提案することはない．医師に不満と報告内容との関係を分析するよう求める．この患者はただこのような関係を暗示するか，ほのめかすかして，医師に「要点」の認識を表示して，そして公式に患者の報告と患者の症状のあいだに因果的な結びつけをする機会を医師に提供する（(Drew 1984; Gill 1995; 1998b; Strong 1979) を参照してほしい）．

例えば，抜粋6で，患者は暗黙の説明を述べている．患者は，症状（1行目）について不平を言って，そして次に，自分が新しい自動車を手に入れた（1と

3行目）と報告する．この医師がすぐに要点の認識を表示することはない．患者の症状が現れたこと（6行目）と時間の出現と関係がある報告者が自動車で座って過ごした時間（7行目の「シフト」）に関わりのある二つの報告の後に，患者は引き続いて，自分から（推測のような仕方で）自動車と腰痛を因果的に結びつけるように提案する（9行目）．

```
(6)  [10: 523]
 1   Ms. B:    .hhh I've been having this backache:KHH ..hhh A[n:d we] do=
     B 婦人:    .hhh ずっと腰痛がありました KHH..hhh そ[れで私たちには]
 2   Dr. A:                                                    [Do you:]
     A 医師:                                                    [そうでしたか]
 3   Ms. B:    =have a new car:::,
     B 婦人:   =新しい車があります，
 4             (1.0)
 5   Dr. A:    °M [hm°
     A 医師:    M [ふむ
 6   Ms. B:       [An:::d (.) it- (.) didn't bother me the first two weeks.
     B 婦人:       [それで() それ- (.) 最初の2週は困らなかった
 7             But we did do: a couple of three hour:: shi[fts.
               しかし 私たちは 2度ほど3時間の シ[フトを
 8   Dr. A:                                                [Mm hm?
     A 医師:                                                [むむ む?
 9   Ms. B:    Whether that's it:thh?
     B 婦人:    それなのかどうかとthh ?
10             (0.4)
```

それとは対照的に，抜粋7で患者は暗黙の説明をしている．そして医師の応答は，その要点を認識したことをすぐに表示している．すなわち（8と11行目で）患者の疲労の「根本的な原因」を探すように提案することによって，医師は，また，患者が3-5行目で自分の疲労についての説明を述べていたことを理解していて，疲労の本当の原因が「朝から晩まで忙しく働いていた」こと以上に重大なものであるかもしれないと理解していることを示す．

```
(7)  [16: 1032]
 1   Dr. C:    You mention some easy bruising? An bleeding? Fatigue?
     C 医師:    あなたはちょっとした紫斑といいましたね？呼吸が？疲労も？
```

2	Ms. I:	Yea::h. I- an the- an: that you know: has been (.)most recently
	I 婦人：	はいh. わたし，いいですか（ ）つい最近は
3		that I have the fatigue. But I guess: you know: you're just
		私には疲労が．しかし，推測するに，いいですか，あなたは
4		nor supposed ta (2.5) °keephh° (0.5) burning the candle°at
		しなくてもよかったが (2.5) ずっと hh 忙しく働いていたと
5		borh ends all the ti(h)me(h)(h)[(h)
		考えませんでした(h)わたし(h)(h)[(h)
6	Dr. C:	[.hh Ah:: well-?
	C 医師：	[.hh Ah：ええと-?
7	Ms. I:	.HHH
	I 婦人：	.HHH
8	Dr. C:	We'll (0.7) look inta tha[t.=:See if there's
	C 医師：	私たち(0.7)調べてみましょう[そうなのかどうか
9	Ms. I:	[Y' know::]
	I 婦人：	[いいですか]
10		(.)
11	Dr. C:	might be any underlying cau[ses for fatigue.]
	C 医師：	背後の原因を見てみましょう[疲労の]
12	Ms. I:	[I have had some ch]est pains.
	I 婦人：	[私には若干の胸痛が

　他のケースでは，患者と医師の双方とも要点をあげることはしないで，不満と報告は，決して公然たる説明という地位を獲得せずに，観察の存在論上の地位（すなわち，事実とそれをとりまく事情について説明という）を維持している．例えば，抜粋 8 で，(3-4 行目で) 患者は，どれくらいの頻度で腹部の圧痛というその症状を経験するかを記述している．患者はそれから (5 行目で)「何かを持ち上げるか，何かする」という自分の活動を気にかけていたことを報告している．そして，このことは暗黙のうちに，もし実際のところ，患者がこうした活動に携わっていたなら，このような活動による筋肉の緊張が，腹部の圧痛の原因になり得たと示唆している．私たちがこの章の後ろのほうで，あるタイプの応答を詳細に探究することになっているが，そこで医師は，それを経験するとき圧痛がどれくらいの長さ続くのかについて患者に質問する (7 行目)．この受診では，何かを持ち上げること (あるいは他の身体活動) と腹部の圧痛のあいだの因果的な結びつきが明示的に探究されることは，けしてない．

第5章　病気について説明すること　　151

```
(8) [7: 365]
1  Ms. B:    °.hhh Ptch [A::nd, hhhh ]
   B婦人:    .hhh Ptch  [それで, hhhh]
2  Dr. A:    ['Bout how often does] that come.
   A医師:    [どれぐらいの頻度で]それが起きました.
3  Ms. B:    Uh:: hhhh (1.0) This cn: (1.5) m- be like at least once or
   B婦人:    ああ hhhh(1.0) これ(1.5)少なくとも
4            twice a week.And I've been trying to see if I've been:::
             1週間に2度．でそれを確かめようと
5            >you know,< lifting something or doing something.°.hhhh°
             いいですか，何かを持ち上げるか，何かする .hhhh
6            (1.5)
7  Dr. A:    How long does it last when you g[et it.]
   A医師:    どれくらい続くの，起き上がったときに[は]
8  Ms. B:                                     [Ah::m](.)
   B婦人:                                     [ああん](.)
9            maybe a day or two.
             たぶん1日あるいは2日
```

それで，患者は三幅対の形をした発言の構造を経由して暗黙の説明を述べることができる．それは，(1)（症状，あるいは他の当惑させる健康問題に向けての）不満，(2) 帰属を示さない結合の提案．そして，(3) 報告された事情である．しかしながら，それには発言が付加される必要がある．それは報告された事情を，公式に症状の原因となる要因に変えるために，要点の認識を提供するか，示すかをする発言である．

医師が評価を一理あると取り上げることと却下することの適切さ

説明のデザインと位置取り

　患者は自分たちが説明を述べている活動の文脈に即していることを示す．医師が経験的な情報を集める受診の「探索的な」局面で（(ten Have 1987, 1991)，同じく（Byrne & Long 1976; Heath 1992; Waitzkin 1991) を参照してほしい)，患者がすぐに評価を取り上げるか取り上げないかを医師に強制するのを特に避ける．ジル（Gill 1998a) が示しているように，典型的に患者は，自分たちの説明を「試案」として述べる．すなわち，医師に調べてもらいたい（あるいは，適

切にそれは違うと言って欲しい）原因となりうる要因を示唆するが，医師に，今・ここでの評価を強制することはなく医師が医療上のデータを収集する妨げにならないようにしている．患者は，その説明を医師が事実の確定に焦点を合わせ続けることができる仕方でデザインし，位置づけている．すなわち，患者の症状についての情報，あるいは他の医学上，適切な関連のある経験（レリバント）を集め続けるためにそうしている．患者は，説明を経験に焦点を合わせた問いを受け入れることができるようにデザインすることで，典型的な問診の構造に気を配っている．問診では，データの収集はデータの分析よりも先に起こるものなのである．すべての「事実」が手に入るまでは，医師は患者の説明を評価することを思いとどまるであろうし，患者はこの可能性に備えている (Gill 1998a)．そのようにして，患者の戦略は，すぐにどうやって説明を俎上に載せるかについての以下のジレンマを可視的なものにし，そしてうまく処理する．医師が示唆される原因となる要素を考慮に入れるとして，それでもなおもっと多くの情報を集めると決めたなら，患者の理論は，顧みられずに「無視」されてしまうであろう．そうした事情が生み出されないようにしなければならない．

　私たちは，次の節で手短に説明のデザインと位置取りの特徴を導入する．それらによって医師たちは，自分たちの説明を評価するように強制されることなくデータを収集するという活動に焦点を合わせる機会を手に入れる．この章の最終の節で，私たちはこれらの特徴を利用している医師の例を示す．

評価を—理あると取り上げるか，却下するかを医師に強制しない病状説明
　暗黙の説明は，そのデザインからいって——症状について不平を言い，そして次に事実や事情を報告する．だが——抜粋 (6)–(8) にあるように，医師が評価を取り上げるか却下する圧力を，ほんの少しだけしか加えない．すなわち，この行為の集合が，確実に説明‒評価の連鎖を導くということはない．この患者は，医師に対して，要約の認識を表示するという選択肢を与えている．だが，また同じく，医師にただ報告を，それ——事情の報告——としてだけ聞くという選択肢も与えてもいる．医師は適切に報告を「情報」あるいは「データ」として取り扱って，ただうなずくか，さもなければ報告の受け取りを示すことによって情報収集という活動を続けることができる．医師が，その前の行為と適切に関連づけて，この選択肢を取ることができるということは，これが最も良

い選択肢であるということを意味しない．それはただ患者が医師を応答しなければならない立場に置き，応答しなければ，患者が俎上にあげた説明を無視しているように見えるということを意味する．公式には，医師が評価するべき説明は俎上にあがっていない．

　公式には，公然と説明するというデザインは，自分たちから因果的な結びつきを提案するものである．だが，これもまた，医師に評価を生み出す引き圧力をほとんど加えることができない．公然とはいっても，説明はしばしば，憶測あるいは声に出して考えるといった風情で提出される*10．これは不確実を表示しているだけではなく，自分たちが医師から必要とする応答を得られるのかという点では，そちらの方向に制約する力が，比較的，弱い（Gill 1998a）．例えば，抜粋6の9行目と同様に3-5がそうである．推測的な説明は，率直な質問ではない．そしてそれゆえ，明らかに，質問－解答という隣接ペアの第一成分を構成することがない．もし説明が隣接ペアの第一成分を構成するなら，確実に，それが医師にその評価を取り上げるか，却下するかという「関連づけられた適切性」（conditional relevance）を作り上げることになる．それゆえ，もしあるべき場所に第二成分がないなら，それは「目立った欠如」になるだろう（Schegloff 1972: 76-77; Gill 1998a; ten Have 1991）．推測的な説明は，それとは別の仕方で一連の応答を適切なものにしている．

　同様に，公然たる説明は，抜粋2にあるように，緩和された提案としてデザインされると，また，比較的，医師を制約する力が弱いものになる．「最初の評価」（Pomerantz 1984a: 61）のように，緩和された提案は，次の発言の活動として評価を取り上げるか，却下するかを適切に関連づけられた（レリヴァント）ものにする．だが，このような応答が必要になるというわけではない．（患者が「私が悩んでいるのは」とか「わからないのだけれど」ではなく「私はこう考える」と前口上をする）緩和された提案に固有の特徴とは，推測的な説明よりも少しだけ多くの確信を示すということである．しかし，私たちが示すように，患者は，評価への同意が起こりそうな，比較的危険が少ない文脈で，緩和された提案を使うことで，この確実性を埋め合わせる．それは，例えば，医師自身が示した意見と一致した説明を患者が提案しているといったときである．

　また，患者は，その発言のなかに公然たる説明を配置することで，自分たちが医師に評価を強制する度合いを減らすこともできる．患者は，公然たる説明

を，症状に・関連する構成要素と説明に・関連する構成要素の双方を含む複数の構成要素からなる発言の中に位置づけるだろう．これは医師に，どちらの構成要素に対処しても適切となるような選択肢を与える（Gill 1998a）．例えば，患者は（反応＋説明という）二つの構成要素からなる発言を作るかもしれない．そこで患者は（いつ症状が起こるのか，それがどれほど長く続くかなどといった）医師による症状に・関連する質問に答えて，その次に症状についての公然たる説明を述べる．Frankel（1990: 237）が記しているように，このタイプの発話ターンのデザインは，医師に（ここは説明にあたる）2番目の発言の構成要素に応答する「義務ではなく選択肢」を提供する．このデザインは，以下の抜粋9で明らかである．患者は，先の受診時に述べた性交痛の経験という問題に触れており，医師は（1-2行目で）これを取り上げている．（数年前に，患者は，子宮の摘出と膀胱の修復術の両方を含んだ手術を受けている．）

```
(9)  [19: 1259]
 1  Dr. C:    .hh Kay. An then the other- the other thing you mentioned
    C医師：   .hh いいですね，で次に．他に-あなたが言及した他の
 2            was (.) you have (.) pain with intercourse. Is that right?
              は( )あなたには (.) 性交痛が．そうでしたね？
 3  Ms. I:    Yeah. But that's just since I've had that hysterectomy. An I
    I婦人：   はい．でも私が子宮摘出をして以来．でわたし
 4            don't know if that bladder tie up? Was part of that?
              知らないんです膀胱が縫合された？その一部が？
 5            (0.8)
 6  Dr. C:    For th last six or ten years. Ever since that [surgery.So]
    C医師：   ここ6年とか10年間．それから[手術から．で]
 7  Ms. I:                                                  [M hm? M]
 8            hm?
```

I婦人は（3行目で「はい」と）返事をし，(「私が子宮摘出をして以来」と）その痛みが始まったのがいつかを明かしている．またこれは，暗黙のうちに外科手術が痛みの原因であることを示唆している．そして次に患者は，それ以上に公然と推測的な説明を加える．「膀胱の縫合」（4行目）に関して，いっそう公然と推測的な説明を加える．この発言のデザインは，医師に，報告された患者の痛みのタイミングに焦点を合わせるのか，あるいは患者の説明に焦点を合わせるのかという選択肢をもたら

第 5 章 病気について説明すること

す．（6 行目で）この医師は痛みのタイミングに関して応答して，そして続けて（ここで見せられてはいないものの）その頻度について質問している．

　また患者は，公然たる説明に，それ以外の発言の構成要素を加えるかもしれない．そうなると説明自体が，さらに評価に・関連するものでなくなる．例えば，患者が自分たちの症状を記述するという活動に戻すような，発言の構成要素を付加するかもしれない．それから医師は，患者の発言の記述的な部分に注目するかもしれない．例えば抜粋 10 では（1 行目で）医師は，息切れを経験するかどうかを尋ねている．この患者は，質問に（3 行目で）「いくらか」と返事をし，それから説明を作り出す（「減量すべきだから」）．これに，タグとなる構成要素を加えている．それは，すなわち，どれぐらいの息切れを経験するのかについての格下げされた記述である（6 行目の「それほどでもない」）．

```
(10)  [9: 431]
 1  Dr. B:    Shortness of brea:th?
    B 医師：   息切れは？
 2            (1.0)
 3  Ms. D:    So:me: but that-'s:cuz I should lose wei:ght. I know
    D 婦人：   いくらか：でも：減量すべきだから，わかっています
 4            that.
              それは．
 5            (.)
 6  Ms. D:    I think- NOT much.
    D 婦人：   私が思ってるのは-それほどでもない．
 7  Dr. B:    When do you get short of brea:th.
    B 医師：   いつ息切れしますか．
```

医師の（7 行目での）次の質問は，患者による病状の説明にではなくむしろ，症状について，時間という点からみた患者の経験に向けられている．

　患者は首尾一貫してこの発話ターンのデザインを用いている．これは，上の 3 行目での発言のように，自分たちが和らげる部分のない公然たる説明を述べるとき，説明を症状や事情を記述する発言の要素のなかに「はさみこむ」ものである（Gill 1998a）．したがって，患者が最も確信をもって伝える説明があからさまに評価を求めることはない．後に，私たちは和らげる部分のない公然たる説明が可能にしてくれる別の種類のやり方について探究する．そのとき，こ

の問題に立ち返ることになる.

評価を一理あるとして取り上げる（confirming）か，却下するかを医師に強制する病状説明

　患者は，医師が応答するオプションを狭く制限する率直な質問として，自分たちの公然たる説明を提出するかもしれない．そうされると，医師は，患者の説明を評価することによって，「答える」ように強制されることになる．しかしながら，データ・コーパスにある全体で85の説明には，患者がこのような質問のフォーマットに自分たちの説明を埋め込んでいる例は三つしかない*11. またそうした抜粋では，患者が自分たちの説明をするのは，医師が情報収集に従事していない場所においてである（Gill 1998a）．例えば，抜粋の11で，患者は，医師が処方箋を書こうと話をやめた診療の時点で，医師の評価を要請するように説明を率直な質問に埋め込んでいる．

```
(11)　［11: 716］
((医師が処方箋を書いている))
 1  Ms. N:   You know do you think I'm getting depressed at these times
    N婦人：  あの　どう思われます　このごろ気がめいって
 2            because'v my period? A friend- er my health aide pointed
              というのも月経のせいでしょうか　友人，あの私の家庭保健師がそう
 3            that out.
              言うのですが．
 4           (1.0)((医師がペンを下に置く))
             ((10行を削除，患者がさらに不調と憂うつを記述する))
14  Dr. D:   No Anna I've never had a very good- (1.2) feeling for what-
    D医師：  いいえ，アンナ，はっきりとわからない(1.2) 何が
15            makes you go down in the dumps
              あなたを意気消沈させてしまっているのか
```

（1, 2行目での）患者による病状の説明が尋問（質問）のフォーマットをとると，次に医師が取り上げるか，あるいは却下するかして評価することが適切になり，それを強く関連づけられたものにする．しかしながら，先に書いたように，これはインタビューでも，医師が情報を収集していない場面で起こっている．医師は，患者による記述をよく聞いて，そして次に14-15行目で，患者に抑うつ

の原因が何なのかわからないと主張して，その説明をしりぞけている．

また，この患者は「フッティング」(Goffman 1981) を変えており，そして，自分の「家庭保健師」による説明に責任転嫁している（2-3 行目）ことに注意を払って欲しい．そうして，その知識が自分だけのものというより「借り物」(Bergmann 1992: 142) であると提案している．患者が率直な質問に自分たちの説明を埋め込んでいる 3 ケースのそれぞれにおいて，第三者への責任転嫁が起こっている（((Gill 1998a) を参照してほしい）．第三者に帰属させることで，この患者は部分的に評価を求めようとすることの責任をその第三者に移している．そして，これが微妙な活動（Drew 1991; Pomerantz 1984b, 1988）であることを明らかにしている．

病状の説明とそれへの応答

さてここからは，患者が自分たちの健康問題について公然と説明しているケースに焦点を合わせて，説明 – 応答の連鎖について扱うことにする．患者が症状について不平を言って，特定の活動や条件がその原因ではないか，すなわち，問題が身体の特定の臓器から生じているのではないかと明確に提起することがある．このとき，医師は，その説明をそれを一理あるとして取り上げるか，あるいは却下するという形で評価することが適切に関連した反応となるような提案であるとして取り扱う．すなわち，医師は，その説明を，あたかも，説明 – 評価の「隣接ペア」(Schegloff & Sacks 1973) の第一成分であるかのように処理し，そしてそれに沿って応答するだろう．このパターンを次のように特徴づけることができる．

　応答のパターン 1
　　発話ターン 1：患者による病状の説明
　　　　　　　　＋
　　発話ターン 2：医師が，それを一理あると取り上げるという評価/却下するという形での評価

ためらいのトークンによって，評価が微妙に遅れることがあるかもしれないも

のの，このパターンにおいては，例えば，症状と・関連のある問いで応答することに比べれば，医師は比較的すみやかに評価に向きあうことになる．にもかかわらず，私たちのコーパスにおいては，患者の説明に応答して，医師が即座に評価をすることは，比較的まれであった．公然たる説明があった 63 例で，医師が，応じたのはたった 14 例だけだった（すなわち，20 パーセントをわずかに超える程度であった）．即座に却下したものは 5 例，取り上げたものは 9 例であった．

説明－評価という連鎖

a　医師が即座に却下することによる評価

却下された五つのケースで，医師の応答のパターンは，用心深く，距離をおいた方法であった．その例が下に示されている．この抜粋の直前に，患者は自分の顔の皮膚が乾燥しているという問題があると報告した，そして医師は，患者の顔を診察した．患者は，仮説として挙げた状態である「ホルモンの欠陥」が乾燥の原因なのではないかと推測している（1-4 行目）．

```
(12) [9: 539]
  1  Ms. A:   The only thing I was wondering if dere is .hhhhh you kno:w
  2           ah::n(2.0) ((doctor turns from desk to look at patient))
  3           hormone deficiencies or something like this that it (0.6)
  4           ( >°you know°<) that dries your skin out too.
     A 婦人：  私が悩んでいたのは，このことだけ，もし.hhhh あのね
              あの (2.0) ((医師は机から向き直って患者を見る))
              ホルモンの欠陥か何かそういったものがね (0.6)
              いい またまた，皮膚を乾燥させてるのか．
  5           (0.5)
  6  Dr. A:   °Mm°
     A 医師：  むむ
  7           (0.5)
  8  Dr. A:   T ch .hh .ah:m
     A 医師：  っっ..hhh .あん
  9           (0.8)
 10  Ms. A:   Or no[t too much
     A 婦人：  あるいは，それ[ほどでなくて
 11  Dr. A:        [tch There are some hormone problems like thyroid
     A 医師：        [っっ 甲状腺のようなホルモンの
```

```
12                    p[roblems]=
                     も[ 問題 ]=
13  Ms. A:           [°Mm hm°]((nodding))
    A婦人：          [ むむ ふむ ]((うなずいている))
14  Dr. A:           =which can do tha:t. Um we've never found that (.) on you
    A医師：          =そういう理屈もある．うーん，一度もないですね(.)あなたには
15                   before.
                     これまで
16  Ms. A:           No= ((shakes head))
    A婦人：          ないですか=((首を振り))
17  Dr. A:           =(though) we could certainly think about-°about that.°
    A医師：          私たちは確かにそれに，それを考えることができ（けれども）
18  Ms. A:           An- how did my cholesterol test turn out.
    A婦人：          で-私のコレステロールテストの結果は．
19                   (.)
20  Ms. A:           Blood tests I'm curious about tha:t.
    A婦人：          血液検査，それが気になっています．
```

5-9行目で，医師は答えを先送りして，そして意見の相違の前兆ともなりえるトークンを産み出している．すると（10行目で）患者は否定的な答えを予想したと見えるような仕方で説明に修正を加える[*12]．医師は，患者の修正に部分的に重なりながら，それをしりぞける評価をする（11-12と14-15行目）．医師が主張するのは，患者のケースには，その説明を支持する十分な経験的な証拠がないということである．医師による申し出は「非優先的な」応答が行われるときの型どおりの方法であり（Pomerantz 1984a），用心深いものになっている．患者の最初の遅れ（5-9行目）のほかに，患者はそうした説明の理論的な可能性については取り上げている（11-12と14行目）．けれども，それから（14-15行目）医師は，この患者のケースではこれらのホルモンの問題が当てはまらないと「証拠を挙げる」(Maynard 2004)．以前の検査室でのテストでの証拠（「うーん，一度もないですね(.)あなたには，これまで」）に言及することによって，医師は患者に，現在，このようなホルモンの問題があるかもしれないという可能性を除外していない．この点で，さらに多くの注意を払っていることが表示されている．患者は（16行目で）その頭を振って，そしてこれらの調査結果の知識を表示して，「ないですか」と言う．（17行目で）医師は，自分自身をまだこの点を考慮に入れることをいとわないとして描写し，自身の判断を限定して

いる．しかしながら，患者がさらにそれを追及することはない．患者は，自分の最近のコレステロール検査と血液検査の結果について聞くことでトピックを変えている（18 と 20 行目）．

b 一理あるとして医師が即座に取り上げるという評価

　これらのデータでは，医師は患者の説明に応えて，却下するより取り上げるという評価が普通であった．とはいっても，評価を取り上げるということも，それほど頻繁には起こっていない．すでに述べたように，63 の公然たる説明のなかには，最初には，症状に・関連した一連の問いと応答が続いていかないで，また一連の身体診察が続いていくこともなく，患者は自分たちが公然たる説明をした後に，医師が取り上げて評価するという応答の症例が九つある．

　驚くべきことではないが，医師は，自分の示したものの見方に沿って提示された患者の説明に応えて，評価を取り上げる傾向がある．その場合でさえ，医師の取り上げ方は，率直であるというより用心深いものになっている．抜粋 13 では，患者の説明に対して，医師がそれをまっとうなものとして取り上げた評価の様子が示されている．この患者の前腕には痛みがあり，医師は，さしあたり，それを尺骨神経管症候群（肘の神経痛）が原因で起きていると診断した．この受診は，そのフォローアップとなっている．そして，医師は患者が肘パッドと抗炎症作用のある薬を使い始めたときから，その状態を評価している．最初，B 医師は苦痛のあるほうの腕に筋力低下があるかを調べるために検査を行った．患者は，振動を伴ったとき，しっかり握ろうとしたとき，そして長く腕を曲げたままにしているときに違和感があると説明する（1-2, 4-5, そして 7 行目）．

```
(13)  [5: 258]
 1  Dr. B:    It makes sense that things like mowin' thuh lawn cuz ya know
 2            you're grippin' tight an' [your arms are bent] an' you're=
    B 医師：   分かりますね．芝を刈ろうとして草刈機を使う いいですか
              きつく握る，あと [腕を曲げる]．あとあなたは
 3  Mr. E:                              [( that's  right) ]
    E 氏：                               [（そうなんです）]
 4  Dr. B:    =holdin that position for uh long time 'n there's vibration,
 5            n' that's all [irritating. So it] makes sense that those
```

	B 医師:	=長いあいだ腕の位置を保つ　そして振動
		そうするとどれも[違和感がある．それ]わかりますその
6	Mr. E:	[(That's right)]
	E 氏:	[(そうです)]
7	Dr. B:	=kinds o' things're gonna bother it.
	B 医師:	=たぐいのものが厄介でしょう．
8		(.)
9	Dr. B:	.h[h
	B 医師:	.h[h
10	Mr. E:	[.hh tch .h I think that >what it is < um- (.) da:maging
11		wa:s:a- (.) I- I do:n't (.) remember whether I me:ntioned to
12		you or not:a - was years ago:, almost like a- (.) bout six,
13		se:ven years ago..hhh I work in a workshop in this machin:e
14		jis thosc:a- those gu::ns? Needle sh:ape
	E 氏:	[.hh っｔ.h ＞考えるに　うむ　痛みがあったのは
		のは- (.) よく覚えて(.)ないんですが，言ったかどう
		先生に言ったのか　数年前に　だいたい 6 年
		7 年ほど前に．hhh．私は機械を使って働いていて
		銃のような機械で？針の形をした
15	Dr. B:	Yeah=
	B 医師:	はい=
16	Mr. E:	=to- drill da h:ole ta-
	E 氏:	=ドリルで穴を開けて
17	Dr. B:	Yea[h
	B 医師:	は[い
18	Mr. E:	[ta (glue) .
	E 氏:	[接着するのに
19	Dr. B:	Right.
	B 医師:	はいはい．
20	Mr. E:	And those one I probably work on em(.) constantly work on
21		one ti:me.I[for]go:t,
	E 氏:	そしておそらくそうやって働いていて(.)継続的に
		あるとき[わすれ]てて
22	Dr. B:	[Mhm]
	B 医師:	[むうむ]
23	Mr. E:	I didn't (.) [pay'] attention.
	E 氏:	私は [注意を] 払うのを．
24	Dr. B:	[Okay.]
	B 医師:	[オッケ]
25	Mr. E:	And I cont:inuously (0.5) sh:ake it.
	E 氏:	で，ずっと (0.5) かき回してて
26	Dr. B:	Righ [t

```
            B 医師：    ええ[
   27   Mr. E:         [>I feel that's what's the damaging
        E 氏：          [それが良くなかったと感じます
   28   Dr. B:     Yeah=
        B 医師：    はい=
   29   Mr. E:     =°Ya° [(cause for that)]
        E 氏：     =°ええ° [（それが原因）]
   30   Dr. B      [It may ha:ve. ]
        B 医師：        [それかもしれません]
   31   Dr. B:     Yeah.
        B 医師：    ええ.
```

患者が，最初に（6行目で）同意して，そしてさらに（10-14, 16と18行目で），自分の腕にダメージを与えた可能性のあるものについての満足の行く説明によって応答している．つまり「継続的に」腕に衝撃を与える機械を使って働いていたというものである．B医師は（15, 17, 19行目で）合意の表示を含めて，相づちとそれ以外の承認のトークンによって，医師が患者による物語についていっていることが明らかなようにしている．患者の物語が進行しても，医師はそれを行っている（20-21, 23と25行目）．（27と29行目の）要約をしている発話ターンでは，患者が報告した物語の周辺の事情と経験する状態に立ち返ってて言及されている．そこではいっそう明らかに周辺の事情がダメージの原因であると提起されている．B医師は（28行目で）同意のトークンを提供して，そして（30行目で）「それかもしれません」と，限定つきながら自分の評価を満足のいくものとしている．要するに，この医師がすでに情報収集を終えており，（神経痛という）診断の候補と（腕を振動させたという）問題の原因についての患者の説明は，この医師の診断，そして（振動）が腕に違和感を生じさせる可能性があると明言するのと一致している．そこで，この医師は納得のいく合意を作り出している．そして患者が説明を終えた後，（28行目で）医師は——優先的な応答がなされるという形で——手早く，それを行う．

病状の説明−質問の連鎖

　問診の情報収集の局面で，同じく医師は，症状に注目することによって患者の説明に応答する．特に，医師の応答は，しばしば，患者が——たとえば，患者たちが説明をしている症状のタイミング，場所，あるいは持続時間といった

——どういった身体的な経験をしているのかについての情報を求める問いである（Mishler 1984 を参照してほしい）．このパターンは次のように組織されている．

　応答のパターン 2
　　発話ターン 1：患者による病状の説明
　　　　　　　　＋
　　発話ターン 2：医師による問い
　　　　　　　　＋
　　発話ターン 3：その問いへの患者の応え

医師が，また，患者の説明の発話ターンのそれ以外の構成要素について，質問することがあるだろう．例えば，医師は，自分たちの注意を，患者が自分たちの説明で原因となる要因として挙げた活動，経験，あるいは仮説的な状態に向けるということがあるだろう．医師が患者に，こうした要因の存在について問うとき，それは患者にこうした要因について論じる機会をもたらす．最終的には，医師は，その注意を証拠に向けるだろう．すなわち，もし，説明の後で，患者が説明に支持を与える証拠，あるいは，その説明が除外されるべき，すなわち考慮されるべきではないと暗に示しているような証拠について報告するなら，医師はその説明自体に注目するのではなく，むしろその証拠について患者に問うだろう．

　同じくミシュラー（Mishler 1984）によって，こうしたタイプの問いの重要な特徴が観察されている．それは，医師は典型的にその問い——そして彼らが求める応答——が患者の説明それ自体を探っていくこと，そして説明が正しいかどうかを決定することと関連があるのかどうか，またもしあるならば，どのようにしてかを目だたせてはいないということである．医師は，これらの問いが，明確化や追加の経験的な情報を探して始められている「挿入の連鎖」（Schegloff 1972: 78）なのかを示すことはない．もしそういった情報が手に入るなら，結局のところ，医師は患者の説明を取り上げたり，取り上げず却下したりできることになる．一見して，これらの問いは，より多くのデータを引きだす．ある場合には，医師が問うことは，患者による一連の説明の終わりを表す．

そういうときには，そのような説明は，受診のあいだには，決して取り上げられることはないし，却下されることもない．

　しかしながら，後に見ていくように，こうした問いが患者の説明と医師の評価のあいだで挿入の連鎖になっていく例がある．すなわち，データのなかの五つのケースで，結局のところ，医師は追加的な症状に・関連する情報収集の後に，問いと身体診察を通じて，患者の公然たる説明を評価している，要するに，後になって示されているのは，この情報収集が実際には仮説の検証であったということである（すなわち，それが患者の説明を除外するためか，あるいは取り上げるために使われたということである）*13. これは身体診察か問診が完了するまで，医師は応答を取り上げたり却下したりしないで延ばすことがあるというHeath（1992）と ten Have（1991）による知見と一貫している．こうしたパターンは以下のような姿をしている．

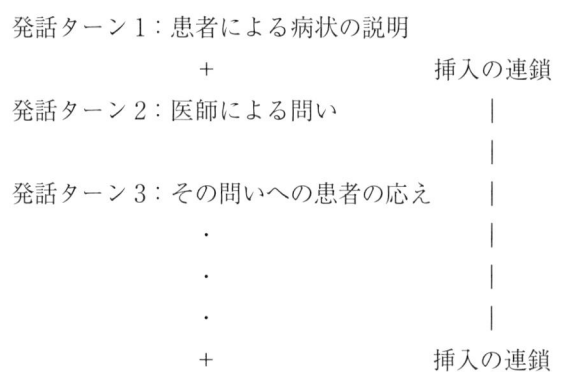

　応答パターン3
　　発話ターン1：患者による病状の説明
　　　　　　　　　＋　　　　　　　　　　挿入の連鎖
　　発話ターン2：医師による問い　　　　｜
　　　　　　　　　　　　　　　　　　　｜
　　発話ターン3：その問いへの患者の応え　｜
　　　　　　　　　・　　　　　　　　　｜
　　　　　　　　　・　　　　　　　　　｜
　　　　　　　　　・　　　　　　　　　｜
　　　　　　　　　＋　　　　　　　　挿入の連鎖
　　発言n：医師が説明を取り上げるか，却下する評価*14

極めて重要なことだが，パターン3では患者が自分たちの説明を提供しており，それに対し，医師が問いによって応答している．パターン3の最初の二つの発話ターンにあたる発話連鎖の環境については，これを患者説明が最終的に評価を受けないパターン2と区別することはできない．この二つのパターンは同じようにして始まる．そしてどちらの症例でも，医師がその初めにどのようにか，そして／あるいは，自分たちの問いが患者の説明を探究することに結びつ

第5章 病気について説明すること

いているのかどうか，そして結びついているとしたらどのようにしてかを明らかに示すことはない．ミシュラー（Mishler 1984: 120）が観察したように，医師というものは，自分たちの問いの背後にある推論を示すことはない*15．

しかしながら，経験的なデータを集めることに焦点を合わせるというのは一方だけによって成し遂げられることではない．同様にそれは単純に「生活世界（ライフワールド）」への関心を生物医学のモデルが黙らせているということでもない．ミシュラー（Mishler 1984: 115）が強く主張しているは，患者が「医師の質問の内容が移行することで混乱させられる」ことがあり，そして「［医師］が見つけ出そうとしているものについて明確な考え」をもっていないということである．けれども，私たちのデータには，双方がインタビューの情報収集の局面を支配している活動，すなわち，医療のデータの収集に思っている以上に気を配っていることが見てとれる．たとえ医師が自分たちの問いを通して打ちたてようとしている正確な診断というアジェンダに，患者が通じていないとしても，これは患者がナイーブであったり生物医学のモデルを受動的な受け入れていたりといったことを暗に示しているわけではないだろう．そうではなくて，患者は問診の相互行為としての構造と生物医学のモデルを現実のものにしていく活動を理解していることを表示しているのである．

問診におけるデータ収集の局面で，患者は自分たち自身の分析や説明をするとき，そうしたものを，継続的な探索すなわち事実の発見と見合うかたちでデザインし位置づけている．つまり，以前に観察したように，医師が患者の物理的な状態についてデータを集めているとすると，患者の説明は，発話連鎖においてなんら制約を与えるものではない．それは，その場でただちに，その説明を取り上げたり，却下したりする評価をするように医師を拘束することがないということである．要するに，説明を提供することについての患者の戦略が，この章の「はじめに」で示した相互行為上のジレンマを巧みに処理しているということになる．この戦略によって，すべての事実が手に入る前に，早々と評価を求めていると見られることなく，患者の病状の説明を，医師が考慮する俎上に載せることができる．医師としては，患者が制約を与えないデザインと配置を十全に利用する．そして患者がなぜそれを経験しているかについてではなく，何を経験しているかに焦点を合わせるという方法によって応答するのである．

加えて，患者の病状説明が，その経験に焦点を合わせる応答を許しているというより，むしろ，それを求めているケースがある．例えば，患者が，追加の心配事や不満に導いて引きつけるために説明のフォーマットを利用して，そうでもしなければ俎上に載せることが難しい医師の注意を引きつけるということもあるだろう．私たちは，次の節で拡張された説明－問いという連鎖の姿を示す．そこでは，受診における情報収集の局面で，医師は自分たちが情報を収集する活動を追求しながらも，即座に評価を取り上げるか却下するかを避けたり，先延ばししたりする姿をはっきりと示すことになるだろう．第一に，私たちが示すのは，医師の焦点がなぜそれが起こっているか（説明）ではなく，何が起こっているのか（症状）にあっていることで，インタビュー全体のなかで，患者による説明がどのようにして無下に扱われていくのかを示す．その後，私たちは，患者の症状の性格を取り扱っていく延長された挿入の連鎖の後で，医師が最終的に，どのように患者の説明を取り上げることになるのかについて検討する．

a　患者の症状に焦点を合わせた問いがあり，評価が起きない

次の抜粋で，患者による説明は，医師から，それを取り上げての評価も却下も受け取ることがない．医師は，患者の健康状態について既往歴の聴取をしていた*16．インタビューのこの時点で，医師は，患者の家族メンバーの健康，患者がたばこを吸うかどうか，そして患者が頭痛あるいはぜんそくを経験したかどうかといった様々な問題について情報を収集している．それから，医師は，患者に息切れ経験があるかどうか尋ねている（下の１行目）．患者の応えは，若干の息切れがしているというものである．そして次に（３行目で）体重が息切れの原因であると答えている．このことは，この受診の始まりに戻って，それと結びつけている．というのは，最初に患者が体重を減らそうと試みると言っていたにもかかわらず，最後の面談から11ポンドほど太ったという事実が論じられていたからである．患者は，笑いながらではあるが，この事情について疑義を示した．そして２人は，まぜっかえをしながら，何が体重増加の原因なのかについて冗談を言い合う．３行目での患者の説明は，この体重増加について，いくぶんか正統的な懸念を示すための方法といってよいかもしれない．しかしながら７行目で医師は，話の焦点を体重増加から離し，息切れという症状

第 5 章 病気について説明すること

に合わせる．

```
(14) [9: 431]
 1  Dr. B:   Shortness of brea:th?
    B 医師:  息切れは？
 2           (1.0)
 3  Ms. D:   So::me, but that-'s: cuz I should lose wei:ght. I know
 4           that.
    D 婦人:  いくらか，でも私，減量をすべきだから．わかってます
             それは．
 5           (.)
 6  Ms. D:   I think- NOT much.
    D 婦人:  思うんですが，それほどではない
 7  Dr. B:   When do you get short of brea:th.
    B 医師:  いつ息切れが
 8           (1.0)
 9  Dr. B:   Stair:s? An: nat sort a thing? Er
    B 医師:  階段とか？　あとどういった？
10           (1.0)
11  Ms. D:   We:::h >after about-< (.) three fli:ght:s or four.
    D 婦人:  ええと 3 階とか 4 階 昇ると
12           HIH huh huh huh.
             ひひ はっはっはっ．
13           (1.5)
14  Ms. D:   .h° Two.° N(h)o. Huh .. hhh
    D 婦人:  .h 2 階．いや．はぁ.hhh
15           (1.5)
16  Ms. D:   Rea::lly not- not much.Uh uh.
    D 婦人:  ほんとに それほどではない Uh uh．
17  Dr. B:   °Okay.°
    B 医師:  わかりました
18           (7.0)
19  Dr. B:   Are your bowel movements normal?
    B 医師:  便通は通常ですか？
```

以前にも指摘しているが，患者の（3-4 と 6 行目での）応答によって，医師は，自分の説明が正しいかどうかをすぐに評価するように要求されないで，むしろ情報収集に焦点を合わせることができるようになっている．このことについて，6 行目での「思うんですが，それほどではない」は，患者が減らす必要がある

体重ではなく，息切れについて特徴づけているように見える．すなわち，それは（3行目での「いくらか」という）患者の最初の応答を格下げして，再び特徴づけているように見える．要するに，この時点までの患者の説明は，自分の症状についての二つの記述のあいだに，効果的に，挟みこまれている．（7行目で）医師は，患者に，いつ，この症状を経験するのかを明示するように求め，息切れについて患者に問う．この問いによって，患者の説明と関係があるかどうか（あるいはどのように関係があるか）を目だたせることはない．それは，（8行目の）沈黙の後に，（9行目で）医師は，その患者が取り上げるか却下するかできる答えの候補を言う．患者は，（11–12行目で）階段を何階まで昇ると息切れをするのかと特徴づけをして，それに笑いを付け加えている．次に（14行目で），患者は，とてもソフトに「2」階までだと，これを格上げする（すなわち，患者は状態がさらに大問題だと示す特徴づけをする）．そして次に素早く，この格上げを放棄する．そのとき，多くの笑いのトークンを加え，そして患者の症状についての6行目での再び特徴づけを（16行目の「ほんとに それほどではない Uh uh」によって）再び主張する．この笑いは「トラブルへの抵抗」（Jefferson 1984b: 351）を示している．（17行目で）医師はそれを受け入れているように見える．そして（19行目で）患者の病歴と関係があるもう一つの問いに移っていく．

　患者が説明を医療の訪問における情報収集の局面に挿入するときには，このようにして，自分の説明に対して医師が応答し評価する，以外のことができるようにしている．患者であるD婦人はたんに，自分がどれくらい息切れを経験するかについての特徴づけのあいだに，自分の説明を挟みこむ発話ターンのデザインを使っている（それによって医師がこの症状について追加的な情報を追い求めることができるようになっている）だけではない．患者は，自分が症状を経験する程度を低く見積もることによって，そしてそれを軽く扱う態度を示すことによって問題を最小のものにしている．医師は，決して息切れについての患者による説明（太りすぎであること）を取り上げても却下してもいない．だがこれは，医師の一方的な行為と生物医学のモデルの押し付けを反映しているのではなく，問診での情報収集のときに症状に・関連する情報を追求するのを認めるという患者の側の行為を反映している．

b 問いが原因となる要素に焦点を合わせて,評価が起きない

　また,医師は患者がその説明で引き合いに出した原因となる要因が,実際のところ,存在するのかどうかについて問うということがあるだろう.このように問うことは患者に原因となる要素について議論する機会をもたらす.それが示唆しているのは,患者が説明を作り出すとき,その人たちは付加的な努力をしているのかもしれないということである.つまり,そうでもしなければ,発言が難しいかもしれないときに,説明は,特別の関心について発言権を手にするための遠回し,あるいは細心の注意が払われた方法なのだろう.

　別の言い方をすれば,医師は自分たちの目的を達成する資源としてデータと証拠を集めることに気を配っている,患者はこれを利用しているといってよいだろう.医師が患者に(問題の原因となる要素が実際に問題を起こしているかどうかという問題を回避しつつ)原因となる要素が存在するかどうかを問うときは,その問題に,主要な不満より副次的な位置を与えている.それによって,この患者が取り上げるのを躊躇した問題を主題にできている.例えば,抜粋の 15 で,医師と患者である A 婦人は,運動時に経験した胸痛について論じている.これは,医師が,この患者の心臓の検査について,「心臓病」であることを打ち消す良いニュースを伝えた後のことである.2 人は今「症状の残滓」について議論している.患者の痛みは,病気や症状によって説明されてはいない*17.

```
(15) [6: 383]
 1  A 医師:   それで (.) したら起きました  運[動
 2  A 婦人:                                [M hm ?
 3  A 医師:   他の活動でも  やってい [た
 4  A 婦人:                         [む ふむ ?
 5  A 医師:   はい
 6            (0.5)
 7  A 医師:   .hh (2.5) あとそれに加えて あなたは目が覚めてしまう
 8            夜に: ( ) [っ  うっ ]それを
 9  A 婦人:              [むむ ふむ ]
10            (3.5) ((医師がファイルに書いている))
11  A 婦人:   で 知りたかったのは  いい  ストレスによって
12            もそうなるか
13            (2.0) ((医師がファイルに書いている))
14  A 医師:   ストレスを感じていますか?
15            (1.0) ((医師がファイルに書いている))
```

16	A婦人:	ううむ ( ) 私は若干の問題を体験していて　私の ( )
17		息子は 彼 [は今18歳です.　　　　　　　]
18	A医師:	[ああ はい　それ言ってましたね]
19	A婦人:	けれど 私はとても (1.0) 思うにうまく対処してます
20		(0.7) ((A医師が婦人を見つめて, ファイルに書く))
21	A婦人:	私がすることができることが極めて少し?で (1.0) 私 いい
22		私がどう取り扱うかについての決定を
23		彼との状況を
24	A医師:	へえ=
25	A婦人:	=感じているのは手堅く一貫して
26		(3.5) ((医師がファイルに書いている))
27	A医師:	っつ 今 彼はもう家に まだ
28	A婦人:	=いえ 彼は(0.8)女友達のところに滞在して
29	A医師:	=ああ そう の=
30	A婦人:	=むむ ふむ ?=
31		(0.7) ((医師がファイルに書いている))
32	A婦人:	.hhけど彼は うーん (0.5) 引っ越して.
33		(24.0) ((医師はファイルに書いて, それを読んでいる))
34	A医師:	.hhh 前に私は っただ=そういった:一般に
35		あなたの履歴はそうでした　他に
36		っつう(0.3)話しておきたいのは?
37		(.)
38	A医師:	A婦人?
39	A婦人:	ええと　一つお尋ねしたいのは
40		(1.5) 皮膚,

【原文は, 章末に掲載】

(1-8行目での) 医師が, いつ胸痛が起こったのかについての情報を収集する文脈で (11-12行目で), 患者は「ストレス」が胸痛の原因になるのではと憶測している. 医師は, この患者に, 原因となる要因の候補について問うている. すなわち, (14行目で) 医師は患者にストレスを経験しているかどうかと尋ねている.

患者は (16-17行目で) 医師の問いを自分がティーンエージャーの息子とのあいだでかかえている問題について記述するように言っているとうけとる. 少なくとも, 以前にもこの問題が「言及された」ことがあるので (18行目で) 医師は, この問題には馴染みがあると示す[18]. しかしながら, 医師が以前から知っていると言うことは, このトラブルについての詳しく説明を求めたものではないということである. すなわち, ジェファーソン (Jefferson 1988: 425) が

論じたように，トラブルを告知されたことに対する応答には二つのタイプがある．

> ［トラブルを告げている時点で］受け取りは明らかにして，そして，このことについて，それ以上の話を引き出すものの，必ずしも，自分をトラブルの受取人とはしないものがある……また，「共感」を表示することによって，自分を，その，トラブルの受取人として関わらせるものがある．

患者は，医師が以前から知っていたと言ったのを共感には満たないものとして取り扱う．この点について話をしていくなかで，(19行目で)患者は，自分に対するこの問題の意義を過小に評価し，(21行目で)一種の諦めの態度を示す．そして(21-23, 25行目で)患者がこの問題に対する改善策があると主張する．それによって，患者はジェファーソン(Jefferson 1984b: 351)が「トラブルへの抵抗」と呼んだものを示している．それでも，(26行目で)患者のファイルに書き込んだ後，(27行目で)息子が住んでいる場所の候補を挙げることで，医師は再び，この問題を主題にしている．そうして(28行目で)患者にもっと多くの情報を提供するよう求める．息子は「彼のガールフレンドのところに泊まって」いると告げられたことに，医師は(29行目で)一種のニュースレシートで応じている．またしても，これは問題についての話に発展していかないようにを思いとどまらせるものである(Heritage 1984b; Jefferson 1981a; Maynard 1997)．(30行目で)患者は，そうした受け取り方を取り上げ，そして次に(32行目で)問題のそれ以上の側面についてあげる．その後，医師には書き込みをし患者の記録を調べる30秒近い沈黙がある．それに続いて(34-36行目で)医師は患者に「他に」話しておきたいことがあれば言うように求める．すると患者は(39-40行目で)医師に皮膚についての質問をする．そして2人はその主題に関して話を続ける．ストレスが胸痛の原因になりえるのかという問題がここでも，そしてインタビューの後のほうでも解決されてはいない．

　患者がまずもって，どのように自分の説明に表現を与えて，言い表すかということに話を向けると，自分がストレスを経験していると断言することなしに，その「ストレス」を原因となる要因として提示していることに注目してほしい．これはサックス(Sacks 1992b: 405)が記述した，「声を出して物思いにふけ

る」という装置に似ている．それは，話し手が，「それによって意味する」ものに興味をもたせるために，抽象的な形の言及をするというものである．ストレスがあることをほのめかすが実際には断言しないことで，患者は，自分に，実際のところ，ストレスを経験しているかどうかについて聞くように求めているかもしれない．これに注目したような，医師による（14 行目での「ストレスを感じていますか？」という経験に焦点を合わせた）応答は，いま，患者を取り巻いているストレスについて話をする機会を与えている．

　この患者は，問題についての語りを試み，医学の文献では，心理社会的な問題と呼ばれているもの（Engel 1997; Stoeckle 1995; Frankel et al. 2003）について論じているように見える．医師は，このような話を促す仕方でさらに応じるということはない．にもかかわらず，医師の側が医療データの収集に気を配っていることを使って，そうでもしなければ，特定の症状についての情報を集めているという文脈に容易に持ち込めないであろうトラブル，いわゆる心理社会的なやっかいごと，あるいはそれ以外の問題について，患者の側が告げる機会を生み出す方法を見てとることができる．

c　患者の症状に焦点を合わせた問いがあって，評価が遅れて起こる

　すでに注目したように，患者の説明が制約を生み出さないデザインのときには，医師は患者の説明ではなくその症状に焦点を合わせることができる．そのときでも最終的に医師が患者の説明を評価するということがあるだろう．次の抜粋で，それが起きている．抜粋（16a）では，患者が症状について説明をした後で，医師は長々と症状に・関連した問いをし始めてから身体診察を行っている．患者は，抜粋（16b）で，結局，患者の説明を取り上げている．要するに，この問い，応答，そして診察は，患者の説明と医師による最終的な評価のあいだにある拡張された挿入の連鎖になっている*19．

　抜粋（16a）で，医師は身体診察の前にある問診の局面にいる．そこで患者は，初めて，自分の身体症状についての話をする．患者の手には 1 枚の紙がある．そしてそれを見ながら（1 行目で）自分の腹部に痛みのようなものを経験したと報告している．患者がこの症状を取り上げるとき，同じく，右の肋骨の下のあたりを，ジェスチャーで，その場所を示す．それから，患者は（2 行目で）比較的確信に満ちた説明（「ほぼ確実に」）を始めたように見える．とはい

第5章 病気について説明すること

え（2と4行目では）患者は，この不快が「胆嚢」に由来するものか「どうか」を憶測し，その方向でこの説明を取り下げている．すなわち，患者は，医師の考えに沿った説明をしている．それでもなお，患者は，医師に即刻の評価を強制して，自分自身が親和的でない扱いにさらされないようにしている．（3行目で）医師は「前部の？」というように，即座に，その場所の候補を追求しているが，この説明の最初の部分は，それとオーバーラップしている．それから患者は（4行目で）それに代わる推測的な説明である「腎臓？」という．患者がその発話ターンを継続しているように見える発言とオーバーラップさせて，医師は（5行目で）再び痛みの場所について尋ねている．そして患者は，自分から見て右側を指差す．今，患者は，（6行目で）その場所を確認している．したがって，この抜粋では，医師は分析に携わる前に，経験的な情報の収集におおいに気を配っている．

```
(16a)   [7: 365]
 1  Ms. B:    .hhh An:::d then I get a lot of tenderness: in this area hh.
 2             And again:, it's probably: (1.0) [whether: it's] in the=
    B婦人:    .hhh で:: それからこのあたりのかなりの圧痛があってhh
              そして再び:, おそらく:(1.0)[そうなのか：それ]
 3  Dr. A:                                     [ In the front? ]
    A医師:                                     [ 前部にですか ]
 4  Ms. B:    →=gall bladder?.Kidney?[Er
    B婦人:    →=胆嚢？ 腎臓？[Er
 5  Dr. A:                           [Up in here.
 5  A医師:                           [そこらが
 6  Ms. B:    Yeah. Like under the r:ib. Where I can't get- >it'll get-<
    B婦人:    ええ．脇腹の下 そこに 触れない なんだか
 7            (1.0) very sore.
              (1.0) とてもひりひりと
 8            (0.8)
 9  Ms. B:    °.hhh Ptch [A::nd, hhhh ]
    B婦人:    .hhh ぷっ  [それで, hhhh]
10  Dr. A:              ['Bout how often does] that come.
    A医師:               [ どれぐらいの頻度で ]それが起きました．
11  Ms. B:    Uh:: hhhh (1.0) This cn: (1.5) m- be like at least once or
12            twice a week. And I've been trying to see if I've been:::
13            >you know,< lifting something or doing something.°.hhhh°
    B婦人:    うう hhhh(1.0) これ(1.5)少なくとも
```

```
                   いいですか，何かを持ち上げるか，何かする .hhhh
                   1週間に1度か2度 でそれを確かめようと
14                 (1.5) ((A医師は患者に目をやり，それから記録に目を向ける))
15   Dr. A:        How long does it last when you g[et it.]
     A医師:        どれくらい続くの，起きたときに[ は ]
16   Ms. B:                                    [Ah::m](.) maybe a day or
     B婦人:                                    [ああむ](.)たぶん1日
17                 two.
                   あるいは2日
```

さらに，(10行目で) 医師は，痛みがどれくらいの頻度で起こるかを尋ねることで，圧痛という患者の経験に対する焦点を維持する[20]。(11-12行目で) 返事した後で，(12-13行目で) 患者は，もう一つの潜在的に関連した出来事への活動を気にかけていたと報告する (抜粋8を参照してほしい)。ここで沈黙がある。そしてそこで医師は，初めに患者を見て，そして次に (14行目で) 医療記録に書くためにそちらのほうに向く。書いているあいだ，医師はもう一つの症状経験についても聞いている。すなわち (15行目で) どれくらいのあいだ圧痛が持続するのかを聞いている。この系列の質問は，16-17行目の後も，(トランスクリプトにはないが) 患者が「病気」で「ある種の緑内障」だと感じることについて別の不満を導入するまで続く。そうなると，医師はそちらに注意を向けることになる (Gill 1998aを参照してほしい)。

およそ7分後，患者の腹部を調べているあいだ，医師は腹部の圧痛についての患者の説明を忘れ去った。すなわち，もう二度と気にされないのではないことを具体的に示している。検査を続けて，医師は，患者にどれほどのあいだ「痛い時」を経験していたのか，それがどれくらいの頻度で起こるか，それは突然にやってくるのか，そして食物によっても引き起こすのかを尋ねている。それから，下に示される抜粋で，医師は (2行目でストレスによって「そうすることができた」を強調することで) 患者の当初の説明を引き出し，そして暫定的に取り上げる反応を生み出している。

```
(16b) [13: 677]
1  Dr. A:     .hh Thee um- (0.7) it- cuz the pain that yer telling me
2             about up in this: (.) area (1.2) you know could be::?(0.3)
```

第5章 病気について説明すること　　　175

```
 3   Dr. A:      from your gall bladder, an- what [we think] happens is that=
     A医師:     .hh そういう うむ-(0.7) それが話に出た痛みの原因
                 この辺りの(.)場所(1.2)いいですか　もしかすると(0.3)
                 胆囊が、で[私たちからすると]が起きているのはその=
 4   Ms. B:                               [(thats::)]
     B婦人:                                [(そのお)]
 5   Dr. A:     =little sto:nes are let out .. hh periodically=
     A医師:    =小さな石が 排出されます..hh 定期的に=
 6   Ms. B:     =Yeah=
     B婦人:    =ええ=
 7   Dr. A:     =Us[ually in ] response to a me:al,
     A医師:    =ふ[つう おこるのは]食事のときに
 8   Ms. B:        [An (that's:)]
     B婦人:       [で (それで) ]
 9   Dr. A:     An:d tha:t they may get cau:gh!? trangently? .hh an it
10               causes this sudden pa:in.
     A医師:    でね、自分たちがそう？　一時的に？　.hh で、それが
                 この突然の痛みを起こす。
11              (0.7)
12   Ms. B:     That would make sense.
     B婦人:    それなら意味がわかるかも。
```

　(1-3行目で)このように受けとめることで、医師は以前の一連の質問をたんなる情報収集それ自体としてではなく、B婦人の胆囊が痛みの元であるという説明を探ることに関連するものに作り直している。これは、最初に発されたときには、ただの明確に憶測として聞こえるように、すなわち、いまここでの評価を強制しないように「声に出して」物思いにふけるようになされていた説明が、この受けとめによって、(遡って)説明-評価の連鎖の最初の構成要素として作り直されている、ということでもある。

　要約するなら、患者と医師はともに、問診の全体的な組織に、大いに気を配っている。患者による説明によって、医師は(症状についての情報収集に焦点を合わせたか、あるいはその情報を分析することについて焦点を合わせた)適切に関連のある二つから選択肢を手にする。そして医師は一貫して(情報収集という)特定の道筋をとる。発話連鎖と関連づけた術語で言うなら、患者は評価を取り上げるか却下するということを適切に関連があるものにする。しかしそれは次の発話ターンで求められるということではない。そうした評価は次のター

ンで起こらなくても，評価は目立った欠如（Schegloff 1972: 77）にはならない．換言すれば，患者が素朴に無視されたということにはならないし，自分たちには地位に基盤をもつ権威があるので，医師が患者の意見を無視したということにもならない．次の順番で症候学に注目するということが——強制的，そして一方的というより，むしろ——協調して，成し遂げられている．

d 患者が提供する証拠に焦点を合わせて問い，評価が遅れて起こる

これまで見てきたように，患者は，結びつけのためのタグという構成要素を用いて，自分たちの説明を続ける．そこで報告されているのは，自分たちの経験に手を加えるという側面である．（症状を付け加えるといったことで）自分たちの説明に支持を与えるか，あるいは特定の原因が除外されるべきであることを示唆する．すなわち，患者は，一見すると，自分たちがしている説明を強化する証拠を報告しているといえるだろう[21]．しかし同じく（例えば，いっそう重大な説明を提案する前口上として），特別の説明を考えなくてもよいと排除する証拠を報告しているともいえるだろう．これらのケースのいずれでも，医師は患者の発話順番のタグ構成要素に焦点を合わせて，証拠自体を主題とするかもしれない．それについてのもっと多くの情報を患者に求めていることになる．そのようにして，焦点は，患者が経験していることに合わされ，そして患者の説明が正しいかどうかという点からは外されている．

抜粋 17a は，問診にある情報収集の局面で起こっている．そしてそこで患者であるN婦人はさまざまな不満をあらわにしている．（3-4行目で）患者は「ものすごい直腸痛」を経験したと報告している．それから患者は，この痛みについての説明——（6行目の）「痔であったか，そうでないか」についての憶測——をする．そして患者は，以下の証拠を考慮するなら「わからない」と主張する．すなわち，患者は「試しに（0.2）圧をかけてみた」ときに痛みを経験していたのである．要するに，患者は，この証拠が痔よりもさらに重大な問題を示していると提起している．（9行目の）沈黙の後に，患者は，何を「試した」かを繰り返し始める．そこで発言をためらっているあいだに医師は（11行目で）「手で押した」と候補となる特徴づけを申し出て，明確化する．要するに，医師は患者が報告したという証拠に焦点を合わせているのである．

(17a)　[10: 594]
```
1   Ms. N:     While we're on my gut.
    N 婦人：    消化器官についてですが.
2   Dr. D:     °Yes.°
    D 医師：    はい.
3   Ms. N:     A couple a weeks ago: hh u:m (0.6) I had (.) tremendous
4              amount of rectal pai:n?
    N 婦人：    数週間前にhh うむ(0.6) 私の身に（　）ものすごい
               直腸痛が
5              (1.0)
6   Ms. N:     No:w- whether it was hemorrhoids or not I'm not sur:e
7              because there was a lot of (0.8) .h pai::n when I tried
8              (0.2) pressin:g.
    N 婦人：    さてそれが痔だったか，そうでないか　分からないです
               というのはひどく(0.8)痛みがあったから：試しに
               (0.2) 圧をかけてみた
9              (0.8)
10  Ms. N:     tch When I tri:ed hh[a:h
    N 婦人：    っっ そうしたときhh [ああ
11  Dr. D:                         [(y'mean) pressing with your hand?
    D 医師：                       [(言ってるのは) 手で押したってこと？
12  Ms. N:     No.When I tried ta have a bow:el movement.[(Just-) ]
    N 婦人：    いいえ．便通を試みたとき [(ただ-)]
13  Dr. D:                                                [Pushing]down?=
    D 医師：                                              [腹圧を]かけて＝
14  Ms. N:     =Yea [h
    N 婦人：    =はい[h
15  Dr. D:          [> Yea<
    D 医師：         [>ええ<
16  Ms. N:     U:m (1.3) Plus there was pain on the outside too,
    N 婦人：    うむ (1.3) 加えて外部にも痛みがあった，
```

便通を促す自身の努力を「手で押す」と言われた患者は，12行目でこの点を明確にすることで，医師が候補とした特徴づけに修正を加えている．オーバーラップしながら，医師は（13行目で）もう一つ候補となる特徴づけをしている．患者は（14行目で）これを取り上げている．そのようにして医師は，この証拠に応答を示す．これは評価からは離れて，情報の探索と提供というモードにいることである．医師は（14行目で）自分が候補として明確にしたものを（15行目で）患者が取り上げているのを確認する．その後に，16行目で，患者は，

どこに痛みが発生したかについて，自分の症状を記述することに戻っている．
　(ここにはトランスクリプトが7行欠けているのだが) 次の話で，患者は「痛みとかゆみ」を取り除く薬物療法をしたと記述している．それから，(以下の1行目で)「ただの痔だった」という希望を表明し，再び説明を始めている．

```
(17b) [10: 613]
1  Ms. N:    An I'm hoping it wa:s just hemorrhoids
   N婦人：   で希望しているのはただの痔だった
2             (0.4)
3  Ms. N:    >because it< really did °°hurt a lo:t°°
   N婦人：   なぜならそれは 本当に痛かった
4             (0.7)
5  Ms. N:    It's not as bad now.
   N婦人：   それはいまはそれほどには悪くない．
```

最初の表現によって，患者は，その逆のことを暗示している．すなわち，問題が痔よりいっそう重大であるかもしれないことである．次の (3行目での) 状態がどれくらい苦痛であったかを反復して主張している発言では，患者による暗黙の提案が強調されている．その後に (5行目で) 患者は，症状が，それ以来，和らいだと主張する．そうして，(ここの抜粋にはないが) 患者は，自分が新薬 (Anusol) を買ったと述べている．そうしてD医師は，さらに症状とその場所について問う．痛みが外部にだけではなく (以下の1-3行目で)「いくぶんか (0.7) その中，直腸の中」でも起こったと報告して，次に (3-4行目で) 患者は (まっとうな方法で) 痛みが異物によって起こされていることがあり得たと提案している．再び (7行目で) 医師は痛みの場所について，より以上の情報を追い求めている．

```
(17c) [Ms. N: 10: 630]
1  Ms. N:    >I mean-< there wa:s some external (1.0) pain a:lso but
2             there was a- it felt like it was up some (0.7) in the
3             re:ctum.Um (.) that it was hurting- Almost like it was
4             obstructed there somewhat.
   N婦人：   というのも 外側にいくぶんか (1.0) 痛みもあるが
            直腸の中  Um ( ) それが-傷つけていた．ほとんどそういった
            あったのは  そう思ったのは (0.7)その中
```

第5章 病気について説明すること　179

```
                そこに異物がなにか
 5              (0.5)
 6  Ms. N:     °.hhh °[(N::: )]
    N婦人：    .hhh ［(んん)］
 7: Dr. D:                [Could you touch] anything that was tender?
    D医師：                ［触れますか］痛い感じがする部分に
```

何分も後の身体検診のあいだに，(以下の1行目で) この患者による痛みが痔によって起こされたというオリジナルの推測的な説明について，医師が評価している．

(17d)　[22: 1435]
```
 1  Dr. D:    (You do have) a fresh hemorrhoid here An[na=
    D医師：   (あなた) ここに傷口の新しい痔がある　アン［ナ=
 2  Ms. N:                                        [I do,
    N婦人：                                        ［そうです,
 3  Dr. D:    =over on the right si:de.
    D医師：   =右側のほうに.
 4            (0.5)
 5  Dr. D:   (They) also all around the anus it's very re:d.=h
    D医師：  (痔は) 同じく肛門のそこらじゅうに非常に新しい=h
 6            (0.4)
 7  Ms. N:   Well it has been sore the[re
    N婦人：  まあそれがひりひりと　そこ［に
 8  Dr. D:                           [An I think that's (probably from
 9            your diarrhea)
    D医師：                          ［で思うに(十中八九
             あなたの下痢)
             ((11行省略))
20  Dr. D:   Al:right well we'll jus' stop right there Anna cuz I think
21           we know what's goin' on
    D医師：  ま, いいでしょう, そこで止めてアンナ　というのは
             思うに　起こっているのは
22  Ms. N:   What
    N婦人：  何ですか
23  Dr. D:   You Have A: hemorrHOID [jis like you] said
    D医師：  あなたには　痔がある ［あなたが言ったよ］うに
24  Ms. N:                         [Oh °okay °]
    N婦人：                        ［ああ　はい］
```

25	Ms. N:	I thought you were going to say something to °scare° me
	N婦人:	あなたが何か びびらせる ようなことを言うと思っていた
26	Dr. D:	°be°　　a good DOCtor Anna we'll hire YA
	D医師:	優秀な医師 ですね　アンナ　あなたを雇いたい
27	Ms. N:	((laughs))
27	N婦人:	((笑い))

　D医師が，患者の説明が正しかったことを示唆しつつ（1行目の「ここに傷口の新しい痔がある」．そして23行目の「あなたが言ったように」と）評価を取り上げて診断していることに注目してほしい．このようにして，医師はこの診断が患者の説明に応じたものであり，そしてまた同じく，それを大いに組み入れたものであると売り込んでいる．しかしながら，患者による説明のデザインは，その痛みが痔の対応物としてはあまりにもひどかったし，異物を表すかもしれないことを示唆するというかたちでデザインされたものだったので，医師の応答は，また，そういった代替的な可能性を遠回しに却下するものになっている．（24行目での）患者の応答は，自分の理解の「状態の変化（change of state）」（Heritage 1984b）を示している．25行目で，同じく，「最初は『X』だと思った（At first I thought 'X'）」と医師に自分の理解を表示する．ここでは，却下された安堵と，その後にはそれほど重大な診断がこないと気がついたことが暗示されている（Sacks 1984: 419; Halkowski 本書）．

おわりに

　典型的には，問診での情報収集という局面では，患者の症状と症状を探ろうとする医学的に定義された方法に焦点が合わされたままである．たとえそうであるにしも，それは医師だけが引き起こしていることではない．また，ほとんど，主体性(エージェンシー)を示さず，医学や問診を理解しない患者に，生物医学的なアジェンダを押し付けているといったことでもない．以前の研究は，患者には，情報収集の局面でのやりとりの邪魔をしないで，適切に関連(レリバント)した発話連鎖の環境で，自分たちの説明を述べる必要があるというジレンマを正当に評価し損ねてきた．また同じく以前の研究は，医師が，分析に必要なすべてのデータを集める前に患者の説明をどうやって受けとめるべきかというジレンマを正当に評価してこ

第 5 章　病気について説明すること

なかった．このように，医学の専門職の指向と素人の指向とのあいだの外見上あきらかな軋轢は，少なくと部分的には，問診の全体にわたる組織そして参与者がそれを組み立てていく会話が結びつく連鎖と関係があり，またそれ以上にその現場での問題なのである．

　言い換えれば，医療実践に固有の側面とは，専門職（医師）が分析することになるデータが，自分たち自身のものの見方[パースペクティブ]で何が健康問題を起こしているのかについて判断している素人（患者）に由来するものだということである．患者にとっての問いとは，どこで自分たち自身の説明となる分析を挿入するべきかということである．それによって，医学的にみて何が起こっているかについての決定を下すときに，医師が，そうした説明を考慮に入れてくれるかもしれない．患者は，医学の検査が典型的に進んでいくパターンを気にしている[センシティブ]ように見える．自分たちは情報の収集を混乱させないように用心深くて，そして，すべてのデータが集められる前に，時期尚早に分析（公式の評価）を強要するのを避ける．しかしながら，もし患者がデータ収集という環境での自分たちの説明を述べないなら，インタビューの次の局面は，さらに都合が悪いものかもしれない．というのは，問診と身体検査の，すぐ次にある活動は，診断という情報の提供だからである．そこでは，医師がニュースを伝達するという課題をもち，患者はそれをしっかりと受けとめることが期待されている．

　患者は，自分たちが発言を組み立てて行く詳細を通じて，医療のデータを収集するあいだに説明を作り出している．このとき患者は，すぐに評価を取り上げるか取り上げないか以外の発話の連鎖におけるオプションを提供することによって，このジレンマに向き合っている．分析に携わるのではなくデータを整理し続けるという選択肢を選ぶときには，医師は，患者と同様に，インタビューの組織とそのデータコレクションの局面の完成させるということに，大いに心を砕いている．患者と医師それぞれによる実践は，原因についての患者の理論が，わずかながらにせよ導入され，最小限認められることの辻褄のあった説明になっている．

　私たちの分析はあることを示唆する．確かに葛藤の可能性はあるが，それは医師が生物医学のなかの立ち位置をもち，同じく患者は生活世界[ライフワールド]に埋め込まれていることが生み出す緊張に由来しているのではないということである．この葛藤は，言葉や語りを，その現場で結びつけて，連鎖において組織することと

問診を組織することとのあいだにある．そうであっても，これらのケースのおよそ30パーセント（63のうち19）で，患者が公然と説明を述べるとき，医師がすぐにそれを評価するか，あるいはやや遅れてそれに返答している．また，そうした確認が必要であるということは，双方には持ち駒が十分あるということである．患者は自分たちの説明を問診に導入するための装置（三幅対の形をとる発言の構造）を手にしている．さらに，時として，自分たちにはそれが医学上の対象なのか確信がもてない健康上の心配をしているかもしれない．この装置は，それよりは明確に定義された症状を説明するので，相互行為上の危険を最小にしつつ，こうした心配を話題にすることを可能にしている．心理社会的な要因の探究が，コミュニケーションと医療ケアの改善（Frankel et al. 2003）に中心的な重要性をもつのであれば，医師がこのような要因を導入してくれる患者の説明に注意を払うことは重要である．

　さらに一般的には，私たちの調査研究は以下の含意がある．医師が，患者のジレンマと医師のジレンマとその相互行為における解決に気づくことによって，患者の経験をさらに気にすることができるようになる．これは，患者自身による病いの説明に向けられた弱々しさと最小限のトークの地位を向上することになる．例えば，医師は，患者による症状の説明を聞いた後，次にする，症状についての質問が，患者によるものを含めて，候補となるいろいろな説明を探究することと関連があると明白に示すことができる．この戦略によって，医師は（直後に患者の説明を取り上げるか，取り上げないかを決めて）時期尚早な診断を下さなくてすむ．むしろそれは，医師による問いの方向性について付加的な指向を提供するだけだが，患者は，事実，医師が説明を聞いていて，それを考慮に入れていることをもう一度，確かめることになる．

　医師が使うことができるもう一つの戦略は，インタビューの後のほうで，身体診察のあいだに患者の説明について考慮しようと提案することである．これは下の抜粋で起こっている．そしてそこ（問診の始まりの近く）では患者と医師が，胸痛について論じている．患者は痛みが「関わっているのはまた」「胸」ではないかと推測する（1-3行目）．沈黙の後に，患者は（5-7行目で）再び原因となる要因について，徐々にだが，特定してまとめて述べる．そういったものが患者の胸の痛みの原因になっているとして，「あの(0.3)手術」，そして次に「腫瘍を除去し」と言う．医師は初めに（9-10行目で）患者が胸の痛み

を経験しているかどうかを尋ねて，原因となる要因について患者に質問する．患者がこれを認めた後，医師は，患者の胸をチェックして，そして「調べてみる」ことを示す（13行目）．このようにして医師は，インタビューの後の身体診察のときに胸を検査すると提案して患者の説明に応答していることを示す．それから，胸痛について患者に質問し続ける．これについては抜粋15を参照してほしい．

```
(18) [5: 271]
 1  Ms. A:   An' the only other thing I was thinking of about da:: (.) da
 2           pai:ns is if- that could had (.) anything to do: too is with
 3           the breast.
    A婦人：   で唯一の他の，私が考えていたそのこと：(.) その
             痛みが，もしかして (.) 関わっているのはまた
             この胸．
 4           (2.2)
 5  Ms. A:   When I had u::m (0.5) °pt° (0.8) tha:t (0.3) surgery da
 6           tumor removed. If dat could be anythin:g (.) connected with
 7           that.
    A婦人：   私があなたをu::m (0.5)pt(0.8)あの(0.3) 手術その
             腫瘍を除去し．もしそれが悪さをしたなら (.) 関連が
             それとあります．
 8           (1.2)
 9  Dr. A:   Ptch .hh (.) ah:: >are you hav<ing:: (.) tenderness in in
10           your brea[st it] self?
    A医師：   ぷっ.hh(.) ああ あなたには(.)圧痛が そこ
             あなたのむ[ね それ]自体？
11  Ms. A:           [Mm hm?]
    A婦人：          [むむ ふむ？]
12  Ms. A:   Mm hm=
    A婦人：   むむ ふむ=
13  Dr. A:   =°You are.° (.) °I'll check that breast again: an see.°
    A医師：   =あなたは (.) もう一度その胸をチェックします
```

最終的に，問診でデータを集め診断に到達した後で，医師は抜粋（16b）と（17d）のように，取り上げたり，取り上げずに却下したりという評価をする．そして患者の説明に応答してフォローアップすることによって，これまで以上に上手く，患者のジレンマに適応することができる．

他の人たちが，インタビューへの患者の参加を高める戦略を提案している[*22]．例えば，リプキンやフランケルたち（Lipkin, Frankel et al. 1995）が推薦するのは，問診をしめくくるという課題が，新しく医師が患者に情報を伝えるだけでなく患者自身が自分たちのものの見方（パースペクティブ）と信念についての分析的な議論に参加するようなかたちで概念化されることである．医師は，自分たちが話したことをどう理解したかを患者に尋ねるべきなのである．リプキンら（Lipkin, Frankel et al. 1995: 79-80）は以下のように書いている．

　　患者は，自分の理解したことを解説する過程で，病い（イルネス）のプロセスについての自分の解釈モデルを明らかにする．──すなわち，患者は問題を何に帰属させているのかということである．このような，いわゆる帰属，病い（イルネス）の意味や病因についての感覚は尊重されなければならない．さもなければ，患者が臨床医のアプローチを適切でないとして拒否するということが起きてくるだろう．

　私たちは医師が患者に問診への参加を促すべきであるということに同意する．しかしながら，私たちの分析が示すのは，患者がこれらのインタビューが終了するずっと前に自分たちの説明理論を明らかにするかもしれないことである．患者はデータが集められ分析される過程に気を配っている．すなわち，その方法は公然とであったり，暗黙にであったりするが，患者たちは，医師が診断の仮説を生み出すときに考慮に入れてもらおうとして，情報収集の場所で自分たちの説明を述べている．リプキンやフランケルたち（Lipkin et al. 1995）がいうように，診療の終わりの分析的な議論において，患者の参加を引き出すべきであると示唆することは，医師がデータを集め終え，すでに診断を伝えていても，この時点で，診断の候補として可能なものとして自分たちの説明を考慮に入れてくれると患者が信じるだろうと想定するということである．診療のアジェンダを決定づける（リプキンたち（Lipkin et al. 1995）が言うところの）「決定打」を患者に与えようとする医師の努力を，患者は医師が応答的に見えるようにするためにデザインされた指し手なのだと，解釈するだろう，ということの方がおそらくよりありそうなことである．それに加えて，この戦略によって医師は，様々な診断の可能性を考慮して，検査を重ねているあいだに，患者の説明を考

第5章　病気について説明すること　　　　　　　　　　185

慮に入れる機会を取り逃がす．したがって私たちは，もし患者が問診のデータ収集の局面で，自分から因果的な説明を申し出ないなら，医師は診療の終わりまで待つことなく，その場所で患者の説明を引き出すべきであると示唆したい．

注
*1　医師と患者との相互行為における「非対称」に関する文献のレビューと批評については（Maynard 1991c; Robinson 2001a）を参照してほしい．
*2　会話分析の，そしてエスノグラフィーを用いる調査研究者は，医療上の，あるいは医院での相互行為というトピックを調査するとき，患者のあるいは「素人の」ものの見方（パースペクティブ）について検討を加えている（Drew 1991; Heath 1992; Heritage & Sefi 1992; Maynard 1991c, 1991d; Silverman 1987; Stivers 2002b; Strong 1979; ten Have 1991）しかし患者が実際に説明する実践や医師の応答に注目したものはめったにない（Gill 1995, 1998a, 1998b; Gill et al. 2001; Raevaara 1998, 2000 を参照してほしい）．
*3　このデータは，セカンドオーサーである D. メイナードによって，合衆国の中西部にある中程度の規模の都市で大学付属病院と結びついた外来患者向けの一般的な内科クリニックで集められたものである．データ・コーパスには（15人の患者と5人の医師による）医院での診療の録音と録画が15本と（患者の2人と医師の2人による）フォローアップの電話を録音した2本のテープからなる．
*4　関連したジレンマが（Gill 1998a）で論じられている．しばしば，患者は，自分たちの病気についての説明をもってはいても，そうした説明について個人としての権威を表出するのは問題であると扱う．患者は，自分たちが医師による評価を求めない文脈では，自分の説明に確信があると示すことによって，このジレンマを処理している．逆に，自分たちの説明が医師から評価を求めるものであるときには，患者はその説明の確実性を控えめなものにしている．そのようにして，患者は自分たちの説明を問診に挿入するが，なお医師に自分たちをこのタイプの知識の権威のある源として認知するように要求しないでとどまることに成功する．これについては，同じく ten Have（1991）を参照してほしい．彼は，「不確実である」ように見えることは，患者が説明を俎上にあげつつ，なお医師に対しては従属的な役割を持続するための一つの方法であると論じている．
*5　問診の「三つの機能」モデルに関しては，同じく（Lazare et al. 1995）を参照してほしい．
*6　データ・コーパスには，公然たる説明が63，そして暗黙の説明が22，合計85の説明がある．私たちは，これらの活動の内容ではなく，参与者の活動を

数えることによって，これらの数字に到達した．例えば，患者が，一つの症状について，三つの異なった時点で同じ説明を述べている抜粋がある．この場合は，これを三つの説明として数えている．患者がどのようにして，それぞれ——すなわち，応答する医師に応答をもたらす機会，どれほど応答を招くかなど——をデザインするのか，そして医師が，実際にそれぞれの利用可能な機会に応答するのかを辿るためである．もし説明を内容によって数えられたなら（すなわち，もし同じ原因となる要素を挙げるいくつかの異なった説明が一つの説明として数えられたなら），私たちはその詳細を失ってしまうことになるだろう．同様に，もし患者が同じ健康上の問題に対して三つの別々の説明を述べるなら（すなわち，三つの別々の原因を提案するなら），そしてそれぞれについて，たった一度だけ述べられたなら，三つの説明として数えた．こうした場合（患者が引き続く説明で別々の原因を提案するとき），私たちは，常に，いつその内容が変わったかを記した．

*7 会話分析においては，「辻褄のあった説明を加える（accounting）」が，「説明すること」に加えて「記述すること」のような活動を包含する広範囲のカテゴリーである．しかしながら，医師‐患者の相互行為において，問題を記述することと問題について説明することは，固有の二つの活動として取り扱われる．すなわち，これらのタイプの説明のあいだには，メンバーが・生成している区別がある（Gill 1998b）．

*8 報告は話し手が会話で種々のタイプの暗黙，あるいは明示的な活動を達成するために使うことができる総称的な戦略である．例えば，話し手は，それに応じて活動や事情の報告を作り出すことによって，招待のような，提案に関して公式の立場を取るのを避けることができる（Drew 1984: 134）.

```
I:    How about the following weekend.
I:    次の週末はどうですか．
      (0.8)
C:  →.hh Dats the vacation isn't it?
C:  →.hhそれ，長期休暇ですよね，そうではありませんか？
I:    .hhhhh Oh:． ALright so:- no ha:ssle, …
I:    .hhhhh あぁ そうですね それじゃしょうがないですね．…
```

この抜粋で，Iは招待をしている．次の（矢印で示した）Cによる報告は，Iに「自身が，そうであるなら先に進めないとわかる材料」を提供している（Drew 1984: 134）．しかしながら，Cは，その報告がほのめかす意味を明らかにするかどうかをIに委ねる．IはCの報告を自分の提案に対する拒否だと受け取っている．

*9 「and」は，次にくる発言が（前の発言と関係づけられた）「追加」である

とし，それによって，その二つを結びつけると提案するのに対して，「but」は，事前の発言と対比することで次にくる発言を引き立たせて，二つの発言のあいだの関係を提案するのに用いることができる．ヴァリエーションとして，患者が「それ以来（since）」使うのは，症状ともう一つの事情とのあいだの時間的な関係を提案して，それによって暗黙のうちに原因と結びつける提案をするためである．ミシュラー（Mishler 1984: 165）からとられた，ドリューとヘリテッジ（Drew & Heritage 1992: 31f）の例を見てほしい．

 Dr: How long have you been drinking that heavily?
 医師： あなたはどれほどのあいだそんなに大酒を飲んでいるのですか？
 Pt: Since I've been married
 患者： 結婚してからです
 Dr: How long is that?
 医師： それはどれぐらいですか？
 Pt: (giggle) Four years
 患者： （くすくす笑い）4年です

*10　「声に出された物思い」については（Sacks 1992b: 405）を参照してほしい．
*11　これは問診では患者の質問が非優先的であるという（Frankel 1990）と（West 1983, 1984）の知見と一貫している．また，質問のなかに「答えの候補となるもの」を埋め込むことについては，（Pomerantz 1988）を参照してほしい．
*12　A 婦人は合意への優先性を遵守する仕方で修正している（Sacks 1987）．
*13　実際には，ここに記してきたよりも遅れて，取り上げたり，取り上げずに却下したりする評価が起こることもあるだろう．患者があきらさまに説明を行わない，評価を受け取らない二つの問診では，身体診察の直前で録画が終わってしまっている．この二つの事例では，医師は診察の間や後に，患者の説明を取り上げたか却下したことだろう．
*14　私たちのデータにおいては，すべてが取り上げる形での評価だった．しかしながら，一つの事例では，―抜粋（17d）をみてほしい―この医師の評価は，あからさまに，（痔という）患者による最初の説明を一理あるとして取り上げたものとなっている．とはいえ，これは（閉塞症だとする）第二の説明については，暗黙に，これを却下するものとなっている．
*15　同じように，(ten Have 1991: 150) は，（三番目の位置のターンのような）これとは別の位置において，医師が，また「コメント，提携を示す発話，あるいは自分たち自身の情報処理を示すもの，すべてを差しひかえる」ということを観察している．
*16　一部分が抜粋の（14）にあるが，この問診については，(Boyd & Heri-

*17　この事例と「症状の残滓」という問題についての（Maynard & Frankel 本書）での議論を参照して欲しい．
*18　この問診において，ここまでに息子の問題への言及はなかった．医師は，それ以前の何らかの情報を思い出すなどしたと思われる．
*19　同じように（Whalen et al. 1988）では，「尋問の連接」について論じられている．これは，手助けを求める通報者の要請と緊急通報の指令室員のアナウンスとの間で挿入連鎖のように働くものである．
*20　（10行めの）問いは，患者による9行めの発話にオーバーラップしている．ここで，患者は，再び，メモ書きに目をやる．そこから，もう一つ（別）の症状についての不満を述べようとしていることが見て取れる．
*21　主張の基礎となるものを報告するということについては，（Pomerantz 1984b: 624）を参照してほしい．
*22　（Johnson et al. 1995）にある患者の「解釈モデル」に対する文化的な影響についての議論を参照してほしい．

［原文トランスクリプト］
(15)　［6: 383］

```
1   Dr. A:    An so tha:t (.) came on with the exerci:[se
2   Ms. A:                                            [M hm?
3   Dr. A:    An- with other activities that you've do[ne.
4   Ms. A:                                             [M hm?
5   Dr. A:    °Oka:y:°
6             (0.5)
7   Dr. A:    .hh (2.5) An in addition sometimes  you wake at
8             nigh:(.) [t wi ]th that.
9   Ms. A:             [Mm hm]
10            (3.5) ((Dr. is writing in file))
11  Ms. A:    An I was wondering if: °you know stress could a (.) brought
12            that on too.°
13            (2.0) ((Dr. is writing in file))
14  Dr. A:    °Arc you feelin: stressed?
15            (1.0) ((Dr. is writing in file))
16  Ms. A:    U::m (.) I'm been going through some problems with my: (.)
17            so:n wh[o's now eighteen.
18  Dr. A:           [A::h yeah you mentioned that.]
19  Ms. A:    Bu:t- I:'m pretty mueh (1.0) I think I cope pretty well.
20            (0.7) ((Dr. gazes at Ms. A, then writes in file))
21  Ms. A:    Cause there's very little I can do:? n:d (1.0) I: (.) m: you
```

```
22            know made that decision on bow I'm gonna handle the
23            sinwtion with him an:d
24  Dr. A:   °H:m°=
25  Ms. A:   =I feel that I have to be firm and consistent.
26           (3.5) ((Dr. is writing in file))
27  Dr. A:   Tch na- he's at home yet then.=
28  Ms. A:   =N:o he: is: (0.8) staying with his girlfriend.=
29  Dr. A:   = °Oh yeah°=
30  Ms. A:   =°Mm hm?
31              (0.7) ((Dr. is writing in file))
32  Ms. A:   .hh But he has ta:- um (0.5) mo:ve (.) i-his things.
33              (24.0) ((Dr. is writing in file, then reading it))
34  Dr. A:   .hhh Before I go on tuh just=uh: kinda go on generally over
35           your history again were the:re  other things that you wanted
36           .tuh: (0.3) talk about?
37           (.)
38  Dr. A:   Ms. A?
39  Ms. A:   Well- tlm: thuh one thing I wanted tuh ask you about was
40           (1.5) skin,
```

第6章　病歴に関して問うこと
——問診中の質問行為

エリザベス・ボイド
ジョン・ヘリテッジ

はじめに

　医師－患者関係の最も基底的側面の一つが，患者に対して行われる包括的な問診である（Bates et al. 1995）．医師が患者に対して口頭で行う診察によって引き出されるという意味で，患者の病歴や既往歴は，診断を下す際の重要な部分を担っている（Stoeckle & Billings 1987）．またプライマリ・ケアにおいて，病歴は，特に医師－患者関係の基盤となる（Cassell 1997）．患者の包括的な病歴は，医師によってカルテに記録されるため，現在の病気の詳細だけでなく既往歴，処置内容，家族や社会的な背景にまで及ぶ★1（Bates et al 1995; Heath 1982b; Cassell 1985a; Stoeckle & Billings 1987; Frankel 1997）．

　また，病気が患者の生活経験と切り離せないという認識が広まった20世紀後半に，診察の相互行為の構成要素として，患者の病歴は，カルテという書類として現在の形に発展した．要するに，病歴は，患者の現疾患に対する説明（もしくは「来院理由」）だけでなく，既往歴や服用中の薬，家族の病歴，社会的また社会心理的な状況まで含むようになった．キャッセル（Cassell 1985b: 86）が主張するように，問診は，患者の現在の状況を明らかにするだけではない．問診を通じて医師は以下のようなことを明らかにしなければならない．

> まず患者がだれなのか，どういった人間か，どういった振る舞いをするのかといったことが，生体病理学的にこの特定の病気に関連しているのかということ．次に，他の要素，環境的，血縁的，社会的，職業的，個人的習癖などが，その患者が病気になる原因になっていないかについても知ろうとするべきである．

このように，医師の視点からすると，問診における質問は，患者の状況を理解し，診断したりする「歴史的な」文脈を作り出しつつ，患者の医療的かつ社会的な背景についての情報を得るためになされる．また患者の視点からは，これらの質問によって，自ら気づいたことや問題，もしくは，現在の（または他の）病状に影響を与えた可能性のある事実を明らかにする機会が作り出されるかもしれない（もしくはそうならないかもしれない）(Misheler 1984; Beckman & Frankel 1984; Stivers & Heritage 2001)．医学界でも，医師 - 患者関係にとっての問診の重要性は認識されつつあり，診察におけるこの局面に関する文献が増えてきている．詳細な「ハウツー」的なマニュアルや研修プログラムは，新人研修医向けに作られているが，研修医たちはみな，敏感かつ完璧で，効率的な診察，つまり，過度に医師の時間を割くことなく，患者自身の気づきや心配事，不安や恐れを引き出す診察を行うことを今後ますます期待されていくだろう (Coulehan & Block 1987)．

　診察を全体とする文脈で考えると，問診はたんなる質問と返答の繰り返しではない．つまり，それは診察全体を構成するすべての活動のなかでも，特に意識的にあつかわれるものである．その他の活動とは異なるものとして，問診は，複数の行為の連鎖がひとまとまりになったもの，そしてその個々の連鎖は問診の活動において，特定のタスクを達成しているものとして見なされるのが最も適切である (Frankel 1995b)．つまり，医師からの質問は，患者から情報を引き出すという目的だけでなく，問診全体の活動における特定のタスクのためにもデザインされている．同じように，患者の返答は情報を医師に提供するだけでなく，患者が，そのとき取り組んでいる（相互行為上の）タスクや，そのタスクによって産み出される機会や制約をどのように理解しているかも示すことになる．

　本章では，プライマリ・ケアにおける，（患者の）過去と個人についての問診で，医師が行う質問のデザインに見られる基本的法則について検討する．そしてそれによって，本章は，フランケル (Frankel, 1995b:235-36) によって求められている「質問と応答を時空間を超えて結びつける」理論の始まりとなるものを示す．ここで強調しておきたいことがある．本章で取り上げるのは，「個人史」といわれるもの，つまり，患者の過去の病歴，および，個人的で社会的な状況についての詳細 (Cassell 1985b) であって，特定の診断に通常関連づけ

第 6 章 病歴に関して問うこと 193

られる問診，つまり，ある診断に至るために，現在の状態について聞くことや，医療的な訴えを提示することではない．この二つの活動（〔問診と診断〕）は全く異なるものであり，活動における質問のデザインがもたらす帰結は，体系的に検討されるべきである（原著のドリューの章，および Stivers 2000 を参照）．特に，私たちはまず，患者の過去に関する質問が不可避的に表す期待，前提，関心に焦点を当てて分析を進める．さらに，質問の仕方の違いによって患者に対して示される（相互行為上の）制約や機会と，患者がそれらに対処する実践に関して分析する．そして最後に，医師と患者が，ともに日常的な活動として，患者の病歴を産出していくやりとりを構造化している規範的な制約についても考察を行う．

データ

　本章は，1989 年のアメリカ中西部のとある都市で収集されたプライマリ・ケアの診察場面 1 件のシングルケース分析★2 を中心とし，その後さらにアメリカの他地域で収集されたプライマリ・ケア場面のデータによって補強されている．分析の中心となるデータのその診察を行った医師は，ある医科大学において内科を専門としている．また患者は，見たところ体重過多の状態で，29 歳になる娘とともに診療にきた中年の女性であった．その女性は，病院の近くの郊外の町の小さなレストランのオーナー兼経営者であった．何ヶ月か前に，一度，その医師の診察を受けている*1．彼女の持病は高血圧で，降圧剤であるダイアジト（Dyazide）を処方されていた．今回の診察は，定期的な子宮がん検診と，高血圧のチェックが主な目的で，それゆえ，患者は新たな問題を提示していない*2．医師は，過去と現在服用中の薬，家族の既往症や，患者を取り巻く社会的なこれまでの状況，さらに主訴に関連する系統以外の全身状態を問う質問を含む，包括的な問診を行った．

　本章では 1 件分問診に着目することで問診中に展開していく質問行為と，問診場面で取り上げられたり，取り上げられなかったりする患者の状況の特定の側面に触れることができるだろう．比較検討のため，他のプライマリ・ケア場面のデータもいくつか含めている．今回の分析では，問診場面におけるすべての質問と応答のタイプを検討した．このやりとりでは，患者がなぜ今回の再診

を遅らせたのかを説明し，その日の午後に行われるマモグラフィーが心配であることを述べた後に，問診が開始されている*3．医師は，現在服用中の薬に関する質問で問診を始めている*4．

質問デザイン：予備的事項

　医師からの質問には，少なくとも，以下の特徴的な側面がある．まず，医師からの質問は患者の応答に特定のアジェンダ（解決するべき課題）を設定する．次に，患者の健康状態や身体的感覚，医療知識など様々な側面について医師が抱いている前提を具体的に表す．第三に，「優先性」を組み込む．つまり，医師の質問は，あるタイプの返答をもう一方よりも優先するように組み立てられているということである*5．同様に，患者は自分の応答を，これら優先性のうちいくつか，もしくは，すべてを受け入れたり，抵抗（もしくはおしなべて拒絶）したりするように組み立てられる．このように，患者の応答は，医師の質問が提示したアジェンダに取り組んだり（もしくは取り組むことを拒絶したり），前提を認めたり（もしくは認めなかったり），それが示す優先性に同調したり（もしくは非同調したり）する．以下の表6.1は，これらの可能性について示したものである．

　上記の質問の三つの側面は，質問のデザインと質問するという行為自体の基本的かつ非常に関連性の高い特徴である．医師の質問は，アジェンダ設定や，前提，優先性に関しての様々な可能性の中からしか選択肢を選ぶことができない．そして，これらの選択は，質問するという行為や，それを通じて生じる医師－患者関係のあり方にとって非常に重要である．次節では，これらの側面を簡潔に示しつつ，そのいくつかの可能性について明らかにする．

表6.1　質問と応答の側面

医師からの質問	患者の応答
アジェンダを設定する （ⅰ）話題についてのアジェンダ （ⅱ）行為についてのアジェンダ	取り組む／取り組むことを拒否する （ⅰ）話題についてのアジェンダ （ⅱ）行為についてのアジェンダ
前提の具体化する	前提を認める・認めない
優先性を組み込む	優先性に同調する・同調しない

問診が設定するアジェンダ

　もっとも根本的なレベルで，質問は，聞き手と話し手の持つ情報の差異や不足を指摘することで，聞き手から情報を引き出す．この根本的な意味で，質問はアジェンダを設定する．それらのアジェンダには二つの側面がある．最初に，ミシュラー（Mishler 1984）が示すように，質問は，特定のことがらを質問のトピックとして設定し，それによって，話題的アジェンダを確立する．例えば，以下の抜粋では，医師は，患者のライフスタイルに関する話題（8行目）に移行する前に，結婚歴を話題的アジェンダ（1-5行目）として進めている．

```
(1)　[Midwest 3.4.6]
1　DOC:　Are you married?
　　医師:　ご結婚なさってますか？
2　　　　　(.)
3　PAT:　No.
　　患者:　いいえ．
4　　　　　(.)
5　DOC:　You're divorced (°cur[rently,°??]
　　医師:　　離婚している　（今　[現在？
6　PAT:　　　　　　　　　　　[Mm hm,
　　患者:　　　　　　　　　　　[ええ，
7　　　　　(2.2)
8　DOC:　Tl You smoke?, h
　　医師:　Tl タバコは吸います？
9　PAT:　Hm mm.
　　患者:　ええ．
```

　第二に，質問は，聞き手に特定の行為，例えば，はい，または，いいえで答えること，情報をきちんと与えること，説明すること，明確にすること，正当化することなどを求める．つまり，質問は，行為的アジェンダも設定する．話題的アジェンダを設定するだけではなく，抜粋（1）の三つの質問は，それぞれ，制約つきの行為的アジェンダを設定している．それぞれ，医師の行為的アジェンダに沿った応答は，「ええ」や「いいえ」で構成されている．逆に，これ以外の応答は，質問の形式によって「求められた」こと以外のことをすることで，逸脱を示す．上記の例では，患者は，医師の最初の二つの質問が設定している話題・行為についてのアジェンダいずれにも対応し，肯定と否定の簡潔

な応答のみをしている.

次のケースでは，医師の質問は，父親の死に関連することがらを，話題的アジェンダとして訴求し，患者の応答に密接に関わりのある行為的アジェンダを打ち出すデザインになっている.

(2) [Midwest 3.4.4]
1 DOC: Tlk=.hh hIs your father alive?
  医師: Tlk=.hh お父様はご健在ですか？
2 PAT: (.hh) No.
  患者: (.hh) いいえ．
3 DOC: How old was he when he died.
  医師: おいくつのときに亡くなられましたか．
4 PAT: .hh hhohh sixty three I think.=hh
  患者: .hh hhohh 63歳だったと思います．=hh
5 DOC: What did he die from.=hh
  医師: なにが原因で亡くなられましたか．=hh
6   (0.5)
7 PAT: He had:=uhm:: He had high blood pressure,
  患者: 彼は，えっと高血圧でしたし，

ここでは，最初の医師の質問は，父親の死を新しい話題的アジェンダとして確立している．二つ目と三つ目の質問は，父親を話題の焦点として維持しつつも，（父親が亡くなっているという）患者の最初の答えを受けたうえで，追加情報を求めている．この例では，医師の最初の二つの質問は，まず，はい／いいえ，での答えを要求し，次に，数値での答えを求めることで，行為的アジェンダという点で比較的制約を加えている．しかし，三つ目の質問は，より記述的な応答を求めている．いずれにせよ，患者の応答は，質問の設定している話題的・行為的アジェンダに対応している．

こうした医師の質問におけるアジェンダ設定の側面は，先行研究でも集中的に研究されてきた．それゆえ，（極性疑問文の形式をとる）「限定的」質問は，（上記の例のように）制約的な行為的アジェンダを設定することで，会話上での患者貢献をかなり制限してしまうと議論されてきた (Byrne & Long 1976; Beckman & Frankel 1984b; Mishler 1984; Roter & Hall 1992; Lipkin et al. 1995; Frankel 1995)．例えば，ローターとホール (Roter & Hall 1992: 83) は，限定的質問は，

(Wh-疑問文の形式をとる) 開放的質問よりも，2, 3 倍多く頻出し，患者参加を大きく制限すると報告した．彼らは，限定的質問の優勢は，医師からの，患者と相互行為に対する高度なコントロールを示していると結論づけた．ミシュラー（Mishler 1984）は，同様に，限定的質問（他の形式も同様に）の使用によって，医師が患者の「生活世界」における経験の排除と，その「生活世界」と「生体医学的な世界」との関係を構築すると主張した．逆に，開放的質問は，患者が自らのことばで語ることを促し，生活世界の経験に基づいたナラティブがなされることを可能にする．

しかし，それらの先行研究においてあまり取り上げられなかったのは，患者が質問のアジェンダに抵抗したり（Raymond 2003; Clayman & Heritage 2002a, 本書6章, 7章を参照），アジェンダを超えて応答を展開する（Stivers & Heritage 2001）際の資源である．レイモンド（Raymond 2003）は，特に「はい」「いいえ」といった返答が，極性疑問文に対する返答の開始部の構成要素として会話上適切であることを示した．このことを念頭に考えると，極性疑問文のアジェンダが抵抗にあったり，微妙に覆されるやり方を見てとることができる．例えば，次に示す抜粋（3）では，薬のアレルギーに関しての質問に対し，ほとんど「標準的」ともいえる患者の応答が見られる．

```
(3)
 1  DOC:   Do you have any drug aller:gies?
    医師：   何か薬のアレルギーはありますか？
 2          (0.7)
 3  PAT:   .hh hu=Not that I know of no.
    患者：   .hh hu=私の知るかぎりないです，いいえ．
```

ここで，患者は，明らかに自分の応答を限定するために，「いいえ」という応答を発話順番の最後まで遅らせている．次に示す抜粋（4）では，患者は，彼女の所有するレストランについての医師の質問に対する返答を遅らせ，すぐに冗談として後ほど撤回するのだが，あることを「漏らす」．それは，小さい町でレストランを経営することがいかに大変かということ，つまり，それはミシュラー（Mishler 1984）の用語を借りて言えば，「生活世界」における心配事の主張である．

(4)
1 DOC: How long have you had that?,
   医師：　どのぐらい長く（レストランを）しているのですか？
2   (0.8)
3 PAT: hhhuhhh How long has it had me.=[hh<No: it-
   患者：　どれぐらい長く，（レストランが私を）　=[hh 持っているかしら．いや，
4 DOC: [(Yeah.)
   医師：   ええ．
5 PAT: We had it aba- - We built thuh building #abou:t#
6   ten years ago. [(I think.)
   患者：　私たちが持っていたのは，だいたい-　私たちが建物を建てたのは，だいたい
         10年前，だと思います．
7 DOC: [Mm.
   医師：   そう．

次の（5）では，患者は，明らかに，彼女の母親がガンで亡くなったことについてのナラティブを開始するために，医師の質問の「どこ」という要素を利用している（Stivers & Heritage 2001）．

(5)
1 DOC: Is your mother alive,
   医師：　　お母様はご健在ですか？
2 PAT: No:.
   患者：　　いいえ．
3   (1.0)
4 PAT: No: she died- in her: like late (.) fifties: or:
5   I'm not sure.
   患者：　　いいえ，彼女は亡くなりました．50代後半かそのぐらいで
            確かじゃないですが．
6   ......
7 DOC:->   Whe[re was her cancer.
   医師：　　彼女のガンはどこでしたか？
8 PAT: [(-)
9 PAT:->   .hhh Well:- she lived in Arizona an:'- she::
            wouldn't go tuh doctor much. She only went
            to uh chiropracter. (h[u-]
   患者：　　あの：彼女はアリゾナに住んでいて，
            医師にかかるのがすきじゃなくて
            カイロプラクティックだけには行っていたけど（h[u-]

```
 10  DOC:                       [Mm [hm
     医師：                      ええ．
 11  PAT:=>                         [An:d she had (:) / ('t)
          => like- in her stomach somewhere I guess but (.)
             thuh- even- that guy had told her tuh go (into)
             uh medical doctor.
     患者：   それに彼女は，胃かどこかに（ガン が）あって，たぶん．でも
             その人まで医師に行った方がいいって言ったんです
 12  DOC:    [Mm hm,
     医師：   ええ．
 13  PAT:    [.hhh An:' she had- Years before her- (.) m- uh
             hh mother in law: had died from: waitin' too-
             or whatever ya know (on-) in surgery, .hh an'
     患者：   [.hhh で，何年も待って- m- uh
             母の義母が長く手術を見送ったせいか何かで亡くなる何年も前に，
```

患者のナラティブがいったん開始され，認識されると（12 行目の医師の「ええ」によって），患者は，物語を再び再開する前に，簡潔に，かつ，ざっと質問に答えている（13 行目から 14 行目）．

最後に，抜粋（6）と（7）では，イギリスの地域医療保健師（ヘルスビジター）が，初めて母親になった女性を出産退院後 1 週間ほどで自宅訪問する際に，同じような質問をしている（Heritage & Sefi 1992）．

```
(6) [HV 5A1]
 1  HV:     How about your breast (s) have they settled   do:wn [no:w.
    保健師： おっぱいはどうです　だいぶ落ち着きましたか今は？
 2  M:                                                          [Yeah
            they 'ave no:w yeah.
    母：                                                         ええ，
            今は．ええ．

(7) [HV 1C1]
 1  HV:     Are your breasts alright.
    保健師： おっぱいは大丈夫ですか？
 2          (0.7)
 3  M:      They're fi:ne no:w I've stopped   leaking (.) so:
    母：     今は大丈夫です．漏れることがなくなりましたから
```

(6) の質問は，母親が何かしらの問題を抱えていたというヘルスビジターの認識を示すようなデザインになっている．この質問に対して，適切な「質問のタイプに順応する形（type-conforming）」の「ええ」(Raymond 2003) と，「今は」によって，以前あった問題への関連性が示され，発話末の「ええ」によって再確認で締めくくる前に，再度示す拡張とで答えられている．それとは対照的に，(7) では，そのような以前からの問題が質問のデザインに示されていないし，また母親は，簡潔に確認する「ええ」という応答を避けるため，わざわざ「今は大丈夫です」と答えている．彼女の後続する発話の拡張は，以前の問題を「漏れ」として特定している．このやり方で，母親は問題がないことを認めながらも，質問の形式や，そうでなければ彼女が制限されたであろう，「はい」・「いいえ」の返答を求めるアジェンダに抵抗している (Mishler 1984)．

これらの例が示すように，患者は，質問のアジェンダを設定する機能に対して対応したり，抵抗したりするための様々な資源をもっているし，その対応や抵抗度合いも様々である．

医学的質問の示す前提

話題的・行為的アジェンダを設定することに加えて，医師の質問は，率直さの度合いを様々に調整しながら，患者の生活状況や健康状態，身体感覚，医療知識などについての前提を，体現する傾向がある．例えば，「どういう種類の利尿剤を飲んでいますか？(What type of diuretic are you currently taking)」という質問は，患者が薬を使っていること，利尿剤がなにかを知っていて，その薬についての基本的な情報を提供できるという医師の前提を示している．それらの前提は，全否定されることも，部分否定されることもある．キャッセル (Cassell 1985b) は，個人史に関する章のなかで，以下のような例を用いている．

(8)
1 DOC: What kind of contraception do you use?
　医師： どんな避妊薬をお使いですか？
2 PAT: None, since my menopause.
　患者： 何も使ってないです，更年期以降は．

この例において，医師の質問は，患者が避妊薬が必要で，かつ，使してい

るという前提を示す．患者の答えが示すように，患者の過去を考慮すると，その二つの前提は適切ではない．ゆえに，患者はこの質問が具体化している前提を否定している．つまり，避妊薬を使っていないこと，また使う必要がないこと．このやりとりでは，この患者が普段から性交渉をもっているのかどうか，そして更年期以前だったとしても，避妊薬を使ったかどうかは考慮されていない．

　一般的には，疑問詞で始まる質問（質問の枠組みとして，「なに」，「いつ」，「なぜ」，「どのような」などを含むもの）は，極性疑問文よりも，より多く前提を具体化しやすい．私たちのデータでは，医師はより慎重に，避妊薬に関する話題に触れている．

```
(9) [MidWest 3.4: 10]
1 DOC:  Are you using any contraception? Is that
2       necessary [for you?
  医師： 何か避妊薬を使っていますか？それはあなたにとって必要ですか？
3 PAT:           [Huh uh (not now.)
  患者：          いいえ．（今はいりません．）
4 DOC:  °(Okay.)°
  医師： （わかりました．）
```

　この抜粋において，医師の冒頭の極性疑問文「なにか避妊薬を使っていますか？」は，患者の避妊薬の必要性と使用をあまり前提としていない．そして，次に「それはあなたにとって必要ですか？(Is that necessary for you?)」と明確に問うことで，そうしたこの患者にとって避妊薬の必要性があるという前提が医師側にあるという含意を打ち消している．こうした医師のさらなる慎重さは，この二つ目の質問と重なりながら開始された，患者による，「いいえ．（今はいりません．）」という否定の応答によって受けとめられている．

医療場面における質問は特定の答えを「優先する」

　最後に，医師からの質問が，ある一方の応答を他方よりも促したり，優先したりするように構造化されている可能性があり，同様に患者の応答がそうした優先性（Sacks 1987）に同調もしくは非同調する形で管理されていることについて述べる．優先性は，極性疑問文において最も先鋭的に立ち現れ，また，

「はい」もしくは「いいえ」の答えを構造上優先するように組み立てられており，ここで優先性は，文法的な構造と，ことばの選択の組み合わせによって達成される．すべてとはいえないが，大半の極性疑問文は，「候補となる応答」(Pomerantz 1988) に対する同意，もしくは非同意を促すことによって機能している．最も規定的な優先性としては，肯定疑問文で組み立てられた極性疑問文に対しては，「はい」で，否定疑問文として組み立てられた極性疑問文に対しては，「いいえ」で答えるべき，聞き手が同調するべきというものである．否定疑問文は，言語学者が「極示的要素」(Horn 1989) とよぶ要素によって組み立てられる．

会話分析では，これまでに，優先される応答と優先されない応答のデザインについて多くのことを明らかにしてきた (Sacks 1987; Pomerantz 1984a; Levinson 1983; Heritage 1984a; Schegloff 1988)．まず，優先される応答は，簡潔で単純なやり方で，ほんの少しの間合いを伴う，もしくは，遅滞なく産出される傾向がある．一方，優先されない応答には，通常，以下の (a)〜(d) のうちの一つ，もしくは一つ以上の特徴がある．(a) 遅延，例えば，応答し始める前の沈黙，前置きの使用，「挿入連鎖 (insertion sequences)」によって多くの発話を挟むことによる置き換え．(b) 前置き，例えば，「えっと」や「うーん」といった部分，同意，感謝や謝罪，条件づけ，もしくは，躊躇を示す会話上の部分．(c) 理由説明，特に，質問に関連する説明，もしくは差し出された行為がなぜ受け入れられなかったり，産出されないのかについての説明．(d) 拒否，多くの場合軽減されたり，条件づけされたり，間接的である (Heritage 1984a: 266-67)．こうした極性疑問文への返答の形や組み立てに影響を及ぼす優先性の役割についてのこれらの特徴の多くは，次の (10) のような例において，明確に見てとれる．

```
(10) ［MidWest 3.4: 8］
1    DOC:   Tlk You don't have as:thma do you,
     医師：  Tlk ぜんそくはないですね，
2           (.)
3    PAT:   Hm mm.
     患者：  ええ．
4           (1.1)
5    DOC:   (hhh). hh Any chest type pain?
```

	医師：	(hhh). 胸の痛みはない？
6	PAT：	Mm mm.
	患者：	ええ.
7		(3.4)
8	DOC：	Shortness of brea:th,
	医師：	息切れも,
9		(1.0)
10	PAT：	So:me: but that's: cuz I should lose weight
11		(I know that,)
12		(.)
13		I thin'.=<Not much.
	患者：	少し，でもそれは，体重を落とさないといけないからで，
		(わかってます). たぶん. そんなにはないです.

　この例では，医師の最初の「ぜんそくはないですね」という質問は，否定の平叙文に，「ですね」という付加疑問を伴った，ぜんそくがないことの確認を求める組み立てになっている．平叙文の部分は，いわゆる「bイベント」とよばれる，聞き手が経験したことがある（アクセスをゆうする）★3 ことがらについて述べている（Labov & Fanshel 1977; Heritage & Roth 1995）．そして，ここでは，それが否定文で言い表されることで，「ぜんそくがない」という状態を肯定することが優先される．患者の答えは，質問で表された優先性の極性に対して同調し，かつ優先された構造，つまり簡潔に組み立てられ，なんの遅れもなく産出されている*6．医師の二つ目の質問「胸の痛みはない？」もまた，「any」という否定極性表現（negative polarity term）を使うことで，否定の応答を優先している．そしてここでも，患者の応答はその優先性に同調しており，簡潔かつ即時に産出されている．一連の否定の応答を優先する質問の中で三つ目として聞くことができるが，三つ目の質問に対する応答でのみ，患者は質問の優先構造に合わない形で答えている．患者は否定疑問文の内容を認めることができず，優先されない肯定の答えを，以下の二つのやり方で成している．i) 9行目の1秒の沈黙による産出の遅れと，ii) 息切れの理由を説明することによってである．

　この連鎖は，医療問診の優先性のデザインにおいて，よく見られる多くの特徴を備えている．例えば，通常「はい」の応答を優先する，完全な文で言い表された極性疑問文は，any, ever, at all などの否定極性表現が含まれる場合（例

えば,「お薬のアレルギーはなにもないですか？ (Do you have any drug allergies?)」,「これまで意識を失ったことはないですか？ (Have you ever lost consciousness?)」,「運動はあまりしないですか？」(Do you exercise at all?)),その優先性は反転する.また平叙疑問文（付加疑問文であってもなくても）は,肯定の答えに対して強い傾きをもちえる.そのため,「胆囊はある？ (You have your gall bladder?)」という質問は,「はい」の応答を強く求め,肯定の極に傾いている.また一方,「心臓病はない？ (No heart disease?)」という質問は,「いいえ」の応答を求め,否定の極に傾いている.

これまで見てきたなかですでに明らかなことがある.それは,多くの問診に関する質問が,「問題がない」という状態を示す応答を優先するようにデザインされている点である.この「問題がない」という応答は,患者に病気の兆候がないことを提示し,患者がそのことを肯定すれば,医師が次の質問に移れるようになっている.この文脈では,同調的な応答には,医療場面の問診において,肯定的価値をもつ,次の三つの特徴が見られる.

（ⅰ）質問が優先するように組み立てられた事態に対して同調している.
（ⅱ）患者の全般的な健康状態にとって好ましい状態であることを認めている.
（ⅲ）医師と患者が,すぐ次の質問に移ることを可能にしており,それは,「問題がない」という質問に暗示されている相互行為上の目的と合致している.

抜粋（10）の最初の二つの応答に見られるように,完全に同調している応答では,これら三つすべての特徴が合わさって,質問が要請する,端的かつ遅滞なき「問題がない」という応答を促す.

本節では,問診時の医師の質問の三つの基本的な側面についての主な特徴を示し,例証した.医師の質問は,中立的,客観的とはとてもいえず（すべての質問がそうであるように）,アジェンダを必然的に設定し,医師のもつ前提や優先性を具体的に表している.しかし,質問とそれら質問への応答は,問診の際,孤立した抜粋として生起するのではない.むしろ,それらは,いくつかの質問と応答からなる,より大きな複数の連鎖の一部なのだ.この意味で,問診とは,

複数の個別の質問－応答連鎖を結びつけている一つの活動である．次の節では，いかに問診を構成する質問と応答がともに，決まりきったルーティン（日常的な慣習）の医療的関連性の問題として管理されているかについて目を向けていく．

ルーティンの医療的質問をすることにおける二つの原則

　キャッセル（Cassell 1985b）や他の医師が述べるように，患者に個人史を聞くことの目的は，患者の習慣や既往歴，家族，職業，性生活などをできるだけ多く明らかにすることと，できるだけ早く，効率的に明らかにすることである（Reiser & Schroder 1980; Stoeckle & Billings 1987; Waitzkin 1991 参照）．そのため医師は，比較的標準化された質問リストを使用し，キャッセル（1985b: 89）が「固定された測定機器」と述べているように個人史の聴取は，どんな患者にとっても中立的で，首尾一貫した，「生きた」アンケートのようなものになる．

　キャッセルの喚起的なメタファーにもかかわらず，医師は，「固定された測定機器」として患者に質問するわけではない．個人史について聞く質問は，社会調査士たちがよく使用する情報収集の方法の一つで，社会調査士らは，〔万人に当てはまるように〕かなり文脈から切り離したやり方で，質問を形式化したあらかじめ用意された原稿に厳密に従わなければならない（Converse 1987）．医師によるこれらの質問のデザインは，社会調査の調査票でよく聞かれるような質問（いわゆる「フェイスシート」とよばれる，例えば，年齢や職業などを尋ねる調査票）を経由しなければならないが，社会調査におけるそれとは驚くほど異なっている．例えば，新しい患者に対して，既往歴や個人史についてすべて聞いていかなければならないときでさえも，患者の婚姻歴について尋ねる際，社会調査質問紙にあるような「婚姻区分についてお答え下さい：独身・既婚・離婚・離別・死別」といった聞き方をする医師はあまりいないだろう．それには明らかな理由があるのだ．社会調査の質問は，その返答に偏り（response bias）を生じさせないようなデザインになっている．質問に前提や優先性をできるだけ組み込まないようにしている．だが，その過程で，参加者が「本質的に匿名である」（Heritage 2002b）といえるような特別な関係性を，質問紙と参加者の間に作ってしまっている．いくら中立的に情報を集められるからといっ

ても質問紙のような質問によって，患者との信頼関係を犠牲にできる医師はいないだろう．逆に，医師は，通常，患者の利益に対する関連性や関心があることが伝わるように，質問を組み立てている．その一つのやり方は，知りうる，あるいは，予測されうる患者の状況，かつ，相互行為で局所的に起こっていることに志向したやり方で，質問を調整することである．結果として，キャッセル（1985b: 4）も述べているように，

> 私たち医師が質問をするときでさえ，その質問の構造や言葉の選び方によって，私たち自身や意図，患者や病気に関する信念についての情報を提供している．そして同時に患者について同様の情報を引き出している．つまり，「問診」が，真の意味で情報の交換であることは避けられないのだ．
> （強調は原文のまま）

　このように，確かにできるだけ中立的で客観的な方法で患者に質問することは重要だが（Coulehan & Block 1987），これらの質問の言葉遣い，順番，タイミングによって，医師の理解や関心事が具体的に表され，患者とのある種の社会的関係性を築くことにつながる．
　日常生活の規範的な枠組みから引き出される二つの相互行為上の基本的な原則が，日常的になされるルーティンの質問の基盤にある．それらは，(i) 最適化の原則（the principle of optimization）と，(ii) 受け手に合わせたデザイン（the principle of recipient design）である．この二つの原則を体表する医療場面の質問は，一般的に受け手に対して敏感で，配慮や，思いやりのあるものとして聞こえる．

最適化の原則
　最適化の原則に沿った質問は，メイナード（Maynard 2003）の言い方を借りれれば，「日常生活における穏和な規律（the benign order of everyday life）」を表している．それは，質問が，「最良の場合」や，「問題なし」の結果に対する傾きをもつような前提や優先性を組み込むことで可能になる．この最適化に対する傾きを例証するために，医師が尋ねる最も基本的な事項（フェイスシート）に関する質問の例を見てみよう．例えば，両親もしくは兄妹の生死に関する質

問には，原則として，いくつかの聞き方があるだろう．
　ⅰ）お父様はご健在ですか？
　ⅱ）お父様はお亡くなりになられていますか？
　ⅲ）お父様はご健在，それともお亡くなりになられていますか？*7

ⅰ）とⅱ）の質問の形式は，ともに「候補となる答え」(Pomerantz 1988) を示し，承認することを優先するデザインになっている．ただ，ⅰ）の質問は，父親が健在であるという内容的に良いことの承認を優先する一方で，ⅱ）の質問は，父親が亡くなっているという内容的に良くないことの承認を優先する．明らかに，この二つの質問の違いが，医師による特定のデザインの選択を組織している．例えば，もし医師がⅱ）の形式（「お父様はお亡くなりになられていますか？ (Is your father dead?)」）を選ぶと，患者が「最良の場合」のシナリオ（患者の父親が生きている）を答えるとき，質問の優先性に対して非同意としてその応答をしなければならないが，非同意は，通常，社会的には回避される行為である (Sacks 1987)．ゆえに，逆のことがいえる証拠がない限り，医師は問診において，常に最適もしくは，「問題なし」の方向に質問を組み立てる傾向があり，それによって，患者の状況に対して「最良の場合」を考慮する態度を表している．もちろん，中年の患者が，父親（矢印1）と母親（矢印2）についての質問を受けるのもこのやり方によってである．

```
(11) [Midwest 3.4.4]
1   DOC:    1-> Tlk=.hh hIs your father alive?
    医師：   1-> Tlk=.hh お父様はご健在ですか？
2   PAT:    (.hh) No.
    患者：   (.hh) いいえ
3   DOC:    How old was he when he died.
    医師：   おいくつでなくなられました．
4   PAT:    .hh hhohh sixty three I think.=hh
    患者：   63だったと思います=hh
5   DOC:    What did he die from.=hh
    医師：   何でお亡くなりになられたのですか．
6           (0.5)
7   PAT:    He had:=uhm:: He had high blood pressure,
    患者：   彼は，えっと，彼は高血圧で，
8           (.)
9   PAT:    An:d he 'ad- uh: heart attack.
```

```
            患者：     それで，あの心臓発作で．
     10               (4.0)
     11   DOC:    2-> Is your mother alive,
            医師：     お母様はご健在ですか,
```

最良の場合を表わすデザインは，いつも行われる問診の他の側面でも見られる．主に，それは優先性の特徴によってなされる．すでに述べたように，「はい」の返答を優先する極性疑問文は，「any」，「ever」，「at all」（日本語では，全く，あまりなど）などの否定極性表現によって，優先性が逆転させられる．本章で扱われた連鎖の多くでも多く見られるように（(12) や (14)），医師は常に同じ答え，例えば肯定や，「はい」の応答のみを優先して質問をデザインしているわけではない．だが，多くの場合，最適化された，「問題なし」応答を優先している．このように，(12) では，この目的を達成するために，肯定・否定のどちらの極性も用いられている．

```
     (12)  [Midwest 3.4.9]
     1    DOC:    -> Are your bowel movements normal?
           医師：     便通はいつもどおりですか
     2              (4.0) ((patient nods))
                        ((患者，うなずく))
     3    PAT:    °(Yeah.)°
           患者：     ええ
     4    (7.0)
     5    DOC:    -> Tlk Any ulcers?
           医師：     Tlk 潰瘍などはとくに？
     6              (0.5) ((patient shakes head))
                         ((患者，首を横にふる))
     7    PAT:    (Mh) no,
           患者：     いいえ
     8              (2.5)
     9    DOC:    -> Tl You have your gall bladder?
           医師：     Tl 胆嚢はありますか？
     10             (2.0)
     11   PAT:    I think so. uh huh=hh
           患者：     そう思います．ええ．
```

この例では，医師の最初の質問は，患者のいつもの状態を「指名する」質問

で，それに対して承認するような応答を優先するデザインになっている*8．そして次の「**潰瘍などは特に？**（Any ulcers?）」という質問は，「any」という否定極性表現によって，「いいえ」の答えを優先している．そして，最後の平叙文による質問は，「はい」の応答を優先している．これら三つすべての質問が，最適化された状態に合わせられている．

受け手に合わせたデザインの原則

　二つめの原則は，受け手に合わせたデザインである．これは，「会話の参与者が，相互行為に参与している特定の他者（ら）に対する思慮と敏感さを示すような形で，発話を組み立てデザインするあらゆる側面」(Sacks, Schegloff & Jefferson 1974: 727) のことである．そして，この原則が（9）の「**避妊薬は使っていますか？　必要ですか？**（Are you using any contraception? Is that necessary for you?）」という医師の質問にも反映されている．この質問は，大体 50 歳くらいで，離婚している患者に対して聞かれている．かつ，この質問は，患者が以前に卵管結紮術を受けたという話の 1 分後になされている．このように，この質問は，患者や，分析者，そして（特に）医師にとっても，彼女のおかれた想定しうる状況に極めて合致しているようにみられる．

　この受け手に合わせたデザインという原則は，最良の場合を想定してデザインされた質問をすることが「非現実的」になる場合，最適化の原則を上回って適用される．例えば，体重過多で高血圧の患者が，6 キロも体重増加し，週に最低 60 時間はレストランで働いていることが明らかになった後，受け手に合わせたデザインに対する考慮は，患者が運動しているかどうかを否定的に組み立てて質問することに明らかに影響している．

```
(13) [MidWest 3.4: 7]
 1  DOC:   Tlk Do you exercise at all?
    医師：  運動はそもそもしてますか？
 2          (2.5)
 3  PAT:   N::o, uh huh huh huh (.hh-[.hh] huh [huh (.hh huh huh)
    患者：  いいえ（笑い）
 4  DOC:                              [Hm    [£Not your thing
    医師：                                    あなたらしくですか
 5           [ah:,]
```

6 PAT: [.hh] £Would you believe me if I sai (h) d y (h) e (h) s,=
   患者：   [.hh]もしはいって言ったら本当に
           信じます？

　患者の体重増加と勤務時間についての話の直後に，肯定的に組み立てられた質問「運動はしていますか？（Do you exercise?）」は，少なくとも不適切で，おそらく，無神経で繊細ではない質問として捉えられる恐れがある．「そもそも（at all）」を付け加えることで，文の極性を反転させ，そうした印象を与えるリスクを回避する選択をしている．患者の応答は，医師の質問に（「そもそも（at all）」によって）表された「いいえ」に対する優先性に同調しているが，それにもかかわらず，遅延，「いいえ（N::o）」の引き延ばされたイントネーション，また，応答を問題のあるものとして扱う笑いを（Haakana 2001）伴うことで，非優先的行為として産出されている．この点が特に重要である．つまり，彼女の応答は，質問のデザインの優先構造に同調している一方で，非優先的なやり方（遅延など）で産出されることで，運動をしていないということが社会的・医療的に望ましくないことに対しても同調している．このように，医師の質問に対し，患者は，質問がデザインされている同調的な返答で応答しているが，同時に彼女自身，同調的な応答が望ましくないことがらと認識していることも示すことに成功している．患者の6行目の発言は，運動に関して質問を組み立てる際に，医師が正しい「方向性」をとったことを暗に承認している．
　この他，受け手に合わせたデザインの原則は，「最良の場合」の方向に，質問内容の側面を形作ることがある．例えば，「婚姻区分は何ですか？（What is your marital status?）」に比べて，「結婚されていますか？（Are you married?）」（抜粋（1））と医師が聞く方が，患者が中年の女性で，1960年代に生まれた娘がいる場合，慣習的に考えて「最良の場合」を表す質問かもしれない[*9]．
　まとめよう．問診時の質問は，最適化と受け手に合わせたデザインという二つの原則を満たしている．これらの原則は，医師の質問の前提と優先性に具体的に表され，患者の応答の特徴を形づくる．そして，これらの原則は，なかなか逃れられないものであることを強調しておきたい．医師が質問からこれらの前提や優先性を取り除こうとすればするほど，質問することは本来患者に対して伝えるべき医師の思慮や理解が抜け落ちたものになってしまい，社会調査に

おいて見られるような「本質的に匿名化された」関係性や，その他の官僚的な質問行為を具体化するようになる．医師が直面する矛盾とは，患者との関係性に踏み込むために，彼ら自身，患者，また患者との関係について抱いている推測や期待を示さないようにすることはできないということである．そしてそれらの推測や期待といったものが，患者の受け答えにも影響する．医師もまた，ほかの人間と同じように，この事実から逃れることはできない．

これまで，問診の文脈における，最適化と受け手に合わせたデザインの原則として，質問の基本的な性質と，それらの実践を検討してきたが，以下では，質問と応答の連鎖において，これら原則が実際にどのように展開されているのかを検討していく．

病歴に関するやりとり：ルーティンと随伴的ことがらの形成

　診察という全体の流れのなかの一つの活動として，問診は，典型的にいつも決まって行われるルーティンの，標準化された一連の質問に沿って進められる．それらの質問は，これまで見てきたように，患者自身や，患者の経歴や素性など様々な背景的側面についてさらに情報を得るために構成されている．診断を導き出すための質問と違って，背景的経歴は，完全なルーティン化された質問のリストに沿って進む努力を要する．その意味で，このタスクは，比較的面白くないものとして見なされるかもしれない．

> ……経歴の（その他の）部分は，一見面白くないものに見えるが，（診断を導くことに比べると，）ある意味，簡単である．なぜなら，それは構造化されたデータ（数値）についてであり，あらかじめ決まったトピックについての具体的な質問であるからだ．……多くの詳細な情報に圧倒されることなしに，過去の健康状態や治療を受けた経験に関連のある特徴を強調することが，非常に重要なのである．（Coulehan & Block 1987: 55）

　つまり，問診のこのような側面は，患者の基本的なデータを得るための質問の展開を伴う．これらの「チェックリスト」は，記録をつけるプロトコル，もしくは医師の習慣的な経験，もしくは研修医時代に教わった明確なガイドライ

ンに基づいているかもしれない．しかし，動機はなんであれ，それらの質問を，「ルーティン」であったり，「特殊」なものにするのは，質問が額面どおりもつ価値ではない．それらは，むしろ，相互行為のなかで，医師と患者両者の行為によって，ルーティン（かそうでないもの）として築き上げられる．医師は，質問を，シリーズの中の項目として，あらかじめ決められたトピックについて聞き，簡単な返答を得るようにデザインすることで，このことを達成している．ここでは，最適化の原則は，特定の医療目的に合わせられている．つまり，「問題なし」の結果に質問を方向づけることで，質問が，ルーティンの「チェックリスト」に基づいて尋ねられており，問題があることを示唆するような情報を期待していないことを示す一つのやり方になりうる．このようなタイプの質問の仕方は，非常に多く見られる．

```
(14) [Torn Roto Cuff: 3]
 1  DOC:   -> An' do you have any other medical problems?
    医師:      それから，なにか他にご病気はありますか？
 2  PAT:   Uh: no.
    患者:   ああ，いいえ
 3         (7.0)
 4  DOC:   -> No heart disease,
    医師:   心臓病はない,
 5  PAT:   #Hah:.# ((cough))
    患者:   ((せきばらい))
 6  PAT:   No.
    患者:   ないです．
 7         (1.3)
 8  DOC:   -> Any lung disease as far as you know:,
    医師:   肺の病気もない，あなたの知る限りでは
 9  PAT:   No.
    患者:   ないです
10         (.)
11  PAT:   Not that I know of.
    患者:   私の知る限りないです．
12         (.)
13  DOC:   -> Any diabetes,
    医師:   糖尿病も？
14  PAT:   No.
    患者:   ないです．
```

```
15  DOC:   -> Have you ever had (uh) surgery?
    医師：    手術は今までしたことありますか？
16          (0.5)
17  PAT:   I've had four surgeries on my left kne̲e:.
    患者：    左の膝の手術を4回受けました．
```

　上記の矢印で示された五つの質問は，一連の「チェックリスト」の質問として，基本的な背景情報を得るために組み立てられている．チェックリストの質問として，質問それぞれの順番やトピックは，変更がある場合もあるが，通常，事前に決められたものであり，簡潔にデザインされている．一つ一つの質問は，「問題なし」の患者からの応答を優先する極性表現を含んでいる．質問の簡潔さは，ある種，最初の質問の後のいくつかの質問において，完全な文ではなく句の形を取ることで1行目の付け足しとしてデザインされている．1行目で特定化された「その他の医療的な問題」の内容を提供することを通して，連鎖的に寄生する形になっている．これらの質問は，一言で答えられるようにデザインされている極性疑問文である．最後の質問以外，患者の応答は，質問が優先する「問題なし」状態であることを肯定し，また，遅滞なく，最小限のやり方をとっている．医師は，患者がそれぞれの質問に答えた後に次の質問に移っており，一言での応答が十分であるという認識を示している．患者の応答は，以下のような展開に貢献している．それぞれの応答は，最小限の形でなされ，これらの質問が「チェックリスト」であるという患者の理解と，患者がその理解に従う用意があるということを示している（Heritage & Sorjonen 1994）．その簡潔さによって，患者は，それらの質問が「ルーティンの問診のやり方」として，これらの質問の機能を理解していることと，それに取り組んでいることを，暗に示している．この意味で，医師と患者は，これらの質問連鎖を，背景情報や〔基本情報を得るための〕「フェイスシート」データを取り扱っている．ルーティンの質問の「チェックリスト」を具体化しながら，この質問の連鎖を，少しずつ共同で築き上げ，実現している．よく知られているように，最後の質問に対する非同調的な答えは，遅れてなされ，それが（「ない」を優先する）質問の優先性だけでなく，チェックリストの質問に答える連鎖のやり方になっていた，ルーティンの一連の「問題なし」返答からの逸脱でもあることを示している．

すでに述べたように, これらの一連の質問のデザインは, 「問題なし」返答を優先する際, 患者の健康状態に対して最適化された態度を示している一方で, これらの質問は, 同時に, 質問のトピックの連鎖を通して, 次々と次の質問に移っていくことを促進している. ワトキン (Waitzkin 1991) の主張するように, 「システムレビュー (主訴に関連する系統以外の全身状態を問う質問)」におけるこの種の質問が, 以下のようになりえるとき, より広義に捉えれているのは, まさにこのデザインである.

〔システムレビューにおけるこの種の質問は,〕かなり網羅的で, 特に患者が「イエスマン」である場合はなおさらである. そして, 医師と患者は質問と返答の永遠に続いてしまいそうな迷宮に入っていくのだ. ……医学生らが医療者としてキャリアを積んでいく際にこの落とし穴を, すぐには認識しないことは, システムレビューに対して彼らが包括的な努力をしてしまうことの説明になる. その一方で, 先輩の医師らは, システムリビューを, 患者が「はい」と返答することを期待しないような, かなり短い一連の質問になるまで省略している. (Waitzkin 1991: 30).

この引用に付け加えるとすれば, ワトキンが述べている, 医師側の, 患者が「はい」と答えないであろうという「期待」は, 極性疑問文のデザインと会話上の連鎖的位置によって, 患者にも明らかになっているだろうということだ.

要するに, ルーティンの質問は, 簡潔で, チェックリストのような形式の質問で, 患者からも「問題なし」という簡潔な応答を期待するものである. それらの質問は, すでにその詳細な部分を見れば明らかであるが, 医師が患者の病状を管理するうえで重要になる背景情報を得るためのものである. しかし, それらは, それぞれの質問が設定するアジェンダから離れることが難しいように組み立てられている. このように, ルーティンの質問は, 質問リストを処理していくことを推し進め, ルーティンの問診の活動を, 相互行為全体にわたって, 継続され, 一貫している, 一連の行為として達成しているのだ.

随伴的ことがらに対処すること

すべての質問が, ルーティンで, 事前に決められたチェックリストの質問と

してデザインされているわけではない．問診の際，医師は様々な状況に合わせた質問をすることもある．それらは，それまでの会話の具体的な内容をさらに探るために産出される質問である．ヘリテッジとソーヨーネン（Heritage & Sorjonen 1994）によって示されたように，そうした質問は，その場で，直前の応答において触れられた事柄について対処するために組み立てられる．しばしば，そのような相互行為上生じてくる「状況」は，患者の応答における同調性が失われたものとして生じるかもしれない．たとえば，抜粋（10）では，成人の娘に付き添われた中年女性に対する医師の最初の質問は，「はい」の返答を求めるようにデザインされている．しかし，質問が彼女の結婚歴に関してのみ明らかに聞いていることを考慮すると，患者は「いいえ」という非優先的返答をさらに詳に説明するように期待されているかもしれない．

```
(15) ［MidWest 3.4: 6］
1 DOC:   Are you married?
  医師：  結婚なさってますか？
2        (.)
3 PAT:   No.
  患者：  いいえ．
4        (.)
5 DOC:   You're divorced (°cur[rently,°??]
  医師：  離婚している，今は
6 PAT:              [Mm hm,
  患者：             ええ，
```

患者の大雑把な「いいえ」という応答は，質問の目的を考慮すると，協調的とはとてもいえない．そして，医師は，独身，離婚，もしくは離別という可能性を与えられたにすぎない．医師の後続の質問は，そうである可能性が高い，比較的「最良の場合」の選択肢を上げ，再び，「はい」の返答に向けてデザインされており，そしてこの質問はまさにそうした返答を，優先されるやり方で受けている*10.

質問に対する同調が得られないことで状況に則した質問を引き出す，もう一つの場合は，次の抜粋である．ここでは，患者の応答が，「協調的すぎる」ともいえるやり方で質問の行為的アジェンダから逸れている．というのも，患者は極性疑問文の質問に対して，聞かれた以上の情報で答えている．「ご兄弟は

いらっしゃいますか？」という質問は，「はい」を優先する極性疑問文として提示されている．しかし，患者の返答は「はい」そのものではなく，その返答のなかに「はい」を埋め込んでいる．それは，人数に関する後続の質問を予期し，返答において過去形を使い，少なくとも1人の兄弟が亡くなっていることを含意することでなされている．

```
(16)  [MidWest 3.4: 5]
 1  DOC:   Do you have brothers 'n sisters?
    医師：  ご兄弟はいらっしゃいますか？
 2  PAT:   Ah there was eight in our family. Hh
    患者：  うちは8人いました．Hh
 3  DOC:   How many are there now:.
    医師：  今は何人ですか？
 4          (.)
 5  PAT:   Ah: seven.
    患者：  7人です．
```

後続の質問における医師の「今は」ということばの使用は，患者が2行目で使用した過去形と，それによって生じる，過去には8人いたが，今はもうそんなに多くいないという含みを参照している．そして，この質問は，今は8人以下の兄弟しかないことを前提として表している．さらにこの前提は，患者の直前の答えに対処する形で産出されている．

状況に応じた質問は，全く同調的ではない応答が生じた場合のみに限られたわけではない．問診では様々な状況が考えられ，同調的な返答に対して，さらに，質問が続き詳しい説明を要求するかもしれない．例えば，次の抜粋で，平叙文の質問（1, 2行目）に対する，患者の最小限で同調的な応答（3行目）は，患者が，ただたんに「ダイアジト（降圧利尿剤）」を服用していることとその服用量を示しているのか，もしくは，服用しているのが「ダイアジトだけ」なのかについて曖昧さを残している．医師の状況に応じた質問は，その曖昧さについて尋ねている．

```
(17)  [MidWest 3.4: 2]
 1  DOC:   .hh Let's (     ) thuh medicines you're taking now:.
```

```
     医師：    今飲んでる薬について（   ）ましょう．
  2            Just thuh dyazide two uh da:y,
               ダイアジトを一日に2錠だけ
  3  PAT：    Mm hm,
     患者：    ええ
  4            (0.2)
  5  DOC：  -> That's the only medication?,
     医師：       飲んでる薬はそれだけ？
  6  PAT：    Mm hm,
     患者：    ええ
```

　この例では，医師は患者の最小限の応答を，曖昧なもの，そしてフォローアップの必要があるものとして扱っている．フォローアップの際，医師は，同じ内容について，患者に，明確化や再確認，もしくは詳細を求める二つ目の質問をしている．この質問は，その直前の答えに関して再確認し，それによって，患者の服用状況に関してまだ残っている疑いや不確かな部分を形式化している．次の例もまた同じようなケースである．

```
 (18) 〔MidWest 3.4: 9〕
  1  DOC：   Tl You have your gall bladder?
     医師：   Tl 胆嚢はありますか？
  2           (2.0)
  3  PAT：   I think so. uh huh=hh
     患者：   そう思います，ええ．
  4  DOC： -> £Nobody took it out [that you know (of er hhh)
     医師：   誰もとらなかった
              あなたが知る限り（of er hhh）
  5  PAT：                       [.hh hah hah hah
     患者：                        ははは
```

　ここで，医師は，胆嚢に関する患者の返答に含まれる不確かさを，おもしろおかしく話題化している．また，状況に応じた質問は，より明らかな食い違いや，問題を扱うものがある．例えば，次の抜粋で矢印で示されている患者の応答は，明らかに協調的であろうとはしているが，医師が必要としている情報を与えていない．

(19) [MidWest 3.4: 6]
```
1  DOC:   tch D'you smoke?, h
   医師：  タバコは吸いますか？ h
2  PAT:   Hm mm.
   患者：  ええ
3         (5.0)
4  DOC:   Alcohol use?
   医師：  アルコールは？
5         (1.0)
6  PAT: -> Hm:: moderate I'd say.
   患者：  中程度かしら
7         (0.2)
8  DOC:   Can you define that, hhhehh ((laughing outbreath))
   医師：  その意味は？((笑い))
```

　この「中程度かしら」という応答は，その状況を扱うフォローアップの質問の呼び水になっている（8行目）．そうした状況に応じた質問は，様々な医療現場で非常に頻繁に起こり，常に，患者の直前の応答の曖昧さや問題を形式化し，それらを扱うものである．

　状況に応じた質問は，医師のもともとの質問の話題を厳密に維持すること，又，参与者らが進行させている問診の基盤を形成する質問の幅広いアジェンダを，一時的に「中断」することを示す．状況に応じた質問によって，医師は患者の病状にとって直接的に関係する可能性のある，補助的だが関連のあることがらについてさらに追求するかもしれない．しかし，患者はそうした医師の策略に，必ずしも従う必要はない．次節で扱うのは，ルーティンの質問をすることから大きく外れたケースである．質問と応答，さらにその連鎖的位置を細かく見ていくことで，患者が医師の設定した質問の流れに対し，微妙に抵抗し続け，患者自身とライフスタイルについての個人的な情報を導入することを可能にする別のプロジェクトを打ち立てていることを明らかにする．

最適化と受け手に合わせたデザイン：衝突と解決策

　本節では，より扱いが難しい質問デザインの複雑なジレンマについて紹介しよう．そうしたジレンマのいくつかは，最適化の原則と受け手に合わせたデザ

インの原則の衝突に関わるものである．それは，患者からたった今得た情報を加味して，質問をどう「望ましい最適な」方向で組み立てるかという問題である．次の抜粋で，イギリスの巡回保健師 (health visitor) は（詳しくは Heritage 2002b を参照），手本の書類にあるチェックリストに従い，フォーマット上で，母親の分娩について，「普通」もしくは「異常」という言葉に丸をつける．しかし，両親はそれらの言葉を使う代わりに，分娩中，赤ちゃんの肩が引っかかったという問題について，詳細な語りを自ら展開している．

```
(20) [1A1: 14]
 1  HV:     =So you had a- uh:
    保健師： では分娩は-
 2          (1.0)
            You didn't- Did you- You didn't have forceps you had a:
            じゃなかった- でしたか-
            鉗子分娩じゃなかった，あなたは-
 3  M:      =Oh [no:: nothing.
    母：    ああ，いえいえ，全くないです
 4  F:          [( )
    父：        [( )
 5  HV:     An- and did she cry straight awa:y.
    保健師： で- それに赤ちゃんはすぐ泣いたの？
 6  M:      Yes she did didn't sh[e.
    母：    はい，すぐに，そうだったよね？
 7  F:                           [Mm hm,
    父：                          ああ
 8          (1.0) ((Wood cracking))
 9  HV:     Uhm (.) you didn't go to scboo: you know the
            spe[cial care unit.
    保健師： えっと いかなかったの，あの
            集中治療室に
10  M:         [Oh: no: no:.
    母：       いえいえ
```

1 行目で，保健師は，平叙文で組み立てられた（そして最適化された）「では分娩は [正常だった] (So you had a [normal delivery])」という質問をしようとしている．しかし，「正常 (normal)」という言葉を発する直前で止め，1 秒の沈黙の後，「じゃなかった (You didn't-)」と発話を再開している．この再

開は,「(鉗子分娩) ではなかった (You didn't [have forceps])」という発話をしようとしているように見える. しかし, この質問は, いくぶん最適化されてはいるが, 問題を含んでいる. というのも, 鉗子分娩について, この両親は, これまでの説明のなかで言及しておらず, しかしながら, 状況を考えるとその可能性は捨てきれない. 保健師は, 話がその方向に向かうことを途中で放棄し, あまり最適化されない可能性のある「[鉗子分娩]でしたか (Did you [have forceps])」に移行しようとし, 結局, 前の組み立てである,「**鉗子分娩ではなかった, あなたは** (You didn't have forceps you had a:)」に立ち返り, 再び,「正常 (normal)」ということばが次にくる時点でやめている. ここでは, 両親からの説明の文脈において, チェックリストの表現に合うように質問をデザインすることへの困難が見てとれる.

関連する抜粋を次に挙げよう. 保健師による, 極めて最適化された質問 (1行目) は, 極めて長い沈黙の後, 最小限の形で答えられている. おそらく, 母親がその質問に対して肯定的な返事をすることを躊躇していることに志向して, 保健師は,〔(20) と〕同様に,「で, あなたは (And you're-)」という質問の枠組みを放棄し (5行目), 分娩後縫合があった可能性について質問を開始している. (20)の例と同様, 保健師は, 最適化されたやり方と, 最適化されていないやり方のはざまに立たされている.

```
(21)  [4A1: 19]
 1   HV:      And you're feeling well.
     保健師:    で, 気分はいい?
 2            (0.7)
 3   M:       Yeah.
     母:       ええ
 4            (1.5)
 5   HV:      -> And you're- (.) You didn't ha- Did you have stitches?
     保健師:    で, あなたは-  しなかった- 縫合はしましたか?
 6            (0.8)
 7   M:       Ye[:es
     母:       はい
 8   HV:      ->[You did. [('N) are you so:[re=
     保健師:    した.    で      じゃ痛みますか?
 9   M:                  [(nh hnhn )   [I had a third degree tea:r=
     母:                   ええ          3度裂傷でした.
```

```
10  HV:       =O::::::h. ^Did you::?
    保健師：    ああ．   そうでしたか？
11  M:        Yeah. (0.2) It's uh (.) they think what happened 'is
12            chin must 'ave caught me.
    母：       ええ      それは      彼らが言うには，何が起こったかというと，
              彼のあごが引っかかったと．
13            (0.3)
14  M:        .hhh as 'e w'[z coming ou:t.
    母：       赤ちゃんが出てくるときに
15  HV:                    [O::::h,
    保健師：                 ああ，
```

このデータが示すように，最適化しないやり方は，結果的に，実際に起こった状況に最も則したものであった．

ほかの状況では，最適化と受け手に合わせたデザインが互いに強化し合うのだが，その補完性が患者からの質問や心配事を引き出すのに理想的なやり方ではない場合もある．次の例は，診療の終了部から抽出されたものである（原著ウェストの章，Robinson 2001b 参照）．

(22)
```
342 DOC:    'hhh Uh if the 'X' ray is shows anything ba::d, (0.5)
343         I: will ca:ll.
    医師：   もしレントゲンでなにか悪いものがあれば，電話します．
344 PAT:    Okay.
    患者：   わかりました．
345 DOC:    If I can't reach you, (0.3) I'll write you a letter.
    医師：   もし話せなかったら，(0.3) 書面で送ります．
346         (.)
347 PAT:    Great.
    患者：   すばらしい
348         (10.5) ((physician writes prescription))
                   ((医師が処方箋を書いている))
349 DOC: -> °Anything e:lse.°
    医師：      他に何もないですか？
350         (1.9)
351 PAT: ->'hhhhhh No:: I don't think so.=hhhhhhhh I'm doing
352          pretty well otherwise.
    患者：    'hhhhhh はい，ないと思います．=hhhhhhhh 他は何も，大丈夫です．
353         (1.4)
```

```
354  DOC:    ˙mtch=˙hh >By the way< if this bu:rns your stomach
355          you should take it with foo::d_ you can take an
356          anta:c[id,]
     医師:    それから (薬) で胸焼けしたら，なにか食べ物と一緒に飲んでください．
             胃薬を使ってもいいです
357  PAT:          [(Mm) hm]=
     患者:          ええ
358  DOC:    =˙hh [Something  like] that.
     医師:    =˙hh というような感じで
359  PAT:          [(What med is it)]
     患者:          何の薬ですか？
360  DOC:    ˙h Indomethacin, (.) Indacine,
     医師:       インドメタシン    インダシン
361          (.)
362  PAT:    Okay.
     患者:    ええ
363  DOC:    ˚hhh (0.2) hhhh ˚˚Ka:y˚
     医師:    ˙hhh (0.2) hhhh では
364  PAT:    (       )
     患者:    (       )
365          (0.8)
366  DOC:    -> Any other questions.
     医師:        他にご質問は．
367          (0.3)
368  PAT:    ->No::,=>I just< wait to hea:r about the physical
369          therapy?
     患者:        いいえ，理学療法についての通知を待てばいいんですね．
370  DOC:    >Mm hm,< w'=you and thuh nurse can arrange
371          that right now.
     医師:    ええ        今，看護師と相談してください
372  PAT:    (Okay.)
     患者:    わかりました
373          (0.7)
374  PAT:    Thanks for getting me in so f[a:st.    ]
             早く診ていただいて助かりました
375  DOC:                                 [^O^kay.]
     医師:                                  ええ
376          (0.8)
377  DOC:    We:(ll) you know I had nothin' to do with it. Thanks
378          my nurses.
     医師:    私は何もしてないですよ．        看護師のおかげです．
379  PAT:    Hheh hah huh huh huh huh.
```

```
        患者:   ((笑い))
380 PA?:   (They do good) work. ˙hh huh=
        患者:   (彼らの)おかげですね．((笑い))
381 DOC:   =Okay.
        医師:   では
382        (0.2)
383 PAT:   Bye.
        患者:   さようなら．
```

　診療がまさに終わろうとしているとき，医師は，(同じ状況で他の多くの医師がそうするように)否定の極を使用した質問のデザインを採用している．つまり，もう何も質問(366行目)や心配事(349行目)がないことを，確認する質問形態を使っている．医師が次の患者に移りたがっていること，そしてこの患者が診察室から素早く退席することを推進していると推定することは容易である．しかしまた，患者が他の心配事を示す機会があり，それまでの診療でもそうできたこと(しかしそうしなかったこと)を考えると，受け手に合わせたデザインへの配慮が，否定形の極性表現を必要としたということでもある．さらに，この否定的極性表現は，最適化を表してもいる．というのも，健康状態の観点から見ると，患者が他に心配事がないということは望ましいことであり，この質問はそうした態度を表している．

　もちろん，ほぼ40%の患者は，プライマリ・ケアの診療において，一つ以上の心配事を抱えて来院し，それらの大半が，〔患者が帰ろうとドアに手をかけたそのときに発せられる〕いわゆる「ドアノブ」心配事として，診察がまさに終わろうとしている時に現れることは知られている (White, Levinson & Roter 1994)．そしてそれらの多くは深刻な問題であり，医師-患者関係は，それについてきちんと対応することでかなり向上するため，多くの医師にとって，これらの質問を，他の選択肢を優先し，より積極的な形式，例えば，「他に気になることはありますか？」と組み立てることが望ましいとされる．しかしここではそうしたデザインへの抵抗が表されている．それは，主に，少なくともこの文脈では，質の高い患者ケアにとって不利に作用する，最適化と受け手に合わせるデザインからの重圧によってである．

「お酒は？」——ライフスタイルに踏みこむ質問

本節では，アルコールの話題に関する質問と応答連鎖についてみていく．アルコールは，しばしば，複雑な定義的・社会的策略を生じさせるライフスタイルにかんする話題の一つである（Halkowski 1998）．次の抜粋では，患者の応答に様々なバリエーションがあることを示し，また，そのバリエーションがそれぞれ特定の相互行為上の目的を達成するためにどのように使われているかを検討する．患者の飲酒行動に関する連鎖が，次の抜粋では，開始されている．

```
(23) [MidWest 3.4: 6]
 1  DOC:   Are you married?
    医師：  結婚なさってますか？
 2          (.)
 3  PAT:   No.
    患者：  いいえ．
 4          (.)
 5  DOC:   You're divorced (°cur[rently,°??]
    医師：  離婚している，今は
 6  PAT:                    [Mm hm,
    患者：                   ええ，
 7          (2.2)
 8  DOC:   tch D'you smoke?, h
    医師：  タバコは吸いますか？
 9  PAT:   Hm mm.
    患者：  いいえ．
10          (5.0)
11  DOC:   1-> Alcohol use?
    医師：      お酒は？
12          (1.0)
13  PAT:   2-> Hm:: moderate I'd say.
    患者：      んん 中程度といえるでしょうか
14          (0.2)
15  DOC:   3-> Can you define that, hhhehh ((laughing outbreath))
    医師：      それは（どのぐらいの量か）定義できます？（（笑い））
16  PAT:   Uh huh hah .hh I don't get off my- (0.2) outa
17          thuh restaurant very much but [(awh:)
    患者：  （（笑い）） 出かけないですからね，自分の - レストランを留守にすることは
            あまりなくて，でも
18  DOC:   4->                            [Daily do you use
```

```
19                  alcohol or:=h
                       毎日お酒を飲みますか，もしくは
20    PAT:    Pardon?
      患者：     すいません？
21    DOC:    5-> Daily? or[:
      医師：      毎日ですか？それとも
22    PAT:                [Oh: huh uh. .hh No: uhm (3.0) probably::
23            I usually go out like once uh week.
      患者：  ああ，いや　いえ，えっと　多分
              たいてい週に1回ぐらい出かけます．
24              (1.0)
25    DOC:    °Kay.°
      医師：    わかりました
```

　ここで，医師の「お酒は？」（矢印1）という質問は，ルーティンの質問の一つとして聞いている．ただ，この発話の行為的アジェンダは，曖昧である．具体的にいうと，「習慣的に飲酒するのか（Do you use alcohol）」，もしくは，「どのぐらい飲酒するのか（How much alcohol do you use?）」という二つの代替案になりうる「アルコール」に関する質問の可能性をわざと残しているように聞こえるのである*11．患者は肯定の返事をする際（矢印2），「中程度」と答えることで，医師の質問が，飲酒量を見積もるよう要求していたとして捉えている．患者は，1秒というかなり長い沈黙の後に（Jefferson 1989），「んん」という，発話者が「〔次に何をいうか〕考えていること」や「心理的な探索」を示すのに使われる，はっきりとしたことばでない音を産出し，それから「中程度といえるでしょうか」と述べている．「中程度」という表現は，アルコール摂取量についての質問を先取りしており，またその質問は，「飲酒は？」に対して率直に「はい」と答えたとして，続けてなされるフォローアップになりえたであろう．また，この応答は，「といえるでしょうか（I'd say）」を付け加えることで，弱められている．このような修飾は，大まかな見積もりであるという印象と，その「中程度」という表現が，まだ特定されていない，飲酒量を表す言い方のなかから慎重に選ばれているという印象を与える．

　医師の次の質問（矢印3）は，明らかに，こうした状況に対応したもので，「中程度」という表現についてさらに聞いている．この発話の最後にくる医師の笑いは，この話題がいくぶんデリケートな内容であると理解していることを

示している（Jefferson 1985; Jefferson, Sacks & Schegloff 1987; Haakana 2001）．患者はこの質問を，患者の飲酒量にかんしてより直接的な詳述を要求するものとして捉えている．患者は，この課されたタスクに，彼女の社会生活には制限があるという説明を開始することで，取り組んでいる．その説明によって，なかでも，自分は元来，「社交的な場面においてのみ飲酒する人（social drinker）」であること，また，あまり出かけないため，飲酒の機会もあまりないことを示唆している．この答えについて，多くの観察が可能である．(i) 酒に関することがらを「タブーな話題」であるとする笑いと，外出する頻度について語る前置きとして聞こえる，彼女の生活スタイルにおける制限について語ることで，質問の行為的アジェンダに沿うことを遅らしている．(ii) 患者は，社交生活における制限を，（主観的な人生のなかの意味合いに基づく）「伝記的」なことばで提示している（Sacks 1989; Button 1990; Halkowski 1998; Mishler 1984; Drew & Heritage 1992）．また，飲酒についておおよその見積もりを出すことを「でも（but）」で投射している．そして，これらの患者の返答の特長は，医師の特定のための質問「毎日飲みますか？もしくは」（矢印4）を誘っている．

　この質問は，以下の二つのタスクを成功させるために候補となる答えを提示している．まず，患者の飲酒量の見積もりを明確化すること．そして，医師の目から見て，そのような見積もりが，可能であれば，言い表されうる表現を提示すること．ハルコウスキー（Halkowski 1998）は，ライフスタイルに関する質問が，時間や量をどのように言い表すのかについて，「伝記的」やり方と数量的な「カレンダー的（そしてより大まかに言えば，算数的）」やり方がよくぶつかり合う場であることを見いだしている．この場合，「毎日」という言い方は，あくまで「カレンダー上の時間」（Sacks 1989）で，飲酒量を具体的に表しており，「1週間でどのくらいの量」であるかの観点から，算数的な計り方を押し進める言い表しを採用していく最初の動きになっている．医師によるカレンダー的言い表し方は，患者の伝記的な言い表し方に取って代わるものとして提示され，それゆえ，両者は緊張状態にあるといえる．医師からの質問は，矢印3で尋ねた定義についてさらに追求する一方で，「お酒（alcohol）」と「摂取（use）」を繰り返すことで，この連鎖を開始した質問を再び行っている．また医師は，「毎日」という表現を選ぶことで，それが彼が求める，この種の質問に対する代表的な答え方の例であることも示している．しかし，この質問は最

適化されていないということにも注目したい．医師の「毎日」という言い表し方に患者が同意することで，かなりの飲酒を認めることが可能になっている．このように，この医師の質問は，患者が飲酒に関して問題があることがらを告白しやすい方向へ「傾いている」．たとえば「毎週（Weekly）」という表現では，そういった傾きは生じない．一方，飲酒量の表し方について，患者が「もっともな拒絶」をすることを可能にしながら．最後に，後で明らかになるように，「毎日」という表現がこの患者の状況に対して明らかに不適切である場合を想定し，質問を「もしくは（or）」で終えることで，医師は「毎日」という言い方を弱めている（Lindström 1997）．

　患者からの応答「すみません（Pardon?）」（20 行目）は，一般的な質問であり，「非限定的」修復開始（'open' repair initiator）（Drew 1997）であり，相手の直前の発話をやり直させるように求め，ここでは，その修復が標準的な位置でなされている．それは，聞き手が直前の発話がどのようにして発せられるに至ったのか，理解しにくいことに直面しているような局面である（Drew 1997）．ここでは，後で明らかになるように，頻度見積の候補である「毎日（daily）」が，患者が「レストランを留守には」しないという前のターンから組み立てられていたのか，患者はすぐに理解できなかった．「毎日，もしくは」（5 行目）という反応は，彼の以前の質問を省略しながらも，頻度見積の候補と，発話末の弱める効果のある「もしくは」とを維持している．

　患者は，この繰り返された質問に対して「ああ（oh）」で開始された（Oh-prefaced）否定形の応答「ああ，いや（Oh: huh uh）」をしている．「ああ（oh）」で発話を開始することは，直前の質問を不適切なものとして扱っている（Heritage 1998）．そしてこの「いや」は，医師からの質問のなかで提示された候補に挙がった尺度（「毎日」）をさらに退ける最小化された否定の言い方である．その後，この応答の拡張では，患者はこの否定形の応答を〔「いえ（No:）」で〕再び行い，飲酒量が計算される全体的な測定基準として，いまやカレンダー時間で言い表されているが，「毎日」を「週に 1 回」で置き換えている社会活動の回数の見積もりによって，それ（否定の内容）を詳しく述べている．医師はそれを，小声で「わかりました」と受け入れている．

　この連鎖についてさらに三つのことを確認しておきたい．まず，16 行目から 23 行目の患者の応答は，一貫して，医師の質問が定める行為的アジェンダ

に抵抗し続けており，おおくは，明らかに同調していない．また，質問の前提となっていることも認めず，質問の優先性にも同調していない．次に，患者は，自分の飲酒量が，明らかに「カレンダー」時間の単位を利用して表されても（たとえば，23行目の「週に1回」），「伝記的」言い方（「たいてい出かけます」）で飲酒量の表現にこの単位を埋め込んでおり，特に，飲酒が社交的な場においてのみであることを再び提示している．これによって飲酒について数量的なカレンダー上の言い表し方に抵抗し続け，また一方で，飲酒量が微量であり，これ以上の具体的な見積もりは必要がないことを示している．医師も最後には，この応答に対し，小声で「わかりました」（25行目）と黙従している．

　第三に，このライフスタイルに関する連鎖が，医師と患者の間の微妙な葛藤を表していることは明らかである．このような葛藤は，ミシュラー（Mishler 1984）によって「医学的な世界」と「生活世界」のぶつかり合いとして語られてきている．ハルコウスキー（1998）が指摘するように，喫煙やアルコール摂取に関する議論ではよく見られる，これらの困難に対して，医師と患者が簡単に対処する方法をもっているわけではない．医師は，結局，職業的言い方によって，患者にとって害になる恐れのある振る舞いを探索することを，命じられている．最初の抜粋では，これは，振る舞い（〔飲酒行動〕）の尺度を設定するという意味であった．一方，患者は，自分たちの飲酒や喫煙行動を，例えば社会的もしくは社交的人柄であるとして，「文脈のなかに」位置づけることに精一杯かもしれない．飲酒するときの文脈を記述することが，飲酒量について揺れを生じさせるための，効果的なやり方になっている．またそうした揺れは，他の問題に取り組んでいる可能性もある．というのも，飲酒や喫煙の量についての尚早すぎる記述は，心配事として，飲酒や喫煙についてずっと考えていることと受け取られかねない．社会的な規範は，（少なくともこの話題の冒頭部では）そのような心配事の提示を阻止するかもしれない．このように，医師と患者は，そうした規範に対して，それぞれの立場の規範的な要請に沿うように，この連鎖のなかで振る舞っているという見方ができるし，またこのそれぞれの立場における規範的要請は，医師に数量的に対処していくことを命じる一方で，患者にとって「数量的に述べる」ことに対する抵抗を命じる．

　さてもなお，〔この葛藤に対して〕なすすべがないわけではない．もし，キャッセル（1997）が指摘するように，問診が，医師にとって，患者の医療的かつ

個人的心配事の全体像を把握する，プライマリ・ケアにおける最も重要な機会であるならば，この患者は，医師に，一部もしくは全体が，潜在的に病状と関連している可能性のある，自身のライフスタイルについて様々な情報を医師に提供したことになる．微妙だが抵抗を示す，連続したいくつかの発話を通して，この患者は，個人的な生活，制約，重圧や心配事について，医師に対し，明らかにしている．

考　察

　本章では，問診中の質問することと答えることの，いくつかの繰り返し観察される，分析的に重要な側面を具体的に記述することに着手した．これまでの多くの研究では，質問が開放的（〔wh-疑問文〕）であるか，非開放的（〔極性疑問文〕）であるかに集中していたが，今回，話題的もしくは行為的なアジェンダを検討することで分析の焦点を広げ，これらの質問の前提となっている内容や，優先構造などを明らかにした．また，それらの特徴が，個人史における質問のデザインに見られる原則に対して，どのようなやり方で動員されているのか，またそうしたやり方は，どのように，ルーティンや，もしくは，ルーティンではない，追求されるべき状況に応じた問題を巻き込みながら，患者の個人史を共同構築することにも影響しているのかを検討してきた．そうするなかで，医師と患者がともに，問診を一貫した医療社会的な一連の行為として構築するためのいくつかのやり方を明らかにした．

　上記で示した質問と応答の特徴は，何も問診の文脈に限られたことではない．なぜなら，確かに，これらの特徴は，医療，法，教育，またはニュースインタビューのような場面であろうと，または最も根本的に，日常的会話の相互行為であろうと，質問することと応答することというすべての環境において常に存在している[*12]．つまり，どんな質問も，応答に対してあるアジェンダを設定し，また，ほぼすべての質問は，前提を含み，また，特に極性疑問文は，優先性をもつ．医師は，患者に対して質問をデザインする際，「同じ」内容の質問の他に取りうる形式のなかから，選択することに常に直面している．理想としては，それらの選択は，（「問題なし」応答に向けてデザインされた「最適化された」質問を優先する傾向がある）ルーティンの問診の文脈や，質問が当てられて

いる特定の患者を含む，様々な配慮に対して敏感で，またその配慮によって形成されているべきである．

質問と返答のこれらの側面における選択が，避けられないことであり，また「受け手に合わせたデザイン」の配慮によって形成されているという事実は，医師の質問と患者の返答の言い表し方に繰り返し緊張関係を生じさせる．例えば，先に述べた「飲酒」に関する連鎖に立ち返るならば，医師による量的な計り方での患者の飲酒量についての追求に対し，患者の質的で伝記的な詳細による応答の間は緊張状態である．これはたんなる医師と患者の表面的な対立として見ることもできるが，その両者とも，ことばの選択から完全に自由な主体者ではいられない．私たちがこれまで示してきたように，医師は，職業的表現で患者の飲酒について評価可能な把握に至ることが義務づけられているし，適切な評価に至ために，客観的な尺度を使うように訓練されている．一方，患者は，彼女に飲酒量の見積もりを社交性の文脈のなかに埋め込むことを義務づける社会的規範に基づいて，振る舞うかもしれない．飲酒についての「伝記的」基準は，そうすることの中心的な資源である．さらに，例えば，一日につき，1週間につきどのくらいの酒量かによる飲酒の記述といったほかの選択肢は，逆に，飲酒量（否定的に組み立てられるかもしれないが）に対する専門的な興味をさらけ出す危険を冒すことになるかもしれない[13]．このように，規範的制約は，医師と患者の〔発話の〕形式化を，対立もしくは，相容れない方向で形作るかもしれない．

最後に，私たちのデータは，医師の質問が，様々なやり方で，患者の答えに対し，従事すること，承認，同調を優先する一方で，この結果が必然的であるというわけではまったくないということを示唆している．これまで見てきたように，患者は，これらの制限から逃れることが可能であり，またしばしば逃れており，他のアジェンダを提示したり，質問の前提に挑戦したり，逆の優先性を主張したりすることに対し，主導権と主体性を発揮する．おそらく，最も完全に医師の制御下となっている医師-患者診療の局面の問診中でさえ，質問と応答の連鎖は，制約を課すといえど，医師の質問が患者の応答を決定づけることはない「共同構築」の場であり続ける．じっさい，問診をルーティンなこととして組み立てることは，そのこと（ルーティンであること）だけを伝えるような，医師と患者が互いに補い合う行為を必ず含んでいる．

注

*1　この患者の以前の診療の期日や以前にこの医師がその以前の診療にどの程度関わったかについては不明である．明らかなのは，その診療でこれまでの病歴の確認はなされなかったことだ．その意味で，このケースは一般的でないのかもしれない．というのも，こういった長い病歴聴取は大抵初診で行われるからだ．しかし，こうした特徴は質問や応答のデザイン，そしてここでの活動全体に影響しているのは確かである．いずれにしろ，私たちの分析結果は他のプライマリ・ケアデータでも観察されたものである．

*2　高血圧の治療にダイアジトを使っている患者は，ポタシアムレベルを管理するために頻繁に医師の診察を受ける必要がある．

*3　システムレビュー（主訴に関連する系統以外の全身状態を問う質問）では，（目，耳，呼吸器官，循環器，消化器）様々な身体部位の疾患や問題に関する質問を含む．

*4　病歴に関しては，カルテを参照しながら行われる．医師は，患者の答えを記録しながら，患者の相互行為とカルテの記載の両方に指向しなければならない．また多くの場合，医師は患者の二つの姿を扱わなければならない．それは患者の本来の姿と何かに影響を受けた姿である（Robinson 1998）．相互行為において医師は常にその二つの間で揺れ動いている．その両面が質問と返答の中に織り込まれることで起こる付随的な状況は，本章では捉えきれない．これについてはロビンソン（1998）を参照されたい．

*5　これらの側面は，ヘリテッジ（2002b）からの引用である．

*6　ここで患者が「いいえ」と言わずに，「ええ」（Hm mm）という音声的に最小の形で慣習的に「いいえ」を意味する形を使っていることに着目したい．

*7　もちろん，さらに中立的かつ限定的でない聞き方もある．たとえば，「お父さんについえ教えてください」などである．しかし，この明らかに開放型の質問はかなり広いアジェンダを提供し，患者にとってはなにが適切で関係性のある応答かが見えにくい（Boyd 1998）．確かに，この理由によって，この質問は，心理分析以外の場面では不適切なものとして聞かれてしまうだろう．故に病歴聴取の場面では特に合わない．

*8　最適化するシナリオとしての「いつもの状態」（normality）の役割に関しては，Heritage & Sorjonen（1994），Heritage & Lindstrom（1998），Bredmar & Linell（1999）などを参照．

*9　ここで強調したいのは，これらの議論は我々の道徳的な判断に基づくものではないということだ．それよりも，ここでは医師の質問のデザインに反映される道徳的な判断を解きほぐすことが重要である．

*10　ここでも著者の道徳的判断を含むものではない．またここで付け加えたいのは，医師が小声で「現在は」と付け加えたのは，「一番ベストなシナリオ」

を反映するもので，患者の結婚状態は一時的なもので，長く続くものではないことを示している．また「結婚してますか」という質問に対して「いいえ」というだけでなにも述べないことによって，前の結婚があまりいいものではなかった可能性も示唆している．
* 11 ソーヨーネン他（本書）でも，この区別は社会的に重要であることを示している．フィンランドの女性は，「アルコールは飲みますか？」と聞かれるのに対して，男性は「どのぐらい飲みますか？」と聞かれる．
* 12 以下の文献を参照されたい．法廷場面の質問 Atkinson & Drew (1979) Drew (1992)；教育場面の質問 Mehan (1985) McHoul (1978)；ニュースインタビュー場面の質問 Heritage and Greatbatch (1991), Heritage and Roth (1995), Roth (1998), Clayman and Heritage (2002a, b)；日常会話の質問 Sacks (1987), Schegloff (frth)
* 13 患者が自身の体に関して注意を向けすぎることと向けすぎないことのバランスを保つ必要があることに関しては，本書のハルコウスキーの議論も参照．

訳注
★1 日本の総合診療では包括的な病歴は診察前に患者によってある程度アンケート方式で記載される場合が多いが，アメリカでは特に初診の場合，家族の病歴にいたるまで細かく質問がなされることが多い．
★2 シングルケース分析とは，集積されたデータから導き出された分析をわかりやすく示すために，一つのケースにしぼって詳細に分析を提示する方法を指す．
★3 会話分析では会話上に表わされる参与者の知識状態についても注目する．ある知識にアクセスがあり，語るべき権利を有することがらについて「Bイベント」と称する．本書第2章を参照．

第7章　身体のワーク
──臨床上の対象の協同的な産出

クリスチャン・ヒース

　実践家たちは，ただ個人的に，仲間たちのエリートグループがもつ特権でもって，他者がなしえないことを行う免許の行使をしているのではない．実践家たちは，集合的にも，生（life）のある側面において，個人にとっても社会全体にとっても正しくてよいことがあって，それが何か，ということを，社会に対して述べていると思っている．実際に，かれらは，人々が生のこの側面について考えるだろう，まさしくその言葉を定めている．医療専門職は，例えば，たんに医療実践の言葉を定義するだけで満足してはいない．医療専門職は，一般人みんなのために，まさしくこれが健康の本性でこれが病気の本性だというものを定義しようと試みる．この種の幅広い権限に対するある集団に関する見込みが，明示的あるいは非明示的に正当なものとして認められたとき，専門職というものが立ち現れるのである．（Hughes 1958: 79）

　動き回る私の手に資格を与え，そして，自由に，まえに，後ろに，あいだに，そして，下に動かしめよ．
　　　　　　　　　　　　（ジョン・ダン／John Donne『エレジー』1633/1950: 88）★1

はじめに

　総合診療（GP）において，身体診察は，診療全体のなかの，特別に重要な部分である．身体診察は，患者との面会，病い（イルネス）の兆しと徴候に関する問診が行われた後で，診断や専門的評価をする前に，行われる．診察全体を通してなされる観察と発見によって，病気の治療と管理の基礎が形づくられる．診察の結果の観察と発見は，それによって，患者は「病者役割」に進むか，あるいは，場合によっては，医療的支援を求めるための基盤に異議を差し挟むことになる

かが決まるという重要な意味をもっている．この事実と発見を産み出す，身体診察が，経験的で価値が高いものであるのは，それが，技術的にしっかりした，医学的に保証された手続きを体系的に職員——私たちの場合は，総合診療医——が適用することに，由来するからである．この検査の手続きの実地適用と，それから産み出される事実と発見は，患者が自らの身体を，医師の検討と探究のための場所に変容させることに依存している．身体診察でなされる臨床的な手続きは，物質的な対象としての人体に適用されるが，人体を呈示するのは，意識的で，参画的な主体——すなわち，患者である．

ヒューズ（Hughes 1958）が指摘しているように，医療実践は，専門的行動に法的正統性を付与し，私たち一般大衆が医療活動に関して振る舞うやり方を制限する，この両方に貢献する，資格と権限があることで成り立っている．身体診察の場合，医師はごく少数の人にしか許されていない諸活動に取りかかる権限を当然もっているし，日常生活ではおそらく非常に珍しい形の協力を要求するといった諸活動を引き受ける権限を当然持っている．しかしヒューズが認めるように，専門職の行動に対するこうした社会学的な特徴づけは，医療実践の偶有的で状況づけられた組織化を無視しており，医療実践が患者との相互行為の中で，そして相互行為を通じて達成されるものであるということを無視している．例えば，ゴフマン（Goffman 1961）やエマーソン（Emerson 1970），そして，増えつつある訴訟の数が指摘し，示しているように，診察は非常に複雑で，かつ，潜在的に問題をはらむ出来事なのであり，その際にちょっと手がすべったり，見当違いな視線が送られたりするだけで，参与者たちが，互いの行動を，「定義」したり，理解するあり方が変更されてしまうのである．臨床的な諸手続きは，手近の状況や環境に合わせて配置される．そして，患者と患者の病気に合わせて仕立てられる．そのうえで，診察から事実と発見を産み出す可能性は，それらの諸手続きを日常的かつ方法的に適用する医師の能力に依存している．診察は，従順で，協力的で，適格な能力を持つ患者（医師の手に自らをゆだねることができる患者）と，診察の過程で避けがたく生じる偶有性に対して，お決まりの方法的な手続きを展開できる医師とを必要としているのである．

この章は，患者と医師が臨床活動のための場所として，身体というものを構成するやり方に関心をもって書かれている．とりわけ，本章では，患者がどの

ようにして，医師との相互行為のなかで／を通して，自らを，能動的な主体から，検討や探究の対象物に，変容させるのか，すなわち，臨床的な実践と手続きからの時々刻々変化する要請に合わせて操作できる対象物に，変容させるのか，を探究する．患者と医師は，診察の中で，身体に志向し，その身体を構成しているのだが，そのようなことを行っている諸方法というものを探究するとき，われわれは，困惑と気まずさの脅威がいかに管理されているかをはっきりと知ることができ，痛みや苦痛が臨床実践や探究に位置づけられているあり様を考察することができるのである．それゆえ，身体診察は，医療実践の相互行為的で偶有的な組織化の問題に取り組む機会を提供するだけでなく，近年社会学的関心の増大が顕著な，身体と社会的行為とのあいだの関係をとらえ直す機会をも提供しているのである（例えば，ターナー（Turner 1984）や，ハレ（Harre 1991）を見てほしい）．ここで論じられている観察は，広範なフィールドワークと，総合診療の診察における，かなりの量のビデオ録画のコーパスの分析に基づいている．

　ヘンダーソン（Henderson 1935）やパーソンズ（Parsons 1951）以降の医療実践とコミュニケーションに関する研究を特徴づける昔からの研究テーマの一つは，「非対称性」である．とりわけ，医師と患者のあいだでの一般的な知識と専門的知識や技能の配分である．身体診察は，この点において，興味深いがこれまであまり探究されてこなかった問題を喚起する．診療の冒頭の問診と最後の処方の局面は，主に医師にも患者にもわかる自然言語を通して達成されているにもかかわらず，診察は，おそらくは患者にはなじみの少ない臨床的な手続きの適用を含んでいる．さらに，いくつかの特定の臨床的手続きにおいては，例えば，聴診においては，医師が何を聞いていて，何に注意を向けているのか，患者には見えないし，聞こえない．しかし，医師は患者の協力を獲得しなければならないし，患者は，身体を呈示して間断なく可能な限り問題なく進行するように呈示し，調整しなければならない．それゆえ，身体診察は，参与者たち各々が，互いの行動やその手続的な組織化の双方に，大きく異なったやり方でアクセスする人間の活動の事例を提供してくれる．このような環境で，医師は患者に対して，展開している活動の過程の意味と，彼らの行動から予想される含意を与えなければならない．そして患者は，一方では，自らの身体を検討の対象物として示しつつ，どんどん変わっていく臨床の手順上の要求に，変わら

ず敏感であり続けなければならない．

　総合診療外来の面談において，身体診察は，患者側からでも，医師側からでも，いずれからでも始めることができる．例えば，患者が，病気の徴候を述べながら，問題を起こしている部分を医師に示して，身体的な不調の詳細の検査を促すことはよくあることだ．そして，医師がただ目をやるだけといった反応しかしないこともあるだろうし，意外な問題を目にした医師が，より丁寧に診察することもあるだろう．しかしながら，もっとよくあるのは，医師の方から患者に，診せていただけますかと聞くことである．この要請によって，患者は，服を脱ぎ，医師に問題になっている体の一部を呈示することを促され，必要な衣服を脱ぐことは，診察の開始をもたらす．医師のこの要請は，日常的には，診療における問診あるいは，病歴聴取の段階が終了した目印となる．そして，この要請は，患者の述べた身体的な不調や医師の質問の中で対象とされていた，兆しや徴候を，反映し，具体的な行動に移したものとしてデザインされている．つまり，この要請は，当該の患者の困難に特定的に関連づけられた形でデザインされ，正当化されており，滅多に疑問視されたり，疑われたりすることはない．患者はしばしば，ただ単に衣服を脱ぎはじめることで，この要請を受け入れる．経済的理由から，そして，時代的流れが地味でつましい方向へ変わったため，検査室が別室になっている診療所は，ほとんどない．患者は，問診を受けた部屋でそのまま服を脱ぎ，そして，しばしば医師の机のすぐ脇の，診療のあいだずっと座っていたその椅子で身体診察を受ける．

　医師の要請に続いて，医師と患者の双方の参与者が，身体診察の形をあらかじめ示す，別個の，けれども関連した諸活動に従事することになる．医師は，患者が服を脱いでいるあいだに，カルテを書いたり，必要となる道具を揃えたりする機会を得る一方，患者は服を脱ぐのである．これらの諸準備がなされているあいだに，患者あるいは医師が話をすることも，互いに一瞥を送ることすらも，比較的まれである．視線を交わすことすらなされない．この様々な準備のあいだ，医師と患者の関与の焦点が別々のものになっているので，患者は，服を脱いでいるあいだ，わずかながらもプライバシーを保つことができる．服を脱ぐことの医師の要請が，身体的な不調について話し合うことと結びつくことで，患者はまず，その不調と適切に関連した身体の部分を医師に呈示する資源と時間を得ることになる．服を脱ぎ終わって，患者が診察のための姿勢を取

り始めるとき，医師は患者に向き直る．この医師の動きが，診察に関連した身体の一部が呈示されるそのあり方を導くのである．（Heath 1986 を参照してほしい）．この医師の要請は，患者が診察に参加するやり方を変えることを要求する，ちょっとした技術的な活動をあらかじめ示すものになっている．

対象物としての身体を構成する

　以下の診察のなかにおいて，女性である患者は，男性の医師に，咳とぜんそくのような症状で困っていること，とりわけ，夜に困っていることを話す．医師は，胸の音を聴いてみましょうか，と提案する．そう提案すると，患者は立って，コートとブラウスを脱ぎ始める．医師は聴診器に手を伸ばす．患者がブラウスを脱ぐことで，医師は「ありがとう」と言う．身体診察は，聴診を含んでいる．聴診とは，聴診器を用いて，患者の胸と背中の，異なった場所で「普通でない」ガサガサ音とかキシキシ音とかがしていないかを聴くものである．（例えば，Toghill 1990 を見てほしい）

抜粋1，トランスクリプト1
```
Dr.：    Well er::::: shall I have a listen to your chest
医師：   え：と：：：胸を聴かせてもらえませんか
P：      Yes::
患者：   はい
         (7.5)
Dr.：    Thank you
医師：   ありがとう
         (11.5)
Dr.：    Just listen to your back please
医師：   背中もすこし聴きますね
         (8.7)
Dr.：     Do you::: still feel a bit (.) cartarry:?
医師：    どうですか：：いまも具合わるいですか？
                  ．
                  ．
Dr.：    I am sure the cigarette smoking is playing a part now.
医師：   きっと喫煙が悪影響を与えているといえると思います
```

　女性である患者はブラウスを脱いで，座り，そして，自分の胸を医師から見

やすいように正対させる．男性の医師は，前方に体を伸ばし，聴診器を手に持って，患者の胸に目を向ける．医師が前方に体を伸ばし，聴診器の本体が胸に近づいたとき，患者の目は医師からそらされて，脇見する．

　患者の視覚に関わる行動の側面を含んだ，簡便なトランスクリプトは，この行為の様子を示す助けになるだろう．以下は，伝統的なトランスクリプトと違って，上下に体の行動の記述がある．ダッシュ記号の一つひとつは，沈黙を表し，一つのダッシュにつき，1/10秒である．医師による目に見える振る舞いは，トークと沈黙の上側に記述され，患者の振る舞いは，下側に記述される．

抜粋1，トランスクリプト2
医師：　　前に体を傾ける　　聴診器を当てて　　　聴診器を新しい場所に
　　　　　　　　　　　　　　聴診を始める　　　　当て直す
Dr:　　　leans　　　　　　places stethoscope
　　　　　forward　　　　　& begins　　　　　　replaces stethoscope
　　　　　　　　　　　　　　auscultation　　　　on new site
　　　　　　↓　　　　　　　　↓　　　　　　　　　　↓
　　　-----------------,----------------,----------------,-----------,------------------,
P :　　　　↑　　　　　　　　↑　　　　　　　　　　↑
　　　　　presents　　　　raises head, turns　　retains orientation…
　　　　　chest　　　　　　to one side &
　　　　　　　　　　　　　　lowers eyelids
患者：　　胸を呈示する　　　頭を上げて，一方向を見て　向きを維持する
　　　　　　　　　　　　　　目を伏せる

　医師は患者の胸部の上の各所に連続して聴診器を当てた後に，乳房の方へと下に向かって聴診器を動かしていく．患者は，この診察のあいだ中，ずっと動かないままでいる．患者は，医師も見ず，診察されている箇所も見ない．そして，自分の体の上でなされている一連の行為に反応しない．ただ，医師から背中を見たいと言われたときにのみ，向きを変える．患者は少しのあいだ聴診器を見てそして，前に軽く姿勢を傾けて，医師がその背中の聴診を始めたときに，頭の位置を調整した．患者は新たな検査の箇所からも，医師からも，身体診察の場所からも顔をそむけ，そして，一方向を向いて，頭を上げて目を伏せて，進行中のことがらに関心がないことを示した．便宜上，この患者が医師の活動に対して提携している様子を中空志向として特徴づけよう．

患者の血圧を測ろうとするとき，医師は，患者の腕に加圧帯（カフ）を巻き，そして，血圧計をセットする．医師は加圧帯（カフ）を膨らませ，そして次第にしぼませる．この加圧帯（カフ）が減圧されていく音は，「h.」で表記される．

抜粋2，トランスクリプト1
医師：　　加圧帯を膨らませる　　　　空気を抜く
Dr:　　　inflates cuff　　　　　　　releases air
　　　　↓↓　↓↓↓　　　　　　　　↓
　　----------------------,---------- --------hh,hhhhhhhh-,-----hhhhhhh,hh
　　　　↑　　　　　　　　　　　　　↑
P:　　　turned to one side lowered　retains orientation...
　　　　eyelide holds arm aloof
患者：　腕を上げたまま　　　　　　　同じ方向をむき続ける
　　　　片側方を向く
　　　　まぶたは伏せ気味

　患者は，自らの腕を上げて，医師がそこに加圧帯（カフ）を巻くことを許す．男性の患者は片側に向き，頭を上げて，そしてまぶたを伏せ気味にする．医師は，加圧帯（カフ）に空気を入れ，血圧計から数値を読みとった後で，空気を抜く．患者の腕の圧力の変化や，加圧帯（カフ）からの圧力で空気が漏れる音や，医師のこれに伴う活動にもかかわらず，患者は，抜粋1の患者とたいして変わらない志向性を保っている．

　患者たちは中空志向を採用し，平穏を妨げ，潜在的には当惑させるような状況下でさえ，診察に対しての反応を示さないようにしている．以下の抜粋は，触診の場面である．触診では，女性である患者の胸部にある腫瘍が大きくなっているかどうかの証拠を求めて，詳しく調べられている．男性の医師は，患者の脚を，自分の脚のあいだに置き，手を前へ延ばして，患者の左乳房の底面を手のひらの上に置く．患者は，医師の問いかけに対して，口で返答を始めると同時に，医師から目をそむけ，中空志向をとる．そして，まぶたを下げて，口をつぐむ．彼女は，この姿勢を，医師が，開いた手を左乳房，ついで，右乳房の様々な部位を圧迫するあいだ，維持している．

抜粋 3，トランスクリプト 1
　　　　医師は患者を診療用の位置に配置し，左乳房の下に手の甲を入れる
　　　　Dr positions patient and places the back of his hand under her left breast
　　　　　　　　　↓　　　　　　　↓
Dr:　　　The pain was there wasn't it?
医師：　 痛みは ここだったんですか？
患者：　　　　　　　　　　　　　　　　はい　ええとこのあたりですね：：：
P:　　　　　　　　　　　　　　　　　Yes err heh around　there urm::
　　　　　　　　　　　　　　　　　　　　　　　　↑
　　　　　　　　　　　　　　　　　middle distance orientation
　　　　　　　　　　　　　　　　　　　　中空志向

　　乳房の診察の後は，患者の呼吸システムを調べるための打診法が続く．打診法には，左手を胸壁に平らに置いて，その左手の中指の先端を，右の中指で，すばやく叩く動作が含まれる．その響きは，左手の中指を通して見つけられる音の高さと振動の組み合わせによって評価される．医師は，患者の胸の異なる部位で打診法を行うことにより，その響きを比較し，対比する．医師は，右手の中指をアーチ状に曲げて，その指で，患者の胸の様々な部位をトントン打ち，徐々に上り，横断して，それから下がる．医師が，左手を胸に平らに置いて，打診するために，右手を持ち上げた最初のときに，患者は，今一度，顔を患部からそむけ，頭を上げて，目を伏せ気味にする．
　　患者は，この打診法を受けているあいだ，脇のほうを見て，歯をしっかりと嚙みしめて，中空志向をおおむね維持している．患者は，医師が彼女の乳房を一瞥するのにも，自分の胸の上での連続的な打撃音にも反応しない．患者は，診察に対して無感覚に見えた．
　　いずれのケースにせよ，患者は，医師にも，診察の部位にも目を向けない．それどころか，医師が臨床的な検査を始めて，調べる部位に焦点を向けると，患者は「そっぽ」を向いて，中空を見る．この志向状態にしばしば伴うのは，まぶたを下げたり，口を閉じたりする動作である．患者は，診察が続くあいだ，ずっとこの志向を維持し，その活動が完了されるに至ってやっと視線を医師に向け戻す．この視覚の志向に伴うのは，特筆に値する身体の静止である．医師に対して，適切に関連する部位は呈示され，そして，診察が進行するあいだ，何分も同じ姿勢が保たれる．
　　身体診察は，専門家としての実践と手続きに基づいて行われる．総合診療で

の診察は，特定の手続きの短縮版を含むことがあり——実際に，しばしばそのようになされているが——それらは，「手元の」問題に関わって調整されるのであり，それらは，臨床の手法の原則に基づいて，産出されるのである．私たちが，上で議論した，いくつかの例で見たように，総合診療で用いられる臨床の手続きには，医師によって患者に対して行われる一連の，相互に関連し，連鎖において相互依存する行為が含まれる．これらの行為が成し遂げられるのは，適切に関連した行為連鎖の秩序のなかにおいてであり，そのおかげで，医師は，特定の身体のシステムが機能していることを，体系的に調べることができる．例えば，呼吸系の不具合の検査には，打診法が含まれる．中指を通して検出される音の高さと振動が，医師が何らかの潜在的な異常を検出する手段を提供する．打診法が適切に実行されるのは，患者の胸と背中の一連の決められた部位に対してである．一つ一つの行為もしくは，一連の行為は，特定の部位に対して行われ，それに続く音と振動を解釈する際に役に立つ資源を提供する．医師にとっては，行為の秩序ある順番は，体系的に必要な部位をカバーすることを可能にしてくれるのみならず，医師が胸の様々な部位の響きを比較したり対照したりして，それによって，何が「異常」を構成しているかを検出するのに役に立つ資源を提供してくれる．結果として，打診法には，聴音法や触診などのような他の調査と同様に，医師によって行われる，一連の連鎖的な秩序ある行為，すなわちゲシュタルトを構成する相互に関連した行為で，そのそれぞれについて他の部分の意味や全体としてのシステムの理解に貢献するような行為が含まれる．

　上で言及したケースでは，患者は，中空志向となり，可視的であれ，暗黙のものであれ，医師によって，患者の身体に対して行われる，連続した行為に対する反応を留保している．反応を留保し，他者の行為と，不可避に経験される感覚の両方からの，ある程度の心理的な切り離しを保つことで，患者は，医師に対して，自分の身体に対して，一連の行為を行う可能性を提供する．中空志向は，ひるまない身体と一緒になり，医師が臨床的な手続きを行う，分化していない機会を提供するのである．患者のうわべ上の不参加は，医師が，自分の諸行為を，途中の患者の反応よりも，むしろ，特定の臨床的な手続きや実践を原則に基づいた組織化と調和させることを可能にしている．特定の検査を行う可能性そのものが，患者が，医師の行為に対して，連鎖的なコミットメントを

一時的に，留保する能力に依存しているのである．連鎖的なコミットメントとは，人々が通常，どのように他者の行為に対して，自分の行為を組織化しているかを，深く教えてくれるものなのである．中空志向をとり，医師の行為に対する反応を留保することで，患者は，自分を臨床的な手続きや，実践の被験者になりうる対象へと変容させる．患者は，臨床的な診察にふさわしい場──正しい手続きさえ踏めば，特定の身体の機能を，臨床的に見えるようにするのに役立ちうる場──となる．このようなやり方で診察に参加することにより，患者は，自分の身体を目に見える状態にし，医師が従事する活動の組織に触れないままとする．──共同参与者である患者の相互行為からの，短期的でうつろう要求事項に沿うよりも，むしろ，医学の実践と習慣によってガイドされる，そういう活動の組織には触れないままとするのである．

　患者は，常に自らの身体を，診療に有効な形で目に見えるようにしておけるわけではない．例えば，今の時代の検査のいくつかは，とても煩わしいものだったり，痛いものだったりするので，意識がある患者は，医師の行為に反応してしまうことによって，避けがたく診療プロセスの繊細さを傷つけてしまうことになるだろう．このような場合，麻酔が患者を対象物に変えるために使われるかもしれない．もっとよくあるのは，開業医が，子どもに，検査をしようとすると，触診法の衝撃音は言うまでもなく，聴診器の冷たさに，身をくねらせたり，泣いたり，あるいは，金切り声を上げたりする困難に直面することだ．親あるいは保護者は，もちろん子供を正しいポジションに固定し，子どもの小さい身体を，医療的な対象物にしようとする．そして，検査が始まってからは，医師のしている業務に子どもが怖がっているようにみえても，親がそれに中空志向を採用することも，決して珍しくはない．

　身体の検査は，専門家としての医療実践の厳格さに基づいてなされる，技術を伴った活動から成り立っている．それは，患者の体に対して行われる，そしてその細部は患者に，たとえ目に見えてはいたとしても，未知であるかもしれない，高度に専門的な諸活動から成り立っている．診察が，病気と病気の探究に関連するものとして開始され，正当化されるそのやり方を通じて，医師は，その実際のパフォーマンスより前に，それらの活動を行う許可を得る．その活動をする許可を医師に与え，たとえ一時的にしろ自分の代理権を提供することで，患者は，専門家としての医療的実践の厳格さに関して，それを達成するよ

うなやり方で，検査に参与する．特徴的な中空志向を採用し，そして潜在的に煩わしさをもった諸行為に対する反応を保留することによって，患者は，自らの身体の上での，技術的な活動を行う際のじゃまされない機会を，医師に提供する．このようにして，患者は医師に，「受け手」の反応に対応するのではなく，医療実践の適正な手続きに従って，相互に関連した一連の諸行為をコーディネートする可能性というものを与えるのである．たとえ患者が，特定の身体の機能を解明する作業に参加することを奨励される場合であったとしても，患者の参加は，おおむね医師との調整的な行動を含まない．患者の行為は，医師からなされている活動の形や特質を形作らない．患者の行為は，診察の手続き的組織や道筋というものを作るというより，診察を助けるものなのである．このようにしてこの診察に参加することによって，患者は，自らの身体を，目に見えるものにしつつも，医師が従事している活動——その活動は共同参与者である患者の相互行為の移ろう要求よりもむしろ，医療実践や慣習に導かれているのだが，——の組織化については，そのまま影響しないようにするのである．

場所を設定する

　もし患者が，ただ自らの身体を利用可能となるように提供して，そして診察のあいだ，ずっと反応しないままでいるように要求されたのなら，特徴的な中空志向以外の行動が見られるかもしれない．患者は，たとえば，診察それ自身の進捗状況を見て〔まだまだ診察が続くと見れば〕，医師と完全に違う方を向いたり，あるいは，目を完全に閉じたりするかも知れない．しかしながら，いくつもの抜粋において，患者はちょっと違う方を向いて，少し頭を上げて，そしてまぶたを下ろし気味にしていた．検査の推移については，ある程度の無関心さの表示をする一方で，患者は，施術者の活動への参加からは，完全には離脱しない．抜粋1を考えてみよう．この抜粋では，医師は患者の胸と背中を聴診していた．

　　抜粋1，トランスクリプト3
　　　　聴診器を引き寄せる　　　　　　　　　　聴診器を置きなおし，聴診を続ける
　　　　withdraws stethoscope　　　　　　　　replaces stethoscope &
　　　　　　　　↓　　　　　　　　　　　　　　continues auscultation
　　　　　　　　　　　　　　　　　　　　　　　　　　　　↓

| Dr.： | ------------------------------Just listen to your back please------------------------ |
| 医師： | ------------------------背中の聴診を　させてください |

| turns to doctor & then stethoscope | begins to reorient | presents back & adopts a middle distance orientation |
| 医師のほうを向き，ついで聴診器のほうに向く | 志向を変えはじめる | 背中を見せ，中空への志向をとる |

　中空志向を維持して，11秒以上も診察のあいだ動かずにいた患者は，その後，医師の方に向き，そして，次に聴診器の集音部分のほうに向く．医師が背中の音を聴きたいと依頼し，診察の組織化における変化が予期される数秒前には，志向の変化が起き始めている．実際，医師の発話は，あたかも患者の連携体制の移行に応えているかのようである．医師が話をする前でさえ，患者は活動の性質の来たるべき変更と，患者が検査に参加するあり方の潜在的な意味合いに，敏感である．患者の志向性の移行と，患者のその後の身体の再呈示は，医師の行動によって引き起こされていた．医師は発話の1秒ほど前に，患者の胸の聴診器を手に持ったまま，聴診の場所からしりぞこうとしていた．医師が目をそらし始めるとき，患者は中空志向を取りやめて，そして医師の方を向く．医師は聴診器を引きあげ，患者は視線を落として，そして聴診器を見る．

　もし診察が終わるときなら，聴診器を片付け始めたのかもしれない．しかしながら医師は聴診器を片付けず，むしろ聴診器を患者の胴の片側に動かし始める．聴診器の集音部分を握り締めている手が患者の片側に移動し始めると，患者は座りなおして，そして背中を医師に向ける．医師の志向の移行は，患者を検査の場所へと向き直させ，聴診器の予想される動きが患者に背中の診察が続くのだということを理解可能にする．患者は，医師から依頼される前に，自らの体を聴診のための適切な位置に置き始めることができた．実際，医師が「ちょっと背中を聞かせてくださいね」という要請をしたのは，患者の連携姿勢の変化に敏感に対応した発話であるように見えた．患者が次に何をしなければならないのかということに関しての指示であるというよりむしろ，医師がこれから何をするのかということについての説明であるように見えた．医師が，聴診器の集音部分を患者の背中に置いたとき，患者は，再び，中空志向の態度をとった．このときの彼女の志向性は少し異なっている．医師は，患者の後ろに位

第7章　身体のワーク　　　　　　　　　　　　　　　　　　　　　　245

置し，そして患者は，その肩に並行に頭を保っている．
　患者は診察の進行に無頓着なようにみえるが，［医師の］志向が診察の場所から離れ移行することに気づくことができ，聴診器が胸に当てられるのではなく，移動して離れていくことを推測できるのである．向き直って，そして医師の行為を見ることで，患者は聴診器の見込まれる移動経路，そしてそれが示唆する来るべき活動を予想する．近づきつつある活動とそれがどこについてのものなのかということを予期しながら，患者は，自らの身体を適当な場所に位置づけ，そして，診察の進行が可能となるよう，医師が関連するエリアに近づけるようにする．第二の抜粋について考察することにしよう．医師は患者の血圧を測っている．

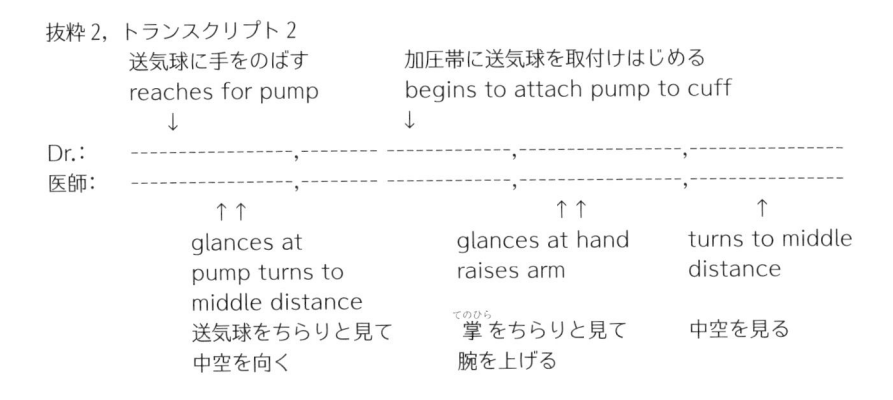

```
抜粋 2，トランスクリプト 2
        送気球に手をのばす            加圧帯に送気球を取付けはじめる
        reaches for pump              begins to attach pump to cuff
             ↓                              ↓
Dr.:   -----------------,-------- --------------,-----------------,----------------
医師:  -----------------,-------- --------------,-----------------,----------------
            ↑↑                         ↑↑                      ↑
        glances at                 glances at hand           turns to middle
        pump turns to              raises arm                distance
        middle distance
        送気球をちらりと見て        掌をちらりと見て           中空を見る
        中空を向く                 腕を上げる
```

　医師が加圧帯を患者の腕に巻くとき，患者は，中空志向をとる．二つの機会において，患者は医師の手を見た．たとえそれが患者の関心の直接の線の外側で起こったことであったとしても，患者の志向性の移行は医師の行為への反応である．最初の機会では，医師は，送気球に手を伸ばしており，2回目の機会では，医師は加圧帯に送気球を取り付けている．最初の機会では，医師の手が患者の腕に戻るときに，患者は中空志向を再開する．第二の機会では，患者は加圧帯に医師の手が戻ってきたことを受けて，送気球が取り付けやすいように腕を上げている．医師が手を患者の腕から離してから，加圧帯を膨らませ始めると，再び，患者は，中空志向をとる．
　医師の活動が移行することへの，患者の敏感さは，検査そのもののあいだに

も起きている．次に示す抜粋を読めば，患者は，動揺するような医師の活動にさらされていたものの，診察のあいだ，おおむね動かないままであったことが思い起こされるだろう．

抜粋3，トランスクリプト2
医師：　握るのをやめ手を引く　　　　　　手を置きなおす
Dr.:　　release grip and　　　　　　　　repositions hand
　　　　removes hand
　　　　↓ ↓　　　　　　　　　　　　　　↓
　　　-------------,-------------,-------------,-------------,-------------
　　　　↑↑↑　　　　　　　　　　　　　　↑
Pat:　　glances at hand　　　　　　　　reorients beast　　turns to middle
　　　　and breast　　　　　　　　　　　　　　　　　　　　distance
患者：　手と胸を　　　　　　　　　　　　胸の方を見る　　　中空志向に戻る
　　　　ちらりと見る

　医師が患者の胸を触診し，そして胸の様々な場所を打診するとき，患者は中空志向を維持する．胸の診察の途中のある時点で，医師は指を置き直すために手を引っ込め始める．その掌（てのひら）が乳房の握りを緩めてはいるものの，まだ乳房を摑んでいるときに，患者は中空志向をやめてそして診察の場所に向き直る．医師が胸に再度手を伸ばして，そして乳房を摑んだとき，患者は，乳房が，きちんと摑んでいる指のなかに落ち着くようにする．医師の掌が緩むことは，患者によって，診察活動の潜在的な移行の表示として取り扱われたのであった．診察の場所に向き直ることで，彼女は，掌の動きを見ることができ，そして，どのように体を再呈示しなければならないかということを含意する，その後の掌の軌跡を予期できた．

　この同じ診察からの2番目の例は，さらにデリケートな静止状態である．医師が患者の胸を打診するところに注目しよう．医師の手が患者の胸を次第に動いていって，患者の右の乳房に近づく．医師は，掌を乳房のほうにちょっと動かして，ほぼ一瞬の後，手の甲で乳房を持ち上げ，その下のところを打診する．このときの掌の最初の動きは，患者の視線を惹きつけるもののように見える．患者は，中空志向をやめて，検査されている場所をちらっと見る．右の掌がお椀の形になるとき，患者は腕を上げて，向き直って，そして乳房を，医師の打診が容易になるように再呈示する．医師が姿勢と場所を変え始めるとすぐに，

患者は，再度，中空志向を採用する．

抜粋 3, トランススクリプト 3

医師:	胸を打診する	掌を上げ，乳房に合うようにお椀の形にする		胸を打診する…
Dr.:	precusses chest	raises hand and forms "bridge" for breast		percusses chest...
	↓　↓	↓　↓	↓　↓	↓　↓
---------------,---------------,---------------,---------------,---------------
	↑	↑　　　↑	↑	
P:	middle distance	glances at hand	raises arm	readopts middle-distance orientation
	中空志向	掌をちらりと見る	腕を上げる	再び，中空志向をとる

　両手の位置のこれらの変化のどれ一つとして，医師が患者の顔のほうに振り向く動作を伴うものはない．医師は，検査の部位に視線を維持しており，ときおり，新しい姿勢に移行し「熱心に耳を傾ける」．このときには，患者の脇のほうを向いて，ほとんど，中空志向をなぞる様子を見せる．患者としては，医師の，身体の適切な部位に対するアクセスを可能にするように，自分の身体の位置を変え，つかの間，共同参与者の手を眺めながら，医師の顔は見ない．参与者たちは，診察のあいだ，一度も相互に視線を交わすことはない．

　とはいえ，多くの診察について，医師が，患者の顔のほうを向く必要がないことは，述べておくべきであろう．実際の診察の部位を見ることさえ不要かもしれない．例えば，打診のあいだ，医師は，叩いている指によって生じる反響に注意深く耳を傾ける必要がある．胸と背中の周辺の様々な部位の，どこに手を置くべきかを決めることを除いて，医師は，身体の表層の部位を見る必要はない．同じように，聴診のあいだは聴診器が胸の特定の部位に導かれ，置かれている必要がある．だが，患者の音を聞くのに診察している場所を医師が見る必要はない．医師が，臨床的な診察を行う方法そのもので，特に，活動の重要性が推移する部位に関して視覚的な注意を組織する方法で，医師は，共同参与者が，その活動と，ことによると相手〔である医師〕の両方を志向しないように促す．こうした医師自身の振る舞い，および，医師が相手の注視が引き出し，互いに共同参与への志向を確立してしまうような活動を避けることは，患者が，その手続きに関心を向けず，自分の身体を，臨床的な診察と操作に値し，それ

に利用可能な対象として提供することを促す．

医師の身体的な振る舞いの，それ以外の側面は，また，患者が診察の部位に関心を向けないように促すことに役立つ．例えば，医師が自分の身体と患者の身体との位置を調整する方法について考察してみよう．患者と医師がデスクの端の角を挟んで座るような，形での位置取りが増える中で，我々の事例中の医師と患者では，多くの診察のあいだ，患者の両足がきちんと医師の脚のあいだにはさまれて座りつづけているのが分かる．ちょっと親密に見えなくもないが，この位置取りを確立することによって，医師は，診察のあいだ，患者を一定の距離に保つことができるのである．触診，聴診，そして打診でさえ，文字どおり，腕の距離で，医師の頭を，その活動の部位に向けて，傾けるだけで実行できる．この並び方により，医師は，潜在的には，より親密な並び方を避けることができる．後者の場合は，立っている医師が，座っている患者の上に乗り出す形になり，参加者の顔どうしがより近接する結果となり，中空志向をとることも維持することも両方とも，より難しくなる．

身体診察の完了や，特定の手続きの結論には，しばしば，何らかの形の評価が伴うが，これまで私たちが取り組んできたタイプの診察では，医師は，めったに話をしないということを付け加えておくべきであろう．ただし，身体診察の終了や特定の手順がおわった時にはある種の評価的発話がなされる．〔そういう〕医師の活動の流れに移行がある場合でも発話は，〔診察中の〕課題に関連した指示と要請に限られる．診察のあいだの相対的に話がなされないということは，一つには，話をするということの相互行為上の帰結と，特に，その共同参与にとっての意味合いに由来する．話をすることの問題は，たんに，それによって，医師が，当面の活動に集中することが難しくなるということではない．確かに，聴診のような，いくつかの手続きのあいだは，話をしたり，耳を傾けたりすることがほとんど不可能になるが，それ以上に，話を交わすあいだ，話者を見るという義務が患者を拘束することを避けるということがある．相手の一瞥は，それがもつ相互の志向をつなげるという性能のおかげで，相手の身体に触っているあいだに，期せずして，お互いの目が合ってしまう可能性を生じさせてしまう．したがって，医師は，これらの方法や他の方法で，患者が自分を，その活動から遠ざけることを可能にし，促している．したがって，中空志向は，身体を扱うために医師が採用している視点からみて，特に，特定の部位

を特定の活動に適切に関連するものにする，診察を成し遂げるやり方からみて，自然で適切なものであると見ることができる．

　総合診療の臨床的な手続きには，患者に，診察が続いているあいだ，特別な身体の志向を要求するものは，ほとんどない．むしろ，患者は，活動の展開する進展に敏感でいて，その手続きの推移する要請に対して，どのように身体を呈示するかを工夫するよう，要求される．聴診，触診，打診，そして，多くの他の臨床的な手続きには，身体上の連続した場所に対して行われる一連の相互に関連した行為が含まれる．患者は，自分の参加を，その活動の展開するコースの範囲内で，形成しなければならない．医師によって身体に対して実行される様々な振る舞いに対する反応をたんに留保するだけでは十分ではない．患者は，医師の振る舞いを，その活動が適切に遂行されるように，身体が呈示される方法に対するその意味合いという観点から識別しなければならない．患者は，医師によって身体に対して行われる様々な活動で，不快や当惑，苦痛さえ引き起こす可能性のある活動に対する反応を積極的に留保しなければならない．とはいえ，患者は，何であれ，その活動を進展させるように，身体を構成された資源として使う．患者は，その身体を物体へと変容させ，同時に，その対象物を，診察そのものの浮かび上がってくる意味に関して，操作する．患者は，自らを積極的に，医師との相互行為において，それを通して，臨床的な対象物として構成する．

　したがって，一方では，身体診察では，患者が自分自身を診察の対象物とすること，臨床的な手続きの適用のための場とすることが要求される．他方では，患者は，臨床的な活動の達成に対して，その流れの中では，いつも敏感であり続け，身体が医師に対して呈示される方法に，変更を加える．中空志向は，これらの二つの矛盾するように見える要求を解決するのに見事に適したものなのである．医師を見ずに，また，その活動を注視することもしないことで，患者は，意思の伝達から離れて，診察の時間を追っての達成に対して，外見上，注意を向けないままでいることができる．患者は，少なくとも，その注意の直接の道筋においては，身体に対して医師によって行われる継続的な行いを見ず，注視もしないことによって，反応しようとする願望を軽減する．患者は，中空志向をとって，自分を検査から遠ざけることによって，その活動を注視しないで，医師に対して，臨床的な手続きと実践を行う，途切れない機会を提供する．

さらに，患者が脇のほうを向いて中空志向をとることにより，医師は，検査の遂行を中断させるばかりか，気づかぬうちに，性的な親密さを示し，患者の当惑さえ招きかねない，患者を見つめ返すといった，視線のやりとりの義務にさらされずにすむ．中空志向によって患者は自らを医師の行為から切り離し，検査のあいだ検査を注視していないとみなされる方法を手にすることができるのである．それは，相手に対する，ある種の信頼を表すものであり，ヒューズ (Hughes 1958) が示唆するように，医師に対して，「自分の専門的な義務を果たすための余裕」を提供する．中空志向と，身体を対象物へと体系的な形で変容させることは，病者役割，特に病者が自らを医師の手にゆだねる義務のずば抜けて秀逸な具現化かもしれない．パーソンズは以下のように示唆している．

> 4番目の密接に関連する要素とは，──その病状の重大性に比例して──技術的に適格な援助，すなわち，多くの普通の場合には，医師の援助を求める義務，そして，病気がよくなることを求めるプロセスで，医師と協力する義務である．患者としての病者役割が，相補的な役割の構造中で，医師の役割と分節化されるのは，もちろんここにおいてなのである (Parsons 1951: 437).

患者たちは，医師に対して，完全に自分を放棄してしまうわけではない．患者たちは，積極的に自分自身を対象物へと変容させる．中空志向は，患者に対して，その活動に敏感でいられるままにしてくれる．医師とその活動の部位を見るでもなく，見ていると見られるのでもないままに「周辺的に意識する」ことができるようにする．あらぬ方向を見て中空志向でいることで，患者は一方で医師が従事中の諸行為をモニターでき，もう一方で自らを無とんちゃくに見せることができるのである．例えば，もし患者が目を閉じてしまったり，その部位から目をそむけてしまったら，彼らはもはや医師の活動を識別することができず，臨床的な手続きからのすぐに応じる必要のある要請に対して，無感覚になってしまうであろう．診察のあいだ，患者によってとられる実際の志向は，臨床的な活動の位置づけや，その手続きの可視性，医師の態度や志向に合わせて注意深く形成される．患者たちは，診察の展開するコースのあいだ，自分の志向を微細に調整するので，彼らは，臨床的な手続きの達成に対して，敏感な

ままでいながら，その行いと医師からの見かけの距離を保っている．したがって，診察のあいだ，とられている中空志向は，患者たちに，診察に対して敏感でいることを可能にし，特に，身体が医師に対して呈示されるあり方に影響を持つ〔医師の〕行為に気づき，予期することを可能にする．それは，必要であれば，患者が一時的に医師の行いをちらりと見ることを許容するものであり，このようにして，臨床的な活動が進行し，しかも継続的に進行することを可能にするように，どのように身体が呈示されるべきかを決定する．中空志向は，患者の関心の直接のつながりの外側の行為を意識し，識別する能力，必要に応じて，診療活動の産出と，振る舞いの局所的な環境の変化によって引き出される，個人の能力に依存している．身体診察のあいだ，ほとんど，中空志向として一定の形を与えられている，私たちの周辺的な意識を保つ能力は，ほとんど，正反対の身体診察の要求を管理する役に立てられる．

　医師たちは，この顕著な切り離しと静穏状態を勧める．患者が身体の適切に関連する部位を調整し，診察が始まると，医師たちは，他のことから目をそらせて，その活動の場所に焦点化する．診察の移行する部位に対する焦点の調節は，しばしば，それが診察手順にとって必要でも，役立つわけでもないのに，診察の過程の間中，医師によって維持される．時として——例えば，聴診のあいだに——医師は，その部位から目をそむけることがあるが，そのような場合には，特筆すべきことに，医師は一方の脇を向き，患者からも目をそむけ，しばしば，一心に集中している様子を示す．例えば，私たちが言及してきたのは，診察の部位が身体の様々な部位を移行するとともに，多くの手順では，必ずしも，見ることを必要としない場合でさえ，どのように医師が，その部位への注視を維持するかということである．さらに，医師は，患者の行動に反応もしなければ，患者からの反応を促そうともしない．したがって，例えば，医師は，患者の志向を認めもせず，反応の欠如に反応もせず，患者の呼吸の速さや，身体が保持されたり呈示されたりする方法に意見を述べたりさえしない．医師たちは，自分の振る舞いを，自分自身の行為と臨床的な手続きの適切に秩序づけられた順序に沿って組織化することにより，相手に注意を払わず，相手の行動から，行為連鎖上の意味を取り除く．したがって，ある意味では，身体から検査の場所への変容が達成されるのは，参与者たちが，自分たちの振る舞いから，相互行為的な意味と，それが必然的に伴う偶有的で予測不可能な道筋とを取り

除くことによってなのである.

　ちなみに，たぶん，抜粋1と抜粋3では，診察の大部分の焦点と提携する領域が，通常なら，他者の注視が届かない身体の一部であるということは，言及に値することであろう．どちらのケースでも，医師は，患者の乳房やその周辺への注視を維持している．その提携は，それが診察のなかで大きな特徴となっている方法によって正当なものとなっているので，医師の注視は，その活動そのものの必須の特徴となっている．その活動とは，それが一部をなしている，その注視を，患者の身体を見ることよりも，特定の種類の提携として表現している．だが，むしろ，これは両手と器具が身体の関連した部位に導かれ，置かれることを可能にする志向に依存している．この埋め込み，あるいは関連性から解放されると，診察の展開する過程のなかで，そのような注視が，たとえ医師によって産出された場合でも，患者と医師にとって問題のあるものだと判明しうるということに注意することは，興味深い．例えば，以下の抜粋では，医師は，患者の胸のほうを向き，それを注視するが，患者は服を脱いで，診察が開始されるのを待っている．

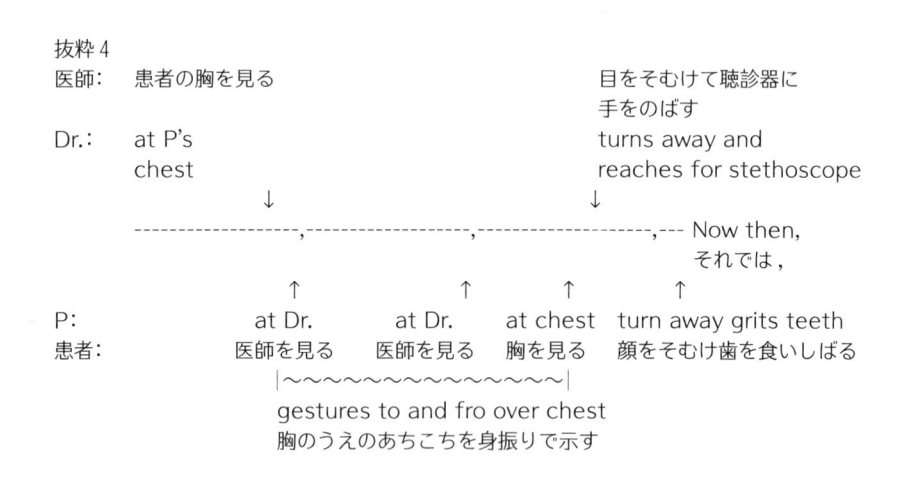

抜粋4
医師：　患者の胸を見る　　　　　　　　　　　目をそむけて聴診器に
　　　　　　　　　　　　　　　　　　　　　　手をのばす
Dr.:　　at P's　　　　　　　　　　　　　　　turns away and
　　　　chest　　　　　　　　　　　　　　　　reaches for stethoscope
　　　　　　　　↓　　　　　　　　　　　↓
　　　　-------------------,-------------------,-------------------,--- Now then,
　　　　　　　　　　　　　　　　　　　　　　　　　　　　　　　　　　それでは，
　　　　　　　　↑　　　　　↑　　　↑　　　↑
P:　　　　　　　at Dr.　　at Dr.　at chest　turn away grits teeth
患者：　　　　　医師を見る　医師を見る　胸を見る　顔をそむけ歯を食いしばる
　　　　　　　|〜〜〜〜〜〜〜〜〜〜〜〜|
　　　　　　　gestures to and fro over chest
　　　　　　　胸のうえのあちこちを身振りで示す

　医師の一瞥は，検査の開始を伴っていない．医師は，触診をするときのように，胸を検査するために前に乗り出してもいなければ，心音を聴くために聴診器を掴んでもいない．実際には，診察には，聴診が含まれているのだが，

その検査が始まるのは，数分後である．医師の一瞥が，臨床的な手続きのちゃんとした感じを持っていなかったので，患者からの一連の身振りが生み出される．その身振りは，開いた手の平で構成され，その手が，胸の表面のあちらこちらを動いていく．その身振りは，医師の注意の道筋と食い違っており，ある程度，医師の注視から胸を隠し，ことによると，患者の胸に対する医師の一時的な関心を放棄することを促している．実際に医師が顔をそむけると，患者はすぐに彼女の動揺を示した身振り活動をやめる．

患者の身振りや，それに伴う注視と，歯の食いしばりは，通例，当惑に関係する多くの特性をもっている（例えば，Darwin 1979; Goffman 1956を参照）．患者の当惑の瞬間が生み出されるのは，臨床活動のなかの埋め込みから自由な注視による．患者の反応は，見たところ，場当たり的だが，おそらく，その瞬間において実用的であることに敏感なものなのである．それは，ある程度，胸を隠し，医師の注視を妨げ，それでいて，患者が，胸を完全に覆ってしまうような深刻な意味合いを避けることを可能にする．それ〔胸を完全に覆ってしまうこと〕は，必然的に，医師の行動に非難を投げかけかねないだけではなく，参加患者が診察を進行させる能力を弱体化させる可能性ももっている．医師が顔をそむけたとき，身振りは下火になり，その瞬間が過ぎ去り，数分後には，医師は，聴診器を掴んで，聴診を始める．

徴候を明らかにする

患者を臨床的な対象物へと変えることは，必ずしも，身体を診察と触診にアクセス可能にし，様々な継続的な行為への反応を留保する能力にだけ基づいているわけではない．数多くの臨床的な手続きでは，特定の徴候や，特定のシステムの機能を，少なくとも専門家の目に見えるようにするために，患者が特定の行為をすることを必要とする．例えば，肺の硬化の徴候や咳を聴きとったり，感染症があるかどうかを明らかにしたりできるように，医師が，どうやって患者たちにゆっくりとした深い呼吸を要求するかを考えてみよう．他の身体的な不調では，患者は，より積極的な姿勢をとらなければならない可能性があり，身体を臨床上の対象物として提示しながら，同時に，その身体的な不調の主観的な経験を明らかに（しようと）する．興味深い典型は，その困難に苦痛が含まれ，診察で，その場所や重大性が探究される場合である．患者は，医師に対

して，診察や，ときには，触診のために，身体の関連する部位に対するアクセスを提供しなければならない．その一方で，診察が引き起こしうる苦痛や苦しみを，明らかにし，管理しつつであってもである．

たとえば，以下の抜粋を考察してみよう．患者は，くるぶしが痛くて，歩行が困難になっている．医師が患者の足を，自分の膝の上に置き，あちらへこちらへと，触診を始めたところである．医師は，くるぶしのどこが痛むかを決め，それによって，不具合の源や原因を決めるために，痛みを与えようとする．

```
抜粋5, トランスクリプト1
 Dr.:    [Manipulates foot]
 医師：   ［足を触診する］
          .
          .
→Pat:    Arghhh°hhh (°hm)=
 患者：   あ ぐhh hhh（ふむ）=
 Dr.:    =Is that sore when I do that?
 医師：   =こうすると，痛みますか？
 Pat:                 mhm hhum
 患者：                むむ ふむ
         (0.5)
 Dr.:    Where do you feel:it?
 医師：   どこにそれを感じますか？
→Pat:    Here:agh:
 患者：   ここです あぐ
         (0.4)
 Dr.:    °um
 医師：   うむ
 Dr.:    °hhh Just stand up Missus Delft will you?
 医師：   hhh デルフトさんちょっと立ち上がっていただけますか？
```

医師は，患者の足首を前後に曲げてみる．その足が後ろに曲げられたとき，患者は叫んで「あ ぐhh hhh（ふむ）」とうめく．その悲鳴は痛みの標準的な表現となっている．「あ ぐhh」は，うめきとして発せられ，それに，呼気，吸気が続く．患者はうめくとき，それまで中空志向を保ってきたが，自分の足のほうを向き，それを注視する．患者は，それから，一時的に医師のほうを注視し，もう一度，中空志向をとる．患者は，この志向を維持し，そのとき医師

は，その足を触診し続け，患者がどれほどさらなる痛みを表出させてもほとんど気にしないのである．そして，患者は，自分が感じている苦痛を表現するよりも，むしろ，問題の部位を指し示し，医師の質問に答えることにより，参加している．

　患者が，診察に参加する方法は，患者の苦痛のうめきへの医師の反応と，それに後続する医師の行為に由来する．以下のトランスクリプトでは，それらの行為について，横幅を広くとってさらにもう少し多くのことを示すために，一文字抜かしのダッシュ記号と文字を使用した．〔邦訳では対応していない〕

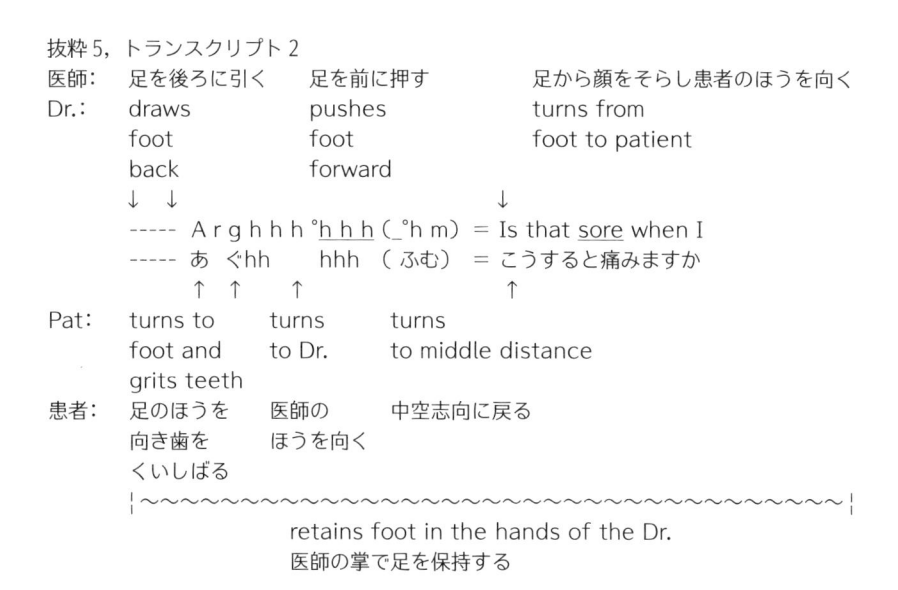

抜粋5, トランスクリプト2

医師:	足を後ろに引く	足を前に押す	足から顔をそらし患者のほうを向く
Dr.:	draws foot back	pushes foot forward	turns from foot to patient
	↓　↓		↓
	----- A r g h h h °h h h (_°h m)		= Is that <u>sore</u> when I
	----- あ　ぐhh　　　hhh（ふむ）		= こうすると痛みますか
	↑　↑	↑	↑
Pat:	turns to foot and grits teeth	turns to Dr.	turns to middle distance
患者:	足のほうを向き歯をくいしばる	医師のほうを向く	中空志向に戻る

｜～～～～～～～～～～～～～～～～～～～～～～～～～～～～～～～｜
　　　　　　　retains foot in the hands of the Dr.
　　　　　　　医師の掌で足を保持する

　患者が足のほうを向き，叫ぶとき，医師は，何の反応も示さない．医師は，そのくるぶしを見続け，足を触診する．患者は，つかの間，医師のほうを見て，もういちど，中空志向をとる．そのうめきがおさまってきたところで，患者は中空志向をとり，医師は，患者のほうを向き，診断に関連した質問，触診を続けながら，不具合のある部位を特定しようと質問する．医師は，患者の苦痛のうめきに反応もしなければ，同情や認識も示さない．患者が悲鳴を上げるとき，医師は，その足に対する姿勢を保ちながら，患者の苦痛に目を向けない——し

かも，重要なことだが，目を向けようとしているようにも見えない．医師の最終目標は，つかの間の苦痛より，むしろ注意の焦点となる部位としての足である．医師は，その足をつかんで，触診を続けることにより，診察を継続することへの専念を示す．患者は，医師が触診を続けるのを見て，苦痛のうめきを抑え，医師が触診を続けることができるように，自分の反応を調整する．医師は，苦痛に対する診断的な姿勢を維持することにより，患者が，自分の苦痛に対して，分析的な立場をとること，すなわち，身体を，臨床的な探究の対象物として呈示し，苦痛を，どんな場合にどこで苦痛が起こるかを明らかにするための情報源とすることを促す．

このようにして，患者は，自分がこうむる苦痛にもかかわらず，その診察に協力するのである．患者は，自分の足を，医師の手から引っ込めもしないし，その苦痛は，その調査の進展に支障をきたすほど，ひどいわけでもない．患者は，自分の苦痛に対して分析的な姿勢をとり，相手に対して，その対象物を呈示し，不具合の部位に関連する質問に答える．患者は，医師によって与えられ続けている苦痛にもかかわらず，この姿勢をとるのである．診察に対して，患者は，自分の身体を，臨床的な検査の適切な対象物，〔すなわち〕苦痛を経験したり，それについて報告したりする被験者の能力に基づく対象物へと変容させる．

患者は，医師の活動に対して協力するが，苦痛の表現をすべて放棄してしまうわけではない．「どこにそれを感じますか？」に対する反応として，患者は，くるぶしのある部位を指差して，「ここです」という言葉をつぶやく．

「ここです」という言葉は，身振りを区切り，そのくるぶしの痛む部位を示し，あるいは，少なくとも，痛みの部位の表面を示す．「ここです」という言葉は，「ここですあぐ」と発音され，患者がくるぶしを指し示すとき，その手は震えている．この患者の行為は，医師の診断に協力する．患者の行為は，痛みの位置を，その位置と，痛みが生じる触診のなかの時点に関して，正確に示す．患者は，医師の診断的な姿勢に協力するにあたって，自分の身体的な不調を描写するというより，むしろ，〔隠れていたものを〕明らかにするのだが，その試みのすべてを放棄するわけではない．「ここです」という言葉の明瞭な発音は，「あぐ」という苦痛の叫びを具体化するものであり，一瞬の苦痛は，くるぶしの上で小刻みに震える手によって視覚的に表されている．このようにし

て，患者は，自分の症状を活性化させ，医師に対して，それらを経験的に目に見えるものとして表現する．医師は，痛みがどこにあり，いつ痛みが起こるかの報告を受けるだけではなく，そのわずかな間に，自らの目と耳で，患者の苦痛を見聞きするのである．

　患者は，徴候と症状を活性化させることによって，さもなければ目に見えず，気づかれることもなかったかもしれない不具合を体系的に明らかにする．このケースや他のケースでは，患者が自分の苦痛，および／または，システムの機能を明らかにする能力は，臨床的な実践に役立てられる．その診察は，患者が，自分の身体や個人的な苦痛に対して，分析的または診断的な姿勢をとる能力に依存する．患者は，中空志向をとり，医師によって行われる，様々な行いに対する反応を留保し，自分の身体の特定の部位を，診察と触診のために，医師に対して呈示する．とはいえ，患者は，自分の体を対象となる物体とするとき，自分の苦痛や不快感や，その不具合や診察の主観的な経験に折り合いをつけなければならない．主観的な経験は，臨床的な手続きの役に立てられる．患者は，自分の体を，対象として提示するよう奨励され，また一方では同時に，その対象を通して経験された苦痛を評価したり，報告したりすることを奨励される．患者は，その呈示の成り行きにおいて，その物体としての機能の特徴を明らかにしなければならない．それらを行うことは，医師に対して呈示される，患者によるその対象そのものについての経験に依存する．

考察：患者の参加と専門家の評価

　身体診察は，医師によって，患者の身体について／身体に対して，行われる技術的な手続きの適用を伴う．これらの技術的な手続きの適用は，患者の身体的な不調の詳細や——問診などにかけられる時間などの——当面の実用性に左右される．その達成には，医学の慣習や実践を踏まえて，組織される，相互に関連した，一連の行為を産み出すことが必要とされる．例えば，自然科学の対象を形成する物理的な素材とは異なり，患者たちは，相互反映的に彼ら自身を，臨床的な活動の場として構成しなければならないのである．患者たちは，これらの技術的な手続きの適用と，それが必然的に伴う行いを促進するために，自分の体を呈示し，管理し，とりわけ，自分自身または自分の一部を，能動的で

経験的な主体から，綿密な検査や触診や診察の対象物に変容するのである．患者たちは，自分たちの身体を医師に対して呈示し，様々な侵襲的で，潜在的に煩わしい活動への反応を留保し，視覚的には，臨床的な活動の部位と医師とをみないことによって，自分たちを，綿密な調査や診察の対象物に変えることができる．患者たちは，臨床的な活動の変化する要請に対して，この対象物を産出し操作する．患者たちが，その対象物を示す様子は，時間的展開に対応して，診察と診察が含むものに対して調整される．それは，そのときどきの医師の行為に応じて，自分の身体を可視的にするという方法でなされる．患者は，身体を，綿密な調査のために呈示しながら，特定の身体の機能を目に見えるものにするという実際的な目的のために，自分の個人的な苦痛を活用することを求められる．社会科学が身体を無視してきた，そのあり方に対する（Turner 1984）の理論的な批判を突き崩すために，私たちは，身体の検査のなかに「切り離しの実践」のかなり異なる類型を，そのなかで，それを通して，患者が，操作や呈示を監視しながら，積極的に，自分の身体を対象として産み出す実践を見いだす．

　患者は，診察のあいだ，身体の呈示と自分の身体的な感覚を医療の探究の自己構成的な対象物として，管理しなければならない．多くの調査には，ただ，指が胸や背中の部位を継続的に叩く打診のような比較的，無味乾燥な手続きもあるが，それにさえ，身体的な経験が含まれている．患者は，自分が受け取る感覚に対して，反応を留保したり，無感覚を維持したりすることを要求される．身体を対象となる物体と見なすことは，その感覚性を取り除くものではない．それは，むしろ，患者が，まるで，医師の活動が何の影響ももたず，感じられず，見えないかのように，振る舞うことを要求するものなのである．身体の感覚性が，臨床的な検査の情報源として役立つような状況でさえ，患者は，自分の経験やその表現を，診断の活動の進行中の要求に対して，調整するように要求される．患者は，単に，自分の感情に「声」を与えるのでなく，むしろ，身体的な経験を，当面の診断の活動の要求に合わせて，活性化し，経験を示しさえするのである．例えば，患者は，医師によって加えられる苦痛を経験し，明らかにし，その表現を特定の方法で管理することを要求される．患者は，その体を診察の場として構成することによって，自分を対象として構成し，その一方で，その対象と／あるいはその運用に関して，関連する感覚的な領域を保つ．

患者は，自分の体に対して，分析的な姿勢をとり，それを対象として扱い，自分の身体の感覚性を臨床と適切に関連する方法で扱うことを要求される．患者の協力があって，身体の苦痛の主観的な経験は，診断の探求の情報源に変容され，その対象は，適切な経験や表現とともに再度具体化するのである．

　患者が，臨床的な調査の場，専門的に保障された手続きと実践を体系的に適用する場として，その身体を構成する能力は，医師たちに対して，病気に関する思考や事実，知見を産み出すための情報源を提供する．身体の検査は，おそらく，たんに初期の仮説や考えを裏づけるものだということが，広く認められている一方で，それが作り出した知見のほうは，しばしば事実として扱われる．診察の過程の中で，可視化された徴候や症状は，問診の局面のあいだに患者によって呈示された「主観的な」説明と，著しい対照をなす可能性がある．医師の探究が，患者の「言葉による問題の記述」に基づいて確立されるという認識（Byrne & Long 1976）にもかかわらず，それが伴う検査と手続きは，医師に対して，身体の正常な働きと機能不全に関する直接で「客観的な」アクセスを提供する．したがって，身体診察の次に，通常，医師が，患者の病い^{イルネス}に対して診断または専門的な評価を述べる（Heath 1992）ことは，驚くようなことではない．診断や評価は，それが即座に身体の検査と付き合わされることでその地位を得るのであり，それは患者の身体の直接の技術的な観察に由来すると見なされうるような知見を具体化することが意図されているからである．病い^{イルネス}または不具合を特徴づけるものは，ただ一つの文から構成される可能性がある一方で，身体的な不調の管理の土台となる事実や能力のあり方は，医師と患者が，共同で，臨床的な活動の場としての身体を産み出す，まさにそのやり方によって違ってくる．患者は，積極的に，自分の身体を診察の場に変容することにより，医師が臨床的な事実や知見を作り出す機会を提供し，それが，診断や評価の基礎を形成するのである．そして，今度は，その診断や評価が，身体的な不調の管理の基礎や根拠を提供するのである．

抜粋6
　　　　｛医師は聴診を行う｝
　Dr.:　　hhhhh You've got erm: (0.8) bronchitis::.
　医師:　 hhhhh あなたは，え：(0.8) 気管支炎にかかっていますね
　Pat:　　er:.

患者：　　　ええ
　　　　　　（4.5）｛医師は，処方箋を書く用意をする｝
Dr.：　　　hhh (0.3) I'll give you antibiotics: to take for a week.
医師：　　　ううん，(0.3) 1週間分の抗生物質を出しましょう

　医師が，患者の背中から聴診器を引っ込めたとき，診断が下される．「告知」とは，患者の不具合に名前をつける，簡潔で単一の声明である．この抜粋では，多くの場合と同様に，それは，反応を促すことも要求することもしない．それが，その特性と地位を得るのは，それが診察と即座に付き合わされているおかげなのである．それは，医師による，患者の症状（すなわち，咳や喘鳴／wheezing）の臨床的な調査の産物として見られている．患者は，下向きの抑揚で「ええ」を産出し，それは，発言権（the floor）を効率よく医師に戻すのに役立っている．医師は，処方箋を書く準備を始め，患者に与えようとしている治療法に言及する．したがって，身体の検査が，その診断の基礎を形成し，次に，身体的な不調の管理を形成するのである．

　下向きの抑揚の「ええ」や「はい」は，診察後の診断や評価に対する，様々な反応の一つであり，医師が，直接に，診察の「管理の局面」に進むことを促すのに役立つ．他の箇所でも議論したように，患者は，逐次的に最低限の反応を産み出すことにより，診断と評価の専門的で臨床的な地位と，特に，それが医師による医学的な手続きと慣習の適切な適用に由来するあり方に対して，志向し，それを守ることができるのである．患者が，その評価に対して，異議を申し立てたり，非同意の場合でさえ，私たちのデータ資料では，患者は，診察のあいだ，医師によって用いられる手続きの適切性を疑問視したりすることはめったにない．例えば，以下の抜粋を考察してみよう．この例では，患者は，呼吸器系の詳細な調査を受けている．医師は，患者の背中の聴音を終えたとき，評価を下す．

抜粋7（単純化してある）
　　　　　　｛医師は聴診と触診を行う｝
Dr.：　　　Well yer chest is (.) absolutely clear today::.
医師：　　　おや，あなたの胸は，今日のところは：：全く問題がない．
　　　　　　(1.0)
Dr.：　　　Which is helpful:(0.4) and your pulse is (0.7) only eighty *thhh

```
                  which is er::: (1.2) not so bad.
       医師：    何がいいのかなあ (0.4) 脈拍は (0.7) たった の 80 だし，これは
                  (1.2) 悪くはない．
                  (2.5)
       P:        Right its:: there::: night time (.) it's:::ts not clear then,
                  I've got er::: (___) I've more or less gone to bed when it
                  starts : on us:
       患者：    まさに そこです．夜には(.)問題なしではないのです．私が経験するの
                  は，え：(___) それが始まると，多かれ少なかれ，私は寝込みます．
                  (2.5)
       P:        I wake all the way through the night without getting any sleep
                  (un open).
       患者：    私は夜中ずっと，一睡もできずに起きています．
                  (0.5)
       Dr.:      mm
       医師：    うむ．
       P:        I do'nt know what's fetching it up during the nights (.) but it
                  comes in at the nights.
       患者：    私は 夜のあいだになぜそれが起こるのかは知らないけれど，
                  夜にそれは やってくる．
                  (0.5)
       Dr.:      *thhhh. You've not had a history of asthma::
                  or er::: (0.3) *hh hay fever or anything like that?
       医師：    っhhhh. あなたには，喘息の病歴はありませんね．
                  もしくは，ああ(0.3) 花粉症か，それに似たものはないでしょうか？
```

　その評価は探究した結果について詳しく述べており，患者が呈示している症状，すなわち，息切れや，しつこい咳，動悸の証拠はほとんどないことを示唆している．患者は，返事で，自分の状況の説明を産出している．その説明は，症状が起こるのはいつかを描写し，不具合の重大性とそれらが引き起こす不快な症状を強調している．その説明は，身体の検査も，そこから発生する知見が事実に基づいていることも，その正しさも疑問視していない．むしろ，それは，患者による病気の主観的な体験を描写し，診察のあいだ徴候や症状が相対的に欠如していることに対する説明を提供している．患者は，自分の症状と苦痛を再び主張することによって，医師が，診察の完全性や信頼性を維持しながら，患者の身体的な不調に対してさらなる調査をすることを促している．その説明は，患者の病気であるという身体的な不調の訴えの正統性と，専門家の援助を

求める彼の根拠を脅かす身体の検査に直面して，なお患者が医療の援助を求める根拠を強調している．

したがって，患者が，その身体を臨床的な活動の場として構成する方法は，医師に対して，医学的に保障された手続きと実践を適用し，それによって，患者の病気に関する経験的にしっかりした観察と，知見を生成する能力を，提供する．診察と，診察によって生じる知見は，医師の診断を確かなものにしていく助けにもなりうるし，新たな問題や考えを産み出すものでもありうるし，ときには，患者の病気だという訴えを疑問視（あるいは仲裁）するのに役立つものでもありうる．それゆえ，検査の経験的な知見は，診察のなかのより推論的な問診の局面で見られる記述や報告とは著しい対照を示す可能性がある．それは，病気に関して経験的に根拠づけられた観察の発見や同定の乗り物を提供し，多くの場合に，評価と診断の基礎を作る．したがって，診断や評価が，診療の極めて重要な部分を形成し，遡及的に患者の病気や様々な徴候や，それが伴う症状に表現を与えて，（再）定式化し，予後診断や身体的な不調の管理に情報を与えるのは，驚くには当たらない．身体を，医師に対して体系的に利用できるものとし，徴候や症状を目に見えるものとする方法は，病気を構成することに奉仕し，治療法や病者役割へのアクセスを提供するものなのである．

付記

このフィールドワークへの協力に快く賛同して下さり，診療をビデオ録画することを許して下さった，すべての患者と総合診療医（GP）に感謝する．

さらに私は，グレート・オーモンド・ストリート病院のD. ニコルズ（Nicholls）博士から得た援助と助言にも感謝したい．さらに，私は，ロイヤル・カレッジ・オブ・ジェネラル・プラクティショナー大学（英国）の元学長である，故P. S. バーン教授からの支援がなければ，ここで議論しているこの研究はなされなかったであろうことを付け加えておきたい．本章の準備段階において，ダグラス・メイナード（Douglas Maynard），ジョン・ヘリテッジ（John Heritage），デイビッド・グレートバッチ（David Greatbatch），ポール・ラフ（Paul Luff），ジョン・ヒンドマース（Jon Hindmarsh），ダーク・フォン・レーン（Dirk vom Lehn），ピーター・キャンピオン（Peter Campion），ヒューバート・ノブロック（Hubert Knoblauch），デイビッド・シルバーマン（David Silverman），

チャールズ・グッドウィン（Charles Goodwin），ロッド・ワトソン（Rod Watson），そして，スーザン・モリス（Susan Morris）が，提供してくれたコメントと観察は，かけがえなく貴重であった．

訳注
★1　この章句は，"To His Mistress Going to Bed"（邦訳題名「床入り」）の一部であり，訳書では「いいだろう　ぼくの手があっちこっちまさぐったって　うしろ　まえ　うえ　あいだ　したのほう」という訳文になっている（ジョン・ダン「床入り」『エレジー・唄とソネット』河村錠一郎訳，現代思想社，1970: 62-64.）

第8章　診断について
　——コミュニケーションすることと応答すること

アンシ・ペラキュラ

はじめに

　診察について扱った文献を読むと，医師と患者のあいだの関係について，極めて印象の異なった二つの考え方がある．一方は，医師の権威を強調するものである．もう一方は，患者が知識を手にして，診断の手続きや治療についての意思決定に参加するということを強調する．こちらは，しばしばプログラム的でしかない．医師の権威を強調した，最も著名な著者としては，タルコット・パーソンズ（Parsons 1951），エリオット・フリードソン（Freidson 1970b）とアンドリュー・アボット（Abbott 1988）がいる．彼らが指摘したのは，医師は病気の診断を可能にする専門的で科学的な知識を手にしているということであり，また免許というかたちで，社会が医師たちに投薬を決定し病欠を認める決定を下す資格，そして外科的，またそれ以外の治療を行う資格を保証しているということである．それに対して患者のほうは，そういった知識や資格を手にしていない．そのため必然的に，医師と患者との関係は医師の権威の側から描かれることになる．しかしながら，これとは違った見方をする著者たちもいる．例えば，医療人類学（Stimson & Webb 1975; Kleinman 1980; Helman 1992），また医療という実践と密接に関係した研究のフィールド（例えばPendleton 1983; Tuckett et al. 1985; Lipkin et al. 1995）においては，医師だけでなく，患者も自分たちの病気の性質，起源，そして可能な治療の可能性についての考えをもっているとされている．診察というものは，異なってはいるが同じように重要な持ち駒を持つ二者が，診断と治療について交渉する出会いの場となりうるものであり，またそうであるべきである．理想的なケースにおいては，その両者の見方は，一つに収斂していく．

　医師－患者関係を理解するための，この二つの方法は，一見すると，全く相

容れないようである．しかし，少なくとも私は，この双方について，直感に訴えるものを感じる．私が患者なら，良い医師とは医師の特別な知識と専門的技能によって信頼できる人であると思う．だが同じく，良い医師なら，私が自分の病いに無知だなどとは扱わないと期待している．そうではなくて，私の病気についての私の意見を尊重して，診断を理解させてくれることを期待する．要するに，ビリグとその同僚 (Billig 1988) によって作りだされた用語で言うなら，診察では医師の権威と患者に知識があるとすることとは「ジレンマをはらむ」関係にある．それらは両立しないもののはずなのに，それぞれの考えには，いくぶんかの真理が含まれているように見える．ビリグによると，多くの近代的な専門職が似たような種類の「イデオロギーのジレンマ」によって特徴づけられる．参与者が，葛藤をもたらす考え方の一方だけをとろうとすると，ジレンマを解決することはできない．日々の実践で，それらのバランスをとると，それを解決することができる．

　この章では，診察の特定の段階，すなわち診断の伝達と受け取りという段階における医師と患者の相互行為について検討していく．医師と患者は，医師の権威に気を使いながらも，同時に診断の手順についてある程度，相互にわかりあえるという意味での理解可能性(インテリジビリティ)を維持している．相互行為について検討することを通して明らかにしたいのは，どうやってそれが行われているのかである．換言すると，診察への参与者が，どのようにして，医師のもつ説明可能性(アカウンタビリティ)を伴った権威と，患者の知識とをどう調整していくかを明らかにしたい．この章の前半では，患者に診断を告げるときの医師の発言を扱う．後半では患者による反応に焦点を合わせる．しかしながら，経験的な結果を紹介する前に，手短に，先行研究のいくつかを要約して，そこでのデータの細部についても述べておきたい．

診断についてのこれまでの調査研究

　プライマリ・ケアでの診断の伝達について最初に検討されたのは1970年代の初頭，英国における医師−患者の相互行為についての古典となっているバーンとロング (Byrne & Long 1976) による調査研究においてである．彼らの説明によれば，医師は，普通，病気について告げるとき（どちらかといえば，上手く

伝えられないときほど）大いに権威主義の態度をとるを採用する．バーンとロングによれば，たいていの診察には「2秒以上の所要時間をもつ」診断情報の伝達はない（Byrne & Long 1976: 50）．自分たちの決定を患者に「売りこみをする」ような活動に医師が従事することなど，めったにない．要するに，バーンとロングによって描かれた図式では医師の権威が強調されており，またパーソンズ（Parsons 1951），フリードソン（Freidson 1970b），そしてアボット（Abbott 1988）の理論的な著作に基づいて予想されるものに非常に近かった．すなわち，医師は患者との相互行為において，診断の推論が自分たちの独占的な財であると示しているというものだった．

最近になって，クリスチャン・ヒース（Heath 1992）は，英国の総合診療では，典型的に，患者は医師の診断のことばに最小の受け取りのことばでしか返事しないことを発見した．彼は次のように結論している．

> ……患者は医学的な評価への反応を差し控えることで……病いに対する自分の知識や意見を放棄する……，そして同席している医師の解釈を状態についての客観的な，科学的な事実に基づく評価だとする（Heath 1992: 264）．

医師と患者のあいだにある知識のギャップを強調することで，ヒースによる相互行為分析もまた医師の権威を強調している．

私の分析は，バーンとロング（Byrne & Long 1976）とヒース（Heath 1992）による先行する分析に基礎を置いている．これについては同様に，ヘリテッジ（Heritage 2005）も参照してほしい．私は診断の伝達についての分析的な描写に新たな厚みを加えていく．すなわち，診断のシークエンスにも「権威主義の」要素とよりあわせられて，医師が診断の根拠となるものの説明のわかりやすさを維持し，それによって診断の過程にある程度の相互の理解可能性をもたせるという相互行為の特徴が存在するということである．

研究のデータ

私たちはフィンランドの調査研究チーム*1と一緒に100以上の診察場面をビデオ録画して，トランスクリプトを作成した．データのコレクションには四

つの医療センターが含まれており，14人の医師が研究に参加した．それぞれの診察の場にいる患者は別人であり，無作為に抽出されている．録音記録から，診断に関わるすべての発言を集めた（n=71）．そのなかには，医師が，患者の病い（イルネス）に診断名を与えたものと，それは名前がつくようなものはないと主張したものがある*2．分析の主たる課題は質的なものであり，患者に診断を話す医師の実践もその診断に返答する患者の実践も様々なので，これらの類型化を展開することが求められた．質的な分析は，また医師と患者によるこうした実践の条件，結果と相互関係を含む．私はまた質的な分析結果の手堅さを評価するために量的な分析も使った．

　本稿で提示する相互行為は，プライマリ・ケアの環境で起きたものである．これとは別の専門科外来のような医学上の文脈においては，相互行為の姿は異なっているかもしれない．

医師は診断についてどのように患者に話すのか

　人間のどんな相互行為もそうなのだが，診断の伝達は多くの方法で行うことができる．例えば，医師は，どのことばを使うのか，そして診察のどの時点で診断を伝えるのかを決めねばならない（Drew & Heritage 1992を参照してほしい）．章の前半部では，そうした選択をするとき，医師が中心的に気にしている点の一つに焦点を合わせている（ここで気にしているといっても，それは必ずしも意識的になされるものではない．データの分析によって，気にかけているといってもよいものがそこにあるのを見てとることができる）．それは，診断の根拠が患者にとって観察でき，理解できるように入手可能になることと関連がある．医師は，証拠の利用可能性にあわせて診断を伝える仕方を調整していると論じたい．それによって，医師は診断の過程での相互にわかりあえるという意味での理解可能性（インテリジビリティ）を維持している．これらの行為を通して，診断の根拠となるものが，患者から一目でそれとわかること（アカウンタビリティ）が示されている．

三つのタイプの診断の伝え方

　医師が患者の疾病（ディジーズ）に名前をつけるとき，そこでの診断と医学の推論で使われた証拠のあいだの関係を打ち立てるための三つの異なった方法を見てとるこ

とができる．診断の伝え方の一つのタイプは，医師が，その診断が基づいている推論を明らかにせず，病状の性格だけを断言するというものである．第二のタイプでは，推論の過程に言及するなどして指示するようにデザインされているが，その過程の詳細が解説されることはない．三番目のタイプでは，医師による付加的な活動として，中核となる診断を伝える発話の前後に診断の根拠について，その特徴を詳述した発言がある．以下に，各タイプの例を挙げてみよう*3．

a　飾りのない単刀直入な断言
　次の三つの抜粋は，医師が患者の病気をただ断言している診断の伝え方の例である．

(1)　(Dgn 96 46Bl)　Dr：　There's still an infection in the auditory canal
　　　　　　　　　　医師：　耳道にまだ感染がある

(2)　(Dgn 20 11Bl)　Dr：　Here's (.) luckily the bone quite intact,
　　　　　　　　　　医師：　ほら (.) 運良く骨の状態は非常にいい，

(3)　(Dgn 85 47Al)　Dr：　That's already proper bronchitis.
　　　　　　　　　　医師：　すでにりっぱな気管支炎です．

これらの発言は，現実を直接に記述するものとして示されている．医師は，知識の主張を問題のない自明のものとして話している（Pomerantz 1984b: 609 を参照してほしい）．このタイプの診断の伝え方には，診断の理由やその根拠を記述することばは含まれていない．

b　根拠への暗黙の言及を伴った診断
　私たちのデータにある，もう一つのタイプの診断の伝え方は，暗にではあるが，診断を生み出したプロセスについて触れるものである．この言及は，かなりの頻度で，知覚とそれに基づいた推論を診断の結論として，定式化して言い表す動詞を使うことによってなされる．抜粋 (4)-(6) は，このタイプの発言

の例である．

(4) (Dgn 24 11B3)
Dr: →Now there appears to be an (1.0) infection at the contact point of the joint below it in the sac of mucus there in the hip.
医師：→さてどうも (1.0) 感染があるらしいのは関節で，
そこの滑液のある関節包が　腰のほうの

(5) (Dgn 37 39B3)
Dr: >Things like that but< no (0.5) bacterial infection
→ seems to be there.
医師：そんなとこ だけど ないです (0.5) 細菌感染は
→ そこにはないように見える．

(6) (Dgn 1 5A2)
Dr: →Otherwise the prostate feels really perfectly normal<
医師：→そのほか前立腺は本当に全く異常がなさそうです．

ここで医師は，診断を現実についての直接的な記述として描く代わりに，診断の根拠について指し示している．「どうも……らしい」「……のように見える」「……と感じられる」といった「根拠を示す」動詞 (Chafe & Nichols 1986) を用いて，それとなく，結論が基づいている感覚上の証拠に触れている．これらの証拠となる動詞のいくつかは，一般的なタイプの観察を示す．抜粋6での「感じられる」は，前立腺検査の直腸診で医師によってなされた観察を指している．そして，抜粋5の「のように見える」は患者の喉を見て医師によってなされた観察を指している．しかしながら，抜粋4での「どうも……らしい」という構成は特定のものではなく，医師による，より一般的な観察を指している．要約すると，(4)-(6)のすべての動詞の構成は，観察と推論の過程への参照を指している．そうすることで診断が医師が利用できるようになった情報から生じた結論であると示している．しかしながら，それは，証拠の細部を特定するものにはなっていない．同時にこれらの構成は診断のことばが暫定のものであ

るということも表現している．すなわち，抜粋（4）-（6）は，先に示した単刀直入な断言ほどの確信を主張してはいない*4．

c　診断上の結論の証拠について解説する

三番目のタイプの診断の伝え方では，医師は特定の観察を診断の証拠として記述している．ある場合では，観察に表現を与え，診断の前に定式化している．他のものでは，診断がなされ，証拠が定式化され言い表されるのは，その後である．抜粋（7）と（8）は前者の例である*5．

```
(7) (単純化された Dgn 66 14A3)
((医師はちょうど患者の足を調べていた))
 1  Dr:      Okay:. . h fine do put on your,
    医師：    わかりました.h いいですあなた,
 2           (.)
 3  Dr:      =>the pulse [can be felt there in your foot so,
    医師：    =>脈拍が     [あなたの足に感じられますので,
 4  P:                   [↑Thank you.
 5           =>.h there's no, in any case (.) no real circulation problem
    患者：               [ありがとう.
             =>.h ない, いずれにも (.) 本当の血流の問題はないです
                        . . .
 8  Dr.:     =>is <involved>.
    医師：    =>ない <ですね>.

(8) (Dgn 26-21A1)
 1  医師：    (ただただ)本当に指でこれらを感じることができます
 2           ここです, いいですか[()このように, 非常にかたい=
 3  患者：                      [はい,
 4  医師：    =筋繊維,
 5           (1.0)
 6  患者：    はい 少し そ[こ
 7  医師：                [ここに, ただ先端から けど
 8           おそらくそれは (.), それから少しもっと下に
 9           (1.0)
10           [(((医師が患者の背中から手を引っ込める))
11  医師：    =>けれど[背骨を軽くたたいても 痛みを起こさなかった
12           =>でそこに (まだ) 実際の反射の徴候はない
13           →あなたの脚には ということは筋肉の (h.hhhhh)
14           →合併症なのでhhh それは[ただどうなのかhhh (0.4)
```

```
15                           [（（医師は椅子に腰掛ける.））
16             通風によるか，さもなければ＝
17  患者：   ＝はい，
18  医師：    っは ヒリヒリした
【原文は，（15）に掲載】
```

上記の両方の抜粋には，患者の問題が（→で示された）医学的なカテゴリーを使うことによって記述される，診断の中核となる発話が含まれている．しかしながら，これらの抜粋は，（＝>で示すように）医師が診断の基盤を形成する観察のいくつかについて特定しているという点で他の抜粋と違っている．たとえば，抜粋（7）で，医師は，彼の診断を伝える前に，（3行目で）「脈拍があなたの足に感じられます」と言っている．また抜粋（8）で，医師は二つの異なった観察を報告している．第一に11行目（脊椎骨に関するもの）と第二に12と13行目（反射の兆候に関するもの）である．医師は，様々な談話のマーカーを使って，その記述が自分の診断の結論の理由，すなわち根拠であることがわかるようにしている．

　証拠を詳細に解説することによって，医師は，自分の医学上の推論の一部を患者に提供している．要するに，患者が医学上の推論を理解できる相手であるということを作り出している[*6,*7]．

　数量的に言うと，単刀直入な断言は，私たちのデータベースでは，最も頻度の高いタイプであり，診断の伝え方の40パーセント以上を占めていた（表8.1を参照してほしい）．根拠が詳しく説明された発話ターンは，同じく非常に頻度が高かった．これに対して，暗黙に，推断し推論する過程に触れる発話ターンの頻度は，だいぶ低かった．

　診断の発話ターンの言語形式について考察するとき，単刀直入な断言は，医師と患者のあいだの権威的な関係を強調する考え方と合致しているように思わ

表8.1　診断での発話ターンのタイプの頻度

発話ターンのデザイン	頻度	パーセント
単刀直入な断言	31	44
証拠を指示	12	17
証拠についての説明	28	39
全　体	71	100

れる．抜粋の半分近くで，診断が単刀直入な断言という形で届けられているという事実は，少なくともこれらの場合には，患者に対する医師の権威を示していると見ることができるかもしれないことを表している．こうした例では，医師が患者に診断を受け入れさせるために根拠を示すという手段に訴える必要がない（Freidson 1970b: 120-1 を参照してほしい）．しかしながら，以下では，私はこれがあてはまらないことを論じるつもりである．医師は，証拠が具体的に提示されている活動の文脈で，単刀直入な断言をしている．そこでは患者に診断を支えている根拠が手に入り，自分が観察して，理解することができる．そのようにして診断の手続きについて，ある程度の相互の理解可能性が保たれる．そうした行為において，医師は診断の根拠を一目でそれとわかるもの（アカウンタブル）として示している．

飾りのない単刀直入な断言による根拠の提示

　診断が単刀直入な断言という形でなされるとき，普通は，診断のことばは，診断の根拠に観察可能性（オブザーバビリティ）が手に入るような位置にある．検査が終了したとき，あるいはその直後に診断をすることによって，医師は，自分の診断のことばと患者が参加，あるいは目にする検査とのあいだに観察と推論が可能なリンクを確立する．例えば，医師が患者の耳を調べるということがあるだろう．そして，そのすぐ後に耳に感染症があると断言するかもしれない．あるいは医師が（レントゲン写真のような）医学的なドキュメントを検討して，そしてその直後に診断を述べるということがあるかもしれない．検査の次に診断のことばを位置づけることによって，医師は診断とその根拠のあいだにある推断上の距離ともよべるものを最小にしている．この活動の文脈が，目に入っているという観察可能性（オブザーバビリティ）と証拠の意味がわかるという理解可能性（インテリジビリティ）をもたらしているのである．換言すれば，単刀直入な断言というフォーマットで診断をするときでさえ，医師は，患者が診断の推論のコースの「軌道に乗ったままで」いられる方法でそれを行っている．

　(9) では，患者が指に損傷を受けている．今回はこの怪我での2回目の訪問である．2回の受診のあいだにレントゲン写真が撮られていた（2-4行目で，患者は事故の状況について話をしている）．

(9) ([2] を拡張したもの)
```
1            (5.5) ((医師はシャーカステンでエックス線写真を調べている))
2  p:     It's probably a bit the water as well because,
3            hhh .hhh (0.5) as on the ground you couldn't but roll
4            it but, ,hh there you could lift it a bit.
5            (6.2) ((Dr. switches off the illuminated screen and
             returns to his seat. He holds up the X-ray
             picture between himself and the patient.))
   患者:   それは おそらく 少し水もあって,
          hhh .hhh (0.5) 地面に 転がってしまって
          ただ.hh にそこで少し持ちなおすことができた.
          (6.2) ((医師はシャーカステンのスイッチを切って,
          そして席に戻る. エックス線写真を
          患者とのあいだに持ち上げる.))
6  Dr.:  Here's (.) luckily the bone quite intact,
   医師:   ここ (.) 運良く骨の状態は非常にいい,
7  P:    Yeah,
   患者:   ええ,
8  Dr.:  So within a week it should get better ↑with that splint.
   医師:   だから1週間以内に良くなる↑でしょう. 添え木で
```

　6行目で，診断のことばを話すとき，医師は自分自身と患者のあいだにレントゲン写真がくるように，それを手で持つ．この文脈では，（6行目の）ここという代名詞が指示する対象は明確である．すなわち，「ここ」はレントゲン写真に言及している．そのために診断のことばは，そのレントゲン写真の特徴について話していると聞くことができる．要するに，この診断の結論の証拠—エックス線写真—は容易に観察できるようにして活動の文脈のなかに存在している．

　上記の抜粋では，容易に観察できるようにして提示された証拠は，医学上のドキュメントの形をとっていた．しかし，身体診察の後なら，医師は，いかなる根拠にも触れずに診断を断言することができる．同じように，こういったケースでも，診断のことばの配置どりが，決定的に重要である．診察と診断とのあいだに，いかなる行為も介在していないので，その身体診察が診断の基礎を提供しているとして理解される．（前の行為が，引き続く行為を解釈する背景となるという一般的な方法については，Heritage 1984: 254-60; Schegloff & Sacks 1973: 295-8を参照してほしい）．

　抜粋（10）はこうした状況の例である．患者はしつこい風邪について訴えて

いた.

(10)（[3] を拡張したもの）
((医師は患者の胸の音を聞いている))
1　Dr.:　　Let's listen from the back.
　　医師:　　背中から聞いてみましょう.
2　　　　　　(0.3)
3　P:　　　.nff
　　患者:　　んふ
4　　　　　=>(9.0)（（患者が深呼吸し, .医師が聞く.））
5　Dr.:　　→That's already proper bronchitis.
　　医師:　　→すでにりっぱな気管支炎です.
6　P:　　　Is it [hh
　　患者:　　そうですか[hh
7　Dr.:　　　　　[It is.
　　医師:　　　　　[そうです.

　医師は身体診察という一つの，認識可能な行為のすぐ後に診断のことばを口に出しているので，この検査を通して診断の情報を集めたことが一目で明らかになっている．患者には検査と診断のあいだのリンクが見通しよく一目でそれとわかるので，推論上の距離が短くなっている．
　診断の根拠が観察可能でわかりやすいという事実があるからといって，それは，患者が医師と同じ仕方で証拠を認知，解釈，あるいは使用するということを意味してはいない．抜粋 (9)（1行目で）医師が「シャーカステン」とよばれる明るいスクリーンに貼り付けてレントゲン写真を調べたとき，患者は振り返って，彼（患者）の後ろにあった写真をちらりとみた．そして（2-4行目で）医師が検討を続けたとき，患者はレントゲン写真と関係ない話を始めた．そして（6行目で）医師が写真を手にしたとき，患者はそれ以上にしっかりと見ようとはしなかった．このとき（10行目で）患者には，医師が観察している自分の体の部分を観察することはできなかった．そして，診察のあいだに，何を実際に確認したかを医師が記述することはなかった．要するに，彼らは参与者たちとして，自分たちの行為を調整して，患者が根拠を利用できるようにはしていない．しかしながら，医師としては，身体的な向きや証拠となるドキュメントの方向によって観察可能性と理解可能性を維持するようにその行為をデザイ

ンしている．

　まとめると，医師が単刀直入な断言の形で診断を伝えるとき，医師の権限と患者による診断の手順へのアクセスのあいだ微妙なバランスを維持する仕方で，診断のことばをデザインして，その位置を定めている．（彼らが常にそうするように）適切で，そして認識可能な検査のすぐ後に単刀直入な断言を位置づけることによって，医師は診断の証拠を何も妨げるものがないかたちで提示している．医師は自分の診断の証拠が一目でそれとわかるように，その行為をデザインしている．それでも患者が，自分にアクセス可能な根拠を直接に話題にしないのには訳がある．そうした根拠は，医療の専門知識をもたないと利用できないし，専門知識と医学の文化的な権威（Starr 1982）に基礎をもつものだと見なしているからである．

　私のデータベースでは，単刀直入な断言としてデザインされた診断が，適切で認識可能な検査や診察のすぐ後に続くという，このパターンが最もよくある形になっている．それを診断における伝達のデフォルトパターンであると考えたい．ここで「デフォルト」というのは，それが最もよくあるからだけではなく，診断を伝える最も単純な，そして最も直接的な方法だからである．このパターンにおいては，診断の証拠の出所は，患者の目に入り観察可能にされている．しかし，根拠は言語化されてはいない．

デフォルトのパターンからの逸脱

　ある場合には，医師はデフォルトのパターンから逸脱する．診断が，暗黙に，かつ居心地の良い場を与えられて，一目でそれとわかること（アカウンタビリティ）（Garfinkel 1967; Heritage 1984a）ではなくなり，診断の根拠に言及したり，議論したりするようになる．普通，診断が伝えられる文脈で二つの種類の偶発事に対応して，そうした手が指される．まず，一つの文脈としては，診察や検査と診断とのあいだで推断を産み出す距離が長いときである．診断のことばが検査から離れているか，あるいは検査の意味が，比較的，見えにくいことによる．このような情勢では，検査とその結論のあいだの結びつきが危険にさらされる．そして医師は普通単刀直入な断言以外のデザインを採用する．そうして，彼らは，再び根拠が目に入る観察可能性（オブザーバビリティ）を確立する．

　もう一種類の文脈では，観察可能性（オブザーバビリティ）それ自体は問題とならない．むしろ，医

師には専門的技能があるとする通常の仮定が問題視されるようになる．診断が不確実であるか，あるいは診断について明白に乖離した見方があるということである．単刀直入な主張以外の診断の発話ターンのデザインを使うことによって，医師はこうした状況をやりくりする．

推断上の距離がひらいたことから起こる問題
a 診察や検査と診断とが引き離される

　検査と診断の時間が離れると，しばしば，診断の伝え方に修正が加えられる．他の出来事が検査と診断の伝達のあいだに起きるとき，診断の証拠となるものの観察可能性(オブザーバビリティ)は，診断が検査のすぐ後に続くときほどには明白でなくなる．これらの状況で，医師は，しばしば，暗に診断の根拠に言及したり，あるいはそれらを詳細に解説したりすることで，診断の伝達において，その根拠が患者の目に入り観察可能になるような特別な策をとる．例えば（11）の患者は，通常の健康診断を受け，便通での問題を報告した年配の婦人である．医師は触診して患者の胃を調べ，その後，医師が主導して，患者の胸を調べた．胸部検査のあいだに，医師は患者に定期的に自身の胸を調べるように勧めている．

```
(11) （Dgn U24 41A3）
 1  医師：  …それが最も良いものです°すべての 検査
 2          あなた のできるもののなかで
 3          (0.6)
 4  医師：  なにをするでしょうか，もし 何かを見つけるなら
 5          ここに，
 6          (1.1)
 7  医師：  ここに来て，そして示す しかしこれが 非常に滑らかな
 8          胸[腺組織,]で
 9  患者：     [ は ]い  胸には非常に
10          非常にひどい乳腺炎．
11          (1.3)
12  医師：  何人の子供を おも ちですか
13  患者：  私には１人の子供でわた- わたし[に- は少し そんな
14  医師：                                 [()
15  患者：  リスクのある して .hhhh困難な [分娩]が
16  医師：                                [はい]
17  患者：  あるいは (そう[いった]
18  医師：               [いいです]  もう着てもよいです
```

```
19          (1.2)
20  医師:  下の ほうに？
21          (0.7)
((子供たちについての議論が 11 行省略されている))
33  患者:  ...それに.神の祝福がありまして
34          ですが(h) う [っ(h)お 彼]もしあなたが生なかったら
35  医師:                [ はい , ]
36  患者:  それからもう 1 人というのも,
37          (2.2) ((患者が服を着だす.医師は検査机を覆った紙を取り去る))
38  患者?: ふむ
39          (11.0) ((患者が着終わり座る.医師は紙をゴミ箱に捨て,手を洗う))
40  医師: →((自分の席に戻っているあいだに))悪性のものは何もないです
41          本当に(.hhh)でどこも
42          何も 他[の]ものも残っていません  ど[ちらに]も
43  患者:       [hh]                    [ んふ ]
44  医師:  あなたの腸にも  また,胸のぶぶん [にも.]
45  患者:                                [はい]
```
【原文は,章末に掲載】

 胸部検査の終わりに向かって,12 行目で,医師は患者の子供たちについて尋ねる.18 と 20 行目で患者に衣服を元に戻すように指示する.それによって検査の完了を示している.さらに 25-36 行目で子供と孫についての話が続く.患者が服を着ているあいだに,医師は紙製のカバーを検査机から取り除いて,それをゴミ箱に入れる.そのようにして,40-44 行目で医師が診断のことばを与えるときまでに(家族の話,着替え,検査机を整えるといった)他の活動が検査と診断のあいだに挿入されていた.さらに,胸の検査が患者の腸の検査と診断のあいだに起きていた.
 そのため,医師が 40 行目で診断のことばを始めるとき,彼女は診断の根拠となった適切に関連する出来事から引き離された会話のなかで話をしている.医師が「飾りのない単刀直入な断言」を使ったケースと異なり,診断の基礎は,ここでもう顕著ではない.この文脈で,医師は,「そこにあって感じられるもの以外は何もない」という発話構成を使うことによって,間接的に推断の過程に触れることを選ぶ.自分が言うことは,その感覚データに基づいていると示唆する.この発話ターンのデザインを通して,医師は,患者の検査を自分が語っていることの文脈として再び示す (Drew & Heritage 1992: 18-19 を参照しては

表8.2 診断上の発話のターンデザインと位置取り

発話ターンのデザイン	検査との相対的な位置取り		
	隣接	乖離	全体
単刀直入な断言	31	0	31
証拠を指示	6	6	12
証拠についての説明	20	8	28
全体の	57	14	71

ピアソンのカイ二乗検定（2変数）=15.9515 p<.001

しい）．換言すれば，「感じることができる」という構成は，ふたたび，患者の体の触診を診断の結論の基盤としている．

定量的な分析によると，患者の診察や関連する検査結果と発話ターンのデザインや診断の伝えることばの配置とのあいだに関連性が認められる（表8.2参照）．

単刀直入な断言のデザインは，もっぱら，診断のことばが診察や検査のすぐ後に続くケースで使われる*8．診断が適切に関連する検査から離れているケースは，それほど多くはない．だが，そのような場合には，医師は，システマティックに，より複雑な発話ターンのデザインを選ぶ．そのようにして，検査を再び動員することによって，医師はふたたび診断の根拠についての相互の理解可能性(インテリジビリティ)を確立する．そうして，医師は，患者に対して，診断の根拠として説明責任(アカウンタビリティ)としてのわかりやすさに気を使う．もし医師が，再び，その検査結果を動員しなかったら，医師の振る舞いは，実際より，ずっと権威主義的だと見られるだろう．

b 診察や検査の意味が見えにくいこと

診断の発話ターンのデザインを修正することによって，権威と説明責任(アカウンタビリティ)としてのわかりやすさのバランスが達成されるもう一つの文脈は，検査のなかにある，適切に診断と関連しているはずの出来事が見えにくいというものである．例えば，患者の検査には多くの異なる行為が含まれるかもしれない．そして，もしそういったことがあれば，医師による診断の根拠となるものが患者にとっては不明瞭かもしれない．その根拠の特徴を詳しく説明することで，医師は，そういったものを患者に観察可能にするかもしれない．

単刀直入な断言というデザインは，何よりもまず検査に適切に関連がある出来事が素人にとっても明白であるケースで使われる．一方，検査の意味が見えにくいときには，医師は証拠を詳細に説明するという診断の発話ターンのデザインを選ぶ可能性が最も高い（より詳細な議論については Peräkylä 1998: 311-12 を参照してほしい）．もし検査がわかりにくいものなら，医師は「彼らのプロとしての権威に安住する」(Freidson 1970b: 120) ことなく，患者のために，その根拠を詳しく説明することだろう．

　まとめれば，ある場合には，検査の意味が素人眼には見えにくいか，あるいはそれが診断から時間的に離れているために，検査と診断とのあいだの推断上の距離は長くなる．これらの二つのタイプの場合には，証拠の観察可能性(オブザーバビリティ)は危険にさらされる．ここまで見てきたように，医師は，その権威だけによるのではなく，むしろ，診断の伝え方を，暗に診断の根拠へ言及を含むか，根拠について詳しく説明するようにデザインしている．

医療についての専門的な技能への挑戦から生じる問題

　私が今から議論するケースにおいては，観察可能性(オブザーバビリティ)それ自体は脅かされていない．むしろ，これらの場合には，医師の専門的な知識が，確実性を欠いていたり，同意できないために問題となっている．このような状況では，証拠を示すことが知識についての権利を維持する方法なのである．

a　診断の不確実性

　潜在的に医師の専門的な技能が傷つけられるようなタイプの文脈においては，診断の不確実性がある．不確実がある場合のほとんどで，医師は単刀直入な発話ターン以外のデザインを使う．こうしたデザインを通して，提案された診断の理由を示すことができる．それによって医師は，特別な仕方で，不確実な診断の根拠に説明責任(アカウンタビリティ)としてのわかりやすさを与えようと気に使う．もし病気が何か確信をもって言えないなら，医師は自分が知っている確実なことがらをことばで示すのが適切であるとみなす．説明責任(アカウンタビリティ)としてのわかりやすさと権威がここで強く絡み合っている．不確実性は，専門職としての医師の権威を傷つける．それゆえ，不確実な診断を届けるときには，医師は，権威だけに寄りかかることができない．証拠を表示することによって，医師は知識についての権利

を主張できる（診断の不確実性に関するいっそう詳細な議論について Peräkylä 1998: 312-14 を参照してほしい.）

b 診断についての乖離した見方

　医師の権威は，また，診断の流れのなかで，患者の見方と医師の見方が大きく異なっていることが明らかになると，潜在的に傷つけられる．このような状況で，医師は，かなり頻繁に，根拠についての詳しい説明を伴った診断の発話ターンのデザインを選択する．

　医師がしばしば証拠についての詳しい説明に訴えるのは，診断の伝達が，検査のあいだに患者が示した説明と明らかに食い違うときである (Gill 1998a; Gill & Maynard 本書; Raevaara 1996)．あるいは医師が前に説明した診断が，患者によって疑問視された際に，それを再び主張したり，あるいは訂正したりするときである．（必ずそうだということもないが）典型的に，患者の見地と医師のそれとのあいだの乖離は病気の重大性に関係する．その際，医師の診断は患者の見立てほど深刻ではない（「治療を受けるに値すること」について Heritage & Robinson（本書）と Halkowski（本書）による議論を参照してほしい）*9.

　次の抜粋で，医師は，患者があからさま申し出た診断についての示唆を却下している．患者は脚の激しい痛みで苦しみ，病欠した後にフォローアップの受診をしていた．問診の最初のほうで，患者は大腿部の痛みが腿の酷使によってあるいは太腿に「起きている進行性の何か」によって起こされたかもしれないことを示唆した．医師はこのコメントを患者が「血栓症」について言っているものとして扱った．医師は，診察の終わりに向け，その診断の発言において，あからさまに，そうした示唆を却下している．

```
(12) (Dgn 3 1B2)
 1   Dr:      Well (.) we'll have to follow up how this thigh of
 2            yours, (0.6) .hh begins to respond and, (0.8) it has
 3            indeed now clearly improved from °what
 4            it is [and,°
     医師：   まあ( )腿がどうなっているかフォローアップをしないと
              あなたの(0.6).hh 返答を始める，そして，(0.8) ここ
              本当に今明らかに良くなりました　何
              でしょうそれは [そして，
```

```
 5   P:         [It has at least in terms of pain th[ e:n.
     患者：         [少なくとも痛みに関しては そ[れで
 6   Dr:                                       [Yeah:.
     医師：                                       [はい.
 7              (0.4)
 8   Dr:        Yes: .. h >Did you have laboratory tests< now: sti[ll
     医師：       はい.h 検査をうけましたか もう　ま[だ
 9   P:                                                        [NO:.
     患者：                                                        [いいえ.
              ((10 行省略されている))
20   Dr:        Yes:.
     医師：       はい.
21              (2.0)
22   D:        →.hh Well (0.8) I haven:'t (0.2) I I (1.0) haven't
23              →(0.3) considered it as a (0.2) thrombosis.
     医師：       →.hh ええと (0.8) 私 (0.2) 私には (1.0) それは
                →(0.3) そうは考えません (0.2) 血栓症ではない.
24   P:         Mm hm,
     患者：       むむ うむ,
25   Dr:        =>I think it isn't, (0.5) it would have,=if there would
26              =>have been a beginning of a thrombosis then it would
27              =>have been much more pain ↑ful.
     医師：       =>私はそうではないと思う (0.5) そうなら=そうであるなら
                =>血栓症の始まりで，それから
                =>もっとずっと多くの痛ん↑できて.
28   P:         Yes right.
     患者：       はいそうです.
29   Dr:        So certainly there are the VARICOSE veins.
     医師：       それで確かに静脈瘤はある.
30              (0.8)
31   P:         Somethi- yeah I can feel the very lumps there
32              in a certain position ((continues))
     患者：       何か　はいまさしくそのかたまりを感じることができる
                ある場所に ((継続する))
```

最初の反論は 22-23 行目で起きている．それから，25 行目で，患者による承認の後に，医師はその意見を「精緻化する」（Maynard 1997 を参照してほしい）．医師はまず，反論を言い直すが，その後で自分の結論を支持する証拠について詳細に解説する．医師は血栓症ならその症状がどのようであったはずかを説明する．患者は（28 行目で）同意の受け取りをし，29 行目ですぐに医師が代わ

りとなる診断をする．しかしながら，これは，患者の問題についてもれなく説明しつくすものではないと示される．患者は医師の提案に従いながら，彼女自身が医師の診断の証拠に言及する（31-32行目）．

　抜粋（12）で，患者が候補とする説明と医師の拒否とが大きく異なったものであることが診断の論争的な性格を作り上げている．他のいくつかのケースでは，医師による最初の診断に対する患者の反応を通して，遅い段階で，こうした乖離が生じている．そのような場合，医師はその診断に沿って，根拠についての詳細な説明に訴えるだろう．

　例えば，（13）で患者はしつこい咳のために受診した．患者は，以前にも，同じ症状で来院していた．だが，服薬にもかかわらず，咳は改善しなかった．医師は患者のために新しい検査（胸部レントゲン写真と血液検査）を行う．下の抜粋の始まりで参与者はすでに検査と次の来院の予約を済ませていた．医師が書類を取り扱っているあいだに，患者は1-3行目で肺炎ワクチン接種に関して質問をする．

```
(13) (Dgn 133 27A1)
1  P:    How is it there, is it possible for me to have the,
2        the erm:: eh- which vaccinations are there, (.) >the
3        pneumonia vaccination<,
   患者： どのようにしたらいいのか，私も接種が可能，
         あの　ええとどのワクチン接種が，そこ(.)その
         肺炎ワクチン接種，
4  Dr:   Yes, but it cannot be given to you now as you have
5        this,(.) this disease?, kind of (.) [on, [so
   医師： はい，けれども，それは今あなたに与えることはできない
         これ(.)この病気？，ある種()[上に，[それで
6  P:                                  [be- [Yes,
                                       [ある- [はい，
7  Dr:   this mu[st be cured] before, .hh[hh
   医師：　これは　[治ってるにちがいない]その前に,.hh[ hh
8  P:           [So later it,]           [Quite right,
   患者：        [だから後で，      ]         [まったく正しい，
9  Dr:   before we can give [( ),
   医師： そうできる前に[ (),
10 P:                       [Yes yes,
   患者：                　　 [はいはい，
```

```
11  Dr:       Krhm krhm .hh
    医師:     Krhm krhm .hh
12  P:        Was it pneumonia then really [as,
    患者:     肺炎だった　あのとき本当に [けれども,
13  Dr:                                    [Well it has been pneumonia
14            because, #m:# there is, (0.8) #erm::# in the, (0.5) X-ray
15            of lungs it could be seen< seen and ↑the
16            se[dimentation rate was also so hig]h that, .hh that<
    医師:       [ええと肺炎であった
              なぜなら，んむ あります，(0.8) うん なかに，(0.5) X 線で
              肺について見える　でそして　その
              血沈 [レートもそれほどに　高く]h それ, .hh それ
17  P:        [Yes right, ]
    患者:     [はい　そうです　]
18  Dr:      really it is °but now for some,° (0.2) some reason it
19           has not got cured I'll eh- (.) I'll prescribe
20           for you still another medication ((continues))
    医師:     本当にそうです° が今はある，° に (0.2) ある理由でそれが
             治らなかった，私は eh- () 私は処方するでしょう
             あなたに　もう一つの薬を ((継続する))
```

(4-5, 7 と 9 行目で) 医師は患者に，現在の病気が治癒する前にワクチン注射を受けることはできないと言う．ここで医師が「この病気」という表現で病気を指示していることが目につく．要するに, これは診断を特定しないが, それを互いが共通に知っている対象として扱っている．その後，12 行目で患者はこの診断について聞いている．この質問は患者の病気が肺炎であると考えられていたことを暗示している．だが他方，この質問には，また，この診断に関するある程度の疑いが含まれている．

　医師は 13 行目で，以前に来院したときに初めに下した肺炎という診断を再び主張する．13-16 行目での証拠についての詳細な説明はこの再主張を支えるものである．(18-19 行目での) 医師が診断を伝えることばの最後にあたる部分で，肺炎がまだ治っていないことがうかがい知れる．

　上で議論された二つのケースで，相互行為において診断についての見解が大きく異なっていることが明白にされたとき，医師は証拠について解説するという手段に出ている．潜在的に，乖離は不確実性とおなじく医師の専門家としての役割を傷つけるものである．この医師は証拠について説明することによって

表 8.3 発話ターンのデザインと診断の問題提起的な性格

発話ターンのデザイン	診断の問題提起的な性格		
	非論争的	論争的	全体
単刀直入な断言	29	2	31
証拠を指示	10	2	12
証拠についての説明	11	17	28
全体の	50	21	71

ピアソンのカイ二乗検定（2変数）=21.9525 p<.001

返答をしている．すなわち，彼らは証拠について説明する(アカウンティング)ことで引き続いてその診断に拘りを示しているのである．要するに，見解が乖離している文脈で診断を伝達するとき，彼らはその診断のことばの基盤について説明責任(アカウンタブル)があると考えている．それらの結論の明示的な理由を与えることによって診断の結論を正当化している．

定量的な分析は上記の質的な結果を支持するものである．すべての診断のことばが，その論争的であるかという点からコード化された．その結果は表 8.3 に示されている．

診断が論争的であるとき，めったに，医師が単刀直入な断言あるいは間接的に証拠に言及する発話ターンのデザインを選択することはない．その代わりに彼らは証拠についての詳しい説明を選択する．

ただし私たちは医師が診断の証拠を詳しく説明したすべてのケースで診断が論争的であるという地位が明らかであるとは観察できなかった．これらの症例（28 例）の 3 分の 1 以上で，診断は患者の見方と医師のそれとのあいだに論争を伴っていることを明確には示していなかった．しかしながら，これらのケースのいくつかで，医師のポジションと患者のそれとのあいだにいっそう微妙な食い違いが観察できた．すなわち，医師の診断は大きな問題は存在しないことを示唆するように聞こえるのに対して，患者はその状態を重大な問題として提示していた．例えば，抜粋 (8) では，参与者の意見のあいだ明白な相違はない．しかしながら，問題について記述することを通じて，患者は，かなり具体的に，背中の痛みが例外的に激しくて彼女を悩ませていると語っている．患者は医師が診断をするまで，候補となる痛みの説明を行っていない (Gill & Maynard 本書第 5 章を参照してほしい)．しかしそれにもかかわらず，医師が証拠に

ついて詳細に説明するのは，患者が口にはしていない心配に対する反応であるかもしれない．(まだ提示されていない症状についての) 証拠を詳細に説明することによって，医師は，いくつかのそれ以外の，いっそうひどい (が名前のついていない) 診断の可能性を除外するための根拠を明らかに示している．

診断を話すこと：要約

　これまでに提出された経験的な分析において，私たちはフィンランドのプライマリ・ケアで，医師たちが診断の証拠となる基礎の (患者にとっての) 可視性と理解可能性を考慮して，その診断の伝え方の形を変えているのを見た．その行いを通じて，医師たちは診断の根拠について患者に対する説明責任としてのわかりやすさに気を使っている．「デフォルトのパターン」では，医師は口頭で証拠に言及することはない．だが，見通しのよい検査のすぐ後に診断の伝えることばを位置づけることによって，患者がその検査と診断のあいだにリンクを見ることを可能にしている．私はまた医師が証拠を暗に示す言及あるいは証拠の徹底的な詳細な説明に訴える状況には四つの種類があると論じた．これらは，診断の伝えることばが診断に適切に関連する検査から時間的に離れているとき，検査が患者に見通しを与えないとき，不確実性があるとき，あるいは診断に関する見地が大きく異なっているところで起きる．換言すれば，そういった状況において，医師は，その証拠が目に入るような可視性とわかりやすい理解可能性を保つために付加的な手段を講じている．

医師が診断を伝えることばに対する患者の反応

　この章の残りの部分で，私が検討していくのは，医師による診断のことばに対する患者の反応が，患者が診断の推論に知識をもつとする主張と，医師が究極的な権威をもつとする期待とを同時に含む仕方である．私は，診断に対して患者が，最小限以上の返答をする抜粋に，主な焦点を合わせる．この拡張された反応こそが，患者が自分たちの知識を表示するものなのである．全体の3分の1以上のケースで患者が最小限以上の反応を返していた．最初に，私は，医師が診断を下す発話のデザインを通じて自分自身の診断への意味づけを表示した後で，拡張された反応が最も生じやすくなるということを示そう．その後，

私は，参与者が，協力して，診断に関する患者の知識に気を使うことと医師の権威に気を使うことのバランスを維持する方法を示しながら，いくつかのタイプの拡張された反応について探究する．

患者は，診断を聞いた後，いつ話をするか

　医師の診断のことばを受け取る患者の方法は，おおまかに三つの種類に分けられる．すなわち，沈黙，「ええ」，「はい」，「えへん」のような最小限の受取りの合図[*10]，そして拡張された反応である．いくつかの最小限の受取りの合図が，診断のことばをさらに展開させるか，その診断が処置に対してもつ意味を述べるように促すためにはたらく一方，他のものにはこのような特徴は明確には存在しない．沈黙は，最小限の受け取りの合図と同様に，さらなる展開の誘い出し（Maynard 1997）として機能するかもしれない．診断のことばの後の最小限の応答と沈黙の働きについては，明らかに，さらなる研究が必要である（診断の連鎖と診断についての話のあいだの「進行性」についての議論は Robinson 2003 を参照してほしい）．

　3番目の種類の反応は，患者がただほんのわずかだけ診断を認める以上の何かをするすべてのものを含む．例えば診断が患者の見方からは意外であると示す，同意あるいは非同意を口頭で示す，あるいは診断と違うような症状を記述する，といったことである．こうした反応があると，少なくとも患者が反応を産み出しているあいだは，診断から他のもの（通常は治療である）に移行することが延期される．さらに，拡張された反応はしばしば患者による診断についての知識への権利主張を含む．

　私たちのサンプルにある 71 の診断のことばでは，これら三つの反応のタイプが，ほとんど均等に分布している．応答がないものが 23 例，最小限の承認が 25 例，拡張された反応が 23 例であった．このように，フィンランドの患者はほとんどケースの3分の1で活発に診断のシークエンスに参加していた．拡張された反応は，2人の医師以外のすべての診察場面で最低1回は観察された．

　何が患者による積極的参加を促しているのだろうか．ヒース（Heath 1992: 246-60）によると，アクティブな患者の反応は，典型的には，質問の形をとるもの，不確実であると示されたもの，暗黙的であれ明示的であれ，医師による病状の見立てが患者の予想と違うことを示すものの後に起きている．フィンラ

表8.4 診断にまつわる論争と患者の反応

診断にまつわる論争	患者の反応		
	ないか最小限	延長	全体
明白な論争なし	37	13	50
論争あり	11	10	21
全体	48	23	71

ピアソンのカイ二乗検定（1変数）=3.1561 p=.076

表8.5 診断の確実性と患者の返答

診断の論争提起性	患者の返答		
	ないか最小限	拡張	全体
不確実	16	12	28
確実	32	11	43
全体	48	23	71

ピアソンのカイ二乗検定（1変数）=2.3109 p=.128

ンドのデータで，質問という表現を与えられ，言い表された診断はなかった．しかしながら，不確実であると示された診断や医師の見立てと患者の予想が一致しない診断はあった．診断の発話の特徴が，患者の反応のタイプと関連をもっていることは，（ヒースのデータと同様に）フィンランドのデータでも確認された．これについては，表8.4と8.5を参照して欲しい．

　表8.4が診断での対立と患者の反応とのあいだの関係を示している．この章の先の部分で示した表8.3にあるように，診断での対立と見なしたのは，患者が，検査のあいだに言った病名を医師が明示的に拒否あるいは訂正をしたとき，あるいは医師が前に説明して，その後で患者から疑問視された診断を再び主張するか訂正するときである．私たちのデータでは，拡張された反応が占める相対的な比率は，診断に対立が伴うとより高くなる．だが，この関連性は，統計学上は有意ではない．表8.5に表示された診断での不確実さと患者の拡張された反応の間の関連では関連性はさらに弱い．

　しかしながら，患者の反応のタイプと医師による診断の伝え方のデザインとのあいだには，強く，統計学的に有意な関連性（0.1％水準）があった．他でもなく，診断を伝えることばが診断の根拠を示すその方法が，この反応のタイプと結びつけられていた．拡張された応答の大部分が医師が診断の根拠について

表 8.6　診断の発話ターンのデザインと患者の返答

診断の発話ターンのデザイン	患者の返答		
	ないか最小限	拡張	全体
証拠についての説明	12	16	28
証拠を指示	9	3	12
単刀直入な断言	27	4	31
全体	48	23	71

ピアソンのカイ二乗検定（2変数）=13.5079 p=.001

詳しく説明した診断の発話ターンの後で起こっている．（暗黙に証拠に言及している発話ターンと証拠への言及がない単刀直入な断言という）これ以外の二つの診断の発話ターンのデザインでは，拡張された反応を引き起こす例が，はるかに少なかった．特に単刀直入な断言に拡張された反応が続くことは，極めてまれであった（表 8.6 参照）．

　証拠についての詳細な説明が患者による診断に対する拡張された反応を産み出す可能性は，他の二つの診断の発話ターンのデザインよりずっと高そうである．要するに，診断の根拠を詳しく説明することによって，医師が患者と自分自身のあいだに，ある特定の関係を提案するように思われる．すなわち，患者が振り返りをすることが診断と適切に関連しており，歓迎される関係である．

　この章では以前に，不確実性と対立が診断の発話ターンのデザインと結び付けられるということを示した．すなわち，診断が不確実性や対立を伴うとき，診断での証拠についての詳しい説明がされがちである．換言すれば，証拠についての詳細な説明は，診断が不確実であるか対立を伴うとき，しばしば，医師がそれに訴える実践なのである[*11]．要するに，診断の相互行為は，早い時機から分岐していく，別々の二つの軌道を取りえるようである．抜粋の一つのタイプでは，医師は「飾りのない単刀直入な断言」というフォーマットで診断を生み出す．そして患者は，それを受け取っているあいだ受動的なままでいる．もう一つのタイプでは，診断の伝達は，検査と診断のあいだの推断上の距離や（見方が不確実だとか一致していないとして）医療の権威に挑戦することによって複雑にされている．これらの状況においては，しばしば，医師は診断の根拠に暗黙に触れたり詳しい説明に訴えたりする．そして特にもし医師が証拠を詳細に説明したなら，そのとき患者たちは，自身の発話ターンで話を切り出すこと

によって，その診断に応答する可能性が高い．医師による診断の伝え方のデザインの選択は，前後の会話をつなぐために要となるポジションにある．遡及的に考えるなら，診断を伝えることばは（普通は問診と検査という）それに先立つ活動をあたりまえのもの，あるいは潜在的には何か問題を含んだものとして作り出す．そして，予期的な時間の経過でいうなら，診断の伝え方は，患者が受け手として行為するのためのフィールド，すなわち適切な関連性を形作っている*12．

必然的に相互行為の定量的な分析は，相互行為している人々が瞬間瞬間において展開している行為（Schegloff 1993）の実際のダイナミクスからは非常に隔たったままでいるしかない．章の最終の部分で，私たちは質的な「ケースごとの」分析に戻るだろう．私たちは患者が自分自身を知識をもつ主体として提示するケースに焦点を合わせる．抜粋の二つのタイプについて考慮されることになる．すなわち，患者が明示的に医師の診断に同意する場合と患者がそれに抵抗する場合である．

合意を表示している患者

ある場合には，患者は医師が差し出した診断への同意を伝える．下の抜粋（14）は，そのような例である．身体診察のあいだに，患者は自分が示した問題（臀部痛）について，（データは示されていないが）癌と感染症という二つの説明の候補を申し出ている．この（検査と若干のペーパーワークの後に起き，推断の過程への言及を含んだ）診断を伝えることばのなかで，医師は患者の申し出た説明についてはコメントしていない．しかしながら，医師の結論は，患者の以前の説明の一つに呼応したものである．

```
(14)  (Dgn 24 11B3)
1  Dr:     Now there appears to be an (1,0) infection at the contact point
2          of the joint below it in the sac of mucus there [in the hip.]
   医師:    さてどうも (1.0) 感染があるのは関節で，
            そこの粘液包が  [腰のほうに      ]
3  P:   →                              [Yes right .. hh]
   患者:  →                             [はいそうです.. hh]
4  P:   →that's what I (think/thought) myself too that <it probably
5       →must be an infection>.[.hhhh
```

```
    患者:   →それを私自身も考えている／考えた　それは　おそらく
            →感染であるに違いない．[.hhhh
 6  Dr:                          [And, became you have had
 7          trouble this [long we will make sure and take an X-[ray.]
    医師:                 [そして，あなたには
                問題がこの[長いあいだ　確かめるために　X[線.]
 8  P:                    [hhhhh                        [Yes:.]
    患者:                 [hhhhh                        [はい.]
```

　部分的に医師の診断のことばの終了部と重なっている 3-5 行目で，患者は承認で返答している．そして次に「はいそうです．. hh それを私自身も考えている／考えた　それが　おそらく感染であるに違いない．」と自身の発話ターンを拡大している．同意を伝えることで，患者は自分自身を診断を推論する能力がある主体として扱っている．しかし同時に，双方とも，医学の推論の領域を，最終的には，医師の側に属するものとして扱っている．これは多くの特徴から観察可能である．

　最初に，患者は自身の同意の意思をはっきりした個人的なものの見方から生じてくるものとしてデザインしている．「はいそうです，それを私自身も（考えている／考えた）」*13 というターン冒頭を通じて，患者は，その同意を「客観的な」事実の報告ではなく，自身の考えの報告として枠づけている（Heath 1992; Maynard 1991c を参照してほしい）．第二に，患者は，確率的であり特定的でない表現（「それはおそらく感染症であるに違いない」）を与えて診断を言い表す．医師は (1-2 行目で) 感染症の部位に関しての詳細を伝えていたが，患者は，この定式化によって，病いについての患者の概念を医師のものよりずっと一般的であると描き出している．そして第三に，患者の発話ターンのすぐ後に（先々の行為の告知という）診察の次の段階に移行することによって，医師が，患者の考えの報告を話題化せず，取り上げてもいないことも注目に値する．6 行目のターンの初めで「そして (And)」という継続のマーカーを通して，この医師は，さらなる検査についての話を目だたせ，(1-2 行目の) 診断のことばの継続として位置づける．要するに，患者のコメントを「行為連鎖において削除している」．このように注意を留めないことで，医師は，自分自身の診断の推論と患者のそれを二つの別個のプロセスとして作り上げている（Raevaara 2000）．

要約すると，抜粋（14）で患者は，医師の診断にはっきりと同意を示すことによって，自分自身を診断の推論において知識がある行為主体(エージェント)であると示している．この主体性(エージェンシー)は自らが課しているものと外的に課される限界がある．すなわち患者は自身の診断の考えを著しく主観的で，そしておよそのものであると表現し，医師は，その後の話で患者のことばを取り上げていない．こうして，患者の主体性(エージェンシー)を考慮に入れつつ，双方は協力して医学上の推論の過程の細部を，もっぱら医師に属するものとして取り扱った．

医師の診断に抵抗する患者

前に抜粋（8）として示された下の抜粋（15）について，再び考察してみよう．診断のことばが伝達される前に，医師は突然の背部痛を訴える患者の身体診察に長い時間携わっていた．1-8 行目で，医師は，患者の背中を触診しながら，いくつかの観察を報告する．（10 行目で）医師は患者から手を離し，自分の席に戻りながら，患者に自分の診断の結論を話している．その診断の伝え方において，医師は（11-13 行目で）まず，診断の根拠を詳しく説明し，その後（13-14 行目で）診断の詳細を伝えている．それから，診断のすぐ後に，医師は，病気の原因の候補について推測する（14-16, 18 行目で）．前述のように，この症例では，診断の伝達の前に，患者と医師のあいだに公然たる非同意を伴うことはない．しかし，深刻ではなかった診断について，その証拠を詳細に説明することによって，医師は，患者がその問題を，特別に，厄介で訳のわからないものだと記述していたという事実に注目しているように見える．

```
(15)  ([8] の拡大版)
 1   Dr:     (But but) I really can feel these with my fingers
 2           here it is you see [( ) this way, a  very tight=
     医師：   (ただただ)本当に指でこれらを感じることができます
             ここです，いいですか[()このように，非常にかたい=
 3   P:                          [Yes,
     患者：                       [はい,
 4   Dr.:    =muscle fiber,
     医師：  =筋繊維,
 5           (1.0)
 6   P:      Yes a little th[ere<
     患者：   はい 少し そ[こ
```

第 8 章　診断について

```
7    Dr:              [IT GOes here from the top but
8                it probably gives it (.) a bit further down then,
     医師:             [ここに，ただ先端から　けど
                  おそらくそれは (.)，それから少しもっと下に
9             (1.0)
10            [(((医師が患者の背中から手を引っ込める))
11   Dr:     =>As [tapping on the vertebrae didn't cause any ↑ pain
12          =>and there aren't (yet) any actual reflection symptoms
13          →in your legs it suggests a muscle h (h.hhhh)
14          →complication so hhh it's [only whether hhh (0.4) you
15                                    [ (((Dr. lands on h )))
16           have been exposed to a draft or has it otherwise=
     医師:   =>けれど [背骨を軽くたたいても↑痛みを起こさなかった
             =>でそこに（まだ）実際の反射の徴候はない
             →あなたの脚には　ということは筋肉の (h.hhhhh)
             →合併症なので hhh それは [ただどうなのか hhh (0.4)
                                    [(((医師は椅子に腰掛ける.)))
              通風によるか，さもなければ=
17   P:      =Right,
     患者:    =そうそう,
18   Dr:     .Hh got irrita[ted,
     医師:   っは ヒリヒ [リした
19   P:                   [It couldn't be from somewhere inside then
20            as↑it is a burning feeling there so it couldn't be
21            in the kidneys or somewhere (that p[ain,]
     患者:                  [それは内部にどこかからのはずはない
                  それなら↑そこが焼けるような感じで　そのはずはない
                  腎臓か，あるいはどこかが（そのい [たみ, ]
22   Dr:                                         [Have you
23            had any tr- (0.2) trouble with urinating.=
24            =a pa- need to urinate more frequently or
25            any pains when you urinate,
     医師:                                     [あなたには
                  ありましたか何か- (0.2) 問題が排尿するとき.=
                  =いっそうしばしば排尿する必要あるいは
                  あなたが排尿するときに痛みでも,
```

　医師の診断のことばに対する患者の最初の反応は，17 行目で起こっている．「そうそう」ということばを通して，患者は（考えられる病気の原因に関して）先行する発話ターンを情報提供的で，意味があり，同意できるものとして受け

とめている（Heritage & Sefi 1992; Sorjonen 1997 を参照してほしい）．次に 19 行目で患者が話をするとき，その発話は，いくぶんか医師が合併症の原因について意見を言い終わるのと重複している．患者は 19-21 行目でコメントし，医師の診断の結論を問題にしている．患者の発言は，複数の単位からなる発話ターンとして組み立てられる．

まず，19 行目で，患者は（質問のかたちをとって）心配がある部位を，医師が言ったことと対照的に特徴づける．発話ターンの終わりに向けて，患者はイエスかノーかの質問のかたちで，再び，その部位を明示する．これらの二つの提案のあいだに患者は「そこが焼けるような感じで」と証拠を差し出す．それで，この患者はただ（20 行目）医師の診断と一致しない症状の記述を提供するだけではなく，（19 と 21 行目で）これらの症状が兆候になりうる病気とかかわる診断の提案として定式化し言い表す．

しかしながら，診断について話をして（そしてそれによって自分が知識をもつことを表示して）いる一方，また患者は，医師の医学の領域の根本的な権威にも気を使っている．患者による（19-21 行目での）診断の提案は，質問の形を使うこと，そしてその提案の拒否を受け入れるように作られた質問のデザイン（Stivers 2000）を通して，患者は，医師の見方が正しくて，問題について最終的な診断するのはまさに医師であると心底から認めていることを示している．患者が病気の部位に関して自らの診断の提案を定式化して言い表す方法（「内部のどこかからのはずはないそれなら」と「腎臓か，あるいはどこかが」）は専門的でなくおよそのものである．さらに，患者が 20 行目で示している根拠は「経験上の」ことであり，「そこが焼けるような感じで」といったように患者だけが手にすることのできる身体の感覚を記述している（Peräkylä & Silverman 1991 を参照してほしい）．この主観的な証拠は 11-13 行目で医師が示した客観的な根拠と対照的である（Maynard 1991c: 479 を参照してほしい）．

その用心深い，そして主観的な特徴にもかかわらず，患者の診断上の意見は，通常ならここで予想された処置の議論への移行を差し控えていた医師によって取り上げられた（Byrne & Long 1976; Heath 1992; Robinson 2003）．その代わりに 22-25 行目で，医師は問診を再開する．新たに始まった（排尿について潜在的な問題に焦点を合わせている）検査は，腎臓に問題があるかもしれないという患者の示唆によって引き起こされたものと考えうる．患者の質問の直後に医師の問

診が始まるので，その問診は患者の質問に答える準備として行われている．検査の再開は，医師が患者の反応を診断について再考する正統な根拠として認めていることを示す．

　下の抜粋（16）は，診断に対する患者の明示的な抵抗のもう一つの例である．この抜粋では，患者は健康診断のために来院している．抜粋は診察の開始部でのものである．医師は自分の前に患者を見た看護師からと思われる書類に目を通している．

```
(16) (Dgn 29-21A2)
 1  Dr:    So there's a hearing defect at some point hhhh
 2         (0.3) ((Dr. goes through the papers))
    医師：  それである部分に聴覚欠陥がある hhhh に
           (0.3) ((書類に目をやる))
 3  Dr:    ((Focusing her gaze on a paper:)) or well that
 4         doesn't actually look quite like a hearing defect that,
 5         (0.5) ((Dr. gazes at the paper))
    医師：  ((書類を凝視する))まあそれ
           実際にまったく聴覚欠陥のようには見えない,
           (0.5) ((医師は書類を見つめる))
 6  P:     Mm::[::
    患者：  む [む
 7  Dr:        [cu:rve as there's such an even decline in the
 8         <other ear.>
 9         (0.8) ((Dr. gazes at the paper.)
    医師：      [グラフ　下落してる
           <もう一方の耳>
           (0.8) ((医師が書類を見つめる.))
10  P:     Well in a way probably a defect but it is
11         one tha::::t erm (0.4) has (.) came up already
12         a long time ago an:d (2.0) I don't know then whether it
13         is:: from work of is i:t (.) from an illness
14         but (I don't),
15         (0.2)
16         B[ecause >you know I have< worked on a paper machine.
    患者：  さて　たぶんある種の　欠陥が　でも
           こっち (0.4) のほうは (.) すでに
           ずっと前に：で (2.0) そのときにはわかっていない
           し　仕事からなのか (.) 病気から
           けれども（私には）,
```

```
                   (0.2)
                   と[いうのは いいですか自分は 紙の機械に
17  Dr:            [Nyeah,
18                 Ye:[:s,
    医師:          [んえ
                   はあ[い
19  P:             [In a paper factory,
    患者:          [製紙工場で,
20                 (0.5)
21  Dr:            Ex[actly,]
    医師:          たしか[に, ]
22  P:             [So in] that sense: (0.2) it may also be from
23                 th<u>a</u>t.
24                 (0.3)
    患者:          [だからある]意味 (0.2) そいつも
                   それから.
                   (0.3)
25  Dr:            .mhh
    医師:          むふ
26                 (0.5)
27  P:             Or not from that.
    患者:          あるいはそれが原因ではない.
28  Dr:            Or n<u>o</u>t from that.
29                 (0.3)
30  Dr:            When was it that this was first taken
31                 notice of do you have any: recolle[ ction: of r- that, ]
    医師:          あるいは それが原因ではない.
                   (0.3)
    医師:          いったいいつこれが最初に
                   気がついたのか 何かき[おく それについて]
32  P:                                  [hh mmmm hhhhhhh] Might
33                 have been s:::a:y ten year[s ago. hhhh]h
    患者:                                    [hh むむ hhhhhhh ]そう
                   いうことなら 10 年 [前. hhhh ]h
34  Dr:                              ['rs ago  ]
35                 Yeah,=
    医師:                             [前に    ]
                   ええ=
36  P:             =Something was then::: (.) when the first curves
37                 were  taken then it was found that there is something
38                 ((continues))
    患者:          =何かが, -(.) 初めてグラフがとられたとき
```

それで何かがあることには気づいた
((継続する))

1行目で，医師は多分，記録上に見出されたと考えられる診断の候補（聴覚欠陥）を同定する．それに続いて，(3-4行目で) 新しい聴覚テストの結果を見ると，彼女は見立てを訂正する．そして (7-8行目で) グラフの曲線から彼女が見いだした根拠について記述する．（記録を書いた人には，「聴覚欠陥」はもっともらしい診断だった，しかしこの医師は同意していないので）医師の訂正によって診断は問題のあるものになる．そして証拠についての記述がこの問題に重要になってくる．この診断に対する反応で，患者は，当初，(10行目で)「たぶんある種の欠陥が」と言っており，最初の聴覚欠陥を強く主張することによって，医師によって訂正された診断に同意しない．患者はそれから，(10-27行目で) この欠陥の歴史と背景に関して念入りな説明に進む．(30-31行目で始まり，終わりはここにはないが）患者による説明の後に，この医師は，病歴と以前に受けていた医療について情報を求めるフォローアップの質問のなかで，患者による，医師の見立てに反している診断の提案を取り上げている．

　医師によって拒絶された診断を強く主張することによって，患者が自分に診断について考える能力があるとする役割を引き受けているのは明らかである．しかしながら，同じく彼が非同意をするこのやり方は，この領域で医師が最終的な権威者であるということへ気配りを怠らないということを示すものである．長い診断の抜粋にある三つの特徴が，特に重要である．最初に，患者の非同意が医師による最初の診断のことばの「肝いり」でなされているのは注目に値する．最初に聴覚欠陥があると言ったのもまさに医師であった，要するに，患者は医師が最初に提案した診断を強く主張しているのであって，患者自身が独立して到達したような診断ではない[*14]．第二に，非同意を言い表した後に続く説明で，患者が注意を払うのは自身による理解にだけではなく，他の医療関係者の専門性に対してもである．11-12行目で，患者は医師に，話題となっている欠陥が，ずっと以前に生じたということを話す．ここでフィンランド語の単語（「ilmeni」）を使うことによって，患者は，欠陥を特定したのは彼自身ではないほかの誰かであって，要するに，そこには医療関係者が関係していたとほのめかしている[*15]．そして第三に，次に，患者が欠陥とされているものの原

因について推測するとき，(16-23行で) それは彼が抄紙機を使って働いていたからだと示唆する．医師はそれを取り上げることを保留している（特に24-26行目を参照してほしい）．それを受けて患者は，(27行目で) 明示的に，自説を撤回する．そして，この医師は，28行目で患者の撤退の発言を繰り返し，患者に目につくような承認を与えている．医師は承認を差し控えることで，患者が撤回を申し出るように仕向けた．その結果として医師は患者が間違っていると「公式に」主張する必要がなくなっている．

　要するに，(16) で，診断の推論という領域において知識がある行為主体(エージェント)という役割を引き受ける際に，同時に患者はこの領域での医師の（そして医療専門家の）権威を認めている．彼が想定した主体性(エージェンシー)は，彼自身によって最終的には，専門職によって定義されて，守られている世界にあるものとして生み出されている．

診断に対する反応：要約

　この章の残り半分で，私は医師の診断のことばに対する患者の拡張された反応について探究した．フィンランドのプライマリ・ケアでは医師の診断のことばに対して，およそ3分の1の患者が，たんなる受け取り確認の合図以上の返答をしていることを示した定量的分析から始めた．先行研究では患者の反応の正確な数が提供されなかった．しかしヒースの論文 (1992) での影響力をもった議論から推し量ると，1980年代の英国の患者は1990年代のフィンランドの患者より受動的であったかもしれない．

　この研究の量的な部分で，私たちはまた拡張された反応が，医師によって，その根拠が詳細に説明されるような診断のことばの後に起こる可能性が最も高いことを発見した．こうした観察は直接に実践への意味をもっている．それは，もし（特定の診察で）医師が診断についての議論への患者の参加を歓迎するなら，このような参加を促進するために医師ができる一つのこととして，患者にいくぶんかでも診断の証拠となる根拠を示すことがあると示唆している．

　ヒース (Heath 1992) が提案した，3分の2の抜粋で診断の後に患者が受動的であるという事実は，医療の権威への服従の印であるかもしれない．他方，他に二つの指向がこれに関係しているかもしれない．一つは汎用的な「ニュースを伝えるシークエンス」(Maynard 1997) とよばれる，相手から拡張された

反応が必要とされない行為の連鎖に，患者が気を使っている可能性である．そしてもう一つは患者の診察の「漸進性」(Robinson 2003) に気を使っている可能性である．受動的なままでいることで，患者はただその受け手性を示すことができ，また患者は治療やそれ以外の先々の行為についての論議が続くという期待を示すことができる．けれども，ここでの私の主要な関心は，患者が活発に返答することで，「診断の次の」の段階に進展しなかった3分の1の抜粋である．私は（再び，本質的にはヒースによる以前の観察と一致して）患者たちが，首尾一貫して，自分自身の推論の方法と医師によるそれとのあいだの相違に気を使い，注意深くその反応をデザインしていることを指摘した．患者が診断への疑念を表わす主要な方法は，診断とは乖離した追加の観察を提供することである．このような追加の観察は，身体診察あるいはドキュメントの検討という領域の外からやってくる．すなわち，それらは医師が検査したものの観察ではなく，（身体の感覚や日常生活からの報告のように）患者が直に接しているものである．もし医師が観察をその診断を支持する証拠として提示するなら，ほとんどの場合，患者は系統的に，そういった観察に関するどんな議論も差し控える．もちろん，患者は観察から診断の結論までの推論の手続きを問題にすることもない．

　私たちが検討してきた拡張された反応についての抜粋においては，プライマリ・ケアの患者は，その診断に関してある程度の主体性と知識をもつことを想定することができるし，多くの場合，そうしている．患者は診断において同意と非同意を表示するために利用可能な方法をもっている．しかし，その主体性と知識をもつことは，患者と医師が医学上の推論という領域における医師の権威に気を使うことと絡み合っており，そして同じく影を投げかけられてもいる．たぶん，こうして二重に気を使うことは，医師がその結論の証拠について詳細に解説した，診断を伝えることばに患者が応じている（そして，ほとんどのアクティブな反応がそこで起こっている）抜粋において，もっとも印象的に凝縮されている．証拠について詳細に解説すると，診断の後に患者が「口火を切る」ことになる．けれども診断の後に続く話において，患者はシステマティックに医師が詳細に解説したまさしくその証拠を取りあげることを避ける．

おわりに

　この章の初めに指摘したのは，診察で，医師の権威への期待と患者が知識をもつことのあいだには，ジレンマがあるということだった．このジレンマについて，最初に診察についての文献を取り上げた．あるテキストはこの関係の権威主義の側面を強調している．また別の文献では，異なってはいるが等しく有能な主体による対話であると記述している．テキストで見いだされるこのジレンマは，この章で報告された診断の連鎖についての経験的な研究に動機づけを与えた．

　この章を通して，医師による診断を伝えることばの伝達と患者の受け取りという文脈において，このジレンマの異なった側面を探究してきた．繰り返し見てきたのは，参与者は医学の推論の領域について医師のもつ究極的な権威に気を使う際に，それがどのようにして相互行為の「対称の」あるいは「対話的な」性質——すなわち，医師が診断の証拠となるものが一目でそれとわかることにシステマティックに気を使う仕方，そして患者が診断のことばに応じてアクティブで聡明な立ち位置をとる仕方——と絡み合い，そしてまた影を落とすのかということだった（Heritage 2005 を参照してほしい）．

　医療の実践についてのこうした観察の結論は，二つある．第一に，私が提案したいのは，—アトキンソン（Atkinson 1982）とシルバーマン（Silverman 1987）の考えと同様のものだが—「患者中心性」という考えは，患者の知識と経験が，医師の専門職としての知識の代替物か同等のパートナーとして診察の準拠枠となれる，あるいはそうなるべきであると想定している．だが，これは診察の相互行為という現実に合っていないということである．医師の権威は医療の相互行為を構成する特徴であるように思われる．私が見ることができるかぎりにおいて，医師の権威を削除すると，その相互行為はもう医療のものとはいえなくなってしまうだろう．そして私には，権威の削除を提唱する理由がわからない．しかし，第二に，私が同じく指摘したいのは，医師に権威があっても，本物の医師－患者のパートナーシップを打ち立てる邪魔にはならないということである（Roter & Hall 1992; Maynard 1991c を参照してほしい）．少なくとも，この章で考察を重ねてきた診断という行為の連鎖においては，参与者は説明責任としてのわかりやすさを伴った医師の権威と，患者の知識とをすり

あわせる方法をみつけていた．診断の連鎖で，医師と患者は診断の根拠となるものについて，相互にわかりあえるという意味での理解可能性(インテリジビリティ)を維持するように気を使っているように思われる．患者が拡張された反応を産み出すときでさえ，両者の行為がシステマティックに医師の権威を維持する方法で作り出され，受け取られるので，患者は医師の権威に異議を唱えるというよりむしろ理解可能性(インテリジビリティ)と根拠にいっそうの関心を向けているといえるかもしれない．したがって，逆説的だが，医師の権威が医療の相互行為の細部にとても深く根づいているので，医師の権威に疑問を呈することなく，今以上に，医師は，その推論の方法を患者に説明し，患者は，自分の考えを伝えることができるようになると提案したい．

注

*1 このチームは，リン-レーナ・ソーヨーネンと私自身によって指揮された．他のメンバーには，マルック・ハァカナ，リーサ・ラエヴァラ，ヨハンナ・ルウスヴオリ，ツウッカ・タンミとティモ・ヴォットネンがいた．

*2 そうしたことばが見られるのは，患者の検査の後や患者がそれ以前の診断を拒絶していた後で，医師が最初に病い(イルネス)に名前をつけるところでだけである．言い換えるなら，医師がただ診断のことばを繰り返したケースは分析に含まれていない．また私は，医師が最終的な診断のことばの前，進行中の検査のあいだに報告する，予備的な診断のことばを除外した．またプロの医療の談話においては，「診断をする」とは疾病(ディジーズ)の実在を断言する以外の何物でもないと理解されることに注目すべきである．名指された疾病(ディジーズ)が実在しないとする主張も含めることで，私は診断についての定義を広くとっている．

*3 オリジナルのフィンランド語のトランスクリプトと逐語的な翻訳は著者から入手可能である．

*4 診断の不確実については，以下でさらに論じられる．

*5 他のタイプについては，抜粋（12）を参照してほしい．

*6 この章で報告されたものとは独立した研究において，メイナード（Maynard 1991d）は発育障害とHIV-検査のクリニックで診断上のニュースを告げるときに類似した実践があることを確認した．しかしながら，そういった文脈においては，しばしば「証拠を引用すること」が診断のニュースを告げるということそのものであった．すなわち，結論の推論は患者に任せられていたということになる．他方，ヘリッジとスタイバース（Heritage & Stivers 1999）は，診断の最中に「オンラインで」医師がその診断を描写するという実践について記述している．例えば，この実践を通して医師は，過度に薬物を処方して

もらおうとする患者の圧力に抵抗することができる．

*7 これは，もちろん，これは，医師によって患者に提出された根拠が，常に，医師によって自身の推論で使われるということを意味しない．

*8 この結果は無作為抽出された標本から得られたものではない．そしてカイ二乗値はこれと次の表においては，着想を得るという意味でヒューリスティックに，論じられているパターンの大きさの程度を見せるためだけに使われている．

*9 私たちのデータセットにある診察の圧倒的多数が重篤な状態あるいは生命にかかわる状況よりむしろ普通の健康上の問題であることから，重大な診断上のやりくりについてはここで適切に取り上げることはできない．関連するルッフェイとメイナード（Lutfey & Maynard 1998）とメイナードとフランケル（Maynard & Frankel 本書）を参照してほしい．

*10 これらは診察で使われるフィンランドでの反応のトークンを英語で表記したものである．オリジナルのフィンランドのトークンは，例えば，「Joo」，「Juu」，「Nii.」，「Jaa::」，「Mm:」そして「Aha」といったものである（(Sorjonen 1997, 2001）を参照してほしい）．

*11 これと関係している四つの変数の詳細が示しているのは，もし「不確実さ」と「葛藤」が統制されるなら，診断に不確実さと葛藤のいずれも伴わないときでも，証拠への言及の形式と患者の反応のあいだの関係が強いままだということである．これに対して，不確実さと葛藤の少なくとも一つが関連しているときには，相関関係はずっと弱くなる（しかし全くはなくならない）．

*12 私はこれが医師によって能動的な選択を伴うことを指摘したい．たとえ患者が問題を表示したとしても，医師は（ただ診断を断言することによって），その事例をルーチンを作り上げることができる．あるいは，代わりに，たとえそのなかに問題の公然の，そして明白な兆候がなかったとしても，医師は（例えば，証拠を詳細に説明することによって），症例を問題のあるものとして扱うことができる．(8) (15) を参照してほしい．

*13 録画データを見るかぎり，動詞「think」の時制には明瞭には聞こえなかった（think/thought）．もし患者が過去時制で話していると聞かれるなら，その発言はまた，患者がそれ以前に申し立てた説明（Raeva:ara 2000）をもう一度取り上げていると聞き取ることができる．

*14 診察の前に患者が看護師と話した結果，医師が読んだ書類に「聴覚欠陥」と書かれたことは，（そうであるだろうとまでは言えないまでも）全くもってありそうなことである．たとえそれが事実だとしても，それにもかかわらず医師は自身でこの診断を口にしている，そして今生じている相互行為で，患者はかって医師が声に出した診断を強く主張している．

*15 医師が患者の話をこのように聞いたことは，30–31 行目のフォローアップ

第8章 診断について

質問で彼女が受動態を使っていること (was first taken) からみてとることができる. 医師は, いつ患者が問題を心に留めたかは尋ねない. そうではなく, むしろ問題がいつ「最初に心に留められた」かを尋ねている. この受動態の利用により, 他の人々が関わっている可能性が示されている. そして最終的に, 自分の答えを押し広げていくなかで「(36–37行目の) 初めてグラフがとられたとき」と言うことによって, 患者は明確に「欠陥」の特定に医療関係者 (そして医療技術) が関わっていたことを示している.

【原文トランスクリプト】
(11) (Dgn U24 41A3)
```
1   Dr:    ... it's the best of °all° examinations
2          what #you#,
3          (0.6)
4   Dr:    what you do yourself and then if you would ↑ find something
5          from here then you could,
6          (1.1)
7   Dr:    come here and show it >but this is< ↑very smooth the breast
8          gland tis [sue.]
9   P:               [° #Y]eah#° I have had in my breasts a very
10         VERy bad milk infection.
11         (1.3)
12  Dr:    How many children you #ha#ve,
13  P:     I have one ↑chi° ld° and ° I ha-° I [ha- I'm a bit> like a <
14  Dr:                                        [( )
15  P:     risk #mo#th↓er: #ha-# ° .hhhh° had difficult de [liver ]ies
16  Dr:                                                    [Yeah,]
17  P:      or °(l[ike]°, )
18  Dr:           [>F:ine<] now you can pull,
19         (1.2)
20  Dr:     <do↓wn>?
21         (0.7)
(( 11 lines of discussion on children omitted.)
33  P:     ...God's blessing in that
34         iss(h)ue t(h)oo (he)h] if you were not able to deliver them
35  Dr:    [$Yeah:$, ]
36         $then you get other ones$,
37         (2.2) ((P is dressing, Dr. takes away paper that covered
                  the examination ta ble))
38  P?:    °Hmm°
39         (11.0) ((P dresses and sits down; Dr. takes the paper to
                  trash container and washes her hands.))
```

```
40  Dr.:  ->((While returning to her seat:)) Nothing malignant
41           >really< (°.hhh°) #and no#
42           nothing ex[tra ] can be felt as being there, (.) n[either the]re
43                  [ hh ]                                    [.nfff  ]
44  Dr:      in your bowels nor there in your <↓brea[° sts° >.]
45  P:                                              [ Yeah: ]:
```

第 9 章　診断的合理性について
―― 悪いニュース，良いニュース，および残った徴候

ダグラス・メイナード
リチャード・M・フランケル

　バーンとロング（Byrne & Long 1976）によれば，「患者の身体状態についての検討」すなわち，医療面接の第 4 段階とは，導入部分，患者の受診理由の確認，病歴聴取と検査の実施の後の，医師が診断を告げるタイミングのことである．医療面接の「三つの機能モデル」（Cohen-Cole 1991; Lazare, Putnam & Lipkin Jr. 1995）において，診断情報を伝えることは，患者教育と治療計画を実行する 3 番目の機能の範囲内のことである．現在まで，診察のこの局面〔第 4 段階のこと〕とこの機能の研究は，ごくわずかしかなされておらず，そして，その研究では，「悪い」ニュースと，それにまつわるコミュニケーション問題が強調されている．そして，プタセック＆エバーハルト（Ptacek & Eberhardt 1996）が，包括的なレビュー論文の結論部分にまとめているように，これらの文献はあまりにも逸話的であり，臨床経験に基づいて，医師の見解から書かれており，理論的に正当化されたり経験的な探索に基づいたりしていることはめったにない[1]．さらに，悪いニュースが強調されすぎたために，他の種類の診断（たとえば，良いニュースとか，不確かなニュースであるとか）が，実質的に研究されていない．医療専門職にとって，このように調査のうえで無視されたものがあることは，教育課程あるいは実践の標準を築き上げるための基盤がない，ということをも意味する．

　最近になって，フランケル（Frankel 1994）やヒース（Heath 1992），メイナード（Maynard 1991c; 2003），ペラキュラ（Peräkylä 1998, 2002, 本書第 8 章）の諸研究は，診断のニュースを伝えることと受け取ることを相互行為的な出来事として扱うアプローチをとり，ビデオ録画された実際の問診を分析の基盤として採用している．しかしながら，フランケル（Frankel 1994）とメイナード（Maynard 1991c）は，もっぱら悪いニュースを考慮している一方，ヒース

(Heath 1992) とペラキュラ (Peräkylä 1998) は，悪いニュースと良いニュースを伝えることをそのようなものとして区別していない．

　この章における私たちの分析は，診断が「良い」とか「悪い」という価（valence）をもったものとして，伝えられたり受け取られたりする諸エピソードに集中する．さらに，私たちのデータのなかで目立っていたので，不確実性を含んだ諸事例も分析する*2．私たちの目的の一つは，医療情報が良い，悪い，あるいは不確実のいずれだとされるにしても，診断上のニュースを検討するという価（valence）が，伝えることと受け取ることの両方にとって，際だって重要な様子を具体的に示すことである．

　診断を伝えて受け取るパターンを探究することを超えて，私たちは相互行為を基礎においた調査の応用に関心をもっている．ヒース（Heath 1992: 264）は，コミュニケーションやその他の診察における行動的な諸特徴を変容させようとするためには，そのなかで参加者たちが診断の呈示を達成しているところの相互行為の組織についての感受性を備えている必要がある，と論じている．それらの相互行為の組織は，部分的には，ただ診断情報を伝えるという出来事だけではなく，臨床的な談話一般の理解のために必要な経験的で理論的な基盤というものを欠いているために，簡単にはわからないものになってしまっている（Frankel 1995b; West & Frankel 1991）．これらの出来事に関して，わずかに存在する調査が示唆しているのは，医師が，一般的には診断情報のコミュニケーションに関して不得手であり，それは，医学校におけるビデオ録画を用いたフィードバックトレーニングにおいてもそうである，ということである（Maguire, Fairbairn & Fletcher 1986）．しかし，フランケル（Frankel 1995b）は，「この領域の学問と教育は進歩し続けているので，悪いニュースのみならず"良いニュース"と"ニュースでないもの"を伝えるにはいかにするのが最善かという重要問題も扱われることになるだろう」と述べている．このような知識の基盤を発展させることが，この章のもう一つの目的である．

　多くのアメリカやカナダの医学校がいまやコミュニケーションスキルの訓練プログラムをもっている．だが，診断情報の伝え方に特化した授業は，ほんのわずかの学校でしか開講されていない*3．もし，医学訓練の一つとしてプレゼンテーションの戦略が公的には全く教えられていないとしたら，良い／悪い／他の種類のニュースを，伝えたり受け取ったりする技術というものは，暗黙

の常識による知識の基盤（Garfinkel 1967; Polanyi 1958; Schutz 1962）に属することになるし，教育や訓練なしで日常的なコミュニケーションの経験を通して獲得されたものということになる．例えば，社会のなかでの実際的で現在進行的な参加をすることによって，そして会話ができるようになっていくことによって，参加者は，知らせ，知らせへの反応，詳細化，評価という4部分のトークの順番からなる，一般的な NDS（News delivery sequence．ニュースを伝える行為の連鎖（Maynard 1997, 2003））を学ぶことになるのだろう．〔以下で〕私たちは，どのようにして医師と患者が，医療的な診断のニュースという文脈において，こうした行為の連鎖〔つまり，NDS〕を産み出しているかを探究していく．

　私たちの分析は，良いニュースの場合と悪いニュースの場合で，相互行為において，はっきりとした非対称性があるという議論にまで及ぶことになる．予想されるように，良いニュースを伝え，受け取る場合には，悪いニュースの場合に比べて，より容易な道筋で，議論が進むことになる．つまり，〔ニュースの〕届け手と受け手は，穏やかに連帯した団結を示すことになる．届け手は，良いニュースについては，それを肯定的な評価で始めたり，NDS の最初の順番のところにおいたり，持って回った言い方を避けたり，そういうふうに，外に見えるようなやり方で，呈示する．これに対して，悪いニュースは，しばしば，医師と患者のあいだの団結を破壊し，理性的な会話を蝕み始める．悪いニュースは，覆い隠される．ニュースを伝える人は，そのニュースを，否定的な評価よりも，むしろ，中立的な（あるいは肯定的であることさえある）前口上で始める．さらに，しばしば，NDS の3番目の順番まで，ニュースを伝えるのを遅らせる．伝える人がニュースを語るのは，躊躇などの後の順番か，さもなければ，順番の最後の場所になる．さらに，良いニュースの際にはすぐに評価的な応答が返ってくるのに対して，その相手が悪いニュースを取り扱うやり方は抑制的である．応答は遅れ，しばしば，評価は，意味ある言葉を用いずに，「くそったれ」や「なんてことだ」というような罵り言葉でなされる．このニュースを個人間で取り扱う際の非対称性のパターンは，「優しい」社会的世界（Maynard 2003，邦訳 2004）という意味が守られるように働く．にもかかわらず，良いニュースには，それなりの危機がある．すなわち，臨床においては，良いニュースには，説明され残された徴候がしばしば伴う．すなわち，重病の可能性が診断から除外されたときに，持続的な医学的な不満が説明されないま

ま残ってしまうのである．この説明され残しは，臨床医学における非決定性と不確実性を予感させる．そして，それによって，悪いニュースがもたらすのとは違うけれども，同じくらいに重要な非合理的なものへの接近をもたらすことになる．

プライマリ・ケアにおいて診断のニュースを伝えること

　臨床的な環境では，診断のニュースを伝えることにおいて，"もっとも"重要な人物は，患者である．そして，たとえ患者家族が参加していたとしても，患者こそメインの受け手である．実際，このことは，情報転送において，日常会話から，〔医学臨床のような〕制度的会話を区別する一つの一般的なやり方である．日常会話において，参加者は，通常，他者や自分たち自身についてのニュースを共有する．つまりは，多くのエピソードというものは，親戚，友人，隣人，知人，時には参与者が共通に知っている公的人物に関しての，「第3者」の情報の通知（Maynard 2003, 邦訳 2004）なのである．あるいは，〔日常〕会話のエピソードは，話者が〔その話の〕主な登場人物であるような，「本人」の便りである．そのような便りは，たとえば「なんでだろう．俺はこの8日間，一滴の酒も飲んでないんだけど」（Terasaki1976: 7）というAからBへの語りのケースのように，何かしら自己（ego）とか私（self）に関することを報告するものである．〔このように日常〕会話において，相手に「本人」のニュースや，その相手自身が登場人物となる便りを伝えることはあるが，それは極めてまれなことである．この意味で，参与者の会話での経験は，限界づけられている．しかしながら，様々な組織において，専門家は慣習的に，届けるべき「相手」についてのニュースを手にしている．

　ニュースの相手が登場人物であるようなニュースを伝えるという業務に関わっているのは，福祉専門職，警察官，牧師，不動産業者，弁護士，および，医師と看護師である．医療的日常活動のこの特徴，すなわち，開業医たちが第一当事者にニュースを伝える立場になる頻度の多さは，医学校［メディカル・スクール］においてコミュニケーション過程と，とりわけ悪いニュースについてのトレーニングに，より多くの時間をかけるべきであるという議論の背景なのかもしれない（Lipkin et al. 1995）．私たちは，良いニュースを伝えることも不

確実な診断情報を伝えることも，〔悪いニュースを伝えることと〕同様の注意を必要とすることだ，と論じることになるだろう．

毎日の定型業務として，患者と相互行為をする医師は，NDS（ニュースを伝える行為の連鎖）を展開する．その〔NDSの〕四つの順番については，通常の会話連鎖とは違う配置がなされている．医師は，通常，検査結果および診断の情報を証拠を引用したり説明したりしながら，あるいは，診断のアナウンスを担保する検査結果に言及したりしながら述べている．（Maynard 1991a; Peräkylä 1998）．この証拠の引用は，しばしば，最初の順番であるアナウンス，あるいは，精緻化の順番でなされている．どちらの場合も，会話でニュースを伝える場合とは，異なっている．

日常会話においては，伝える人と受ける人の両者は，話し手の「直接的知識」あるいは，少なくとも相手よりも〔ニュースソースに〕より近い知識について気にしていることを表示する．結果として，〔一般の場合〕ニュースの話し手は，たとえ話し手は知識があって，相手に知識がないということを示すにしても，自分が告げることをどのようにして知ったかという手順を示す必要はない．たとえば，自分たち自身についてのニュースを話す場合には，伝える人は自分たちの経験を知っている権利を利用し，それを尊重する（Sacks 1992b: 243–48）．

第3者に関するニュースを産み出す際に，話し手は，（もし，誰か他の人から前もってそのニュースを聞いているだけでも）自らの生育史によるのと同様に「直接的知識」であることを表示する主張や宣言をしてニュースを伝えるだろう．その相手は，反応し，「実践的認識論」（Whalen & Zimmerman 1990）の表示は求めず，様々な種類のニュースの徴（newsmark）やニュースの受け取り証（news receipt），評価を発することで，「〔知識〕状態が変わった」（Heritage 1984b）と示したり，あるいは，ニュースを受けて，その価（valence）が良いか，悪いかを理解したこと（Maynard 1997）を示す．

手短にいうと，会話への参加者は，何か新しくて，良かったり悪かったりすると知っているということが気になっていると示す．〔それに対して〕クリニックでは，医師は，どのようにしてニュースについて知ったのかという手順を示す*4．

良いニュースと悪いニュースの非対称性：重要性の低い状態

　診断場面で，良いニュースを伝え，受け取るとき，一般的なNDSに，ほぼそのまま，従うことができる．これは，医師がどのようにして，その診断の基礎を手に入れたかを示す形をとる．加えて，診断場面におけるニュースのやりとりに，日常会話にも見いだせるような，その場面に共通する一般的なやり方があるのかもしれない．その一方，臨床場面では良いニュースと悪いニュースのあいだには，整然と秩序だった非対称性があった．これは，医療会話の合理性に関連して，それぞれの出来事のタイプ（良いニュース，および，悪いニュース）がもっている意味に光を当てる．この非対称性は，小さな手続きと条件から大きな手続きと条件まで大小問わず臨床の多くの場面で見られる*5.

　手始めに，血圧の結果を報告している例を検討しよう．下の抜粋は良い結果で，患者は医師が血圧を測っているあいだ検査テーブルに向かって座っていた．医師は血圧測定のカフ［加圧帯：血圧測定時に上腕に巻いて用いる細長い袋状の布．血管を圧迫して血流を調整する］を取り外し，それを壁に掛けた．その直後が1行目である．4行目で，医師の「コーネル大学の一年生」である息子に言及する．直前まで，その話をしていたのだった．

```
(1)  CGN：39 (3.3; p. 7: 10)
1    Dr. G:      Have a seat. ((Doctor sits down at desk in corner of
2                room; patient then sits down next to the desk, facing
3                the doctor.))
     医師G：      おかけ下さい ((医師は，部屋の隅の机の前に腰掛けている；
                 患者は，医師に直面する向きで，その机の隣にすわる))
4    Mr. T:      Fre:sh↓man at Cornell huh?
     T氏：        コーネル大学の１年生？
5    Dr. G:      Ye:ah.
     医師G：      そうです
6    Mr. T:      That's great.
     T氏：        そりゃすごいや
7                (2.0)
8    Mr. T:      Doesn't that time go fast (.) MAN[hh
     T氏：        時が経つのは早いですねえ 先[生
9    Dr. G:                                      [Sure does .hhh
10               1→ONE THIRTY SIX OVER EIGHTY FOUR with yer sittin, so=
     医師G：                                     [そうですね
                 1→ひゃくさんじゅうろく と はちじゅうよん あなたの=
```

```
11  Mr. T:   2→=Mkay=
    T 氏：    2→＝はい＝
12  Dr. G:   3→=those are in good shape. [Let's get a white cell
    医師 G：  3→＝数値はいいですね［じゃぁ　白血球を取りましょう
13  Mr. T:   4→                         [((nods head))
    T 氏：    4→                         [((頷く))
14  Dr. G:   taday,
    医師 G：  今日
15  Mr. T:   Okay.
    T 氏：    OK
```

　時が経つのは早いという脇筋（サイドストーリー）のやりとりが終わって，医師は，矢印1のところで，血圧の測定結果を，証拠を指し示すような形で報告する．それから，患者の「はい」という返事があり（矢印2），矢印3では，医師は，肯定的な評価を添えることでこのニュースを詳細化する．矢印4では，患者は頷くが，この肯定は，［血圧の］ニュースを自立して評価してなされたものというよりは，医師の評価に連帯してなされたものである（［このようななずきは］4番目の順番でよく見かけるものである）．

　結果や評価を伝える躊躇のない医師のやり方および，結果と評価の両方が手早く産み出されていることに注目してほしい．すなわち，［血圧測定結果という］ニュースが，［医師の息子の大学入学という］直前の話題からの突然の変化を意味していること，そして，白血球の血液検査（12行目）という次のトピックへの変更に，患者の同時的なうなずきによって，後続されていることが，その内容である．

　この良いニュースの例は，少なくとも表面的には悪いニュースを含んでいる次の血圧のニュースと比較できる．医師と患者の双方がともにあるニュースを評価としては，悪いとはしていない場合でも，代わりに，相互行為での表示のうえでは，そのニュースが，歓迎されていない，という表示がなされている場合がある．

　抜粋（2）が取り出されたもとのインタビューは，医師と患者が患者の薬物療法の現況を確認するところ（患者は高血圧薬を処方してもらうために来た）から始まる．そして，医師は次に，課題設定のような構成の提案をする形で，残りの問診を続ける．そうやって，医師は，患者の血圧検査への関心を生み出す．

以下の1-3行目で，どのようにして，医師が，血圧検査の結果が「**境界線（ボーダーライン）上**」であることを導入しているかに注目してほしい．医師は（1行目で「血圧」と）報告されているものの特徴を名づけ，その出所を伝え，次に「う：」と短い沈黙（0.2）でためらいを示し，そして「**境界線上**」という言葉を伝える前に言葉の澱み（「たぶん」）と極小詞（「ちょっと」）を提示している．

```
(2)  Dr. L/Ms..B (2.1: 125)
 1   Dr. L:    .hh Alright, well: let's see. An' your blood pressure
 2              according to thuh clinic assistants:=uh: (0.2) was
 3              perhaps (uh:) little borderline. So may- I- I think I
 4              might like to: jus' double check that.
     医師L:     わかった，ええと 助手が計った限りではあなたの
                血圧 (0.2) =は
                う：(0.2) たぶん（ううん）ちょっと境界線上です．それで- したら
                ダブルチェックをしたら　いいのではないかと思います．
 5   Ms. B:    M[kay,
     女性B:     は[い
 6   Dr. L:     [An' then why don't I look at thuh sma:ll of your
 7              back.
     医師L:     [それでちょっとそのようすを見させてもらえ
                ませんか
```

この一連の会話の後で（下の抜粋の3-6行目で），医師は血圧測定のカフを女性Bにセットし，気になっている患者の血圧を再測定し始めた．その結果を述べる（下の抜粋の矢印1）にあたって，医師は，（発話順番の初めに）とても遅延した言い方「ええと」といい，ついで，7～8行目で言及対象の「**あなたの血圧**」といい，そして，「**値を読むと**」という部分で，(10-11行目で) 証拠に言及する．「ちょっとだけ高い……」(8行目) という言い方で医師Lは自分の報告に，緩和的な評価を前置するのだが，さらに，この評価を，後続している緩和化するような形の言明のなかに埋め込む（「私が期待していたよりも」）

```
(3)  Dr. L/Ms. B (2.1: 173)
 1   Dr. L:    And how old are you now?
     医師L:    ところでいま何歳ですか？
 2   Ms. B:    Fifty (three,)
 3             (26.0)/((Dr. L is standing and inflating and
```

```
 4              deflating the blood pressure cuff as Ms. B sits on
 5              the examining table. He is removing the cuff from her
 6              arm as the following is spoken:))
    女性B:     ごじゅう（さん）
                (26.0)/(((医師Lは,患者が検査台に座ると,
                立ったまま血圧計のカフを持ち上げて下ろした．彼は以下の
                発話をはなしながら彼女の腕からカフをとりはずした))
 7  Dr. L:    1→Well, your ↑ blood pressure hh by that reading would
 8              be a little higher than I'd like tuh see it. (Itsa-)
 9              ((helping remove the cuff)) have you put your arm
10              through- (.) right there °okay like that°. I got
11              about one forty over ninety ei:ght.
    医師L:    1→ええと，あなたの血圧は値を読むと　私が
                期待していたよりも，ちょっとだけ高い（それは-）
                ((カフを腕から外すのを手伝いながら))腕をここに
                伸ばしてくださいませんか　はいそうです．私が取ると
                おおよそ ひゃくよんじゅうと きゅうじゅうはち でした
12              (0.2)
13  Ms. B:    2→Mm.
    女性B:     ううん
14  Dr. L:    3→Which is (.) ya know a little bit higher than what
15              thuh clinic assistants g[ot.
    医師L:     つまり(.)おわかりでしょうが助手が取ったときより
                ちょっとだけ高[い
16  Ms. B:    4→                  [Mm hm.
    女B:      4→                  [うんん
17              (2.5)
18  Dr. L:    ° ah:°.hh Do you ever have thee opportunity tuh
19              moni[tor it at all?
    医師L:     ええと　あなたは　今まで血圧を
                記録して[いましたよね
20  Ms. B:         [I do:: an' I have uh car:d...
    女性B:         [そうです　私は血圧手帳をつけています
```

それから，(10-11行目で) 医師が結果の報告をするとき，およその数値としてそれを述べる（「おおよそ……」11行目）．患者による形ばかりの応答（矢印2) の後で，医師は先に抜粋（2）（3行目）で見た「境界線上」であったときよりもより高い数値だったと，説明をする．したがってこの患者の血圧がかなり高いという結果を含むニュースは，はっきりとは述べられない．そして，このニュースを伝えることは，いろいろなやり方で，用心深く慎重になされている．

患者は，この説明を受けて，また形ばかりの応答をする（矢印4）．患者は，このニュースを理解しても，強い「知識状態の変化」を表示することも，ニュースを評価することもしない．その当人が，その受け手であるニュースを聞きながらも，［受け手である］患者の応答は，抑制的なものだった*6．会話の流れの組織において，良い診断ニュースは明示されるのに対し，悪い診断ニュースは隠される．

良いニュースと悪いニュースの非対称性：深刻な状態

　プライマリ・ケアの担当医師が，比較的軽微な状況に関するニュースを伝えることはよくある．それに比べて，良いニュースにしろ，悪いニュースにしろ，プライマリ・ケアの医師が，深刻な身体状態に関するニュースを伝えることは少ない．しかしながら，そのようなニュースは，生や死という重要なことに関わっている．そして，患者にとっても医師にとってもドラマチックで感情的な意味合いが大きい経験をもたらし，そして，法的，倫理的，社会的に重要な帰結をもたらす．これらの理由があるため，潜在的に深刻な身体状態を含む情報を伝えるエピソードは，精査に値する．さらに，深刻な病状に関する診断的ニュースは，相互行為的に見てニュースを伝えることと受け取ることの非対称的な様式について，さらに探索することを可能にする．

　ヘリテッジ（1984b: 269）は，優先構造が，いかに所属と連帯を呈示するかについて，示唆してくれている．これに従って見ると，診断ニュースは，医師－患者のあいだの理性的やりとりがいかに重要であるかを示している．

　悪いニュースは，良いニュースがしないようなやり方で，医師－患者のあいだの理性的な関係を脅かす．（ニュースとその価を見えやすくさらすという）良いニュースの優先的な形態および，（ニュースとその価をかくすという）悪いニュースの優先的でない形態は，相互主観性，すなわち相互的理解，を保存することを通してだけでなく，公的な合理性を保持することも通して，両者の連帯を強めるように働く．

　私たちがまず検討するのは，患者の循環器系に関する良いニュースのエピソードである．次に比較のために検討する悪いニュースの方は，患者ががんである，という話である．この出来事の言語的な側面に加えて，私たちは，医師と患者の振る舞いや非言語的な行動の側面も探求する．それらの非言語的な側面

は，良いニュースにであった場合における［医師と患者の］連帯と，悪いニュース出来事における連帯のなさを例証するものである．また，それらは，ニュースを伝えることと受け取ることの非対称性も示している．

循環器の良いニュース

　良いニュースにおいて，医師と患者の両者が診断のNDSを通して協調しているとき，両者は，ニュースの良さに関する音声的・非音声的な相互行為の実践において，提携と収斂を示す．ドナ・トーマス医師は，中西部の大学病院のプライマリ・センターの内科医だが，彼は，激しい胸部痛を含む諸徴候のある，50歳の患者であるゲイル・ロバーツ（女性）を治療していた．

　この胸部痛のため，患者は，専門的検査をするための心臓病クリニックに紹介されていたが，検査は終わっていた．トーマス医師は，その患者が待っていた診察室に入って椅子に座った．そして，患者記録の頁を繰って，標準的な「how-are-you質問（具合はいかが質問）」をする（下の1行目）．これは，この診察が再診であることを表示している（本書の第2章を参照してほしい）．このような質問に答える患者について，フランケル（Frankel 1995b）は，患者は二つのことを気にしていることを示すという．

　一つは，「社交的」様式であり，「挨拶という行為の連鎖」（Sacks 1975）の延長，または代用として答えるものである．もう一つは，「臨床的」な様式であり，患者がもっているかもしれない特別の医療上の不満にしたがって，質問に答えるものである*7．以下では，患者であるRは，社交的に（2行目で）「とてもいいです」と答え，それから，（2-3行目で）より医療的に，患者の検査結果が「良い結果」であると判明したと，おずおずと（「私はおもいます」）と報告する．躊躇なしに，医師はそのことを確認し（4行目），それから，「検査結果」を取りに行くために，部屋を出る．

```
(4)   Dr. T/Ms. R
1   医師T：　　具合はどうですか
2   女性R：　　とてもいいです．検査を受けましたが，
3                    良い結果だと私はおもいます．
4   医師T：　　そうですね．ちょっと結果の紙を
5                    とってきます．すぐ戻り［ます．
```

```
 6   女R:                                    [うん
 7                ((医師は，部屋をでて，2分12秒後戻ってくる))
 8   医師T:     検査の時に何かいわれ
 9              ませ[んでしたか?
10   女性R:         [いいえ　なにも
11   医師T:     OK
12   医師T: pa→うん　とても良い結果です
13   女性R: ga→よ[かった
14   医師T:    1→ ［二つ (0.4) ごぞんじのように　二つの
15              ｜   部分があって　一つは
16              ｜   心電図をとりました((胸の方に腕を
17              ↓   伸ばす))
18   女性R:     うう[ん］
19   医師T:     ｜ [　].hhh ええと状態ですが
20              ｜   心筋への血液と酸素の供給が
21              ｜   少ないのではと探し((患者の方向にからだを傾ける))
22              ↓   ましたが，大丈夫でした
23   女性R:     [うんん]((うなずき))
24   医師T:     ｜ [心電　]図の部分では，
25              ｜   ((机の報告書を読みながら，左手をページに載せて))
26              ｜   あなた(.) 運動はとてもよくできました　すぐれた機能的
27              ｜   ((視線を患者に戻して)) 有酸素
28              ｜   能力がある
29   女性R:    2→よ[かった]((笑って；医師の次の発話のあいだ，うなずく))
30   医師T:    3→ ［それで]((患者を見つめながら)) つまり
31              ｜   この年齢で女性で
32              ｜   平均値やそれより少しよかったり悪かったりするような
33              ｜   そういう
34              ｜   活[動量　]の人は
35   女性R:         [ううん]
36   医師T:     ｜   それができるんだし，あなたはできたということです
37              ↓   大いに活動することが
38   女性R:    4→それはすごいわ　［なぜって　] わたしは
39   医師T:                     [そうですね]
40   女性R:  ↓ 減量のための運動を始めたいの．15ポンドも[太って　 ]
41   医師T:                                           [そうですね]
42   女性R:  ↓     赤信号点灯中なの[よ        ]
43   医師T:                       [((うなずき))]それで
44              ((視線をレポートに戻して)) ほんとによかったですね
45              すばらしい機能的有酸素能力で[したから
46   女性R:                              [それなら私は
47              エアロビクスのクラスに入れるのかしら
```

```
   48                    (0.2)（（医師Tは検査レポートをみる））
   49  医師T：    むうん（（うなずき））
```
【原文は章末に掲載した】

　部屋に戻ってきたとき，医師は，検査担当者は検査の直後に結果について，何か語ったかどうかを患者に尋ねた（8-9行目）．患者は，そういうことはなかったと答えた（10行目）．このやりとりの確認の後（11行目），医師は，今回のニュースの「前口上」（preface）の一種を産み出す（pa→，12行目）．この（動詞が強調された）「前口上」のおかげで，結果が歓迎すべきものであることが，しっかりと示された．グッドウィン（Goodwin 1996）は，サックス（Sacks 1974）の物語の前置きの話を受けて，このような発話を「予期的な目印」とよんだ．すなわち，「うん，とても良い結果です」は，後ろに続くニュースのヘッドラインのようなものを伝える．そして，そのニュースにどのように反応すればよいのかを指示する．患者は，この発話を肯定的な評価として扱い，「先に進め」（ga→，13行目）の指示をしている肯定的な評価として，かつ，結果の知らせを起こす肯定的な評価（矢印1と14行目以降）として，この発話を扱った．
　ニュースを伝える最初の部分で，医師は，検査結果を引用して説明する．そして，塩化タリウムを利用した心筋シンチグラム検査［すなわち，タリウムを利用した運動負荷心筋テスト］（以下タリウム検査と省略）の結果を要約する．その医師は，自らの報告の前置きを，「二つの部分」があることの提案から始める．そして，「心電図」に言及し始める（15-16行目，19行目）．それから，タリウム検査に言及する．医師は（19-21行目で）「**検査結果をみると……心筋には血液と酸素は届いていました**」と述べる．そして，一般的な評価として（22行目）「**大丈夫でした**」という．
　この時点で，患者はコンティニュアー（うんん）を発声し，うなずきを始める．このコンティニュアーに重なる形で，そして，机上のファイルを見ながら，医師は，心電図からの証拠を，（24-28行目で）［報告に載っている］結論を読み上げる形で示す．
　「**すばらしい機能的有酸素能力だ**」という言い方で，医師は記録から視線を患者のほうに動かす．患者は，「笑い声」と「OK」という承諾（矢印2）を返

す.

　医師 T は（矢印 3, 30 行目で）心電図のニュースを説明し，（30-34 行目で）このテスト結果が意味することを提案する．そして患者に（36-37 行目で）「運動をたくさんしてもよい」と報告する．すぐに（矢印 4, 38 行目～で），患者はこのニュースを肯定的に評価する．そして，それから，（38, 40, 42 行目で）体重が増えたがための運動の「欲求」に関連した評価を産み出す．医師 T は患者を見つめ，（39, 41 行目で）患者の説明をなぞり，（43 行目で）最終完成地点において，うなずく．さらにこの後で，彼女は肯定的な評価を，知見を要約的に繰り返す部分で行っている（43-45 行目）．これは，机の上の検査結果の報告を読み続けながら発音を続けるための装置となっているように見えた．しかしながら，次の発言を見ると，患者が体重が増えたという理由で運動欲求を示したのは，暗に，運動の許可を求めていたのかもしれない．なぜなら，患者は（46-47 行目で）エアロビクスのクラスに加入したいと明示的に申し出ている．医師は，（48-49 行目で）検査結果の報告を読みながらうなずくことで同意を与える．

　続いて，（上のトランスクリプトにはないが，後に議論する）背中痛について短い言及があり，そして，心電図の検査中に経験した呼吸困難についての短い言及あった．良いニュースの二つ目の部分は，タリウム検査である．これは，酸素が心臓に行き渡っているかどうかを調べるものだ．最終的に医師は，二つのテスト（タリウム検査と心電図）を「まとめて」，「心臓に危険な部分はない」という．

　スペースの都合上，これ以上の分析はしないが，抜粋 4 の最初の部分は，いくつかの特徴を示しており，それらは，二つ目の部分にもある特徴である．また，[次に述べる] がんの例との比較も可能とするような特徴である．

　表 9.1 に，ここでの医師と患者の診察をまとめておいた．この作業は，がんの診察の場合と比較するためのものである．

がんの悪いニュース

　悪い診断のニュースは，私たちが述べてきたように，その申し渡しの一連の流れのなかで悪いニュースとして言及されたりまとめられたりはしないかもしれず，そのタブーを避けるかのような努力自体がそのニュースが望まれないも

第9章 診断的合理性について　　　　　　　　　　319

のであることを直接に示している.

　しかし,医師と患者には,次の抜粋に示すように,いかに彼らがそのニュースを好んでないかを示す別のやり方がある.

　「クリント・ジョーンズ」は,37歳のアフリカ系アメリカ人の男性であり,東部の医科大のプライマリ・ケアクリニックにいる (Frankel 1994). 金曜日に彼はやってきて,胃痛と体重減少と固形食が食べられないことを訴えた. ホフマン医師は,消化器科のスミス医師に紹介した. スミス医師が内視鏡検査をすると,(その検査はホフマン医師もしたのだが),食道に疑わしい肉塊が発見され,その肉塊は生体組織検査に回された. 結果は,悪性で,ホフマン医師は,患者をクリニックに呼んだ. そして,まず,その前の患者との会話が延びたことを謝った. 診察が検査結果に関するものだとのべた後,挨拶的な質問から問診は始まる (1行目). それは,今回の診察が,フォローアップ訪問としてのものであることに〔ホフマン医師が〕志向していることを示している.

```
(5)  Dr. H/Mr. J
 1  医師H:     具合はいかがですか
 2              (1.1)
 3  男性J:     まあ良いです. 少し痩せたかな
 4              (0.5)
 5  男性J:     それはともかく
 6              (0.9)
 7  男性J:     何が問題なんですか　何が[はっきりしたのですか]=
 8  医師H:                           [う うん あなたの    ]=
 9  医師H:    =減って　体重が減っていますよね((患者から
10              視線を右方にずらして机の上のカルテを見る))
11              (0.5)
12  医師H:     うんん
13              (2.5)((医師は また カルテの上にノートをのせる))
14  医師H: pa→問題があります((患者に視線をもどして
15              うなずく))
16       ga→    (1.6)
17  医師H:     うんんん (1.3) うん
18              (1.4)
19  医師H:(a)→内視鏡検査の目的について
20              話したことを覚えていますか [金曜日の夜に
21  男性J:                              [いいえ((首を振りながら))
22              (0.5)
```

```
23  医師H:      わかりました．あれにかんしては　ううん
24              ううんうん(1.6) ふう(1.2) ふ(0.8) スコープを入れました
25              よね　胃にまで((手を身体の内部にいれるジェスチャー))
26              それでそこらへんを
27              見ることができるかぎり見ました
28              うううん　うん　それでスミス医師と私は胃のなかに
29              みたんです　ううん
30       (b)→なにか胃の中に成長して大きくなっているものを見たと
31              私たちがいったことを覚えていますか
32  男性J:    =む　ふむ
33              (0.6)
34  医師H:(c)→それを覚えては？
35              (0.6)
36  男性J:     はい　たぶん((患者は椅子の上で前屈みになって
37              下を向く))
38  医師H:  1→=OK　つまり　私たちは見たのです
39           |   あなたの胃のなかに私たちは見た
40           | (0.6)あなたが食べ物がつまると
41           | (0.2)ちょうど　感じているそのスポットを見たんです
42           ↓ (0.1)((医師は右手を自らの胃のあたりにおいた))
43  男性J:     ううん
44              (1.0)
45  医師H:   →何かが　胃の中でおおきくなって
46              いる
47              (4.0)((患者は，体を硬くして座っている　下を見ている))
48  男性J:  2→それは何かいえないんですか
49  医師H:  3→私はいえますよ　クリントンさん
50           ↓ (0.1)
51  男性J:     うううん
52              (0.1)
53  医師H:   ↓ うんん(0.2)それはがんです
54              (0.4)((患者は頭を上げてそして右を向く))
55  男性J:  4→くそったれ((ささやく感じで))((患者は右のひじを
56           |  上げてカウンターのへりにのせる　右手を目の上に，
57           |  左手は股のところにおく))
58           | (1.2)
59  男性J:   | なんてこった
60           | (1.2)
61  男性J:   | ちぇっ
62           | (0.5)
63  男性J:   | んんん
64           | (1.8)
```

65　男性 J :　｜　それはないだろう((患者は前方に屈し肘を膝の上に突き
66　　　　　　↓　頭を垂れた))

　患者の具合について医師が，再受診者向けの質問（本書第2章）で導入をしているとき（1行目），医師と患者（左ヒジを机の上に突いていたが）は向き合っていた．患者は，最初は，「まあまあです」（1行目）と社交的に答え，その後，臨床的には，自らの持続的な体重減少を告げた（3行目）．ソフトに話された「それはともかく」という標識［タグ］（5行目）の後で，患者は，「その問題」（7行目）について医師に問うていく．このことでニュースが伝え始められる．
　医師は，(7-8行目で）体重減少を確認しそれから，机上の診断リポートを見た後，発話権を「うんん」（12行目）と発声することで保持し，長い沈黙のあいだに，付箋紙メモを動かした（13行目）後で，患者の質問にうなずきと「**問題があります**」という返事で応える．そしてそれが，来るべき検査結果と診断の発表の前口上となっている．あることを予期させる目印として，この発話とターンが働くことで，明細化がなされ，語が「補充される」と予期されることになる（Goodwin 1996: 384）．しかし，抜粋（4）での医師 T による前口上である「うまくいった」（12行目）とは違って，こちらの［悪いニュースの］前口上は，評価を含んでおらず，比較的抑制されたものになっている．いいかえると，問題がどれぐらい「悪い」ものであるのか，ということについて言葉によって前触れする表示はない．14行目の確認に先立って遅延や躊躇が（11-13行目）付箋紙（ポストイット）を動かすあいだになされていることにも注目してほしい．
　この［医師からの］確認 は，患者からの反応をもらえなかった．患者は医師がざっと読んでいたカルテに目を向けていた．むしろ，この行動はヒース（1982）のいうところの「聞き手性の表示」であるといえるだろう．そして，非言語的に「先に進め」（ga→, 16行目）と言って，診断のニュースを伝えることを先に進めようと働きかけている．
　医師は，それから，躊躇しながら視角表示連鎖において招待を行う（矢印(a), 19行目）．実際これは，3回ある招待（矢印(a), (b), (c)）のうちの最初のものである．メイナード（Maynard 1991d）によって記述されたように，この道具は，ニュースを伝える前触れとなる行為の連鎖（presequence）を導入

する．それは，ニュースを伝えるに先立って患者（受け手）の状態の見通しを表示する．それに続いて医療者は，受け手の視角が妥当なものであると確認するとともに，その視角を用いて自らの診断上のお知らせを確認する．ここでは医師は，19行目の招待（先週の金曜日に検査の目的について話したことを覚えているか，と患者に尋ねた発話のこと）について，たんに患者に，覚えているかどうか一般的な見解だけを聞くのではなく，金曜日に話し合ったことがどんな影響を与えているかも聴く形の表現を与えて定式化している．

患者は，思い出せない（21行目）といい，そして，医師は「あれに関しては……」（23行目）と，示唆的な会話を始める．医師はそれから，（23-28行目で）短い語りをして，そして，もう一人の医療的観察者の医師Sを，診断の証拠の共同証人として登場させる（28-29行目）．いくつもの息継ぎ的ためらいと沈黙がこの語りには存在する．それで，医師のプレゼンはためらいがちのものになった．矢印（b）（30行目）で，医師は，二つめの視角表示連鎖（PDS）における招待を行う．今回のそれは患者が「思い出す」べきものの詳細の提案である．患者は最小限の返答（32行目）をする．これらのやりとりのあと，矢印（c）（34行目）での三つ目の招待は，直前の患者の返事が最小限であるものへの指向を示しており，つまり，思い出すことをより強く促すものになっている．患者は［思い出したという］回想の表示はするものの，その表現は遅れ（35行目），声音は小さく，肯定の「はい」は，「たぶん」（36行目）という小声に伴われて，答えられていた．患者は思い出したことを認め，同時に，からだを椅子にうずめるように前倒しにして，そして床を見ていた（36-37行目）．その姿勢を，医師が当該のニュースを話そうとするまで続けていた．結局のところ，回想の表示を少しずつ落ち穂拾いをするようなこの医師Hの努力は，患者の視角（Maynard 1992）を，医師Sの視角と彼自身の視角に，すなわち，医師のその後の話の内容である，（矢印1，38行目〜で）患者の胃のなかの，なにか大きくなっていっているものの話に，（矢印1，38行目〜で）「連座させる」形にしていった．

医師は，部分的には，直示的な語「［あなたのいう］それは」とか動詞「しました」を強調することを通して，（38-39行目で）自分たちは何か大きくなっているものを見たということを，［あるはずだと考えて，探していたものを発見したという意味で］同意的に提案している．そして，その大きくなっているものも

(40-41行目で) 患者自身が感じている徴候と関連するものとして位置づけていく.

通常のやり方で, 彼は, 患者が話題にしてきた「見えたもの」と徴候の経験を, はっきりさせることを提案した. そして, (患者が43行目で発話をした後) 45-46行目では, 診断的言明 (「あなたの胃にはなにか大きくなっているものがあります」) を確からしいものにするために, その視角を用いた. 患者は, この会話が続いているあいだ, ずっと前屈みの姿勢で, その後, 声を出す (トランスクリプトの矢印2での, 医師に対しての, 確認を志向した (Sacks 1987)「それはなにかは言えないんですか」という質問) までは発話しない. 患者の持続した後ろ向きで否定的な反応が, 診断の結果がどのようなものなのかを示唆している. 医師は (矢印3, 49行目～) で, それは何か「いえますよ」と示唆し, 患者からの提案に反した態度を取る. 患者の遅れたコンティニュアー (continuer) (50-51行目) の後, 医師は, 躊躇しながらも「それはがんです」(53行目) と宣言する. 患者は, 即座に, 前向きに倒れた身体の状態から, 後ろにもたれる形になり, 左手を両目のうえに当てる (55-58行目). 言語的には, 彼は, ささやき声の罵り言葉を発し (55, 59行目), 舌打ちし (61行目), そして, 深く息を吸った後 (63行目), ソフトに否定的な発話をする (65行目). 患者は, また前かがみの姿勢になり, 前よりもいっそう深くかがみ込んだ.

表9.1では, この問診の部分 (抜粋 (5)) が, 心臓の問診 (抜粋 (4)) と対比的に要約されている.

医師と患者は, ともに7秒のあいだ, 沈黙を守った. 患者は前かがみのままだった. 医師はまっすぐに座ったまま, 患者の頭と背中を見ていた. 患者が沈黙を破って, 次の1行目の質問をした.

```
(6)  Dr. H/Mr. J
1  男性 J:    それはどんな意味になるんでしょうか
2              (0.4)
3  医師 H:    つまり(0.4) ええと(5.0) それは, あなたはたくさんの医師
4              に見てもらう必要があるということに　クリントさん
5              (2.0)
6  医師 H:    うんん (1.0) たくさんの医療的な支援が
7              必要です
8              (0.4)
```

9	男性 J:	あの (0.6) つまり私は死ぬのですか
10		(1.5)
11	医師 H:	hhh
12		(3.7)
13	男性 J:	(おお うううううう) ((すすり泣き))
14		(2.6) ((患者は足を引いて立ち上がろうとする
15		医師は，手を伸ばして外側から，患者の
16		左肘を支えようとする　患者は立って
17		振り返り，カウンターに直面して医師に背を向ける))
18	医師 H:	私といっしょにいましょう　クリントさん
19		(1.1)
20	男性 J:	私はどれぐらいもつんでしょうか
21		(0.2)
22	医師 H:	こっちに来てさあ　いっしょに
23		((医師は，手で空いた椅子を指さす))
24		(1.2)
25	男性 J:	いったいどれぐらい私はもつのですか
26		(2.4)
27	医師 H:	わかりません
28		(1.6)
29	医師 H:	わかりません，まだ私たちがこたえていないたくさんの
30		疑問があります

　医師は，(3-4行目，6-7行目で) 患者に答えて，たくさんの医療が必要だという．このあと，患者は，前かがみのまま，(落ち込んだ声で)「私は死ぬのですか」と聞く (9行目)．医師が，答えるのを躊躇していると (10-12行目)，患者はすすり泣きをはじめて (13行目) そして席を立とうとする (14-17行目)．そのとき，医師は患者の肘をつかもうとするかのように両手を伸ばすが，患者が完全に立ち上がって彼の右手のカウンターのところに立って行ってしまうとその手を引っ込める．(14-17行目) それから，医師は (18行目で) 患者に「私といっしょにいましょう」という．しかし，患者は立ち尽くし「どれぐらい長くもつのか」(20行目) ときく．次に，医師は，患者に対する自分と一緒にいるようにという要請を強化する．まず (22行目で) 言語によって，そして (23行目で) 椅子へのジェスチャーによって．患者は，(25行目で) 再度，質問を口にする．医師は，(27, 29-30行目で) 知識がないからわからないと答える．

　やがて，患者が椅子に戻り，医師は治療の選択肢について話し始める．まず，手術がすぐに必要であることを強調し，そして，他の医師が必要であることを

提案する.

　この診察は,「どれぐらい長く」生きられるのか, どのように痛みを管理するのか, どのように絶望を取り扱うのか, というようないろんな事柄を議論に含んでおり, 医師と患者の両方にとって苦しい診察であることは明らかである.

　悪いニュースが隠されるものであることと関連して, 診察の終わりがけになってやっと, すべきことを「数え上げて, 急いで動きましょう」のように提案をした後で, 医師はニュースを伝えたことを評価する. 彼は「これは, 恐ろしいニュースです」といい, 加えて,「こんな気も動転するようなニュースを与えてしまってすみません」という.「実は週末のあいだ, どんなふうにお伝えしたらいいか, いろいろ考えていたのですが, 結局, 思っていたようには言うことができずに……」といいわけをしながら.

プライマリ・ケアにおける良いニュースと悪いニュースを比較する

　構造を見てみると, 循環器に関する良いニュースとがんの悪いニュースは並行関係にある（表9.1を見てほしい）. どちらの診察も, 医師の（A）「具合はいかがですか」という質問から始まっている. 患者の返事は, まずは社会的に妥当な応答から始まり, それに続けて医療的な返事がなされ, そして,（B）診断ニュースをスタートさせる発話が続く. 心臓病の患者であるRは, ためしに, 自分が受けた検査について「すべて問題がなかったでしょ」と評価を申し出てみたが, それは医師から完全な報告を引き出すことにつながった. これに対し, がん患者である患者は, 何か「問題」がありますか, と質問し, それで自分の検査に関しての情報を得ようとした. それから, いずれの医師も, これから述べようとするお知らせの前置きを, それぞれの患者から提案されていること——心臓病患者の場合は, 検査結果が上首尾だったということ, がん患者の場合は, 問題があるということ——を,［追認的に］確認することから始めていた. 順番において, いずれの患者も, 診断のニュースを伝え始める「先に進め信号」を産み出していた.

　しかしながら, この時点以降, 診察は分岐する. 医師Tは, 実際にNDS（ニュースを伝える行為の連鎖）の（C）部分に進む——すなわち, ほとんど間をおかずに, 1) タリウム検査と心電図の結果のアナウンスに進むことになったのに対し, 医師Hは,（C）部分に進む前にPDS（視角表示連鎖）を始める.

表9.1 ニュース伝達連鎖（NDS）

連　鎖		悪いニュース がんの患者とH医師	良いニュース 循環器の患者とT医師
A. 導入	・質問 ・反応	具合はいかがですか まあ良いです．少し痩せたかな	具合はどうですか とてもいいです． 検査を受けましたが，私は良い結果だとおもいます．
B. アナウンスへの前口上	・前口上の見出し ・先に進め	もんだいがあります （（沈黙））	うんとても良い結果ですよかった
（挿入された）視角表示連鎖（PDS）	・視角表示の質問 ・答え／視角表示	なにか胃の中に成長して大きくなっているものを見たと私たちがいったことを覚えていますか はい　たぶん	
C. 診断のニュースを伝える行為の連鎖〔診断のNDS〕	1. アナウンス 2. アナウンスへの反応 3. 詳細化 4. 受取証／評価	OK　つまり　私たちは見たのですあなたの胃のなかに何かが胃の中で大きくなっている それは何かいえないんですか 私はいえますよ　クリントさんそれはがんです くそったれなんてこったちぇっんんんそれはないだろう	血液と酸素は大丈夫でしたすぐれた機能的有酸素能力があるよかった つまり　あなたはしっかりと活動ができたということです それはすごいわ　なぜってわたしは減量のための運動を始めたいの

患者に，一緒に観察したことを思い出してもらった後で，医師は，患者の胃に腫瘍が見つかったことを，しっかりとC-1）アナウンスする．それから，いずれの診察においても，これらの通知の後で，患者はC-2）反応を返す——笑いながら「OK」といい，質問を口にする——それらの反応はC-3）詳細化を引き出す．この詳細化の過程で，医師Tは心電図の結果の「意味」を説明し，医師Hは，患者の「腫瘍」が「がん」であると断言する．その後，患者はC-4）評価型の受け取り証（receipts）を発話するか，さもなくば，自分たちが受

第 9 章　診断的合理性について　　327

け取ったものをどんな種類のニュースとして理解したかについての大まかな表示を行う．女性である患者 R は言語で「それはすごいわ」と評価し，男性である患者 J は，様々な種類の反射的な声をあげる．

　しかしながら，以上のような類似点，一般的な挨拶，アナウンスの前口上，そしてニュースを伝える形式が似ていること，はあるものの，良いニュースと悪いニュースには言語的および非言語的なパターンがあり，それは，強力な非対称性を示している．医師 T は，自らの良いニュースを多かれ少なかれ患者の「先に進め信号」に対する即座の反応として伝えている．そして，進行においては，躊躇や休止を少なくし，タリウム検査を要約するにあたってかなり流暢な感じで行い，そして，心電図の証拠を引用する．医師は，ひとつのアナウンスのあいだに，「結果は良好」というタリウム検査の結果と「すばらしい機能的酸素受容量」という結果をともに与えている．そして，それに続けて，私たちがニュースの合理的な詳細化とよんでいるもののなかで，これらの結果が医学的に何を意味するかを説明することを試みている．患者である R もまた，躊躇のないやり方でコンティニュアーとニュースの受け取り証を生み出している．実際，両者は，しばしば同時に発話している．例えば，医師 T が語っている際，患者は第 4 番目の位置で「それは素晴らしい」という評価を，心電図の結果を詳細化した直後に発話している．そして，この評価に対する理解の表示をしている．患者は，事実上，医師 T によるアナウンスの合理的な詳細化を受け容れている．非言語的に，これらの 2 人の会話の参加者は，視線を相互に向け合った状態を長時間維持し，相互の身体をしばしば相手と提携させて制御している．どちらもそれぞれの椅子にまっすぐに座っている（医師は前後に動くが），そして，正面から顔を向け合っている．

　がん患者の場合は，多くのことがらで違っている．医師 H は，がんという悪いニュースを，躊躇しながら，遅れがちに，中断しながら伝える*8．これは，会話の参加者が，様々な種類の話題について，「優先的でない」発話をするときと同じやり方である．さらに，医師 H は，患者の胃のなかで「何か大きくなっているもの」に関する証拠の引用を，たいへんに思慮深いやり方で，すなわち，視角表示連鎖によって行う．それによって，患者の経験は，アナウンスが産み出される前に，アナウンスに提携するように合わせられる（し，逆のことも起こっている）．そして，このニュースの焦点の部分――患者 J ががん

であるという結果の部分——は，NDS の第 3 ターン，すなわち詳細化の部分で現れてくることになる．このことは，このニュースについて——いったいそれは医学的にはどういうことなのかという——合理的な説明の試みを患者 J の評価のターンのあとまで遅らせることになる．

　診断上のニュースへの男性患者 J の反応には，同様に遅延や沈黙，最小限の発言のみが含まれる．要するに，彼らは，ニュースの軌道に対して抵抗的であるように見える．患者はまず覚えているかどうかに否定的に答え，そして，その後，内視鏡検査法と，腫瘍が胃のなかに最初に発見されたときの議論とを，いやいやながら，思い出す．腫瘍は確かに大きくなっていると医師が伝えたことに続いて，患者は，医師は「それがなになのか言えない」と否定的に様式化された提案で，がんに言及する．最後に，「がん」という結論に至ったのち，患者は，興奮して，いくつかの罵り言葉と「それはないだろ」という否定的なものいいをする．姿勢に関していうと，診察のあいだを通して，視線は医師と患者のあいだでほとんど合わせられることがなく，そして，顔と顔も短くしか合わせられない．最初の「具合はいかがですか」連鎖の後はほとんど，患者は椅子の上で前かがみになったまま，床を見ている．他方，医師は机の上の検査結果報告と患者の頭のあいだを短時間に視線を行ったり来たりさせる．がんであるという宣言がなされた後，患者は後ろにそりかえり，その後また前かがみになり，立ち上がって，そして，歩き回るあいだ，医師は椅子に座ったまま，少しだけ体を机や患者の方に動かし，そして，「私と一緒にいましょう」と声掛けをする．

　もう一度，非対称性を確認しよう．良いニュースは，明示される——率直に，大胆といえるぐらいに伝えられ，受容される．悪いニュースは覆い隠される——診察の参与者はそのニュースの取り扱いにおいて極めて抑制的である．良いニュースと悪いニュースのあいだの対比には，さらに注目するに値する二つの側面がある．一つの側面は，医師 H が，患者 J の胃がんに関する証拠を引き合いに出すなかで，どのようにして，胃がんの観察可能性を主張する同僚のスミス医師とニュースの相手でもある患者の両方の視点をすりあわせるのかということである．結果として，医療のインタビュー，それ自体のなかに，公的に，収束性，すなわち，「視界の相互性」(Schutz 1962) を引き出すことによって，診断に相互主観性をもたらそうとする努力がある．対照的に，医師 T に

よる話では，患者の心電図とタリウム検査に関する知見に触れる際に，ただの匿名的な「その人たち（They）」に言及するだけだった．医師と患者のいずれもが，診断の結果に関連した証拠をもっているとは描かれていなかった．したがって，これらの結論の相互主観的な地位——現在の状況での医師と患者にとっての真実さ——は，この状況の外側の権威的視角に由来しているが，その情況の内側で主張が許されていた．悪いニュースと良いニュースの対比のもう一つの側面は，良いニュースは，意味的に肯定的に伝えられ，受け取られるのに対し，診断の悪いニュースでは，意味的に中立的な扱いがなされることである．すなわち，患者の心臓について伝えることは，あらかじめ医師と患者の両方から，穏やかで肯定的な評価を述べたうえでなされていた．つまり，患者の「良いのよね」は，そのニュースを伝えることを要請するものだった．医師 T は，タリウム試験の結果を伝えたときに「良好」という言い方を差し挟んでいたし，心電図の結果を読むときに「素晴らしい」という言い方を差し挟んでいた．患者は，この報告の受け取り証を「それはすごい」という言葉で目立たせている．そして，彼女の評価の理由を提供する．（トランスクリプトには載せていないが）少し後に，医師 T がタリウム検査の結果をさらに説明した後で，患者はこの診断ニュースに関して「幸せ」だと主張をした．というのも，患者には脳梗塞の家族歴があって，ずっと精神的に緊張していたが，「今」は［フィットネススタジオで］エアロバイクに乗ることができることがわかったからである．それゆえ，肯定的な評価とこの幸福の主張は，患者の心臓に関する良いニュースを伝え，受け取るなかで増大している．がんのエピソードにおいては，しかしながら，医師と患者は，明確な否定的な査定や評価を控えているようだった．ニュースが「悪いもの」であるという評価も控えられていた．つまり，伝えるという文脈のなかでは，患者は，そのニュースからどんな感情を得たかを述べたり，定義したりしないようにしていた．むしろ，「悪い」価は，他の実践，たとえば，悪い価に言及するのを控える実践や，関係者がニュースを伝えたり受け取ったりする際に，証拠を引用してすりあわせる際に，非‐優先的な様式をとる実践，そういう実践のなかにおいて，示されていた．やっと診察の終わりのほうになって，医師は，言語的に，ニュースがいかに「恐ろしい」ものか認めていた．

　私たちは，警告，慎重さ，あるいは，覆い隠しを悪い診断のニュースに関し

て発見した．そして，大胆さ，断言性，あるいは，暴露を良い診断のニュースで発見した．なぜこのような違いがあるのだろうか．どんな相互行為が，これらの伝え方の非対称的な様式に働きかけているのだろうか．医師の視点から見れば，良いニュースが，増強，準備，「予言」(Maynard 1996) が比較的少ししかいらないようなものであることは，明白である．概して，医師は，患者によるニュースとニュースの価との提携に依存しているし，しばしばそれを受け取ることができる．これが意味するのは，患者は，言葉を使った合理的なやり方で，ニュースが「意味する」ものを追うことができるし，実際にそうするということである．それは，医師の解説と説明の提供がなされ，その医師の解説と説明の提供を患者が受け容れ，それに基づいて自身の説明をするということである．さらに，これらの合理的な詳細化には，しばしば，参与の相手への肯定的な感情を互いに示しあうことが伴う．要するに，良いニュースは，医師と患者の社会的な紐帯を強化するものと見なされる．

これに反して，ニュースが悪いときには，医師は，ニュースからの撤退の可能性を志向しているように見える．悪いニュースを覆い隠すことは，医師の側の抑制を表示する．そして，ニュースの受け手たち，彼らは抑制がなければ，診断の宣言や確証によって［気持ちが］あふれ出てしまうリスクに直面しているのだが，そういう彼らの側の抑制を応援できることも意味する*9．もしゴフマン (Goffman 1978) が正しいのなら，悪いニュースを聞いたときにしばしば起きているような，現象としての，泣くという反応は，感情的にコントロールを失ったことの表示だということになる．すなわち，泣くという反応は，「自分向けの語り」のようなものであり，一種の「内心状態の外部化」である．痛みの，比較的短い感情的表現として，それら［反応として泣くこと］は，自らの産み手を打ち負かしたりはしない．にもかかわらず，反応として泣くことは，相互的な理解可能性を，十分に脅かす．そして，医師は，それゆえ，泣くことがそれへの反応であり，その中で生じている場面を，抑制することに関心をもつ．(Goffman 1978: 795; Sudnow 1967: 141) *10．反応としての泣き声を含む，がんという診断に対する患者の反応，というものを取り扱うにあたって，私たちは，いったいそれは何を意味しているのかという患者の質問を観察した．また，患者がそれが死を意味している可能性に気づいていることも観察したし，部屋の中をゆっくり歩いたことも観察した．また，医師は，意味や，予後や，

治療やその他の事々について話を進めようとしていたが，座ったままでいたことも観察した．医師は，その患者に理性的な医療の会話に戻るよう呼びかけて，「私といっしょにいましょう．クリントさん」と声をかける．これは良いニュースにおいては，参加者は行動上，相互行為的に歓迎の様子を示すのに対し，悪いニュースにおいては歓迎しない様子を示すということを意味している．医療環境における良いニュースと悪いニュースのあいだの非対称性は，つづめていえば，以下のような構造である．すなわち，無秩序に対しては秩序の，感情の主観性に落ち込んでいくことについては相互主観性の，理性的でない感情表出に対しては説明的な理性の可能性を大きくする構造のことなのである．

良いニュース，非決定性，そして不確定性：残された徴候という問題

　抑えきれない，反応としての涙と感情の表出は，診断のニュースを伝えられたときに生じる可能性がある非理性的な様子の，一つであるにすぎない．もう一つの潜在的な非合理性は，医師が医学的な疑問に答えるに際して，わからないとか確実でないといったときに呼び起こされるものである*11．がんの診察において，医師Hは，患者Jが医師の診断の意味を尋ねた際になかなか答えることができなかった．男の質問は予後に関するもので，人が病気だと診断を受けたときに，非決定性および不確定性の問題として惹起される悪名高い難題である．しかし，診断ニュースが表向きは良いニュースであったとしても，うまく考慮に入れることができない残余としての徴候が，しばしば残る．また，そのような場合には，医師と患者は合理性の縁にたたずませられることになるかもしれない*12．心臓病患者に関する，抜粋（4）の続きを見て考えよう．医師Tは，患者に対し，エアロビクスのクラスに登録することができると確約する．彼女は，背中の痛みに関する不満を述べ始める（下の50–51行目）．医師Tは，その訴えを情報としては認めて，受け入れたが，報告書を読むのをやめず，心電図を取っているあいだに患者が疲れて胸痛を訴えたという別の医療者が観察して書いたファイルを読み上げることを続けた（下の53–57行目）．

(7)　Dr. T/Ms. R：(4) の続きの抜粋 (7)
```
45  Dr. T:    ... excellent functional aerobic capa:ci[ty .hh
    医師 T:   すばらしい 機能的有酸素能力で[したから
46  Ms. R:                                       [So I
47           could- coul:d uh si:gn up fer aerobic classes.
48           (0.2) ((Dr. T looking at report))
    女性 R:                [それなら私は
                 エアロビクスのクラスに登録できる
                 ((医師 T は検査報告を見ている))
49  Dr. T:    Mm hmm ((nodding))
    医師 T:   うんうん ((うなずく))
50  Ms. R:    The o(h)(h)nly thing is a:fterwards the ba::ck was
51           really bo[t h e r i n g  m e] but .hh hh
    女性 R:   そうするとあと一つ　背中が
                 ほんとうに具合が[悪いんですが
52  Dr. T:             [Oh is that ri:ght.] ((gazing at Ms. R))
53  Dr. T: →((returns gaze to file on desk)) .hh Now: they
54         →said that um you sto:pped because you were,
55         →fatigue:d and that you al:so did have an aching kind
56         →of che[st pai     ]n is that cor[rect    ]
    医師 T:        [そうですか ((患者に視線を向けて))
                 ((机の上のファイルに視線を戻して)) ん　さて
                 報告書によるとあなたは検査を途中でやめたのは
                 疲れがひどくそしてさらに胸の痛みが
                 起きたから　これは本当のことですか
57  Ms. R:    [Mm hmm]              [Mm hmm]
    女性 R:   [ふんふん]             [ふんふん]
```

　この残された徴候は，優れた有酸素能力の結果とタリウム検査の結果に基づく良いニュースである診断が伝えられたあとの診察において，多大な関心をもたれる話題となる．このようにして，良いニュースが伝えられた環境では，非決定性という問題が持ち上がる．その問題は，フランケル (Frankel 1995b: 252) によれば，医師による，様々な可能な状態を除外するような病気へのアプローチが産み出すものである．患者 R の抜粋において，心臓病が除外されたとき，患者の [胸の] 痛みの原因についての問題が残った．

抜粋 (8)　Dr. T/Ms. R (普通の文に直したトランスクリプト)
Dr. T:　The um the fact that you did have chest pain that came on is a lit-

tle bit disturbing to me...all these things are good that it doesn't show that there's any major thing that's wrong with it. Um I think it may be that you know sometimes people get chest pain from other things, from their muscles for example.
医師 T： ええと　あなたが胸が痛いという事実はちょっと私には悩ましいです．全体としては状態はよくて，大きな問題はないのですが，そのことだけが違っています．ええと　私が思うに，ご存知のように，ときどき人は［心臓病とは］違った原因で胸の痛みを覚えます．たとえば，筋肉に由来するとか．

　このようなポイントで，医師は，患者が経験している徴候あるいは困難に対してアドホックな［間に合わせの］説明（「筋肉」）を構築しなければならない．そして，医師Tは，患者が疲労を感じたり，あるいは，「通常以上の」胸痛を感じたりした場合，あるいは，痛みが去らない場合には，電話を［クリニックに］くれるよう勧めた．
　この例において，患者は，最初に，背中についての不満を述べた．その後，疲れと胸痛の問題を持ち出したのは，この医師の方だった．より普通には，医師が良いニュースとして呈示した診断情報を受けた後，肯定的な評価を抑制して，良いニュースが説明し残した徴候や，健康上の問題を持ち出してくるのは，患者である．一例を挙げれば，ある医師は，診断のためのたくさんの検査から出た結果を患者に呈示した（Maynard & Frankel 2003）．下のトランスクリプトの1-2行目において，「医師」は，パップ試験［子宮頸癌の検査法の名称］の結果報告をした．そして，患者は，（3行目で）それを良いニュースとして受けとめた．1-3行目は，四つの部分からなるNDSではない，（矢印1と2という）二つの部分からなるNDSの典型例である．

(9)　Dr. K/Ms. V：1.5: 235
1　Dr. K:　　1→Yer pa::p (.) is negative?
　　医師K:　　1→はい　パップは陰性でした
2　　　　　　　　(0.4)
3　Ms. V:　　2→Oh good.
　　女性V:　　2→それは　よかった
4　Dr. K:　　1a→Yer: leg ex ray is negative?
　　医師K:　1a→はい　足のレントゲン　は　陰性でした
5　　　　　　　　(1.0)
6　Ms. V:　　?→So di- So are you gonna tell me what's wrong with my

```
 7             leg [then?  ]
   女性V:   ?→その  私になにか悪いところがあるというの脚に
 8  Dr. K:      [I alrea]dy told you what's wrong.
   医師K:      私は  まえに  悪いところについて言いましたよね
 9  Ms. V:    Oh just tendinitis?
   女性V:     ああ ただの腱炎
```

矢印1aでの,医師Kからの,脚のX線検査についてのお知らせの[ニュース]生産フォーマットは,直前の,1行目のパップ検査の報告を含んだお知らせと大変に似ている.しかし,患者の反応は,とても違ったものだった.[パップ検査では]比較的近い場所に肯定的な評価があったのに対し,[脚の検査では]お知らせのあとで,実質的な沈黙(5行目)があった.そして,脚に何か不具合でもあるのという質問(6-7行目)がなされた.医師の解答は,患者の腱炎(9行目)についての推測を引き起こすものだった.そして,それから,少し,患者が腱炎か滑液包炎をもっているかどうかで冗談を言った.(この部分のデータは見せていないが)私たちの論点は,残された徴候という問題が,良いニュースを伝える行為の連鎖を混乱させるかもしれない,ということである.

この混乱が起きると,笑いごとでは済まなくなるかもしれない.とりわけ,以下の抜粋(10)のように,徴候が深刻なものかもしれないときにはそうである.机の上の検査結果の報告を読みながら,医師Lは,矢印1のマンモグラフの結果を報告する.患者は,うなずきながらコンティニュアー(矢印2)で応答する.そして,それから,医師Lは,そのニュースがいかに良いニュースなのか,ということを提案しながら,(矢印3で)この報告にベストな報告という表現を与えて,定式化して説明する*13.(?→,11行目)という患者からの評価が起きてもよい場所であるこの連鎖上の位置のなかで,患者Sは,質問を始める.

```
(10)    Dr. L w/Ms. S (2.3)
 1  Ms. S:   An'then: you were going tuh tell me tuhday about th
 2            uh mammiogram.
   女性S:   で先生は今日マンモグラム[乳房X線撮影]について
           話してくれるっておっしゃっていましたよね
 3  Dr. L:   Tlk .hh That's right. A:nd I think thuh report on that
```

第9章 診断的合理性について

```
 4                    was good. (  't) did cross my desk.
 5                    (1.0) ((Dr. looking through file))
     医師L:           そのとおりです．ええと　それについての報告は
                     よかったです．私の机のそっちに
                     (1.0) ((医師はファイルの方をみる))
 6   Dr. L:    1→((reading:)).hh Uh: uncha::nged appearance. ((shifts
 7                    gaze to patient:)) No evidence for cancer.
     医師L:    1→((読み上げながら))　変化なし　((視線を
                     患者に向けて))がんの証拠はありません
 8   Ms. S:   2→Mm hm. ((nodding))
     女性S:   2→うんうん　((うなずき))
 9   Dr. L:   3→((returns gaze to report:)) So: it's- it's thuh:: .hh °
10                    b:est° uh: report you can find. [(You just uh-)
     医師L:   3→((視線を報告書に戻して))これは　これはもっとも
                     良い報告です．あなたにとって　あなたはただ
11   Ms. S:    ?→                                    [.hh Now: wouldju
                                                     [.hh さて　よければ
12                    answer a question for me.[On thuh=m- thuh mammiogram.
     女性S:   ?→こたえて頂けませんか     [マンモグラムについて
13   Dr. L:                             [I'll try.
     医師L:                             [いいですよ
14                   (.)
15   Dr. L:   [Mm hm,
     医師L:   [うんうん
16   Ms. S:   [° eh° -thee: extent of what it examines is thee::=uh
17                   .hhh tissue of thuh breast itself.
     女性S:   [今回の検査は　どの範囲なんでしょう
                     胸自体の組織で
18                   (0.5)
19   Dr. L:   Corre[ct.
     医師L:   そのとおり[です
20   Ms. S:        [Correct?
     女性S:        [そのとおり？
21   Dr. L:   Right.
     医師L:   ええ
22   Ms. S:   Does it reach beyo:nd it.
     女性S:   それ［検査範囲］は　もっと先まではしていないのですね
23   Dr. L:   It doesn't really reach up in thuh arm pits. if that's
24                   what you're: [were thinking of.
     医師J:   じっさい　脇の下まではとどいていないですね
                     あなたが　期待して[いたようには
25   Ms. S:                         [Well I'm concerned (.) that there is uh
```

26   lump, an' it is growing.
　女性 S: 　　　　　　　　[ええと　そこにできものがあるんです.
            ちょっと　おおきくなっているんですが.

　患者が懸念しているのが, 脇の下の「できもの」であることが判明する. マンモグラムは, そのエリアまではカバーしておらず, つまり, 医師はさらにがんの可能性を考慮しなければならないのだった. 診断のときの検査が十分に包括的でないがために, この残された徴候が産出される. そして, 残された徴候は, 医師が, 良いニュースとして提案するものに患者が同意的な評価をするのを妨げるように見える.
　要するに, ある疾病[ディジーズ][心配されていたメインの病気]が除外されると, それは臨床上の視点からは「良いニュース」ということになってしまう. 患者はこの視点を, 分かち持っていたり, いなかったりする. そして, 医師は, フランケル (Frankel 1995b: 252) が言うように, とりわけ, 患者が残された痛みとか, そのような徴候をもっている際には,「患者の経験の文脈」に鈍感であるように見える*14. ヒース (Heath 1992) が論じているのだが, このような状況で, 医師と患者のあいだに不一致があると, 患者は, 受診を正当化する病い[イルネス]の経験を物語るように強いられると患者が感じるようになるだろう (本書の 4 章: 3 章). 医療者は, ニュースを伝え, 終わりに向かうことを中断し, 再検査をすることや, さらなる診断的な検査を受けるようにいうことを患者にするかもしれない. フランケル (Frankel 1995b: 254) も, 同様に, 医師は追加の検査を依頼して患者の「評価の拡張」を図らなければならないと指摘している. そのため, すでになされた検査やすでに除外をすませていたものについては, 高いレベルの診断的な確からしさを得ていたとしても, 医師たちには, いろいろな非決定性をもつ徴候に直面する可能性があり, そして, 結果として一つの特定の診断上のエピソードを取り囲む, より大きな医療的な全体像における不確定性に対処することを強いられる.
　私たちのデータにおいて, 残された徴候という問題は, しっかりとした規則性をもっているように見える. 良いニュースは, 非決定性やある形態の不確定性と提携可能である. ヒース (Heath 1992) が述べていることを思い出そう. 医師は, 自らの診断をそれが権威あるものだというようなやり方で知らせるが,

その診断のニュースを受けたとき，患者は，その権威性に対する志向を示して，おおむね受け身的で，何も語らない．せいぜいのところ，医師と患者のあいだに不一致があったときに，患者は，みずからが医師の助けを求めたことを正当化することを試みるまでである．ペラキュラ（Peräkylä 1998）は，ちょっと違うことを述べている．医師は，自らの診断上の結論のための証拠立てられた理由を，規則的にかつ慎重に伝えるのに，診断の権威づけられた根拠よりもむしろ，相互主観的な根拠を表示するようにしているというのである．良いニュースと［それに伴う］残された徴候の問題に対する私たちの探求は，これまでの研究に対し，ちょっと違った次元を加える．［すなわち］この問題は，医師と患者を，権威と相互主観性が危機の状態にあるような，合理性の縁に置く．ある病気が存在しない，というような，良いニュースであるにもかかわらず，患者は，いまだ痛みと徴候を感じている．そして，医師は，何がその痛みと徴候を説明するのかを決定的に断言することはできない．すなわち，制度的な医療は，一方で，あるかも知れなかった状態を除外することはでき，そして，良いニュースを患者に伝えることはできるが，たくさんの残された徴候に，名前も説明も与えることはできない．そして，名前と説明が与えられなければ，医師には，患者の経験は知覚可能ではないかもしれない．

おわりに

診断のニュースを話したり，聞いたりしてもらうときというのは，文字通り医療面接を決定づける瞬間であり，医師が患者の病状や今後の治療に関して患者をそこで教育するところの，「第3機能」の不可欠な部分である．これまで，医療面接のこの局面については研究がなされておらず，私たちは，診断を形作っている出来事の秩序性と組織に関して，いくつかの会話分析的な探求を例示した．例示において私たちは，ニュースを伝える行為の連鎖（NDS）の一般的な4部分図式が，話す内容が良いニュースか悪いニュースかということに応じて，非対称的に違った形で語られはするものの，じっさいの臨床の場面に，適応したものになっていることを示した．例えば，ニュースが良いものだった場合，話し方は，少なくとも最初の内は，そして，出てくるかも知れない，残された徴候が話題に上る前までは，はっきりと陽気で理性的な感じのものになる．

場面への参加者は，共同的な知性と理解が破綻するリスクにすぐには出会わない．しかしながら，ニュースが悪いものだった場合，そのニュースが患者に強い感情的反応を呼び起こすものである限りにおいて，医師と患者はしばしばその状況を見ないふりをするので，両者は［感情的に］落ち着いた感じでいられなくなる．結果的に，医師は，良いニュースを述べるときより，悪いニュースを述べるときにより慎重なやり方になる．そして，患者は，悪いニュースのときには，ニュースに抵抗するだろうし，反応も抑制的になる．医師と患者が悪いニュースを覆い包むのは，感情の強い表示がもたらすと考えられている混乱と主観性への下降に陥らずに，落ち着いた感じの対話のままで診察を維持するためである．

結局のところ，［現在の］権威ある医学は，感情的な領域を，医療的超然性や感情的中立性（Frankel 1995a; Parsons 1951: 458-9; Spiro 1992）という価値を重視するなかで，医学生の訓練にあたって，最小化してきた．しかしながら，最近では，医師 – 患者関係における感情の重要性の認識は増してきている．私たちの分析によれば，悪いニュースが提出される時点において，患者が明らかに，けれども抑制された感情的悲嘆を提示する際には，「感情的機会」とサッチマンら（Suchman et al. 1997: 68）がよんだ現象が現れる．患者に「私とともにいなさい」（私たちのがんのエピソードの場合）という代わりに，医師は，患者とともに［感情的に］考えることができる．別の表現をすると，医師は，予後と治療の理性的評価に話題を進める前に，自分は感情を理解しているという意志表明を，最低限することができるし，感情的反応の領域における理解というものを容易にするようなやり方で探求をすることを［患者に］請うことができる．

私たちの分析は，良いニュースが医師と患者のあいだで分かち持たれるのに対し，悪いニュースについては，悪いニュースを受け取った際に患者が心痛を表示するのに対し，医師が同情を示す必要があるという相互行為的な非対称の確認で終わることになる可能性もあった．良いニュースは，最初に一見しただけでは，おおむね問題なく，そして医師と患者の双方にとって，比較的スムーズで楽天的なやりかたで扱えるものであるようにみえる．しかしながら，良いニュースは，感情的な領域のそばの，不合理な領域に近寄っていくこともある．この領域は，非決定的で不確実な知識の領域であり，そこにおいて権威主義的

な医学は，候補となった病気や状態が除外されてしまうため，患者が経験している徴候を名づけることも説明することもできなくなる．この意味において，医学における良いニュースは，悪いニュースと親戚関係にあるといえることになる[15]．それゆえ，我々は悪いニュースに対する探求や対応訓練の必要を擁護する良いニュースと［それがもたらす］不確実性には，［悪いニュースと］類似の注意が必要だと主張する[16]．医学の教育およびカリキュラムのデザインに関して，最低限，三つの技術のセットが，発展させられるべきである．第一に，医師が患者に情報を成功裏に伝えるために，通り抜けていかなければならない心理的プロセスの理解については，私たちはほとんど気配という水準でしか知らないため，医師は，［知らないことを知るという］自己認識のトレーニングから利益を得るだろう（Novack et al. 1997）．第二に，医師にとっては，患者の情報へのニーズと欲望をしっかりと把握することが重要であり，そして，いったい何が伝えられたのか，ということについての一致を確認することが重要である．最後に，自己と他者の気づきを統合させるだけでなく，診断のニュースを提出する際に実践者が効果的に使える特定の［コミュニケーション上の］道具の学習を医学の学習課程に加えることができるだろう[17]．私たちの目的は，診断のニュースの伝達とそれに関連する効果的な技能のためには理解しておかなければならない相互行為的なダイナミクスがあるのだが，それを明らかにする研究の基礎になる研究に貢献することであった．

注

[*1]　ギルギスとサンソン-フィッシャー（Girgis & Sanson-Fisher 1995）は，悪いニュースについての750本の論文をレビューした．そのうち，悪いニュースを伝える様々なアプローチの有効性を，統制された方法を用いて検証したものはわずか，3本であった．

[*2]　単一の事例を拡張して分析した論文としては，（Maynard & Frankel 2003）がある．

[*3]　（Fallowfield & Lipkin 1995: 317）が観察しているのは，医学校でますます，コミュニケーション・スキルが教えられるようになっているが，「それ以外の臨床的なスキルと比べると，このように重要な領域に割かれるカリキュラムが，まだまだ，嘆かわしいほどに少ない」ということである．

[*4]　ペラキュラ（Perakyla 1998, 本書8章）が示しているのは，医師が，比較的，権威主義的な主張と診断のニュースを相互主観的に利用可能で妥当なもの

にする証拠に基づいた定式化との間でバランスをとっているということである．すなわち，外科医がニュースを伝えるときのその言語化された診断の報告の説明可能性は，日常会話で誰かが良いニュースや悪いニュースを伝えるときの特徴とは違った仕方でもたらされる．

＊5　今から描き出そうとしているように，良いニュースと悪いニュースとのあいだにある非対称性については，多くのクリニックについて論文になっている．獣医についてはスタイバース（Stivers 1998）を，小児科と内科についてはヘリテッジ＆スタイバース（Heritage & Stivers 1999）を，成人の患者に血圧と血糖値の検査結果を告げる看護師についてはレパネン（Leppanen 1998）を参照してほしい．このような非対称制についての一般的な考察はメイナード（Maynard 2003 :2004，本書第6章）を参照してほしい．

＊6　実際のところ，患者であるM氏の反応は，患者が比較的悪い診断のニュースを受け取るときのある規則性を表している．すなわち，ストイックな反応をしているメイナード（Maynard 2003: 邦訳 2004 本書第5章）．ここでの意味合いは，診断の悪いニュースという文脈においては，ヒース（Heath 1992: 262）で論じられているように，反応をしないからといって，必ずしも，医師の権威に気を使っていないわけではないということである．むしろ，自分たちがそのニュースの登場人物であるような悪いニュースをやり過ごすという点で，いかに規範の制約を受けているかということを示しているのかもしれない．自分自身についての悪いニュースに直面した際のストイシズムとは，一方で，あまりに距離を示しすぎること，そしてもう一方で，関わりをもちすぎることとのバランスを意味している．後者において，人は自己憐憫に近づくことになる．

＊7　本書でのロビンソン（2章）のような，医師が患者の健康問題について尋ねるときの，別の仕方――例えば，「開かれた質問」か「閉じた質問」――の分析も参照してほしい．

＊8　ここのインタビューで，医師は，患者の求めに応じて，すなわち，反応の活動として，診断のニュースを伝えているということを思い出してほしい．シェグロフ（Schegloff 1988: 446）が鋭く観察しているように，優先的な反応と優先的でない反応の行為連鎖上，そして時間的な特徴は，「優先されるものは早く，優先されないものは，普通，遅れて」というものである．

＊9　そうした溢れ出しの例には，自分の子供に「精神的な遅滞」があるとする診断を聞いて泣きじゃくる母親の例（Maynard 2003=2004）と自分がAIDSと診断されたときの，クイルとタウンゼント（Quill & Townsend 1991）での「怒り」「おののく」と呼んだ様子を示す女性の例がある．

＊10　組織の場で，強い［感情の］表示が，どのようにして専門職の仕事の邪魔をするのかについてはウェレン＆ジンマーマン（Whalen & Zimmerman 1998）を参照してほしい．そこでは，助けを送ろうとして情報を集める相互行

為上の必要を圧倒してしまうような行動をとっている掛け手に対して，緊急通報，911 番の通信指令室員が「ヒステリー」というラベルを使っていることが分析されている．
*11　調査や研究をする人たちは，医療における不確実性という問題に大いに注意を向けてきた．伝統的に，医師の側の不安と不確実性（Buckman 1984），そして，患者に対して，自分たちに知識がないことを隠すやり方（Fox 1957；Katz 1984）が強調されてきた．こういったことも医療上の不確実性と結びついた非合理性の様子を示しているが，ここでは，そういった問題自体に焦点を合わせない．
*12　どうやったら，専門職によって明確化された徴候の内側で，「明確化されない，残された問題の領域」が可能かについてのアボット（Abbott 1988: 42ff）による議論を参照してほしい．
*13　ポメランツ（Pomerantz 1986）による「極端な事例の定式化」とそれがどのように「クレイムを正統化する」ために用いられているのかについての議論を参照してほしい．
*14　循環器専門医が新エコーに差し向けた 38 人の患者についての研究では，全員が，問題なしという結果のニュースを受け取っていた．（半分以上に当たる）21 人の患者は，心臓の状態に疑いや不安が残っていると報告している（McDonald et al. 1996）．38 人のうち，10 人は，動機や痛み，あるいはその両方を心配して来院し，検査に差し向けられたので，検査後も，その 10 人は，みな，疑いや不安を残したままだった．28 人は，プライマリ・ケアの医師が定期検診で心臓収縮の心雑音を見つけた患者だった．そのうちの 11 人は，検査後に疑いや不安を残していた．頭痛を訴えて検査に差し向けられた患者が扱われている別のもう一つの研究では，専門医が，その症状が重大な疾病からきているものではないとする「不安をなくす結果」を受け取ってから 3 カ月後，40％ に不安が残っていた．（Fitzpatrick & Hopkins 1981）
*15　またその逆もある．すなわち，ときとして，不確実な状況から解放してくれるということによって，「悪い」ニュースが，相対的に「良い」ニュースとして経験される．例えば，ファローフィールド（Fallowfield 1991: 39）を参照してほしい．
*16　『英国医学雑誌』の解説論文で，フィッツパトリック（Fitzpatrick 1996）は，マクドナルドほか（McDonald et al. 1996）を引いている．また，フィッツパトリック＆ホプキンス（Fitzpatrick & Hopkins 1981）の研究は，問題がないとする検査結果（そして，診断上の良いニュース）が，いつも，患者を不安から解放するわけではないということを示している．この点については注の 14 も参照して欲しいフィッツパトリック（Fitzpatrick 1996: 312）が示唆しているのは，患者を救えないという点で，稚拙なコミュニケーションが「どこに

でもある犯罪」だということであり，医師が「患者の関心事について直接的に論じる」ように求めている．しかし，すでに示したように，医学教育のカリキュラムでは，普通，そうした議論をする方法についてのトレーニングはない．良いニュースの伝え方を教えるということについては，悪いニュース以上に無視されている．さらには，ヒューソンほか（Hewson et al. 1996）が示唆しているのは，医学教育のカリキュラムで，不確実性を扱うという視点はめったにないので，不確実性のある状況についてコミュニケーションを強いられるとき，現場での医師は，未発達で，自明で暗黙のスキルを用いることになる．

*17 しかし，たとえば，バックマン（Buckman 1984）；フランケル（Frankel 1994）；メイナード（Maynard 2003）；クイル＆タウンゼント（Quill & Townsend 1991）も参照してほしい．

【補遺（長文断片の原文）】
(4) Dr. T/Ms. R

```
1   Dr. T:      ↑How are ya doin?
2   Ms. R:      ↑I'm doin pretty good.I ha:d- da te:↑sts::, an I
3               think they all came out o↑kay.
4   Dr. T:      They did. Lemme go get- I had that um (0.8) uh tch
5               paper on that, be right ba[ck.
6   Ms. R:                                 [°Mm°
7               ((physician leaves room and returns after 2: 12))
8   Dr. T:      Did they talk to you:: at the time of
9               th[e:: (.) te:st?     ]
10  Ms. R:        [No: they didn't]
11  Dr. T:      >Okay.<
12  Dr. T: pa→.hhh Um (.) it did come out very well.
13  Ms. R: ga→G[ood
14  Dr. T:   1→ [Thee: uh::m (0.4) >you know they do< two:: (.)
15              |   parts of it, a::nd one part is:. hhh (.) that they,
16              |   have the electrocardiogram, ((brings hands toward
17              ↓   chest))
18  Ms. R:      Mm [hm]
19  Dr. T:      |     [on.].hhh an::dt that uh they look uh:: for
20              |   evidence of too little (0.4) blood and oxygen going
21              |   to the heart muscle .. hhh ((leans toward Ms. R)) an
22              ↓   that was fi:ne,=
23  Ms. R:      =[°Mm hmm°] ((nodding))
24  Dr. T:      |  =[the elec   ]trocardiogram part of it, they said that
25              |   .hhh ((reading report on desk, left hand on page))
26              |   you: (.) um exercised very well:, with an excellent
```

```
27              | functional ((returns gaze to patient)) ay:robic
28              ↓ capacity.
29  Ms. R:      2→O[kay    ] ((smiles; nods during Dr.'s next turn:))
30  Dr. T:      3→ [So that] ((continuing gaze at patient)) that means
31              | that fo:r:.h >you know they always say for
32              | somebody at this particular< .a:ge and a female
33              | per:son .hh they have kind of an a:verage or a low or
34              ↓ a hi::gh amount of ac[tivity  ] (.) that they
35  Ms. R:                             [°Mm hmm°]
36  Dr. T:      | were able to do and you were able to do a lo:t of
37              ↓ activity.
38  Ms. R:      4→That's grea:t [cause] I want to really start=
39  Dr. T:                      [Yeah]
40  Ms. R:      ↓ =exercising a:nd reduc:e wei:ght.I [gain]ed fifteen
41  Dr. T:                                          [Yeah]
42  Ms. R:      ↓ poun:ds an .hhh the red li(h)(h)ght [is on.       ]
43  Dr. T:                                            [( (nodding)] So
44                .hh ((returning gaze to report)) that was good they
45                said a excellent functional ayrobic capa:ci[ty. hh
46  Ms. R:                                                   [So I
47                could- coul:d uh si:gn up fer aerobic gasses.
48                    (0.2) ((Dr. T looking at report))
49  Dr. T:      Mm hmm ((nodding))

(5)  Dr. H/Mr. J
1   Dr. H:      tch ·hhhhhhh (0.6) so howareya ↑doing.
2               (1.1)
3   Mr. J:      I'm doin' good, I'm losin' weight?
4               (0.5)
5   Mr. J:      °Whatever.°
6               (0.9)
7   Mr. J:      What was the problem.Wha' was [(decided on).]=
8   Dr. H:                                    [Sh- sh'you  ]=
9   Dr. H:      =lost- yuh- you lost weight .. hhh ((turns gaze away
10              from patient to desk and chart on right))
11              (0.5)
12  Dr. H:      ↑Uh::m.
13              (2.5) ((Dr. repositions note on his chart))
14  Dr. H: pa→There ↑is a pro:blem. ((returns gaze to patient and
15              nods))
16          ga→(1.6)
17  Dr. H:      Uh: :m: hh (1.3) tch!
```

```
18                  (1.4)
19   Dr. H: (a)→Do you re↑member what we talked abou:t at the
20               end o' the procedure, [you had on Fri:day::.
21   Mr. J:                          [°no:° ((shaking head))
22               (0.5)
23   Dr. H:      Okay well let's- (0.1) let's go over that too:.
24               .hhhhh uh:m (1.6) hhh (1.2) .hhhh (0.8) .hh ya know
25               we put the ↑sco:pe (.) ((gestures with hand moving
26               down torso)) ↓ down into your stomach (0.1) to look
27               around and see what- (0.2) what it was that we could
28               s:ee: .. hhhhh ↑a:nd uh: hhhhhh tch Doctor Smith an' I
29               were there and we looked (.) into your stomach .. hhhh
30         (b)→Do you remember we said we saw something g:ro:wing
31               in your stomach?=
32   Mr. J:      =Mm hm
33               (0.6)
34   Dr. H: (c)→D'you remember that?
35               (0.6)
36   Mr. J:      °Ye:ah I gue:ss.°= ((Mr. J shifts in chair, hunches
37               over, and looks downward.)
38   Dr. H:  1→=°Oh kay.° Well that's what we did see:.We- we
39             | looked into your sto:ma:ch and we sa::w::
40             | (0.6) right at the spo:t where you feel like
41             | (0.2) the food is getting stu:ck,
42             ↓ (0.1) ((Dr. puts right hand on stomach.)
43   Mr. J:      Mm
44               (1.0)
45   Dr. H:     →.hhh uh::, there is something growing in your
46               stomach.
47               (4.0) ((Mr. J sits rigidly, looking downward.)
48   Mr. J:  2→You can't te:ll what it is?=
49   Dr. H:  3→=I can tell you what it is °Cli:nt.°
50             ↓ (0.1)
51   Mr. J:      Mm hm.
52             ↓ (0.1)
53   Dr. H:      Uh: (0.2) it's a cancer.
54               (0.4) ((Mr. J brings head up and to his right))
55   Mr. J:  4→°Jhheesuhhs:° ((whispered)) ((Mr. J swings right
56             | elbow up and rests it on edge of edge of counter,
57             | puts right hand over eyes, and left hand at crotch.)
58             | (1.2)
59   Mr. J:    | Oh::°my gohhd°
```

第 9 章　診断的合理性について　　345

```
60              |  (1.2)
61  Mr. J:      |  TCH!
62              |  (0.5)
63  Mr. J:      |  .hhh
64              |  (1.8)
65  Mr. J:      |  °Oh::no::hh°. ((Mr. J bends forward, resting both
66              ↓  elbows on his knees and hanging his head low.)

(6)  Dr. H/Mr. J
1   Mr. J:   >What does that mean.<
2            (0.4)
3   Dr. H:   TCH ·hhhh (0.4) We:ll? (5.0) It mea:ns you're going
4            to needta see a lo:t o' do:ctors °Clint°.
5            (2.0)
6   Dr. H:   °Uhhm° (1.0) You're gonna need a lo:t of medical
7            help.
8            (0.4)
9   Mr. J:   Phh (0.6) °>Does it mean I'm gonna die:::.<°
10           (1.5)
11  Dr. H:   hhh
12           (3.7)
13  Mr. J:   (Oo:↑:::::)hhh.hh ((whimper))
14           (2.6) ((Mr. J shifts feet back and starts to stand.
15           Dr. H reaches hands out touching Mr. J's left elbow.
16           Mr. J stands and swings body so that he is facing the
17           counter with his back to Dr. H))
18  Dr. H:   Stay with me Clint.
19           (1.1)
20  Mr. J:   How long I got.
21           (0.2)
22  Dr. H:   Come on stay with me now.
23           ((Dr. H gestures toward empty chair with hand.)
24           (1.2)
25  Mr. J:   How long do I got.
26           (2.4)
27  Dr. H:   I don't know:.
28           (1.6)
29  Dr. H:   I don't ↑know yet, there are a lo:t of questions yet
30           we haven't answered.
```

第10章　治療方針の決定
―― 小児科診療における医師と両親の交渉

タニア・スタイバース

　人々が治療を受けようとする場合，自分や子供の疾患に関する説明と問題に対する解決策の両方を期待していることが一般的である（Robinson, 2003）．急性期の受診には，診断を伝えることに関わる相互行為とその病状に対する治療に関わる話し合いの両方が含まれることが多い（Byrne & Long 1976; Robinson 2003; Waitzkin 1991）．診断の伝達と治療の提案のいずれにも医師から患者もしくは親への知識を伝えることが含まれるが[*1]，これら二つの行為にはかなり異なった連鎖構造があり，医師と患者もしくは親で扱い方が異なる．本章では，急性期の受診において，非明示的か明示的かを問わず，最終的な治療の決定については医師と親による交渉が行われることを示す．反応がないことが多い診断の伝達とは対照的に，親は治療の提案を受け入れることがほとんどである．また，診断とは対照的に，もし親が治療の提案を受け入れない場合，これは提案への抵抗として扱われる．抵抗は受動的な場合も能動的な場合も，相互関係への影響と医学的な影響の両面を伴う問題行為である．最後に，治療を提案する際代替となる相互行為の形について述べる．また，それによって，親が最初の治療の提案に抵抗する可能性を低くすることができるかもしれないことを説明する．

データ

　本章の内容は，1996年から2001年に収集した，内科，整形外科および小児科における受診を録画および録音したデータに基づいている．ただし，本章で概説した診療に関する元の分析は小児科受診のみを対象としていた（これらの分析の詳細については Stivers et al. 2003; Stivers 2005a を参照）．先行分析（Stivers 2005a, 2005b）に大きく依存していることから，本章では，プライマリ・

ケアの様々な場面で治療が交渉に従って志向されていることを証明するためにこの広範囲なデータを利用した．本章のために選択した例は，小児診療もしくは成人診療からの例かを問わず，本章の基となった元の分析の症例を代表し，質的に類似したものである（Stivers 2003）．

背 景

医療への患者の参加

現在多くの国でヘルスケアへの患者参加が重要であり，影響力があることを認識し始めている．そのため，ヘルスケアに関する政策の多くが，医師に対し患者／親を治療の決定に関与させるよう促すことを求めている．アメリカでは，政府のヘルスケアに関する政策の基本的な文言において，自らの医療に関する決定に能動的に参加する患者は国民の健康に良い影響を及ぼすことができる（US DHHS 1994 参照）ことが記されている．ヘルスケア政策研究者は，患者は，可能な限り常に，自らの治療の決定において選択肢を与えられるべきであると主張している（Brody 1980; Butler et al. 2001; Deber 1994; Emanuel & Emanuel 1992; Evans et al. 1987; Fallowfield et al. 1990; Kassierer 1994; Levine et al. 1992）．いくつかの医療団体は，現在，医師が明示的に患者を意思決定に関与させることを推奨している．例えば，米国がん協会，米国泌尿器科学会，米国消化器病学会，米国内科学会および米国国立衛生研究所（NIH）はいずれもがんのスクリーニングを取り巻く決定に関して医師と患者が共に意思決定を行うことを推奨している（Frosch & Kaplan 1999）．

これらの推奨に対する主な理論的根拠には次の二つの面がある：1）まず，患者には決定に参加する権利と希望がある（Blanchard et al. 1988; Cassileth et al. 1980; Ende et al. 1989; Faden, Becker et al. 1981; Thompson et al. 1993）．2）患者が医学的な意思決定に参加すると，満足度（Brody et al. 1989; Brody, Miller et al. 1989; Evans et al. 1987），患者の健康（Brody 1980; Greenfield et al. 1988; Kaplan et al. 1989; Mendonca & Brehm 1983; Schulman 1979）および患者の精神的良好状態（Brody et al. 1989; Evans et al. 1987; Fallowfield et al. 1990; Greenfield et al. 1988）などのアウトカムが改善する可能性がある．研究者らは，急性期プライマリ・ケアでは，治療に関する意思決定に医師が患者を関与させる可能性はかなり低

い,と述べているが(Braddock et al. 1999; Elwyn et al. 1999; Tuckett et al. 1985),これは意思決定プロセスに患者を関与させるためには患者は医師から明示的に参加を勧められなければならない,との前提に基づいたものであると考えられる.以下では,患者は交渉プロセスへの参加を通して実際に治療アウトカムに影響を及ぼしているということだけでなく,医師からは患者の参加が条件つきでなされるべきものであると捉えられていることも示す.

分 析

診断の伝達および治療の提案に対する反応

親と医師は,ともに診断が医師の専門領域内にあるものと志向している.このことは,医師が診断を伝達するときに親が少しも反応しないことがほとんどであるという事実によって証明されている(Heath 1992; Peräkylä 1998; Stivers 2005).さらに,医師は診断を伝える際,親がその診断に関して何らかの応答を示すことを求めない.このような相互行為の環境は診断の伝達が完了したことを裏づけ,治療の提案に移ることを可能にする.それに対し,両者は親が(おそらく成人患者以上に)治療の提案を承諾または拒絶する権利を有していると志向している.このように,診断は参加者によって医師の責任領域内にあると志向されているのに対し,治療の決定は両者の責任にあると志向されている.

これまでの研究では,治療の話し合いは,患者の問題を解決する最終的な活動として参与者に指向されていると論じられてきた(Robinson 2003).しかし,医師による治療提案の提示だけでは,活動を終了するのに十分であると医師にも親/患者にも受けとめられないことが多い.医師と親/患者はいずれも,治療の提案が完了した際治療の提案を適切なものとして親が受け入れることへの志向性を呈する(Stivers 2004).このように,治療提案の連鎖構造では,通常,提案に親/患者の承諾が続き,そうして初めて他の活動への移行もしくは診療の終了となる.その例を以下に示す.

```
(1)  2002 (D.6)
1  DOC:    .hhh Uh:m his- #-# lef:t:=h ea:r=h, is infected,
2       -> (0.2)
```

```
     医師：     なので，それらの治療に抗生物質が必要です．
 3   DOC:     .h is bulging, has uh little pus in thuh
 4             ->ba:ck,=h
 5   DOC:     ->Uh:m, an' it's re:d,
 6   DOC:     .hh So he needs some antibiotics to treat tha:t,
     医師：     う::ん，彼の- 右の 耳が炎症してる，
                膨らんで，後ろの方に膿みがあるね，
                う::ん，で赤い，だから彼には抗生物質が必要ですね．
 7   DAD:     =>Alright.
     父親：     わかりました．
 8   DOC:     Mka:y, so we'll go ahead and treat- him: <he has
 9             no a- uh:m, allergies to any penicillin or anything.
     医師：     じゃ，それで治療しましょう< 彼はペニシリンとかに対して
                アレルギーがありますか？
```

小児の診察を終わったところで医師は診断の説明をしている（1-5行目）．いくつかの時点で医師は発話ターンが終わる可能性がある場面に達しており，それは1行目の終わりで最も顕著で，4行目の終わりと5行目の終わりでもその可能性があったが，親は反応していない．それに対し，6行目で医師が治療の提案を提示すると，そのターン構成単位（turn constructional unit［TCU］）の完了と同時に父親は「わかりました」という言葉でこれを承諾している．また，親の承諾が得られた時点で，医師は8行目において「抗生物質（antibiotics）」に関する一般的な話し合いからどの種類の薬剤が処方可能かの決定へと話題を移している．

　もう一つの例を抜粋2に示す．ここで，母親は耳の感染症であるとの医師の診断を「ええ:」で受容している（3行目）．このしるし（token）は診断に対する最小限の同意しか示していない（Gardner 1997）．

```
     (2) 1183
 1   DOC:     Well I think what's happened is is that she
                ha:s this: uh- (.) .h ear infection in her left ear?,
     医師：     えっと何が起こっているかというと，彼女は
                右の耳に炎症があると思いますね．
 2   MOM:     [Mm:.
     母：       ええ:．
 3   DOC:     ->[And we'll put her on some medicine and she'll [be fine.
```

```
            医師：      で，いくつか薬を彼女に使って，それで元気になりますよ．
4    MOM:                                              [Okay.
     母：                                              わかりました．
```

しかし，治療の提案に対するこの親の反応は「わかりました」である（5行目）．このしるしは，特に最後にイントネーションが置かれることによって，医師の提案を承諾し，それよって医師の提案を承諾に関連する提案と扱っており，情報提供とは扱っていないことがわかる．このように近接して親から示された二つの異なる受容のしるしは，関連する異なる種類の反応を示す行為として，親が診断および治療の提案に志向している証拠を示している．

受動的抵抗としての承諾保留

　たいていの場合，親が医師の診断に対して受け入れるかどうかを示さないが，治療提案に対しては，受け入れることと示すということは，治療は共同責任の領域の一つであり，親は診断に参加しないという形で治療の決定に参加するのだという証拠の一形態である．反応がない場合に医師が承諾を求めようとする例に，さらなる証拠をみいだすことができる．その一例として，内科診療からの抜粋3を参照されたい．診断は1-6行目にかけて伝達されている．患者は3, 6および9行目で話を続けるよう促すあいづち（continuer）を打って情報を受け取っている．10行目では，医師は治療の提案に移っているが，これについても12, 14および16行目のあいづちで情報が受け取られている．注目すべき点は，医師は患者からあいづちを受け取っただけで診断の伝達から治療の提案に移っていることである．しかし，いったん治療の提案を行う局面に入ると，医師は患者の承諾を求めている．

```
    (3)  SG 1211
1   DOC:    I don't ^think- to be honest I think you
2           probably had this infection_ .hh=
    医師：   思わない- 正直に言うとあなたは
             この感染症だったと思います_ .hh
3   PAT:    =M[m hm,
    患者：    ええ，
4   DOC:      [an:d=uh it's- whatever you had it's: viral
```

```
 5              infection:, your bo[dy is trying to get rid of
    医師：       そして，uh いずれにしろウィルス性の感染症で，
                体がそれを取り除こうとしていたんです，
 6  PAT:                    [Mm hm,
 7              it,
    患者：                    ええ，
 8  DOC:        .h[h
 9  PAT:        [Mm h[m.
    患者：       ええ．
10  DOC:              [An' you just need uh little bit of push_
    医師：              で，少し助けがいります_
11              (0.4)
12  PAT:        [Mm hm,
    患者：       ええ
13  DOC:        [to help you to get over this cough:.
    医師：       咳を止めるためにね．
14  PAT:        Mm hm,
    患者：       ええ．
15  DOC:        I don't think you need antibiotics?,
    医師：       抗生物質が必要だとは思いません？，
16  PAT:        Mm hm,
    患者：       ええ，
17  DOC:     ->I (didn't)/(don't) see any si:gns .h indicati:ng
18           ->(.) ya know- (.) uh: for thuh [antibiotics.
    医師：       抗生物質がいるようなサインはなにも
                見受けられませんでした．
19  PAT:                          [#huh huh#((cough))
    患者：                          #huh huh#((せき))
20  PAT:        hm [kay,
    患者：       わかりました．
21  DOC:           [.hh Uhm you probably need some strong cough
22              medicatio:n=so[me
23  PAT:                       [Mm hm,
24  DOC:        expectorant, stronger expectorants, [.hh ai- to=
25  PAT:                                            [Mm hm,
26  DOC:        =clear your airways from thuh phle:gm,
    医師：       すこし強めのせきの薬が
                いり[ます=いくつかの去痰薬，つよめの去[痰薬]=
    患者：           [ええ,]                              [ええ]
    医師：       =気管の痰をきれいいにするためのね．
27  DOC:     ->.ml[h and uh:(m) also at ni:ght I would use uh=
    医師：       .ml[h それから夜に 使いますね，=
```

28	PAT:	[Mm hm,
	患者:	[ええ,
29	DOC:	->=cough suppresant which I usually: (.) am hesitant
	医師:	＝咳を抑制するものを，いつもは(.)使うのを
30		->to u:se_
		ためらうのですが
31	DOC:	->.hh[but only at ni:ght_ (.) so you can go t:o s:-=
	医師:	.hh[でも夜だけ_(.)そうすれば（あなたは）
32	PAT:	[Mm hm,
	患者:	[ええ,
33	DOC:	->=[uh to slee:p an:' not wake up with (th') cough.
		=[uh ねれるし，咳で目が覚めたりしないよ.
34	PAT:	=[Mm hm,
	患者:	=[ええ,
35	PAT:	Mm hm?,
	患者:	ええ?,
36	DOC:	->Okay?
	医師:	いいですか？
37	PAT:	Mkay.
	患者:	ええ.

　まず，17–18行目で医師は患者が抗生物質を必要としていないという判断にかんする論理的根拠を提示している．医師は提案の理由を説明しているが，これは聞き手に承諾を求める一つの方法である（Stivers 2005）．それに対して，患者は「hm kay（くだけた言い方のOK）」と言っているが継続を示す抑揚で発話されており，これは情報を受け取ったことを示しているが，治療を完全に受け入れているものではない．次に，医師は代替薬を提案している（「強い咳の薬」21–22/24/26行目）が，これに対して患者は，話を続けるよう促すあいづち（continuer）によってのみ情報の受領を示している．これによって，患者はここで医師の提案をまだ終わっていないものとして扱っている．次に27行目の初めで医師は3番目の薬の提案に移る（「夜にも…」）．注目すべき点は，26行目への反応がないままにこの提案が初めて行われていることである．医師が複数の提案を行うことは珍しくないが，この場面のように，親がこれまでに提案されたことを受容していないというような相互行為における重要局面で，追加的な提案が頻繁に行われることは注目に値する．このことは31行目の「夜だけ」という再度の言及によってさらに追求が行われる．これが連鎖を再度完了

させる働きをし，それによって連鎖を終えようとしている（Schegloff 2007）.最後に，35行目の診察の終わりにおいて，患者は医師への反応のなかでまだ話を続けるよう促すあいづち（continuer）だけをしている．36行目の時点で医師は上昇調の抑揚をつけた「いいですか？」で明らかに承諾を求めている．

抜粋4は小児科の診察からのものであるが，この中で，母親の沈黙または話を続けるよう促すあいづち（continuer）が，標準的に承諾が求められている連鎖環境において承諾を保留していることを明らかに示している．この時点で医師は咽頭培養を完了しており，結果が出るのに数分かかる状態にある．医師は治療の提案を開始しており，その提案はまだ出ていない培養結果とは無関係なものである．説明の最初から最後まで親はほとんど何も言わない．一重矢印を付した行のそれぞれで，親が医師の提案に反応する機会があり，ここでは反応として承諾がするべき行為の一つである．しかし，どの行でも親は承諾はもちろん情報の受け取りを示すこともない．

```
(4)    2020
1   医師：   #はい:::.# じゃ::,=h (0.5)
2   医師：   Tlk=.h えぇっと どんな=結果だったかな,=h
3           そっちを待ってる間に,
4   医師：   .h まぁ結果がどうであれ,彼女ののどは
5           確かに赤いし,おそらく咽頭炎
6           のようです,<細菌性であれ,
7        ->ウイルス性であれ,
8   医師： ->.hh だから uhm うがいを頻繁にして？,
9   医師： ->家で？,
10  医師： ->かなり深くまでうがいを.(.) ずいぶん奥まで.
11       =>#アガガガガガ.# のどの奥まで,わかります:？,
12  医師： ->.hhできる限り何回も行ってくださいn.
13          (.)
14  医師： ->一日に3から:_ 4回ぐらい．特に食後に．
15       =>いいです,
16  医師： ->h それでだいぶきれいになるし気分も良くなる.
17          =塩水でできますね:,それから
18       ->スクープ（商品名）でもできるし,
19  医師： ->.hh 彼女の好きなかおりで構いません．
20  医師： ->.hh そうしてあげてください,
21  医師： =>.hh それから柔らかい食事にしてあげて？,いい:,あまり
22          重いものや脂っぽいものは避けてください:,
```

第 10 章　治療方針の決定　　　　　　　　　　　　　　355

```
23              ->フライドポテト, (.)唐揚げ_ ハンバーガー
24   医師:  =>.hh 辛いものもだめ.=h 2,3 日は. わかりました:,
25   医師:      .h それは, それらのものはのどを刺激し,
26           ->飲み込むのがつらいからです.
27   医師:  ->.hh お家でたくさんの水分をとってください,
28           (0.6)
29   医師:  ->.hh お水でもジュースでも好きなもので構いません.=h
30   医師:  ->アイスクリームでもいい:, 気分が良くなるでしょう:,
31   医師:  ->.h ペロペロキャンディー,
32           (.)
33   医師:  ->それでもいいです,
34   医師:  =>.h いいですか:?,
35   医師:  ->.h マッシュポテト, とか
36           ->(まぁ)/(それ) 柔らかい食べ物です. 普通の.
37           (.)
38   医師:  =>ヨーグルトとかね:,
39   医師:  ->.hh Uh:m_ そしてよく休んでください.
40           (.)
41   医師:    いい?,
42           (.)
43   医師:    彼女には休養が必要です.
44   母親:    はい.=
45   医師:    =走り回ったりせず"-(.) ね, 夜更かしせず
46           ->無理させないことです.
47   医師:    .h たくさんねて,
48           ->今週末はずっと休んでください.
49   医師:  =>.h いいです:, ((Doc moves to look at rapid strep culture))
＊章末に原文を掲載する
```

　この医師は, うがい (8 行目), 軟食 (21 行目), 水分 (27 行目) および安静 (39 行目) の提案に対する承諾を求めている. そのことはいくつかの形で認めることができる. ①抜粋 3 と同様に, 医師は自身の提案に対するさらなる説明を行っている (例 16, 25, 30 および 33 行目). ②治療の提案を繰り返して述べてもいる (例 10-11, 35-36, 43 および 47-48 行目). ③追加治療も付け加えている (21, 27 および 39 行目). ④8, 9 および 21 行目のように, TCU の終わりに上昇調の抑揚をつけて承認を求めているのが認められる (Sacks & Schegloff 1979; Schegloff 1996d). これらの位置が情報の受け取りの確認を求めるためになされていたということは, 例えば, 医師は 8 行目と 9 行目および 10 行目で説明を

繰り返していたり，「奥まで」という詳しい説明の繰り返しが10行目でも行われている点に認められる．11行目ではさらなる追求が行われており，最初にうがいのデモンストレーションを行い，次に「喉の奥の方まで」と言いながらそれを再び繰り返したうえに「いいですか？」とより直接的な要求を行っている．

同様に，「3項目のリスト」[★1] を挙げることにより，これらの項目は完了することが見込まれており，受け手に提案したことが取り入れられることを強く意図したものである．医師は親に対してこれらの項目を取り入れることを，かなり明確にわかる形で促している（Heritage & Greatbatch 1986; Jefferson 1990）．例えば，19行目の終わりで医師は提示した3項目の3番目の項目に到達しており，それによって確認をほのめかしている．同様の3項目のリストが29行目にあるが，前回と同様に，親は取り入れようとしない．

抜粋3にあるように，医師は他の方法を通して積極的に親の承諾を得ようとしている．例えば，二重矢印を付した行では，医師は様々な形の「okay」を用いて承諾を得ようとしていることがわかる．また，医師は話しかける相手を母親から小児へと変えている（33および39行目を参照）．話しかける相手をこのように変えることも，たとえ小児からであっても承諾を得るために計画されたものであると考えられる[*2]．さらに，41行目では，医師は「いいですか？」と反応を求めている．しかし，何度も承諾を求め，話しかける相手を再び母親に変えた後になって初めて，44行目で母親は医師が勧める安静に最小限の同意を示している．

本節では，医師が治療の提案という活動を終える前に親の承諾を引き出そうと熱心に働きかけている例を示してきた．医師は，説明によって活動を広げたり，治療の提案を裏づけるために診断所見などの前の活動に戻ったり，追加的な提案を提示したり，上昇調の抑揚や，さらに明示的に「Okay?」のバリエーションを用いることによって承諾を得ようとしていた．このように，親／患者が承諾しないことは承諾の保留として受け止められ，医師はそれを自分が提案した治療に対する受動的抵抗（Heritage & Sefi 1992）であるとみなしている．このように，受動的抵抗は，親／患者が治療の決定に関する交渉を開始する相互作用における資源の一つなのである．この主張は，特定の連鎖環境において「何もしないこと」であっても間接的な参加の一形態である可能性があり，治

療の決定に影響を及ぼすことができるとする，治療の話し合いにおける相互行為構造に依存している．

能動的抵抗

　受動的抵抗が連鎖構造において2番目の位置もしくは応答必要性のある場所で機能するのに対し，能動的抵抗は医師による次の行為を関連性のあるもの（おこるべきもの）とすることから，応答行為であると同時に開始行為でもある．これによってより強力なタイプの抵抗となっている．このような差はあるものの，親／患者は，医師が診察における次の活動に進む前に治療の提案を承諾しなければならない，この規範的志向性のゆえに，いずれの形態の抵抗に対しても，医師は，提案された治療の提案を承諾するように親／患者を「説得」したり，親／患者に譲歩の可能性または実際に譲歩を提示するために努力することになる．いずれのタイプの抵抗であっても，親／患者は自分たちが提供されようとしている治療に反対する立場にあるように聞こえる．特に小児科のデータでは，市販薬の使用であったり，処方箋を伴わないような場合に親の抵抗が示されることが多い．次の抜粋では，交渉への参加が相互行為の表面に浮上している．ここでは，医師が4行目で抗生物質に反対する立場を述べた後，父親が自分の疾患経験を語ることによって抵抗している（6/10/12/14/17-18/20/23/25/27 行目）．

```
(5)   32-28-03
1   医師：     今聞いた感じでは (0.2) これは
2              おそらく .h 一種の(0.2)ウイルス性[の感染症，
3   父親：                                    [ええ，
4   医師：     (0.4)それには抗生物質は効きません．
5              (0.2)
6   父親：  ->あの-
7   医師：     [ほかの-
8   父親：     [(    )
9   医師：     >どうぞ_<
10  父親：  ->はい..hh (  ) 私- 私も同じような症[状で
11  医師：                                      [わかります．
12  父親：  ->3 週間前に．
13  医師：     [そう．
```

```
14   父親：   ->[.hh で薬局でせきの薬をもらって
15            ->[(      )
16   医師：      [(いい_)
17   父親：   ->Uh s-(  ) せきのシロップ，でもなにも効かないんです.hh
18            ->特に息子は- 私の [の- 私ののど[はホントに=
19   医師：                    [ええ，
20   父親：   ->=痛くて [だいぶ長く- その] 週は．
21   医師：            [ええ，
22   医師：      °わかりました°
23   父親：   ->それに (.) 今は抗生物質を飲みはじめました (0.5)
24   乳児：      えぇえん((泣いている))
25   父親：   ->昨日から．
26   医師：      わかりました，
27   父親：   ->で，それが (.) だいぶ効いているみたいなんです．
28   医師：      [(あの) それが，咽頭培養をする理由[です．
29   父親：      [(      )                        [はい．
30   医師：      [彼らが抗生物質を必要としているかどうか．
31   父親：      [(      ) ええ，ええ．
32            (0.2)
33   医師：      というのも<私は彼らがそうだと思わないので．
34   父親：      そう[ですか，
35   医師：   =>[ただあなたが (.) 強く希望されるなら _ 私は抗生物質を
36            =>出す事はできます_ でも[私はそれが=
37   乳児：                          [#え::#
38            =>彼らにとっていいとは思えません．
39   父親：      いえ，私は言ってません-私は言ってません- (0.2) 誤解
40            しないでください．ただ- これまでの経緯を説明
41            [しているだけ (          )
42   医師：      [わかります，私- ちゃんと [聞かせていただきました，
43   父親：                              [はい．
44   医師：      わかって[ますよ，
45   父親：            [ええ．
     ＊章末に原文を掲載する
```

23/25/27 行では，父親は自分の疾患では抗生物質が解決したとする主張を展開している．このナラティブは，治療の提案を承諾することが必要とされる相互行為上の位置づけにあることから，提案への抵抗のように聞こえる．このナラティブを通して，父親は（診察の最初の方で述べたように）「同じこと」と述べることで病気になっている 2 人の息子に抗生物質が有用であろうということをほのめかしている．医師の反応は，抗生物質で治療できる可能性があり，そ

第 10 章 治療方針の決定

れが咽頭培養を行った理由であると説明しながら，父親のほのめかしへの理解を示している．さらに，35-36 および 38 行目では，親がどうしてもと言うなら自分の医学的判断に反して抗生物質を処方すると医師は提案している．注目すべき点は，ここで医師は親の圧力の影響を明らかに認めているということである．すなわち，もし親が圧力をかけ続けるなら，医師の考えでは無効であり，したがって不適切であろうとの事実があるものの，抗生物質を処方するだろう．

このケースは親／患者の参加がこれらの受診において果たしている重要性についての次の 2 種類のエビデンスを示している：1) 父親は能動的抵抗によって治療に対する自身の立場が重要であることを示している．父親は，ほのめかしを通して，自身が抗生物質を使うことを支持しており市販薬による治療には反対であることを示す立場をとっている；2) 圧力をかけられたら処方するだろうと医師がはっきりと認めたことは，医師にとって，その参加がどの治療方法を選ぶかという質問への答えではなくこのような形をとる場合であっても，親の参加は重要であり，治療上の決定を変更しうることのエビデンスを示している．

もう一つの例は，整形外科診療所で医師が肩の痛みを訴える女性を診察している場面からのものである．ここで医師は 1 行目から 2 種類の治療を提案している．最初の治療は理学療法を伴うものである（1-5 行目）．注目すべきは，6 行目で言葉による反応がないにもかかわらず，医師は治療に番号をつけることによって二つ以上の治療の提案を行うことを予期させている点である．「一番」という言葉を使うことで次のものがあることをほのめかしている．ここでは，二つ目の治療が提示されるまで承諾は求められていない．にもかかわらず，非言語的な承諾は示されている（6 行目），二つ目の提案は「**注射**をさせてもらいたいんです，ここに．」である（7-8 行目）．この提案に対して，患者は身体を使って治療を取り下げ（10 行目），非常に感情的な高い音で声に出して「ん::」と言い（11 行目），それらを医師は即座に抵抗としてあつかっている．

```
(6)  SG 901
1    DOC:    SO WHAT I'D LIKE- what I would recommend
2            that we do is number one is that you get
3            some formal physical therapy tuh work on
4            some exercises.an' I have uh little
```

```
 5            [sheet that we'll go over,
    医師：    それで私がしたいのは‐ 私が薦めたいのは
              まず一番にすることとして，あなたに
              を理学療法を受けてもらい，運動
              の面をなんとかします，そしてこの書類を
              一緒に見ていきましょう，
 6  PAT：    [((nodding))
             [((うなづき))
 7  DOC：    .hh And number two I'd like you tuh let me give
 8           ya uh little injection [right here.
    医師：   .hh そして2番目には，注射をさせて
             もらいたいんです，[ここに．
 9  DOC：                        [((pointing at shoulder model))
    医師：                       [((肩の模型を指差す))
10  PAT：                             [((wraps arms around body; leans back))
    患者：                            [((両腕を体にまわす：カメラアウト))
11  PAT：   ->(↑↑Mm::.) ((high pitch))
    患者：    (↑↑ん::.) ((高い声で))
12  DOC：    If you don't wanta do it we don't [(hafta do.)
    医師：   やりたくないなら，やらなく[でもいいですよ．
13  PAT：                               [No: no no.
    患者：                              [いえ，いえ，いえ．
14  PAT：    (I- i- if you hafta you hafta I- I)
15           just #ugh#.
    患者：   私‐ もししないと あなたがしないと 私‐
             ただ#あが#．
16          (0.5)
17  DOC：    If you wanna wai:t (.) I mean we can do it
18           next ti:me,
    医師：   もし待ちたいなら(.)ええっと次の時に
             やれますよ，
19          (.)
20  DOC：    But it- I- I think most of thuh time what
21           happens is is I put three medicines in
22           there oka:y,
    医師：   でもそれ‐ 私‐ 大体の場合，三つの薬を混合しますから，ね？
```

この能動的抵抗の直後に，医師は注射の提案を撤回している．医師は，自分が「望んだ」ことから治療を提案したが，患者自身の希望を条件とするように変更している（12行目）．少したって，患者があきらめに近い承諾を示した後で

(13-15行目), 医師は少なくとも注射を別の受診時まで延期することを提案している (17-18行目). 最終的に13-15行目で患者は実際に注射に同意するが, 医師によって当初の提案に加えられた二つの変更はいずれも結果として行うことになった治療が, 交渉の産物であることを強調している.

医師が親/患者の抵抗に譲歩で応えることは (それが上の抜粋のなかで見られたように特定の提案を延期したり, 全くやめてしまったり, あるいはそれまで全く提示されていなかった治療を提示することを含めて), 相互行為的観点だけでなく医学的観点からも問題となる可能性がある. 例えば, 医師は自分の治療の提案をある種の薬剤から別の種類の薬剤に変えることがあるが, その変更が依存性のある鎮痛薬や副作用が知られている薬剤, 抗生物質 (抜粋5) を伴うものである場合には特に厄介なこととなる可能性がある. 抗生物質については, 菌耐性が現在国際的な問題となっており (Baquero et al. 2002; McCaig & Hughes 1995; Neu 1992; Reichler et al. 1992; B. Schwartz 1999; Whitney et al. 2000; Wise et al. 1998), これはウイルス感染に対する抗生物質の不適切な処方によって, 少なからずエスカレートしている (Cristino 1999; Deeks et al. 1999; Gomez et al. 1995; Nava et al. 1994; Watanabe et al. 2000) ためである.

治療の提案を完全に破棄することはまれであるが, 仮に起こるとすれば, 親の抵抗がもつ力と親/患者の治療提案の承諾が, 治療の決定において果たしている極めて重要な役割を示す強力なエビデンスとなる. 親の承諾を得るための交渉活動は非常に時間がかかる場合があり, 医師側の譲歩は劇的なものとなる場合がある. その一例を抜粋7a-dに示す. 7aの1-2行目で医師は抗生物質を使わないことを勧めているが, 親は承諾していない. 医師は3行目で追加的にきこえる部分 (increment) (Schegloff 2001) を使って, 必要となるであろう抗生物質による治療の期間が長くなることに懸念を示しながら, 抗生物質に反対する治療提案を展開している. 親はここでも承諾していない. 次に医師は別の種類の治療, すなわち, 目の治療を提案する (4行目). これも承諾されず, 三つ目の治療 (鼻づまり薬) が5行目で提案される. この提案には説明が加えられている (7-8行目).

(7a)　2019 (Dr. 6)
1　DOC:　.hh So: uh:m a- at this time I don't wanta commit 'er to:

2   antibiotics.
   医師: .hh なので, uh:m 現時点で彼女に抗生物質にさせたく
           ないんです.
3 DOC: Like two weeks, or three weeks, or whatever:?
   医師: 2週間か3週間余も?
4 DOC: .h I thi:nk I'll go ahead and treat her for the eye:s?,
5   an' I wanta give her some decongestant.
   医師: .h まず彼女の目の治療をします?,
           それから鼻づまり薬をあげます.
6   (.)
7 DOC: .hh So that would, suck out all that, um,
8   secretions?=
   医師: .hh それでほとんどの分泌物は解消されるでしょう.

次の45行の会話（データ未提示）の間, 親は承諾を示すことを保留し続け, それによって抗生物質を使わない治療が提案されていることに受動的に抵抗している. 母親は鼻づまり薬について質問し, どんな剤形なのか（すなわち, 液剤か錠剤か）を尋ねているが, それらを承諾しているわけではない. 次に54行目で母親は娘の目に対する治療について尋ねている. 次の要素を抜粋7bに示す.

(7b) ((7aに続く行))
54 MOM: [And then for conjunctivitis is there [(another one?,) or_]
    母親: [それで結膜炎には[(他には) なにか
55 DOC: [She needs uh:m_]
56   She needs eye drops.
    医師: [彼女には目薬が必要です.
57   (0.4)
58 DOC: Antibiotic eye drops.
    医師: 抗生物質の目薬.
59   (.)
60 DOC: Mkay:,=h=An' she's gonna hafta put- you're gonna hafta put-
61   (.) few drops i:n_ several times uh da:y.
    医師: いいですか,=h=で, 彼女はうつ- あなたは1日に
           2, 3滴を4, 5回うってください.
62 DOC: .hh An' that will clear her redness:, an' that (will) get
63   rid of all that goopy: stuff. that she's having.
    医師: .hh それで目の充血はきれいになるでしょう, そして

		今彼女にある目やにのような症状もなくなります．
64		(1.0)
65	DOC:	Mkay:?
	医師：	いいですか？
66		(0.2)
67	DOC:	.h ^But otherwise her ears look really goo:d,
	医師：	.hh^ただその他の点では彼女の耳はとても良好に見えます．
68	MOM:	Yeah [(her) ears alwa[ys look good.
	母親：	ええ[彼女の耳はいつも良好に見えます．
69	DOC:	[.hh　　　　　　　[Her: chest sounds goo:d,
	医師：	[.hh　　　　　　　[肺も良好に聞こえます．
70	DOC:	Uh:m, .hh- Ya know i- She doesn't look like uh:m (.)
71		Why don't we go ahead and try thuh decongestant first.
	医師：	Uh:m, .hh- あの，彼女は（悪い状態に）見えない-
		鼻づまり薬を試してみてはいかがでしょう．
72		(.)
73	DOC:	Mkay:,
		いいですか，
74	DOC:	An' if you don't think there's any: improvement with
75		thuh decongestan:t, .h an' you think she still has s:-
76		you know (-) getting all the secretions ba:ck, .h [you know=
	医師：	それで，鼻づまり薬でなにも改善していないようなら，
		.h そして彼女がまだ分泌物が奥にあって,.h [ねぇ=
77	MOM:	[Mm hm.
	母親：	[ええ．
78	DOC:	=an' if she has:=signs of feve:r:, .h you know at that ti:me
79		we'll go ahea:d, but at this ti:me, you know she's (uh)
80		she's afebrile no[:w,
	医師：	＝そして熱がでたり，ねぇその時はやりますが，
		現段階では，無熱性ですね．

　ここでも，母親は結膜炎に対して提案された治療に受動的に抵抗している（56, 58, 61 および 63 行目の後）．他の例と同様に，医師は母親の承諾を取りつけようと努力している．特に注目すべきは，62–63 行目の目薬の提案についての説明と「いいですか？」と尋ねている部分（65 行目）である．「いいですか？」という言葉は丸 1 秒の沈黙に続いて発せられたものであるが，それでも承諾は得られていない．ここで医師は検査所見に戻り，その結果を再び口にしている（67 および 69 行目）．母親は治療にかんする理論的根拠を示すこの発言に対して「娘の耳の状態はいつも良好に見えます」と言いながら抵抗している（68 行

目).医師は母親からのこの抵抗を受けとめず,代わりに71行目で自分が提案する治療を再び主張している.母親は再度明示的に承諾を求められた後でも,再び受動的に抵抗している(73行目).次に医師は抗生物質の処方を検討するであろうポイント,すなわち,将来的な譲歩に話を移している.この将来的な譲歩は,医師が言うように,子供に分泌物や発熱があれば抗生物質の処方が可能となることを示す.ところが,そもそもこれらはまさにこの母親が子供を医師のところに連れてくることになった症状なのである.処方の条件として,母親はその条件をすでに満たしているとの理解を伝えていることから,母親は能動的に抵抗している.(7c)を参照しよう.

```
(7c)
 81  DOC:   ... afebrile no[:w,
     医師:   ... 今は無熱[性です,
 82  MOM:         [(Well) she's had uh low-grade temp f- on
     母親:         [(でも) 低めの熱はありました- 時々
 83          [an' off (for) thuh past couple day:s_ (.) Uh:m_ (0.5)
             [この 2, 3 日_ (.) Uh:m_(0.5)
 84  DOC:   [Mm hm:,
     医師:   [ええ,
 85  MOM:   She never- She- (0.5)
     母親:   彼女はこれまでこんなことなく- 彼女- (0.5)
 86  DOC:   Mm hm[:,
     医師:   ええ,
```

　母親は抗生物質を拒否されたことに能動的に抵抗している(最も近いところでは「そのときはそうしますが,今回は」との言及を通して).母親は,もし存在するならそれだけで処方するのに十分かもしれないと医師が言っている発熱の状態が自宅では存在していた,と言いながら能動的に抵抗している(82-83行目).それから母親は実際に発熱があったのに診察で見落とされたこれまでの経験を詳しく話している(85行目から始まり6行を超えて続く——データ未提示).
　その後,発熱が存在している(93行目)だけでなく,他にも様子がおかしい(95/97行目)という理由で母親は能動的な抵抗に戻っている.

(7d) ((7c に続く6行))
```
93   MOM:    But anyway she's had low-grade temp [(an' uhm),
     母親:    でもいずれにせよ低めの熱はありま[したし,
94   DOC:                                     [Mm hm.
     医師:                                     [ええ.
95   MOM:    (1.1) just really hasn't been hersel:f. It's- it's- It's:=
     母親:    (1.1) ホントに彼女らしくないんです. これ- これ- これ=
96   DOC:    =M[m hm.
     医師:    =え[え.
97   MOM:      [(ya know)/(even) more than: uhm (1.5) thee eye thi:ng.
     母親:      [(あの)/(だけじゃ)目の問題だけじゃないんです.
98   DOC:    Uh huh:,
     医師:    ええ.
99   MOM:    <I mean I usually don't- I- I usually wait to bring her in
100          at least until [(                              ).
     母親:    <実は私はいつもは(  )しない- いつもなら
                            [(    )まで待つんです.
101  DOC:                   [You wait unti- Yeah:,
     医師:                   [それまで待つ- はい,
102  DOC:    .hhh Uh:[m-
     医師:    .hhh え [え.
103  MOM:            [Cuz it's such a big deal to come here [(  )
     母親:            [だってここにくるのはとても大変         [なんです
104  DOC:                                                   [Yea:h,=h
     医師:                                                   [はい,=h
105          I mean: if you wa:nt ya know- I mean she looks.=
             私が言いたいのは, もしあなたが望むなら- 彼女は(  )に見える.=
106  MOM:    =Can I at least have thuh prescription an' I'll decide
107          whether or not to fill it, i[n a couple day:s,
     母親:    =少なくとも処方箋をいただくことはできますか, そして
             2, 3日の間に調剤してもらうか決めます.
108  DOC:                                [.tlk
109  DOC:    For the antibiotics[:?
     医師:    抗生物質のです    [か?
110  MOM:                       [Ye[ah.
     母親:                       [は[い.
111  DOC:                          [Uh::m_ I really don't like to do tha:t,
112          because: I mean .hh She doesn't look: like she has sinusitis:.
113          Ya know?,
     医師:                          [Uh::m_ あまりそれはしたくないんです,
             それは.hh 彼女が副鼻腔炎のようには見えないんです.
114          (.)
```

```
115   DOC:      Uhm, if you really wanta be su:re we can go ahead and
116             take: x rays to make su:re if it's really opacify:,
117        ->
      医師:      Uhm, もし確認したいなら, 不透明な部分を確認するための
                レントゲンをとってみることができます
118   DOC:      .hh cause unnecessary treatment for sinusitis: she can
119        ->get resistant to uh lot of those antibiotics?,
120        ->uh lot of those bugs. I mean.
      医師:      というのも不必要な副鼻腔炎の治療で, 彼女は
                多くの抗生物質, 多くの厄介なものに対して耐性をつけてしまうのです.
121   DOC:   ->.hh An:d it's- it's not really good for her:.
      医師:      .hh それに彼女に本当によくないんです.
122        ->(1.0)
123   DOC:      So:: we try to minimi:ze ya know- treatment until
124        ->it's really necessary.
      医師:      だから, 最小限の治療を試してみましょう, 本当に必要になるまでは.
125        ->(.)
```

95/97行目で母親によって示された非明示的な主張は, 医師の治療提案が示唆するよりも娘の「病状が重い」ということであると考えられる. 99-100/103行目では, 母親は普通は受診するまで「様子を見る」ようにしていると主張することによって, 自分には「トラブルに対する耐性 (troubles resistance)」があり (Jefferson 1988), 子供をすぐに医師のところに連れて行くような母親ではないことを示している. ここでも, ほのめかされているのは, 子供の状態が医師の治療提案が示唆しているよりもずっと深刻だということである. それに応じて医師は譲歩の程度が高まったと思われるターンを始める. 医師はまず「そうですね」(104行目) と言って母親に同意し, 「私が言いたいのは, もしあなたが望むなら」と続けている. 注目すべき点は, ターンが開始すると, これは抜粋5で述べた「もしあなたが強く希望されるなら」に極めて類似しているということである. いずれのターンの開始も, 次に起ころうとしている反応性の譲歩として捉えており, それによって修正後の治療提案のなかに母親を同時に関与させようとしている. 今のところ, 母親は自分が望むことや期待することを何も明示的に述べていないが, 彼女はすでに1) 承諾の保留によって医師の治療提案に受動的に抵抗しており, 2) 医師が認識しようとしているよりも子供の状態が悪いことをほのめかすことによって治療提案に能動的に抵抗して

いる．

　しかし，譲歩の枠組みは譲歩の程度が弱い「私が思うに彼女は〜のように見える」との発言によって棄却されている．つまり，この会話の前の身体診察で異常がなかったことを考えると，これは診察所見と合致するかどうかの判断に向けられた可能性が高く，抗生物質の処方とは一致しない可能性が高いのである．治療に対する母親の抵抗が最も強力な形で現れているのは，106-107 行目で抗生物質を明らかに要求している部分である．ここでは，さしあたっての治療提案に疑問を投げかけているだけでなく，この時点で少女に抗生物質を使いたくないとの医師の主張に明確に異議を申し立てている．

　母親の「処方箋だけでもいただくことはできますか」という要求は，処方箋を最低限の要求として扱っている．この要求は「だけでも」とこの最初の提案に 2 回目のターンで「2〜3 日様子を見てから調剤してもらうかどうかを決めます」，すなわち，一定の自律性と判断の自由を主張する発言（すなわち，処方箋をただちに調剤してもらって子供に与えるのではなく，よく考えて調剤してもらうかどうかとその時期を決めることができるとの主張）が加わることによって達成されている．医師は 111 行目で母親の要求を拒否しているが，ある譲歩を行っている．すなわち，副鼻腔炎に対する適切な治療を受けるべきか否かを明らかにできる可能性がある X 線撮影をすることができるということである（115-116 行目）．さらに，医師は，抗生物質を使わないことを勧める説明として，この状態に対して抗生物質で治療することの不適切性と不適切な処方を回避するという一般的な必要性に言及している．ここで注目すべきは，この説明，つまり相互行為上望ましくないターンの一部（ここでは要求の拒否）（Pomerantz 1984a）も，再び承認が関連していることから，親の承認を求めるために機能しているという点である．

　母親は，医師の抗生物質の拒否に対して譲歩も，承諾していない．矢印を付した各行において，母親は医師の提案への承諾を保留している．母親は次の相互行為のあいだ，能動的抵抗を続けている．ここで，医師が譲歩して抗生物質を処方するという状況の説明を再び始め，もし子供の「本当によくないように見えるなら」（126 行目）と述べた後で，母親は娘は決して具合が悪そうに見えない（128-129 行目）と言い張っている．母親は続けて娘の様子がおかしいと主張し，それによって再び娘の具合は医師が認識しているよりも悪いことをほ

のめかしている．この主張は，128 行目の「私が言いたいのは，かなり具合悪くなるかもしれないし，」で始まり，後の 20 行（データ未提示）にわたって続いている．

(7e)
```
123  DOC:    So:: we try to minimi:ze ya know- treatment until
124          ->it's really necessary.
     医師：   だから，最小限の治療を試してみましょう，本当に必要になるまでは．
125          ->(.)
126  DOC:    You know of course if she's s- you know looks really -ba:d,
127          [then I'll go ahead.
     医師：   あのもちろん，もし彼女が本当によくないように見えるなら，
             [それなら処方します．
128  MOM:    [(see she ne-) she never looks: ba:d. I mean
129          [she can be really sick and she never looks-
     母親：   [良くないように見えるわけじゃないんです．私がいいたいのは，
             [かなり具合悪くなるかもしれないし，これまでこんなこと-
130  DOC:    [Mm hm:,
     医師：   [ええ，
131  DOC:    Mm hm[:,
     医師：       え[え，
132  MOM:         [You know: I've taken her in here with:
     母親：        [あの，これまでここに彼女をつれて来て
((20 lines: examples of girl not acting sick but having infections))
153  MOM:    And plus it's her (t=her:) uhm (0.6) tlk (0.4)
154          Uh:hm_ (0.5) °What'm I tryin' t' say:_° Emotionally.
     母親：   それに，彼女は uhm (0.6) tlk (0.4)
             Uh:hm_ (0.5) °私が言いたいのは_°感情的に．
155  MOM:    (I [mean she's been] .hh (0.8) t- you know more 'n more=
     母親：   彼女[はこれまで      ] .hh (0.8) t- あのさらに　もっと=
156  DOC:       [Mm hm:,
     医師：      [ええ:,
157  MOM:    =tire:[d,
     母親：   =疲れていて，
158  DOC:         [Mm [hm:,
     医師：        [え  [え :,
159  MOM:             [And more 'n mo:re (.) upset easily_ [an' stuff:
     母親：            [そしてさらにもっと簡単に機嫌が悪くなったり
160  DOC:                                                  [Mm hm,
     医師：                                                 [ええ,
```

```
161  MOM:     over thuh past couple weeks, [an' it's- it's just been
     母親：    この 2, 3 週間，本当にこの      [ところ
162  DOC:                                   [Mm hm:,
     医師：                                  [ええ，
163  MOM:     =building an' building an' bui[lding.
     母親：    =どんどん悪化しつづけている．
164  DOC:                                    [Mm hm.
     医師：                                   [ええ，
```

母親は情動や心理的な要素を話すことによって娘の具合がどれだけ悪いかに関する主張を激化させているように見える（153–155/157/159/161/163 行目）．母親はさらに「どんどん」という言葉の繰り返しと強調によって増悪を示唆している（163 行目）．

　この時点で 160 行を超える治療に関する交渉を経て，最終的に，医師はこの活動を終わらせている．注目すべき点は，もし母親が抜粋 7a に示された提案の後で容易に治療に同意していたなら，この活動はおそらく事実上即座に終了していただろうということである．さて，医師はここでまだもう一つの譲歩，すなわち，彼自身が子供のかかりつけ医と話す意思を示している（166 および 169 行目）．

```
(7f)
163  MOM:     =building an' building an' bui[lding.
     母親：    =どんどんどんどん．
164  DOC:                                    [Mm hm.
     医師：                                   [ええ．
165  DOC:     .tlkhh Who: usually sees her.
     医師：    .tlkhh いつもはだれが彼女を見ています．
166  MOM:     Doctor Hilton.
     母親：    ヒルトン医師です．
167  DOC:     .hh Uh:m lemme call him an' see what he uhm says.=
     医師：    .hh Uh:m 彼に電話して，相談します．=
168  MOM:     =Oh is h[e around (today?)
     母親：    =え，いら[っしゃるんですか（今日）？
169  DOC:            [Okay?
                     [いいですか？
170           I don't know if he's arou:nd but I'll=lemmme try to call him.
171           .hh because: uh:m_
```

```
                ここにいらっしゃるかはわかりませんが,話してみます.
172  MOM:   He's not [( ).
                 いらっ[しゃらない.
173  DOC:        [Tlk I really don't want to treat 'er.
                 [Tlk (抗生物質での)治療をしたくないんです.
174          (0.5)
175  DOC:   Uhm but then I've only seen her first time.
     医師:   Uhm でも彼女を初めて診たわけです.
176  DOC:   This is my first time seeing her so I really don't
177          know how she (.) you know i:s,
     医師:   Uhm でも彼女を初めて診たわけですから,
                 彼女がどんな感じかわかりませんし,
178  DOC:   .hh So let me call 'im an' see: what he sugge:st,
179  DOC:   .h An' the:n we'll go from there.
     医師:   .hh 彼に連絡して彼がなにを提案するか見てみて
                 そこからはじめましょう.
180          (.)
181  DOC:   [Does that sound okay?
             [これでよろしいですか?
182  MOM:   [°Okay.°
     母親:   [°わかりました.°
183  MOM:   Sure, if you [can (reach) him £it sounds great.£
     母親:   もちろん,彼に連絡をとっていただけるなら,ありがたいです.
```

かかりつけ医への電話を提案したこの時点であっても,162行目で医師が治療の提案を再度持ち出したときに母親は抵抗している(163行目).しかし,医師が「彼(かかりつけ医)がなにを提案するか見て」みるつもりであると言い(167行目),その時点で決定する(168行目)との代替案を提案すると,母親はこれを即座に受け入れなかったものの,医師が181行目で「これでよろしいですか?」と言って承諾を求めると,母親は(暫定的ではあるものの)183行目で「もちろん,彼に連絡をとっていただけるなら,ありがたいです」と言い,より完全な承諾をしている.

最終的に,医師はかかりつけ医と連絡がとれず,結膜炎としか診断せず,副鼻腔炎の診断ははっきりと否定した.しかし結果として,抗生物質を用いて治療したくないという意向を繰り返し表明したにもかかわらず,医師は抗生物質を処方している.

本節では,医師の治療提案に対する二つ目の種類の抵抗,すなわち,能動的

抵抗について述べてきた．能動的抵抗は新たな連鎖を始動させ，それによって医師の反応を条件付きで関連性があるものとすることから，受動的抵抗よりも強力であることを見てきた．これにより，医師は，次の活動に移ったり診察を終了させたりできる前に，連鎖を終わらせるだけでなく，親の承諾の確保にも取り組まねばならない状況に置かれる．抵抗は，最初の治療提案を受け入れたくないことを示していることから，意図的か非意図的かにかかわらず，治療の提案を変更させようと親が医師に圧力を与えることができるコミュニケーション上の実践の一つであると理解できる．これは，治療アウトカムの形成において役割を果たしているものと通常は認識されないかもしれない患者／親の参加の重要な形態の一つである．

　ここまでで，治療提案には医師と患者／親の交渉が含まれることを説明してきた．治療の提案が承諾される場合，その承諾の重要性は明確な形で観察されない．そのため，主として，承諾が得られそうでなく，受動的か能動的かを問わず抵抗が存在する逸脱例によって，連鎖構造および親の参加の重要性が観察可能となり，それによって承諾が得られそうなデータに光を当てることができる．これらのことから，ここで示した抜粋は以下のエビデンスを示している．治療提案は臨床所見に基づいたアルゴリズムの結果というだけでなく，むしろ親の行為の影響と圧力を受けるものであり，診療において相互行為を通して解決されなければならないということだ．

　本分析は主に小児科診療からのエビデンスに基づいているが，内科および整形外科のデータ（それぞれ，抜粋3および6に示した）は，交渉と関与する実践が，急性期プライマリ・ケアの診療のあらゆる場面の治療提案に特徴的であることを示唆している．このことが提起する問題の一つは，すでにその概略が示されている．すなわち，医師と患者間の交渉にはどんな危険があるか，ということである．小児科学における先行研究は，親が医師の治療提案に能動的に抵抗する場合，親が抗生物質治療を期待していると感じていると医師が報告する可能性が高いことを示している (Stivers et al. 2003)．親が抗生物質を期待しているのを感じると，医師が抗生物質を不適切に処方する可能性が高くなることが先行研究で示されていることから (Mangione-Smith et al. 1999)，親の抵抗を回避あるいは最小限に抑えたいとする背景には，医学的理由と社会的理由の両方が存在する．本章の次の部分では，親が治療提案に能動的に抵抗するか否か

に直接的に関連していると考えられる，治療提案を行う際の代替となる相互行為の形態について検討する．

治療提案の形態

本章ですでに提示してきた例を思い起こすと，医師は二つの主な方法のうちの一つ，すなわち，特定の治療を支持する形と否定する形のいずれかで治療の提案を行う傾向にあることがわかる．治療の提案の提示で最もよく利用される形態は，患者の問題に対してしなければならないことを提案するというものである．この形態は抜粋1, 2および6に見られた．次の抜粋8も参照されたい．

```
(8)  2002 [Dr. 6]（抜粋1ですでに提示）
 1 DOC:   ->.hh So he needs some antibiotics to treat tha:t,
   医師：   .hh なので彼の症状の治療には抗生物質が必要です．
 2 DAD:   Alright.
   父親：   わかりました．
 3 DOC:   Mka:y, so we'll go ahead and treat- him: <he has
 4        no a- uh:m, allergies to any penici̱llin or anything.
   医師：   では，その治療をはじめましょう <彼は
           ペニシリンなどに対してアレルギーはありませんね？
```

1行目では，医師は男児をどのように治療すべきかに関して，しなければならないことを示す形態で，治療の提案を行っている（1行目）．

治療を支持する提案とは対照的に，医師は治療に反対する提案によって治療提案の否定的な説明も行っている．このような形態の提案は，抜粋3, 4, 5および7で見られたように，ある治療クラスまたは特定の治療に反対する形をとっている．1例として抜粋5を示す．

```
(9)  32-28-03（抜粋5，再掲）
 1 DOC:   I th:ink from what you've told me (0.2) that this is
 2        pro:bably .h uh kind of (0.2) v̱irus infec[tion,
   医師：   あなたがおっしゃことからすると(0.2)それは
           おそらく一種のウイルス性の感染症だと思います．
 3 DAD:                                            [Uh huh,
   父親：                                            [ええ，
 4 DOC:   ->(0.4) th:at I don't think antibiotics will ki:ll,
```

```
    医師：     (0.4)それには抗生物質は効かないのです．
  5            (0.2)
  6 DAD:      Well-
    父親：     ただ-
```

ここで，医師はある治療を同定したが，「抗生物質がそれを殺すとは思いません」（4行目）との発言でそれを否定している．言及された治療に重要性がある可能性はあるものの，治療は重要性のあるものに志向しており，親は解決策を提供されず，どの解決策が選択肢ではないかを告げられているだけである．

本章で前述した通り，先行研究は，親と医師はともに診断の伝達に続く治療の関連性に志向していると主張している．治療がすぐに行われようとしない場合，患者は治療の提案を求める（Robinson 2003）．このパターンは筆者が検討してきた様々なプライマリ・ケアのデータの至るところに存在するものの，特に顕著であるのは，一部の治療提案が医師から提案されても親から不十分であるかのように反応されているという点である．以下の項で，親が何を最も十分な提案として扱っているかについて，詳しく述べる．

不十分な治療提案

親が治療提案を不十分として反応するのは，提案が，暗示的か明示的かを問わず，「(1) 積極的行為のステップを提供しなかった場合，(2) 具体的でない場合，または (3) 問題の意義を最小限に評価している場合」（Stivers 2005a）である．その例として，抜粋10を参照されたい．上気道の感冒症状で受診した女児の身体診察所見に特に問題がないと報告したところで，医師は「自力で良くなるでしょう」（1行目）と述べている．この発言によって，医師は「治療関連行為」つまり，治療が必要であるかどうかについての関連性を志向している（Robinson 2003: 45）．しかし，医師は世話をしている祖父が十分だと見なす治療提案を提供していない．

```
(10)   16-07-07
  1 DOC:     Uhm: she's gonna get better on her ow:n,
    医師：    Uhm: 自然に良くなるでしょう，
  2           (.)
  3 DOC:     I don't see any ear or throat infection,
```

```
       医師：    中耳炎や咽頭炎は見当たりません，
 4     GPA:    ->So just (.) f:lu:ids and °you know°.=
       祖父：    じゃぁただの(.)水分と，ね.=
 5     DOC:    =Fluids an' re:st an' kinda thuh (0.4) common
 6             sense kinda things,
       医師：    水分や休養，そして他の(0.4)よくある種類のもの，
 7     GPA:    Sh:e's okay to go to school tomorrow_
       祖父：    じゃ，彼女は明日から学校に行けます_
```

　祖父の反応のなかにエビデンスがある．祖父は提供可能な治療について尋ねているのである（4行目）．この行為は，これといった治療が必要でないことを暗示する医師の言葉を，不十分な治療提案として受けとめている祖父の志向性を示しており，さらに医師から関連する積極的かつ具体的な治療提案を引き出している．医師は実際にこれを5行目で提供している．しかし，医師はこのような症例で用いることができるややありふれた治療法に，かなりあいまいな志向性を維持している．この種の治療提案は決まって問題となり，この例では，連鎖を終了させるのに十分であるにもかかわらず，7行目の祖父の質問にみられるように小児の健康状態に関して継続的な混乱をもたらしている．

　この例は，具体的な次の治療ステップを含む最小かつ十分な治療提案を親が志向していることを示唆している．特定の治療を行わないことを勧める治療提案が，抵抗にあう可能性が高い理由はここにある．もしある治療が除外され，具体的な次の行為ステップが提示されなければ，親は十分な治療提案を求めざるをえない立場に置かれることになる．その一例として抜粋11を参照されたい．医師が抗生物質を使わないという提案を行った後で（5行目），母親は与えることができる薬剤について尋ねている（9行目）．

```
 (11) 32-27-08
 1    DOC:    .hh So: I think it's just (.) one uh thuh (.)
 2            thi:ngs: kids get one thing after another sometimes,
      医師：    .hh なのでこれは一種の
              よく次から次はかかる種類のものです，
 3    MOM:    M[kay.
      母親：    わか[りました．
 4    DOC:     [Nothing serious here,
      医師：    [特に心配すべきものはありません，
```

第 10 章　治療方針の決定

```
 5   DOC:     .mh Nothing that I can see that an antibiotic would help,
              .mh 抗生物質が効きそうなものはありません,
 6   MOM:     Okay;
     医師:    分かりました;
 7            (.)
 8   DOC:     [Uh:m
     医師:    [ええ
 9   MOM: ->[So uh:m (.) should I continue with thuh Tyleno:l? er_
     母親: ->[じゃぁ uh:m (.) タイラノールを続けるべきですか？もしくは_
10   DOC:     Tylenol if he's uncomfortable.
     医師:    もし彼がつらそうなら,タイラノールを
11            (.)
12   DOC:     [With fever 'n (0.2) headache.
     医師:    [熱や頭痛などで
13   MOM:     [('kay)
     母親:    [(分かりました)
14   DOC:     or anything [like that.
     医師:    もしくはそうったことでね.
15   MOM:               [(Okay.
     母親:              [(分かりました.
```

抜粋 12 も参照.


```
(12) 17-08-02
 1   DOC: ->Uh:::m o- nl- unfortunately we probably can't give her
 2        ->stuff .hh like Sudafed.
     医師:   Uh:::m o- nl- 残念ながら彼女にスーダフェッドのような
             ものをあげることはできないんです.
 3            (.)
 4   DOC:   Because that'd crank her blood pressure up_
 5          an' we don't need tha:t.
     医師:   というのも,それは血圧を刺激しますし,
             それはいらないですから.
 6   MOM:   Right.
     母親:   そうですね.
 7            (1.0)
 8   MOM: ->Okay: so give her Tylenol?,=
     母親:   わかりました:じゃタイラノールをあげるんですね？
 9   DOC:   =Yeah.
     医師:   =ええ.
```

```
10              (0.2)
11   DOC:       for discomfort.
     医師:      つらそうなときに.
```

この例では，医師が市販の感冒薬を使わないように提案した後で（1-2行目），母親は娘に与えることができる他の形態の非処方薬を尋ね（8行目），医師はこれに同意している（9-11行目）．

治療提案の代替的形態に対する親の反応

治療提案に対する親の反応は，提案が治療を支持する形をとっているか否定する形をとっているかに応じて異なる．親は治療提案の肯定的な提示を受け入れる可能性が高いが，ある特定の治療を否定する形の提案では抵抗が新たに生まれる可能性が高い．例えば，先に挙げたより極端な能動的抵抗の例では，いずれも抗生物質を処方することに否定的な形で最初の提案が行われている点に注目されたい（抜粋5および7a-f）．特に，抜粋5では，医師に積極的な次のステップを提示する意図があったかもしれないが，いったん除外された治療提案が検討対象となると，親の承諾は当然のこととなり，そこに抵抗が生じて対応が必要となった．

抵抗に関する類似例を抜粋13に示す．ここでは，具体的な治療の提案はないが，感冒であるとの診断と母親に対する「そんなに心配する必要はありませんよ」（データ未提示）との発言から薬物療法の必要性を否定する形での提案を暗示している．母親の反応は能動的抵抗の一種を示し，長い週末の休みにかけて病気が悪化するかもしれないとの懸念を表明している（1-2/4行目）．

```
(13)  15-06-04
1   MOM:  ->I just was worried with thuh Thank- thuh long
2         ->weekend ahead of us I wasn't su[re if he was=
    母親:      ちょっと心配なんです，サンクス- あの
               長い週末があるし，わからなくて彼が=
3   DOC:                                  [Yeah:_
    医師:                                 [ええ:_
4   MOM:  ->=gonna get worse [or no:t.
    母親:     =どんどん悪くなるかどうか.
```

第 10 章 治療方針の決定

```
 5  DOC:                     [Yeah:.
    医師:                    [ええ:.
 6  DOC:    .hh No I:- I:- (.) I'm [thinking he p'obably=
    医師:   .hh いいえ，私:- 私:- (.)私が思うに彼はおそらく＝
10  MOM:                     [Okay.
    母親:                    [はい.
11  DOC:   gonna get better.
    医師:  良くなるでしょう．
12  DOC:   .h but he pro'ly s- gonna still have uh cou:gh,
    医師:  .h でもおそらく咳はまだでるでしょう，
13  MOM:   O[kay:.
    母親:  わ[かりました．
14  DOC:     [Or uh runny no:se. but I don't think he should-
15         be having uh fever anymo:re.
    医師:     [もしくは鼻水．でももう熱はでないはずだと
             思います．
16  DOC:   .hh unless: he start developi:ng <other: kinda
17         infections> like uh pneumo:nia or uh sinus infection
18         .hh things like that.=
    医師:  .hh 彼が他の感染症にかからない
           限り．>肺炎や副鼻腔感染のようなものにね．
19  MOM:   =If: his fever continues thuh  next few day:s?,
    母親:  ＝もし彼の熱がこれから 2, 3 日続けば？
20  DOC:   Mm hm:, I would bring him back Monday.
    医師:  Mm hum:,月曜日にもう一度連れてきてください．
21         (0.8)
22  MOM:   But that's like three four days ahead [of me I mean=
    母親:  でもそれだと 3, 4 日ありますよね，       [つまり＝
23  BOY:                                          [Mommy
    男子:                                         [ママ
24  MOM:   =do I stick it ou:t?, or [do I call an' will somebody=
    母親:  ＝それまで辛抱するの？  [それともだれかに電話を＝
25  BOY:                            [Mommy:.
    男子:                           [ママ
26  MOM:   =prescribe [an' antibiotics [ or   something?,]
    母親:  ＝して抗生物質かなにかの    [処方箋をお願いでき]ますか？
27  DOC:              [Oh ye^ah.     [.hh If you ca:ll,]
    医師:             [ええ，         [.hh もし電話すれば，]
28  DOC:   they might not
    医師:  彼らはなにも
29  BOY:   (Mommy [       ]
    男子:  (ママ  [       ]
```

```
30   MOM:         [Give him any[thing
     母親：        [なにもく    [れない
31   DOC:                      [You may- They may not give you
32                (many) a- anything.
     医師：        [あなたは- 彼らはなにもあげないかも
                  しれない．
33   DOC:         .h any antibiotics.
     医師：        .h 抗生物質などは．
34   DOC:         It(s) just depend on how high the fever is.
     母親：        彼の熱がどれだけ高いかによります．
35   MOM:         Okay.
     母親：        わかりました．
```

1-2/4 行目における特にこれといった治療が必要ないことに対する親の抵抗は，そのような状況下で何をすべきかについての医師の発言を必要性のあるものとしている．しかし，その代わりに医師が行った提案は，悪化したら月曜日に再受診するようにということだけであった．今回の受診は，感謝祭の休暇前の水曜日に行われていた．診療所は休日と続く金曜日も休診が予定されていたため，この提案は治療の可能性を5日間遅らせている．この意味において，他の治療の必要性を否定する提案と同様に，この提案は現状からはあまりにもかけ離れていることから，親に対して積極的な次のステップを提示できていない．このことは，母親の次の一連の抵抗によって証明されている「でもそれは3日も4日もありますよね」(19 行目)．特に，このターンの「でも」という前置きは，その後に続く内容が，もし病気が持続していたら月曜日に再受診するという医師の計画と，相いれないものであることを示している．母親は，子供の状態が悪化した場合に誰かが抗生物質による積極的な治療をしてくれるのかどうかを尋ねてさらに抵抗している (21/23 行目)．これは抗生物質を求めて明らかな働きかけを行っている質問である (Stivers 2002a)．

　特定の治療を否定する形の提案に対する抵抗のパターンは珍しくない．抜粋14 では，1-2 行目の治療を勧めないとの医師の提案に続いて，母親は「つまり**抗生物質は処方しないということですね**」(3 行目) と言い，医師の提案の結論に対する自分の理解，すなわち，抗生物質を使わないという提案であることへの確認を求めている．抜粋13 と同様に，このような形の抵抗は，医師の治療の必要性を否定する提案に直接的に反して，明示的に抗生物質を支持するとい

う立場をとることから，特に強力である（考察の詳細については Stivers 2002a を参照）．

```
(14)  15-12-01
1  DOC:    (Now there's) no- particular treatment that's
2          neces[sary.
   医師：   （今は，なにも）特に治療の必要性は
           ありま[せん．
3  MOM: ->      [(intres-) so no antibiotics.
   母親：        [（利益-）じゃ抗生物質は処方しないということですね．
4  DOC:    (uhm-) No no.
   医師：   （uhm-）そうです，いりません．
5          (.)
6  DOC:    Nuh nuh nuh no. That would make (diarrhea) worse.
   医師：   まったくいりません．それは下痢をひどくさせてしまう．
7  MOM:    U(h)h h(h)uh.
   母親：   ええ．
```

医師は否定的なほのめかしを確認するだけでなく（4行目），ごく短い沈黙（5行目）に続いて，「そうです，いりません」と繰り返す（最初に4行目で言い，次に6行目で強く繰り返す）という一連の行為において，母親が抗生物質をせがむことを不必要な主張として扱っている（Stivers 2004）．母親の要求を否定した抜粋7の医師と同様に，ここでも医師は親の要求を否定することに対する説明を行っている．

相互行為に関するエビデンスに基づいて，否定的に伝えられた治療提案が抵抗を生む可能性が高いことを見てきた．次に，このことおよび関連したパターンを小児科のデータにおいて定量的に検討する．

分布のエビデンス

処方箋としても院内における注射としても抗生物質が提供されなかった症例に限定した，治療提案の形態と親の抵抗の二変量関係を表10.1に示す．特に，最初の治療提案に上記のような形態が含まれていた場合，その症例はある治療を否定する提案が行われたものとしてコーディングされ，親が最初の治療提案に積極的に抵抗した場合にのみ，抵抗が存在したものとしてコーディングされ

表10.1 治療提案の形態と親の抵抗

	親の抵抗なし	親の抵抗あり	合計
治療を否定する形態なし	95.1% (n=349)	4.9% (n=18)	367
治療を否定する形態	82.8% (n=24)	17.2% (n=5)	29
合 計	373	23	396

p=.02

た．表10.1からわかる通り，治療の提案が「ある治療を否定する形態」で提示された場合，そのような形態なしで提示された場合に比べて親が治療提案に抵抗する可能性が有意に高かった（17%に対し5%未満（p=0.02，片側Fisherの正確確率検定）．このエビデンスはさらに，抵抗は特定の治療に対する提案により最小限に抑えられる場合が多いことを示唆している．

親の同意を獲得すること

医師は，一般的に処方薬を患者に求められているものとして扱っている．このエビデンスは，ある薬剤（例：鎮痛薬や抗生物質）が提案される場合，そのような薬剤は一般に「何かを支持する形態」で提示されているというものである．医師が処方薬を提供しようとしない場合，または特に所望されている薬剤を提供していない場合，相互行為上のジレンマがもたらされるこうしたジレンマを含む環境から生じる文脈は，（親の視点から見て）最適ではない治療の提供をどのようにして最も好ましいものにできるかを検討するために必要である．最初の提案で治療を支持する形態によって行うことは（特定の治療を否定する提案が続いて行われるか否かを問わず），親の承諾を確保するのに最良の機会を提供すると考えられる．なぜなら，それは患者のかかえる医学的問題を解決し，少なくともそれに対処するための具体的な方法を親に提供するからである．これはこれまでに提示したデータ分析と合致している．

抜粋15は積極的形態を用いて抗生物質を用いない治療を提示している医師の例を示している．感冒との診断（1行目）とその診断の根拠に関する詳しい説明（2-7行目）の後に，医師は治療の肯定的な提案に移っている．提案されたのは咳に対する薬剤（8-10/13-14行目）で，これは抗生物質ではない．

(15) 15-06-14
```
1   DOC:   Looks like he has a co:ld,=h
    医師:   風邪のようですね.
2   DOC:   It's just uh virus, not uh bacteria;=his lungs sound
3          really good,=it's just .h all irritation up here;=
4          =(and)/(that) he's coughing thuh- .h throat looks
5          uh little red_ but there's no puss or anything;
    医師:   ウィルス性で細菌性ではありません:=肺の音も
           とてもいいし,=上部が少し荒れているだけで=
           =咳はしているけど,のどは少し
           赤いですが,腫れていたりしませんし
6   DOC:   .hh ear is just uh little (.) slightly pi:nk and .h
7          it's uh combination for with thuh stuffy no:se_
8        ->.hh so=w:e have=to .h clear thuh nose.
    医師:   .hh 耳はすこしだけ(.)ちょっとピンクで.h
           鼻づまりと合わさっている感じですね_
           .hh なので鼻を通すようにしなければいけません.
9   DOC: ->Ya know like ((exhaling noise))/(0.2)
10       ->reduce thuh congestions that will help him uh lot.
    医師:   いいですか((呼気音))/(0.2)
           つまりを解消すればだいぶ良くなりますよ.
11  DOC:   [.hh
12  DAD:   [>Mm hm;<=
    父親:   [>ええ:<=
13  DOC: ->=An' I'm gonna give you some cough medicine that has
14       ->some decongestant in it.
    父親:   =で,鼻づまり薬の入った咳の薬をお出ししますね.
15  BOY:   ((whispering))/((DAD nods))
    男子:   ((ささやく)/(((父親うなずく))
16  DAD: =>Mkay.
    父親:   わかりました.
```

医師は咳に対する薬剤を提案している（13-14行目）．これは父親のジェスチャー（15行目）やあいづち（16行目）にもあらわれている．このような状況下では，咳に対する薬剤の処方は必要な場合とそうでない場合があるが，抵抗が生じる可能性が高いか否かにおいて重要であると考えられることは，治療に対する具体的な提案が行われているという点である．咳に対する薬剤の名称は言及されていないが，医師は「～をお出ししますね」と述べ，「鼻づまり薬が入った」と詳しく述べている．このターンにおけるこれらの局面はいずれも，医師

の頭のなかには特定の薬剤に関する考えがあり，それによって具体的な提案を行っているということを示唆している．

　このような例では，先に概説したように医師は治療の提案を十分な治療提案の条件を満たす形で提示している．すなわち，これらは肯定的で，具体的かつ極小化されていない提案である．治療を支持する提案は本質的に肯定的であるための基準を満たすものであることから，このような提案が抵抗にあう可能性が一般に低い理由を説明できるかもしれない．治療を支持する提案が抵抗にあう場合，これらは後者の二つの側面のうちの一つを欠いていることが多い．つまり，これらにはあいまいな／具体的でない治療の提案が含まれているか，医師が小児の診断と治療の提案のいずれかまたは両方を極小化しているかである．抜粋16では，医師は抗生物質を使わないことを提案しており，親は受け入れていないが，「好きな咳の薬」(4-5行目) それを用いることを積極的に提案している．医師はさらにターンの冒頭で治療が簡単なものであることを表現する「単に」(4行目) という言葉を用いて提案している治療の価値を低めている．

```
(16)  17-08-12
 1   DOC: =>As you know they're viral infections, so there's
 2        =>no point in any a- any ant- antibiotics.
     医師：   ご存知のようにこれらはウィルス性の感染症ですから，
            抗生物質はいりません．
 3            (0.5)
 4   DOC: =>Simply control thuh cou:gh with .hh whatever
 5        =>your favorite cough medicine is,
            たんに咳の管理を，好きな咳の薬を使ってください，
 6            (1.8)
 7   DOC:    #hmg hmg#=h[h
 8   DAD: =>           [That's what I figured. (0.5) it
 9        =>was her mo:m who called.
                     [私もそう思ったんです．(0.5)彼女の
            母親が (病院に) 電話したんです．
10   DAD: =>I said you got (tuh be k(h)idd(h)ing) he's probably-
11        =>.hh heard about: couple hundred cases already=
12        =>=there's not much he's gonna be able to do: so_
            言ったんです，(冗談だろ) って (医師は) おそらく
            こういうケースはいくつも診ていて
            たいしてなんにもできることがないんだから
```

13	DOC:	.hh (only make her uh little) more comfortable of course.
	医師:	.hh（ただ彼をもう少し）よくするだけで，もちろん.
14	DAD:	Yea:h,
	父親:	ええ.
15	DOC:	ou take your=uhm (0.8) #uh:m# (0.8) Tylenol for thuh
16		discomfort_.hh Now #hmh#－hhhh (1.0) (° °)
	医師:	辛い症状には，タイラノールを使ってください，で
17		(1.0)
18	DOC:	There's- (0.5) Triaminicol has uh new thing ou:t_
19		(1.0) there's uh Triaminicol soft chews they're
20		called, (11.5)
	医師:	ある- (0.5)トライミノコルは uh 新しいのが_
		(1.0)トライミノコルという柔らかいのど飴は
21	DOC:	Uh:m they taste goo:d, 'n they c'n chew them up.
	医師:	Uh:m おいしくて，かめます.
22	DOC:	It's got uh cough suppressant, thuh nose dryer upper_
	医師:	咳止めとのどを乾燥させる薬が入ってます.
23	DAD:	Yeah, (o[kay.]
	父親:	はい，わ[かりました.
24	DOC:	[which'(ll) make 'er feel better;
	医師:	[それで気分が良くなるでしょう;

　この父親はまず自身の専門知識を主張する（8行目）ことで反応し，次に受診について子供の母親を非難している（8-12行目）．子供の母親の心配を不必要なものとして遡求的に非難することによって，父親は今回の受診に正当性がないとの自身の理解を示している．医師は，娘を「よくする」（13行目）ために専門知識を使うことができると述べた父親の発言に含まれたこの側面に応じている．医師は続いてタイラノールとトライミノコルという具体的な治療を積極的に提案している．

治療提案の形態：医療従事者に対する影響
　前節では，治療提案の際否定的な形態を使う医療従事者は抵抗にあう可能性が高いことを示した．このように，肯定的に治療を提案し，決して治療を否定する提案を行わないということは医師にとってコミュニケーション上の一つの選択肢となるだろう．否定的な形態をとる治療提案が親の抵抗を生みやすいならば，医師がそのような提案をする理由は全くないとの主張が行われたかもし

れない．しかし，少なくとも抗生物質の場合には，先行研究は，抗生物質を求めていることを示唆する特定の親の行為に続いて，抗生物質の使用を否定する形で提案を行う可能性が高いことを示唆している（例：細菌が原因と考えられる診断を伝えた後など）(Stivers 2002b). そのような流れで，抗生物質の使用を否定する提案を行うことは，相互行為的に反応が早く，したがって潜在的に正当性を立証しようとする行為の一つとして計画されたものと考えられる*3.

　特定の治療を否定する形で提案を行うことの二つ目の目的は，親の教育である．抗生物質のような潜在的に好まれる薬剤の必要性を除外する場合，この提案に説明を加えることが極めて頻繁に行われている（抜粋5, 7, 11, 12, 14および16を参照）．そうすることによって，医師は少なくとも抗生物質の処方を検討したうえで処方しないことを決めたと伝えることになり，抗生物質の必要を心配している親を安心させることができるかもしれない．場合によっては，特定の治療を否定する形の提案に続いて，医師はなぜその薬剤を処方しないかを説明している．ただこれが肯定的かつ限定的な治療提案の前になされた場合は，その教育的効果は失われてしまう（例5のように）．ただ例17のように肯定的かつ限定的な治療提案の次に行われることで，親を教育するだけでなく提案への受理を確実させることにつながっている．以下の例は，医師が抗生物質を勧めず，その理由を提示している環境下で起こったものである．このやり方は，母親から治療に関する質問を引き出し，それに対して真剣に向わせるという点で成功しているといえる．

```
(17)  38-34-07
 1   DOC:    I'll control it with (.) #uh::#motrin (or fe-) for
 2           his fever?,
     医師：   彼の熱はモートリンでおさえましょう．
 3           ->(0.5)
 4   DOC:    Tylenol,
     医師：   タイラノール，
 5           -> (0.6)
 6   DOC:    Lots of fluids, (.)rest,
     医師：   多くの水分，(.)休養，
 7           ->(0.5)
 8   DOC:    an:d(.) cough an' cold medicine.
     医師：   それから(.)咳や風邪薬．
```

```
9              ->(1.0)
10  DOC:      That's all.
    医師:     以上です.
11             ->(0.2)
12  MOM:      ((nods))
    母親:     ((うなづき))
13  DOC: =>Okay?
    医師:     いいですか?
14             (0.2)
15  DOC:      There's no need for antibiotics; (this is like) viru(s) .
    医師:     抗生物質は必要ありません,(おそらく)ウイルス性です.
16             (0.5)
17  DOC: =>Sometimes gets worse with thuh antibiotic.
    医師:     時には抗生物質で悪化してしまいます.
18             (.)
19  MOM:      So thuh main thing is just thuh liquids.
    母親:     じゃぁ,主には水分だけですね.
```

このように，特定の治療を否定する形の提案は，次の二つの重要な問題を伝える際の相互行為的資源を医師に提供することから，完全に無視されるべきものではない．1)患者の問題に対する治療提案が彼ら／親による特定の薬剤が必要か否かに関する懸念に対応したものである場合，および2)抗生物質のように潜在的に望まれる薬剤が適切でないかもしれない場合について教育する場合．しかし，それらは，肯定的かつ特定の治療提案の後にされるからこそ，その効果を発揮するのだ．

考　察

　本章では，予想に反して，急性期診療の治療提案の局面では，親／患者の参加が標準的に求められていることを示した．つまり，医師の治療提案に続いて，その提案が明示的に患者／親の参加を促す形をとっているか否かを問わず，患者／親を医師から提示された治療提案を承諾する権利と義務を有しているものとして患者／親および医師の両方が見なしていることが示された．患者／親が医師の提案を承諾しない場合，医師は（時には大きな）譲歩と不適切な処方を提供してまでも承諾を得ようとする．本章の最後の節では，最初の治療提案で

ある特定の治療を否定する形で提示する医師は，親の抵抗にあう可能性が高いと主張した．このことはより大きな相互行為パターンの一部として観察され，親は治療提案のなかに積極的かつ具体的な次のステップが含まれている場合にのみ十分な提案と見なすことを示唆している．

本章の最初に述べたように，データは多様であり，内科，整形外科および小児科のデータが用いられた．完全な分析は急性期の小児科診療に関する大規模データベースを用いて実施された．しかし，治療に関する交渉で見られる行為は成人を対象とした診療においても存在すると考えられる．とはいえ，小児の場合，医師と親が責任を共有するものとして考えられている限り，成人診療と異なる特殊なものであるのかもしれない．ただし，この２種類の「世話人」は競合する目的を有しているかもしれない．大部分のこれらのデータに抗生物質を処方するか否かの決定が含まれる場合，医師は，地域社会と小児にとって長期的に利益となることを考えて小児に薬物療法を行わないことを考えるかもしれない．父親／母親は，小児が夜間に起きたときや痛みがあるときに看病する責任があることから，今すぐ小児の気分を良くするために薬物療法を行うことを重要と考えるかもしれない．このように，交渉のプロセスは，成人診療と小児診療の両方に存在するものの，小児診療では特に目立つものであるかもしれない．

本章が医療従事者に対して示していることは，患者／親は，治療に関する決定への参加を明らかに促されていないとしてもすでに参加しているということである．医療従事者は，特定の種類の治療や場合によっては不適切な処方に関して患者／親から圧力をかけられていると感じると報告しており（Barden et al. 1998; Palmer & Bauchner 1997; B. Schwartz 1999; R. H. Schwartz et al. 1997），本章で考察した抵抗の種類のように（少なくとも米国においては）事実上のほとんどが秘密や暗黙の了解にされていると考えられるものの，この行為を明白なものと特徴づけている．受動的抵抗および能動的抵抗はいずれも医師の行為に影響を及ぼし，医師の処方内容を変えるまで影響することさえある．したがって，抵抗を最小化することは医師にとって重要な戦略の一つである．抵抗（および結果として過剰処方）を最小化することに関する一つのメカニズムは，患者／親に対して最初の治療提案として（それが薬物療法でない場合であっても）具体的な次のステップを提示することである．これによって患者／親に医

学的問題に対する解決策が与えられ，まず医学的な助けを求めたことの正当性の証明に役立つかもしれない（Stivers 2005）．

　本章は，患者／親の参加が治療アウトカムにどのような影響を及ぼしうるのかだけでなく，患者／親の参加がどのようなものかを理解するうえでも役立つ．本章を通して，医療研究と医療従事者コミュニティーの両方において，患者の参加というわれわれの概念を広げるべきであるとの論証ができたことを筆者は願っている．また，本章では患者／親の参加に関する注意も示している．現在の研究は患者参加による多くの利点を称賛しているが，潜在的コストについては，特に患者参加とは何かという定義における従前の問題が原因で十分に証明されていない．本章は，患者参加は間違いなく重要であり，さらに，いずれにしても患者は現在参加しているものの，特定の文脈では患者の参加が患者自身にとっても広く社会にとっても危険なアウトカムへの圧力となっている場合があることを示唆している．このように，患者／親の参加は積極的に奨励されるべきであるが，医療従事者は，不適切でリスクを伴う治療形態への圧力にどのように対処するのが最善かを決定するために，この参加を促すことと，より受動的で非明示的な参加の形態を認識することの両方について教育を受けるべきである．

　　注
　＊1　簡潔さと統一性のために，本章では，ほとんどの場合，（「患者」ではなく）「親」と述べることが多い．それは，本書の分析のベースになっているデータは，そのほとんどが小児科診療であり，患者の代わりとなっているのは，親だからである．
　＊2　もし医師が小児に同意を求めたとしても，かなり明確になされた場合，高圧的に迫られた形で母親から助け船が出されるだろう．そういった意味でこの実践を，親の承認を求める行為として位置づけている．
　＊3　親から候補となる診断を提示された場合，それを医師が否定することが正当化もしくは非正当化しようとしていると主張したいわけではない．しかし，もし親がある特定の症状についての不安を示し，医師がその症状に対する治療を否定した場合，少なくとも医師はその治療に関して検討したということが示される．その意味で，医師は親の不安や心配を正当化する．

訳注

★1 「3項目のリスト」とは，1項目と2項目の関係性が3番目の項目によって規定され，故に多くの場合，3項目がリストとして成立する最小の単位として扱われることを指している。詳しくは Paul Drew (1990) Strategies in the contest between lawyer and witness in cross-examination, in Language in the Judicial process, edited by Judith N. Levi, Anne Graffam Walker, Springer.

【補遺（長文断片の原文）】
(4) 2020 (Dr. 6)

```
1   DOC:    #Mkay::::.# so::,=h (0.5)
2   DOC:    Tlk=.h Let's see: what=thuh results of this i:s,=h
3           while we're waiting for tha:::t,
4   DOC:    .h So no matter what the result i:s, h she does
5           ha:ve uh:m hh redness in 'er throa:t, an' looks
6           like she has pharyngitis, <whether it's from bacterial
7        ->or from virus,
8   DOC: ->.hh So:: uhm I want her to do mouthwashes?,
9   DOC: ->.h Gargling at ho:me?,
10  DOC: ->Really deep gargling. (.) All the way back.
11          =>#Aghghghgh.# All thuh way back of thuh throat. okay:?,
12  DOC: ->.hh Do it as many as- time as you can.
13          (.)
14  DOC: ->Three:_ four times uh day. Especially after eating.
15          =>Mkay,
16  DOC: ->.h That clears it out an' that makes it feel better.
17          Mkay,=you can do it with salt water:, you can do it
18       ->with Sco:pe,
19  DOC: ->.hh whatever mouthwash: flavor that she likes.
20  DOC: ->.hh So lets do tha:t,
21  DOC: =>.hh Give 'er uh soft die:t?, Mkay:, Don't
22          give her anything heavy, nothing oily:,
23       ->French fries, (.) fried chicken_ hamburgers,
24  DOC: =>.hh Nothing spicy.=h for uh couple days. Okay:,
25  DOC:   .h Cuz it's gonna hurt every time she swallows those
26       ->kind uh stuff.
27  DOC: ->.hh Let's give 'er lots of liquids at ho:me,
28          (0.6)
29  DOC: ->.hh Give 'er: water, jui:ce, whatever she wants to drink.=h
30  DOC: ->Ice cream is okay:, That will make her feel better:,
31  PDOC:->.h Popsicles,
32          (.)
```

第 10 章　治療方針の決定

```
33  DOC:   ->That makes you feel better,
34  DOC:   =>.h Mkay:?,
35  DOC:   ->.h Maybe some mashed potatoe::s, you know
36         ->(so)/(it's uh) soft diet. as uh general.
37              (.)
38  DOC:   =>Yogur:t, things like that. Nkay:,
39  DOC:   ->.hh Uh:m_ and you're just gonna have to rest.
40              (.)
41  DOC:   You know?,
42              (.)
43  DOC:   She's gonna have to rest.
44  MOM:   Yeah.=
45  DOC:   =No more running arou:nd an'- (.) ya know staying
46         ->up la:te, an' things like that.
47  DOC:   .h You're just gonna have=t' take lots of na:ps,
48         ->an' re:st, throughout thuh weekend.
49  DOC:   =>.h Mkay:, ((Doc moves to look at rapid strep culture))


(5)  32-28-03
1   DOC:   I th:ink from what you've told me (0.2) that this is
2          pro:bably .h uh kind of (0.2) virus infec[tion,
3   DAD:                                            [Uh huh,
4   DOC:   (0.4) th:at I don't think antibiotics will ki:ll,
5          (0.2)
6   DAD:   ->Well-
7   DOC:   [Thee other-
8   DAD:   [(   )
9   DOC:   >Go=ahead_<
10  DAD:   ->Yeah. .hh (  ) I had it- I had thuh symp[toms
11  DOC:                                             [I understand.
12  DAD:   ->Three weeks ago.
13  DOC:   [Right.
14  DAD:   ->[.hh An:d I've been taking thuh over the counter cough
15         ->[(   )
16  DOC:   [((Good_)
17  DAD:   ->Uh s- (  ) coughing syrup, Nothing take away .hh
18         ->Especially my sor- my [th- my throat was real=
19  DOC:                           [Mm hm
20  DAD:   ->=sore [for (awhile- et- that) w:eek.
21  DOC:          [Uh huh
22  DOC:   °Right,°
```

```
23  DAD:   ->an:d (.) I start taking thuh antibiotic (0.5)
24  INF:       eh he ((cry))
25  DAD:   ->Yesterday.
26  DOC:       Right,
27  DAD:   ->And it (.) seemed to take care of the problem.
28  DOC:       [(Well) that's why we're doin' a throat [culture.
29  DAD:       [(    )                                 [Yeah.
30  DOC:       [is TUH SEE if they need antibiotics.
31  DAD:       [(    ) Yeah yeah.
32              (0.2)
33  DOC:       Cause <I don't th::ink they do.
34  DAD:       O[kay,
35  DOC: =>     [Now if you (.) absolutely insist_ I will give you
36        =>antibiotics_ but [I don't think that's the right=
37  INF:                     [#eh::#
38        =>medicine for 'em,
39  DAD:       No I'm not saying- I'm not saying it- (0.2) don't
40              get me wrong but- I'm sta- trying tuh tell you the
41              [history of (    )
42  DOC:       [I understand, I- I heard [you when you told me,
43  DAD:                                 [Yeah.
44  DOC:       I under[stand,
45  DAD:              [Uh huh,
```

参考文献

Abbott, Andrew (1988). *The System of Professions: An Essay on the Division of Expert Labor*. Chicago and London: University of Chicago Press.

Arborelius, E., Bremberg, S., and Timpka, T. (1991). "What is going on when the general practitioner doesn't grasp the situation?" *Family Practice* 8: 3-9.

Atkinson, J. Maxwell (1982). "Understanding formality: notes on the categorization and production of 'formal' interaction." *British Journal of Sociology* 33: 86-117.

Atkinson, J. Maxwell and Drew, Paul (1979). *Order in Court: The Organisation of Verbal Interaction in Judicial Settings*. London: Macmillan.

Atkinson, J. Maxwell and Heritage, John (1984). *Structures of Social Action: Studies in Conversation Analysis*. Cambridge: Cambridge University Press.

Atkinson, Paul (1995). *Medical Talk and Medical Work*. London: Sage.

Bales, R. F. (1950). *Interaction Process Analysis: A Method for the Study of Small Groups*. Reading, MA: Addison-Wesley.

Balint, Michael (1957). *The Doctor, His Patient and the Illness*. London: Pitman.

Baquero, F., Baquero-Artigao, G., Canton, R., and Garcia-Rey, C. (2002). "Antibiotic consumption and resistance selection in Streptococcus pneumoniae." *Journal of Antimicrobial Chemotherapy* 50 (Supplement C): 27-38.

Barden, L. S., Dowell, S. F., Schwartz, B., and Lackey, C. (1998). "Current attitudes regarding use of antimicrobial agents: results from physicians' and parents' focus group discussions." *Clinical Pediatrics* 37: 665-72.

Barsky, A. J. (1981). "Hidden reasons some patients visit doctors." *Annals of Internal Medicine* 94: 492-8.

Bates, Barbara, Bickley, Lynn S., and Hoekelman, Robert A. (1995). *Physical Examination and History Taking*, 6th edition. Philadelphia, PA: J. B. Lippincott Company.

Beach, Wayne A. (1993). "Transitional regularities for casual 'okay' usages." *Journal of Pragmatics* 19: 325-52.

Beach, Wayne A. (1995). "Preserving and constraining options: 'okays' and 'official' priorities in medical interviews." In Bud Morris and Ron Chenail (eds.) *Talk of the Clinic*. Hillsdale, NJ: Lawrence Erlbaum.

Becker, G., Janson-Bjerklie, S., Benner, P., Slobin, K., and Ferketich, S. (1993). "The dilemma of seeking urgent care: asthma episodes and emergency service use." *Social Science and Medicine* 37(3): 305-13.

Beckman, Howard and Frankel, Richard M. (1984). "The effect of physician behavior on the collection of data." *Annals of Internal Medicine* 101: 692-6.

Bergh, K. D. (1998). "The patient's differential diagnosis: unpredictable concerns in visits for acute cough." *Journal of Family Practice* 46(2): 153-8.

Bergmann, Jorg (1992). "Veiled morality: notes on discretion in psychiatry." In P. Drew and J. Heritage (eds.) *Talk at Work: Interaction in Institutional Settings*. Cambridge: Cambridge University Press, pp. 137-62.

Bergmann, Jorg (1993). *Discreet Indiscretions: The Social Organization Gossip*. Hawthorne, NY: Aldine De Gruyter.

Billig, Michael, Condor, Susan, Edwards, Derek, Gane, Mike, Middleton, David, and Radley, Alan (1988). *Ideological Dilemmas: The sociology of Everyday Thinking*. London: Sage.

Blanchard, C. G., Labrecque, M. S., Ruckdeschel, J. C., and E. B. (1988). "Information and decision-making preferences hospitalized adult cancer patients." *Social Science and Medieine* 27(11): 1139-45.

Bloor, Michael and Horobin, Gordon (1975). "Conflict and conflict resolution in doctor-patient interactions." In C. Cox and A. Mead (eds.) *A Sociology of Medical Practice*. London: Collier Macmillan, pp. 271-85.

Boyd, Elizabeth (1998). "Bureaucratic authority in the 'company of equals': the interactional management of medical peer review." *American Sociological Review* 63(2): 200-24.

Braddock, C. H., Edwards, K. A., Hasenberg, N. M., Laidley, T. L., and Levinson, W. (1999). "Informed decision making in outpatient practice: time to get back to basics." *journal of the American Medical Association*, 282(24): 2313-20.

Bredmar, Margareta and Linell, Per (1999). "Reconfirming normality: the constitution of reassurance in talks between midwives and expectant mothers." In Srikant Sarangi and Celia Roberts (eds.) *Talk, Work and Institutional Order: Discourse in Medical, Mediation and Management Settings*. Berlin: Mouton De Gruyter, pp. 237-70.

Brody, D. S. (1980). "The patient's role in clinical decision-making." *Annals of Internal Medicine* 93: 718-22.

Brody, D. S., Miller, S. M., Lerman, C. E., Smith, D. G., Lazaro, C. G., and Blum, M. J. (1989). "The relationship between patients' satisfaction with their physicians and perceptions about interventions they desired and received." *Medical Care* 27(11): 1027-35.

Brody, D. S., Miller, S.M., Lerman, C., Smith, M.D., and Caputo, C. (1989). "Patient perception of involvement in medical care: relationship to illness attitudes and outcomes." *journal of General Internal Medicine* 4: 506-11.

Brody, H. (1987). *Stories of Sickness*. New Haven, CN: Yale University Press.

Brown, Judith Belle, Stewart, Moira, and Ryan, Bridget L. (2003). "Outcomes of patient-provider interaction." InT. Thompson, A. Dorsey, K. Miller, and R. Parrott (eds.) *Handbook of Health Communication*. Mahwah, NJ: Lawrence Erlbaum.

Brown, Penelope and Levinson, Stephen (1987). *Politeness: Some Universals in Language Usage*. Cambridge: Cambridge University Press. (ペネロピ・ブラウン／スティーヴン・レヴィンソン『ポライトネス――言語使用における, ある普遍現象』田中典子ほか訳, 研究社, 2011年)

Brown, Phil (1995). "Naming and framing: the social construction of diagnosis and illness." *journal of Health and Social Behavior* 35 (extra issue): 34-52.

Buckman, Robert (1984). "Breaking bad news: why is it still so difficult?" *British Medical journal* 288: 1597-9.

Butler, C. C., Kinnersley, P., Prout, H., Rollnick, S., Edwards, A., and Elwyn, G. (2001). "Antibiotics and shared decision making in primary care." *journal of Antimicrobial Chemotherapy* 48: 435-40.

Button, Graham (1987). "Moving out of closings." In G. Button and J. R. E. Lee (eds.) *Talk and Social Organization*. Clevedon, England: Multilingual Matters, pp. 101-51.

Button, Graham (1990). "On members' time." In B. Conein, M. de Fornel, and L. Quere (eds.) *Les Formes de Ia Conversation*, vol. I. Paris: CNET, pp. 161-82.

Button, Graham and Casey, Neil (1984). "Generating topic: the use of topie initial elicitors." In J. M. Atkinson and J. Heritage (eds.) *Structures of Social Action: Studies in Conversation Analysis*. Cambridge: Cambridge University Press, pp. 167-90.

Button, Graham and Casey, Neil (1985). "Topic nomination and topic. pursuit." *Human Studies* 8(3): 3-55.

Button, Graham and Lee, John R. E. (eds.) (1987). *Talk and Social Organisation*. Clevedon: Multilingual Matters.

Byrne, Patrick S. and Long, Barrie E. L. (1976). *Doctors Talking to Patients: A Study of the Verbal Behaviours of Doctors in the Consultation*. London: Her Majesty's Stationery Office.

Cassell, Eric J. (1985a). Talking with Patients, vol. I, *The Theory of Doctor-Patient Communication*. Cambridge, MA: MIT Press.

Cassell, Eric J. (1985b). Talking with Patients, vol. II, *Clinical Technique*. Cambridge, MA: MIT Press.

Cassell, Eric J. (1997). *Doctoring: The Nature of Primary Care in Medicine*. New York: Oxford University Press.

Cassileth, B. R., Zupkis, R. V., Sutton-Smith, K., and March, V. (1980). "Information and participation preferences among cancer patients." *Annals of Internal Medicine* 92: 832-6.

Chafe, W. and J. Nichols (eds.) (1986). *Evidentiality: The Linguistic Coding of Epistemology*. Norwood, NJ: Ablex.

Charon, Rita, Greene, Michele J., and Adelman, Ronald D. (1994). "Multidimensional interaction analysis: a collaborative approach to the study of medical discourse." *Social Science and Medicine* 39(7): 955-65.

Cicourel, Aaron (1983). "Hearing is not believing: language and the structure of belief in medical communication." In S. Fisher and A. Todd (eds.) *The Social Organization of Doctor-Patient Communication*. Washington, DC: Center for Applied Linguistics, pp. 221-39.

Clair, Jeffrey M. and Allman, Richard M. (1993). *Sociomedical Perspectives on Patient Care*. Lexington: University of Kentucky Press.

Clayman, Steven E. and Heritage, John (2002a). *The News Interview: journalists and Public Figures on the Air*. Cambridge: Cambridge University Press.

Clayman, Steven E. and Heritage, John (2002b). "Questioning presidents: journalistic deference and adversarialness in the press conferences of Eisenhower and Reagan." *Journal of Communication* 52(4): 749-75.

Cohen-Cole, Steven A. (1991). *The Medical Interview: The Three Function Approach*. St. Louis, MO: Mosby Year Book.

Cohen-Cole, Steven A., and Bird, Julian (1991). "Function 3: education, negotiation, and motivation." In Steven A. Cohen-Cole, *The Medical Interview: The Three Function Approach*. St. Louis, MO: Mosby Year Book, Chapter 5.

Converse, Jean M. (1987). *Survey Research in the United States: Roots and Emergence 1890-1960*. Berkeley: University of California Press.

Coulehan, John L. and Block, Marian (1987). *The Medical Interview: A Primer for Students of the Art*. Philadelphia: F. A. Davis Company.

Coupland,J., Robinson, J., and Coupland, N. (1994). "Frame negotiation in doctor-elderly patient consultations." *Discourse and Society* 5(1): 89-124.

Cristino, J. M. (1999). "Correlation between consumption of antimicrobials in humans and development of resistance in bacteria." *International Journal of Antimicrobial Agents* 12(3): 199-202.

Darwin, C. (1979). *The Expressions of Emotions in Man and Animals*. London: Julian Freidman. First published 1872.

Davis, Fred (1963). *Passage Through Crisis: Polio Victims and Their Families*. Indianapolis: Bobbs-Merrill.

Deber, R. B. (1994). "Physicians in health care management: the patient-physician partnership: decision making, problem solving and the desire to participate." *Canadian Medical Association Journal* 151(4): 423-7.

Deeks, S. L., Palacio, R., Ruvinsky, R., Kertesz, D. A., Hortal M., Rossi, A., Spika, J. S., and DiFabio, J. L. (1999). "Risk factors' and course of illness among children with invasive penicillin-resistant Streptococcus pneumoniae: the Streptococcus pneumoniae working group." *Pediatrics* 103(2): 409-13.

Drew, Paul (1984). "Speakers' reportings in invitation sequences." In J. M. Atkinson and J. Heritage (eds.) *Structures of Social Action: Studiesin Conversation Analysis*. Cambridge: Cambridge University Press, pp. 129-51.

Drew, Paul (1991). "Asymmetries of knowledge in conversational interactions." In I. Markova and K. Foppa (eds.) *Asymmetries in Dialogue*. Hemel Hempstead, UK: Harvester Wheatsheaf, pp. 21-48.

Drew, Paul (1992). "Contested evidence in a courtroom cross-examination: the case of a trial for rape." In P. Drew andJ. Heritage (eds.) *Talk at Work: Interaction in Institutional Settings*. Cambridge: Cambridge University Press, pp. 470-520.

Drew, Paul (1997). "'Open' class repair initiators in response to sequential sources of trouble in conversation." *Journal of Pragmatics* 28: 69-101.

Drew, Paul and Heritage, John (1992). "Analyzing talk at work: an introduction." In P.

Drew and J. Heritage (eds.) *Talk at Work: Interaction in Institutional Settings.* Cambridge: Cambridge University Press, pp. 3-65.

Elwyn, G., Edwards, A., and Kinnersley, P. (1999). "Shared decision-making in primary care: the neglected second half of the consultation." *British Journal of General Practice* 49: 477-82.

Emanuel, E. J. and Emanuel, L. L. (1992). "Four models of the physicianpatient relationship." *Journal of the American Medical Association* 267: 2221-6.

Emerson, Joan (1970). "Behaviour in private places: sustaining definitions of reality in gynaecological examinations." In H. P. Dreitzel (ed.) *Recent Sociology.* New York: Macmillan, pp. 73-100.

Ende, J., Kazis, L., Ash, A., and Moskowitz, M. A. (1989). "Measuring patients' desire for autonomy: decision making and informationseeking preferences among medical patients." *journal of General Internal Medicine* 4: 23-30.

Engel, George L. (1997). "The need for a new medical model: a challenge for biomedicine." *Science* 196: 129-36.

Evans, B. J., Kiellerup, F. D., Stanley, R. O., Burrows, G. D., and Sweet, B. (1987). "A communications skills programme for increasing patients' satisfaction with general practice consultations." *British journal of Medical Psychology* 60: 373-8.

Faden, R. R., Becker, C., Lewis, C., Freeman, J., and Faden, A. I. (1981). "Disclosure of information to patients in medical care." *Medical Care* 19: 718-33.

Fallowfield, Lesley (1991). *Breast Cancer.* London: Tavistock/Routledge.

Fallowfield, L., Hall, A., Maguire, G. P., and Baum, M. (1990). "Psychological outcomes of different treatment policies in women with early breast cancer outside a clinical trial." *British Medical Journal.* 301: 575-80.

Fallowfield, Lesley J. and Lipkin, Mack (1995). "Delivering sad or news." In Mack Lipkin, Samuel Putnam, and Aaron Lazare (eds.) *The Medical Interview: Clinical Care, Education, and Research.* New York: Springer-Verlag, pp. 316-23.

Fisher, Sue (1984). "Doctor-patient communication: a social and political performance." *Sociology of Health and Illness* 6: 1

Fisher, Sue (1986). *In the Patients' Best Interest: Women and the Politics of Medical Decisions.* New Brunswick, NJ: Rutgers University Press.

Fisher, Sue (1991). "A discourse of the social: medical talk/power talk/oppositional talk?" *Discourse and Society* 2(2): 157-82.

Fisher, Sue and Groce, Stephen (1990). "Accounting practices in' medical interviews." *Language in Society* 19: 225-50.

Fisher, Sue and Todd, Alexandre (eds.) (1993). *The Social Organization of Doctor-Patient Communication.* Norwood, NJ: Ablex.

Fitzpatrick, Ray (1996). "Telling patients there is nothing wrong." *British Medical journal* 313: 311-12.

Fitzpatrick, R. and Hopkins, A. (1981). "Referrals to neurologists for headaches not due to

structural disease." *Journal of Neurology, Neurosurgery, and Psychiatry* 44: 1061-7.
Fox, Renee C. (1957). "Training for uncertainty." In R. Merton, G. Reeder, and P. Kendall (eds.) *The Student-Physician*. Cambridge: Harvard University Press, 207-41.
Fox, Renee C. (1989). *The Sociology of Medicine: A Participant Observer's View*. Englewood Cliffs, NJ: Prentice Hall.
Francis, V., Korsch, B. M., and Morris, M. J. (1969). "Gaps in doctorpatient communication: patients' response to medical advice." *New England Journal of Medicine* 280: 535-40.
Frankel, Richard M. (1984a). "From sentence to sequence: understanding the medical encounter through microinteractional analysis." *Discourse Processes* 7: 135-70.
Frankel, Richard M. (1984b). "The laying on of hands: aspects of organization of gaze, touch and talk in a medical encounter." InS. Fisher and A. D. Todd (eds.) *The Social Orgmtization of Doctor-Patient Communication*. Washington: Centre for Applied Linguistics, pp. 19-54.
Frankel, Richard M. (1990). "Talking in interviews: a dispreference for patient initiated questions in physician-patient encounters." In G. Psathas (ed.) *Interaction Competence: Studies in Ethnomethodology and Conversational Analysis*. Lanham, MD: University Press of America, pp. 231-62.
Frankel, Richard M. (1994). "Communicating bad news to patients and families." *Physician's Quarterly* 9: 1-3.
Frankel, Richard M. (1995a). "Emotion and the physician-patient relationship." *Motivation and Emotion* 19: 163-73.
Frankel, Richard M. (1995b). "Some answers about questions in clinical interviews." In G. H. Morris and R. J. Chenail (eds.) *The Talk of the Clinic: Explorations in the Analysis of Medical and Therapeutic Discourse*. Hillsdale, NJ: Lawrence Erlbaum, pp. 223-57.
Frankel, Richard M., Quill, Timothy E., and McDaniel, Susan H. (eds.) (2003). *The Biopsychosocial Approach: Past, Present, Future*. Rochester, NY: University of Rochester Press.
Freemon, B., Negrete, V., Davis, M., and Korsch, B. (1971). "Gaps in doctor-patient communication: doctor-patient interaction analysis." *Pediatric Research* 5: 298-311.
Freidson, Eliot (1970a). *Profession of Medicine: A Study of the Sociology of Applied Knowledge*. Chicago: University of Chicago Press.
Freidson, Eliot (1970b). *Professional Dominance*. Chicago: Aldine. (エリオット・フリードソン『医療と専門家支配』進藤雄三・宝月誠訳, 恒星社厚生閣, 1992年)
Freidson, Eliot (1975). "Dilemmas in the doctor/patient relationship." In Caroline Cox and Adrianne Mead (eds.) *A Sociology of Medical Practice*. London: Collier-MacMillan.
Frosch, Dominick L. and Kaplan, Robert M. (1999). "Shared decision making in clinical medicine: past research and future directions." *American Journal of Preventive Medicine* 27(11): 1139-45.
Gardner, R. (1997). "The conversation object Mm: a weak and variable acknowledging token." *Research on Language and Social Interaction* 30(2): 131-56.

Garfinkel, Harold (1967). *Studies in Ethnomethodology*. Englewood Cliffs, NJ: Prentice Hall.
Garfinkel, H. and Sacks, H. (1970). "On formal structures of practical actions." In J. C. McKinney and E. A. Tiryakian (eds.) *Theoretical Sociology*. New York, NY: Appleton-Century-Crofts, pp. 338;„6r;.
Gill, Virginia Teas (1995). "The organization of patients' explanations and doctors' responses in clinical interaction." Unpublished dissertation, University of Wisconsin-Madison.
Gill, Virginia Teas (1998a). "Doing attributions in medical interactions: patients' explanations for illness and doctors' responses." *Social Psychology Quarterly* 61(4): 342-60.
Gill, Virginia Teas (1998b). "The interactional construction of lay and professional roles: patients' candidate explanations for illness and doctors' responses." Paper presented at the Netherlands Institute for Primary Health Care conference on Communication in Health Cue June 1998.
Gill, Virginia Teas, Halkowski, Timothy, and Roberts, Felicia (2001). "Accomplishing a request without making one: a single case analysis of a primary care visit." *Text* 21: 55-81.
Girgis, Afaf and Sanson-Fisher, Rob W. (1995). "Breaking bad news: consensus guidelines for medical practitioners." *Journal of Clinical Oncology* 13: 2449-56.
Goffman, Erving (1955). "On face work: an analysis of ritual elements in social interaction." *Psychiatry* 18(3): 213-31.
Goffman, Erving (1956). "Embarrassment and social organisation." *American Journal of Sociology* 62: 264-74.
Goffman, Erving (1961). *Encounters: Two Studies in the Sociology of Interaction*. New York: Bobbs-Merrill Press. (アーヴィング・ゴッフマン『出会い――相互行為の社会学』佐藤毅訳, 誠信書房, 1985 年)
Goffman, Erving (1963). *Behaviour in Public Places*. New York: The Free Press.
Goffman, Erving (1978). "Response cries." *Language* 54: 787-815.
Goffman, Erving (1981). *Forms of Talk*. Oxford: Blackwell.
Goffman, Erving (1983). "The interaction order." *American Sociological Review* 48: 1-17.
Gomez, J., Banos, V., Ruiz Gomez, J., Herrero, F., Nunez, M. L., Canteras, M., and Valdez, M. (1995). "Clinical significance of pneumococcal bacteraemias in a general hospital: a prospective study 1989-1993." *journal of Antimicrobial Chemotherapy* 36(6): 1021-30.
Goodwin, Charles (1996). "Transparent vision." In E. Ochs, E. A. Schegloff, and S. A. Thompson (eds.) *Interaction and Grammar*. Cambridge: Cambridge University Press, pp. 370-404.
Gray, Bradford H. (1991). *The Profit Motive and Patient Care: The Changing Accountability of Doctors and Hospitals*. Cambridge, MA: Harvard University Press.
Greenfield, S. H., Kaplan, S., and Ware, J. E. (1985). "Expanding patient involvement in care: effects on patient outcomes." *Annals of Internal Medicine* 102: 520-8.
Greenfield, S., Kaplan, S. H., Ware, J. E., Yano, E., and Frank, J. L. H. (1988). "Patients' participation in medical care: effects on sugar control and quality of life in diabetes." *jour-

nal of Internal Medicine 3: 448-57.

Haakana, Markku (1999). "Laughing matters: a conversation analytic study of laughter in doctor-patient interaction", Unpublished doctoral dissertation, University of Helsinki.

Haakana, Markku (2001). "Laughter as a patient's resource: ucilllllll5'c1 delicate aspects of medical interaction." *Text* 21(1/2): 1

Halkowski, Timothy (1998). "Patients' smoking counts: implications of quantification practices." *Journal of General Internal Medicine* 13(supplement 1): 107.

Halkowski, Timothy (1999). "The achieved coherence of aphasic narrative." In J. Holstein and G. Miller (eds.) *Perspectives on Social Problems*, vol. II. Stamford, CN: JAI Press, Inc, pp. 261-76.

Hall, Judith A., Irish, Julie T., Rorer, Debra L., Ehrlich, Carol M., and Miller, Lucy H. (1994a). "Gender in medical encounters: an analysis of physician and patient communication in a primary care setting." *Health Psychology* 13(5): 384-92.

Hall, Judith A., Irish, Julie T., Rorer, Debra L., Ehrlich, Carol M., and Miller, Lucy H. (1994b). "Satisfaction, gender and communication in medical visits." *Medical Care* 32 (12): 1216- 31.

Harre, R. (1991). *Physical Being: A Theory for a Corporeal Psychology*. Oxford: Blackwell.

Hass, Robert (1996). *Sun Under Wood*. Hopewell, NJ: Ecco Press.

Heath, Christian (1982a). "The display of recipiency: an instance of sequential relationship between speech and body movement." *Semiotica* 42: 147-67.

Heath, Christian (1982b). "Preserving the consultation: medical record cards and professional conduct." *Sociology of Health and Illness* 4: 56-74.

Heath, Christian (1986). *Body Movement and Speech in Medical Interaction*. Cambridge: Cambridge University Press.

Heath, Christian (1992). "The delivery and reception of diagnosis in the general-practice consultation." In Paul Drew and John Heritage (ed.) *Talk at Work: Interaction in Institutional Settings*. Cambridge: Cambridge University Press, pp. 235-267.

Heath, Christian, Sanchez Srensson, Marcus, Hindmarsh, Jon, Luff, Paul, and vom Lehn, D. (2002). "Configuring awareness." *ComputerSupported Cooperative Work* 11: 317-47.

Helman, Cecil (1992). *Culture, Health and Illness*. Oxford: Butterworth.

Henderson, L. J. (1935). *Physician and patient as a social system*. New England journal of Medicine 212(2): 819-23.

Heritage, John (1984a). *Garfinkel and Ethnomethodology*. Cambridge: Polity Press.

Heritage, John (1984b). "A change-of-state token and aspects of its sequential placement." In J. Maxwell Atkinson and John Heritage (eds.) *Structures of Social Action: Studies in Conversation Analysis*. Cambridge: Cambridge University Press, pp. 299-345.

Heritage, John (1988). "Explanations as accounts: a conversation analytic perspective." In C. Antaki (ed.) *Understanding Everyday Explanation: A Casebook of Methods*. Beverly Hills: Sage, pp. 127-44.

Heritage, John (2002a). "Ad hoc inquiries: two preferences in the design of 'routine' questions in an open context." In D. Maynard, H. Houtkoop-Steenstra, N. K. Schaeffer, and H. van der Zouwen (eds.) *Standardization and Tacit Knowledge: Interaction and Practice in the Survey Interview*. New York, Wiley Interscience, pp. 313-33.

Heritage, John (2002b). "Designing questions and setting agendas in the news interview." In P. Glenn, C. LeBaron, and J. Mandelbaum (eds.) *Studies in Language and Social Interaction*. Mahwah, NJ: Lawrence Erlbaum, pp. 57-90.

Heritage, John (2005). "Revisiting authority in physician-patienttion." In M. Maxwell, D. Kovarsky, and J. Duchan (eds.) *Diagnosis as Cultural Practice*. New York: Mouton De Gruyter, pp. 83-102.

Heritage, John (forthcoming). "Justifying the medical visit: doctorability across the medical encounter." In Dale Brashers and Deana smith (eds.) *Managing Health and Illness, Relationships and Identity*. Mahwah, NJ: Erlbaum.

Heritage, John and Greatbatch, David (1986). "Generating applause: a study of rhetoric and response at party political conferences." *American Journal of Sociology* 92(1): 110-57.

Heritage, John and Greatbatch, David (1991). "On the institutional character of institutional talk: the case of news interviews." In Deirdre Boden and Don H. Zimmerman (eds.) *Talk and Social Structure*. Berkeley: University of California Press, pp. 93-137.

Heritage, John and Lindstrom, Anna (1998). "Motherhood, medicine and morality.: scenes from a medical encounter." *Research on Language and Social Interaction* 31(3/4): 397-438.

Heritage, John and Raymond, Geoffrey (2005). "The terms of agreement: indexing epistemic authority and subordination in assessment sequences." *Social Psychology Quarterly* 68(1): 15-38.

Heritage, John and Roth, Andrew (1995). "Grammar and institution: questions and questioning in the broadcast news interview." *Research on Language and Social Interaction* 28(1): 1-60.

Heritage, John and Sefi, Sue (1992). "Dilemmas of advice: aspects of the delivery and reception of advice in interactions between health visitors and first-time mothers." In P. Drew and J. Heritage (eds.) *Talk at Work: Interaction in Institutional Settings*. Cambridge: Cambridge University Press, pp. 359-417.

Heritage, John and Sorjonen, Marja-Leena (1994). "Constituting and maintaining activities across sequences: and-prefacing as a feature of question design." *Language in Society* 23: 1-29.

Heritage, John and Stivers, Tanya (1999). "Online commentary in acute medical visits: a method of shaping patient expectations." *Social Science and Medicine* 49(11): 1501-17.

Heritage, John and Watson, Rodney (1979). "Formulations as conversational objects." In G. Psathas (ed.) *Everyday Language: Studies in Ethnomethodology*. New York: Irvington, pp. 123-62.

Hewson, Mariana, J. Kindy, Phillips, Van Kirk,Judity, and Gennis, Virginia A. (1996). "Strategies for managing uncertainty and complexity." *Journal of General Internal Medicine* 11: 481-5.

Hilbert, Richard (1984). "The acultural dimensions of chronic pain: flawed reality construction and the problem of meaning." *Social Problems* 31(4): 365-78.

Hilbert, Richard (1992). *The Classical Roots of Ethnomethodology*. Chapel Hill: University of North Carolina Press.

Horn, L. (1989). *A Natural History of Negation*. Chicago: University of Chicago Press.

Hughes, Everett C. (1958). *Men and Their Work*. Glencoe: The Free Press.

Hughes, Everett C. (1963). "Desires and needs of a society." *Journal of the American Medical Association* 185: 120-2.

Hunt, Linda, Jordan, Brigitte, and Irwin, Susan (1989). "Views of what's wrong: diagnosis and patients' concepts of illness." *Social Science and Medicine* 28(9): 945-56.

Inui, Thomas and Carter, William B. (1985). "Problems and prospects for health service research on provider-patient communication." *Medical Care* 23(5): 521-38.

Inui, Thomas S., Carter, William B., Kukull, Walter A., and Haigh, Virginia H. (1982). "Outcome based doctor-patient interaction analysis: 1. Comparison of techniques." *Medical Care* 20: 535-49.

Jefferson, Gail (1980). "On 'trouble-premonitory' response to inquiry." *Sociological Inquiry* 50: 153-85.

Jefferson, Gail (1981). "The abominable 'Ne?': a working paper exploring the phenomenon of post-response pursuit of response." Unpublished manuscript, Department of Sociology, University of Manchester.

Jefferson, Gail (1984). "On the organization of laughter in talk about troubles." In J. Maxwell Atkinson and John Heritage (eds.) *Structures of Social Action: Studies in Conversation Analysis*. Cambridge: Cambridge University Press, pp. 346-69.

Jefferson, Gail (1985). "An exercise in the transcription and analysis of laughter." In Teun A. Dijk (ed.) *Handbook of Discourse Analysis*, vol. III. New York: Academic Press, pp. 25-34.

Jefferson, Gail (1986). "On the interactional unpackaging of a 'gloss'." *Language in Society* 14: 435-66.

Jefferson, Gail (1988). "On the sequential organization of troubles-talk in ordinary conversation." *Social Problems* 35(4): 418-41.

Jefferson, Gail (1989). "Preliminary notes on a possible metric which provides for a 'standard maximum' silence of approximately one second in conversation." In D. Roger and P. Bull (eds.) *Conversation: An Interdisciplinary Perspective*. Clevedon: Multilingual Matters, pp. 166-96.

Jefferson, G. (1990). "List construction as a task and interactional resource." In G. Psathas (ed.) *Interaction Competence*. Washington: International Institute for Ethnomethodology and Conversation Analysis/University Press of America, pp. 63-92.

Jefferson, Gail (2004a). '"At first I thought': a normalizing device for extraordinary events."

In G. Lerner (ed.) *Conversation Analysis: Studies from the First Generation.* Philadelphia: John Benjamins, pp. 131-67.

Jefferson, Gail (2004b). "Some orderly aspects of overlap in natural conversation." In G. Lerner (ed.) *Conversation Analysis: Studies from the First Generation.* Philadelphia: John Benjamins, pp. 43-59.

Jefferson, Gail and Lee, John (1992). "The rejection of advice: managing the problematic convergence of a 'troubles-telling' and a 'service encounter'." In P. Drew and J. Heritage (eds.) *Talk at Work: Interaction in Institutional Settings.* Cambridge: Cambridge University Press, pp. 521-48.

Jefferson, Gail, Sacks, Harvey, and Schegloff, Emanuel A. (1987). "Notes on laughter in the pursuit of intimacy." In Graham Button and John R. E. Lee (eds.) *Talk and Social Organisation.* Clevedon: Multilingual Matters, pp. 152-205.

Johnson, Thomas M., Hardt, Eric J., and Kleinman, Arthur (1995). "Cultural factors in the medical interview." In Mack Lipkin, Samuel M. Putnam, and Aaron Lazare (eds.) *The Medical Interview: Clinical Care, Education, and Research.* New York: Springer-Verlag, pp. 153-62.

Kaplan, S., Greenfield, S. H., and Ware, J. E. (1989). "Assessing the effects of physician-patient interactions on the outcomes of chronic disease." *Medical Care* 27: S110-S126.

Kassirer, J. P. (1994). "Incorporating patients' preferences into decisions." *New England Journal of Medicine* 330: 1895-6.

Katz, Jay (1984). *The Silent World of Doctor and Patient.* New Press.

Kleinman, Arthur (1980). *Patients and Healers in the Context of Culture.* Berkeley: University of California Press. (アーサー・クラインマン『臨床人類学──文化のなかの病者と治療者』大橋英寿ほか訳, 弘文堂, 1992 年)

Kleinman, Arthur, Eisenberg, Leon, and Good, Byron (1978). "Culture, illness and care: clinical lessons from anthropologic and cross-cultural research." *Annals of Internal Medicine* 88: 251-8.

Kollock, Peter, Blumstein, Philip, and Schwartz, Pepper (1985). "Sex and power in interaction: conversational privileges and duties." *American Sociological Review* 50: 24-46.

Korsch, B., Gozzi, E. K., and Francis, V. (1968). "Gaps in doctor-patient communication." *Pediatrics* 42: 855-71.

Korsch, Barbara M. and Negrete, V. F. (1972). "Doctor-patient communication." *Scientific American* 227: 66-74.

Labov, William and Fanshel, David (1977). *Therapeutic Discourse: Psychotherapy as Conversation.* New York: Academic Press.

Langewitz, Wolf, Denz, Martin, Keller, Anne, Kiss, Alexander, Ruttimann, Sigmund, and Wossmer, Brigitta (2002). "Spontaneous talking time at start of consultation in outpatient clinic: cohort study." *British Medical Journal* 325: 682-3.

Larsson, U. S., Saljo, R., and Aronson, K. (1987). "Patient-doctor communication on smoking and drinking: lifestyle in medical consultations." *Social Science and Medicine* 25(10):

1129-37.
Lazare, Aaron, Samuel M. Putnam, and Mack Lipkin (1995). "Three functions of the medical interview." In Mack Lipkin, Samuel M. Putnam, and Aaron Lazare (eds.) *The Medical Interview: Clinical Care, Education, and Research*. New York: Springer-Verlag, pp. 3-19.
Leppänen, Vesa (1998). *Structures of District Nurse-Patient Interaction*. Lund, Sweden: Department of Sociology, Lund University.
Lerner, G. H. (1991). "On the Syntax of Sentences in Progress." *Language in Society* 20: 441-58.
Lerner, G. H. (1996). "On the 'semi-permeable' character of grammatical units in conversation: conditional entry into the turn space of another speaker." In E. Ochs, E. A. Schegloff, and S. A. Thompson (eds.) *Interaction and Grammar*. Cambridge: Cambridge University Press, pp. 238-76.
Levine, M. N., Gafni, A., Markham, B., and MacFarlane, D. (1992). "A bedside decision instrument to elicit a patient's preference concerning adjuvant chemotherapy for breast cancer." *Annals of Internal Medicine* 117: 53-8.
Levinson, Stephen C. (1983). *Pragmatics*. Cambridge: Cambridge University Press. (ステイーヴン・レヴィンソン『英語語用論』安井稔・奥田夏子訳, 研究社出版, 1990年)
Lipkin, Mack, Frankel, Richard, Beckman, Howard, Charon, Rita, and Fein, Oliver (1995). "Performing the interview." In Mack Lipkin, Samuel Putnam, and Aaron Lazare (eds.) *The Medical Interview: Clinical Care, Education, and Research*. New York: Springer Verlag, pp. 65-82.
Lipkin, Mack, Samuel Putnam, and Aaron Lazare (1995). *The Medical Interview: Clinical Care, Education and Research*. New York: Springer Verlag.
Lutfey, Karen and Maynard, Douglas W. (1998). "Bad news in an setting: how a physician talks about death and dying WIItho,utnl those words." *Social Psychology Quarterly* 61 (4): 321-341.
McCaig, L. F. and Hughes,]. M. (1995). "Trends in antimicrobial scribing among office-based physicians in the United States." *Journal of the American Medical Association* 273: 214-19.
McDonald, I. G., Daly, J., Jelinek, V. M., Panetta, F., and (1996). "Opening Pandora's box: the unpredictability of by a normal test result." *British Medical Journal* 313: 329-32.
McHoul, Alec (1978). "The organization of turns at formal talk in the classroom." *Language in Society* 7: 183-213.
McWhinney, I. (1981). *An Introduction to Family Medicine*. New York: Oxford University Press.
McWhinney, I. (1989). "The need for a transformed clinical method." In M. Stewart and D. Roter (eds.) *Communicating with Medical Patients*. Newbury Park, CA: Sage.
Maguire, Peter, Fairbairn, Susan, and Fletcher, Charles (1986). "Most young doctors are bad at giving information." *British Medical Journal* 292: 1576-8.

Mangione-Smith, R., Elliott, M., McDonald, L., Stivers, T., and Heritage, J. (2004). "Doctor-parent communication: techniques for gaining parent acceptance of non-antibiotic treatment for upper respiratory infections." Pediatric Academic Societies' Meeting, APA Presidential Plenary Session, San Francisco, May 2004.

Mangione-Smith, Rita, McGlynn, Elizabeth, Elliott, Marc, Krogstadt, Paul, and Brook, Robert (1999). "The relationship between perceived parental expectations and pediatrician antimicrobial prescribing behavior." *Pediatrics* 103(4): 711-18.

Mangione-Smith, Rita, Stivers, Tanya, Elliott, Marc, McDonald, Laurie, and Heritage, John (2003). "Online commentary during the physical examination: a communication tool for avoiding inappropriate prescribing." *Social Science and Medicine* 56: 313-20.

Marvel, M. Kim, Epstein, Ronald M., Flowers, Kristine, and Backman, Howard B. (1999). "Soliciting the patient's agenda: have we improved?" *Journal of the American Medical Association* 281(3): 283-7.

Maynard, Douglas W. (1991a). "Citing the evidence vs. asserting the condition in the delivery of diagnostic news." Presented at the conference on Current Work in Ethnomethodology and Conversation Analysis, University of Amsterdam, July 1991.

Maynard, Douglas W. (1991b). "Deliveries of diagnosis and problems of meaning." Presented at the conference on Current Work in Ethnomethodology and Conversation Analysis, University of Amsterdam, July 1991.

Maynard, Douglas W. (1991c). "Interaction and asymmetry in clinical discourse." *American Journal of Sociology* 97(2): 448-95.

Maynard, Douglas W. (1991d). "The perspective-display series and the delivery and receipt of diagnostic news." In D. Boden and D. Zimmerman (eds.) *Talk and Social Structure: Studies in Ethnomethodology and Conversation Analysis*. Cambridge, UK: Polity, pp. 164-92.

Maynard, Douglas W. (1992). "On clinicians co-implicating recipients' perspective in the delivery of diagnostic news." In P. Drew and J. Heritage (eds.) *Talk at Work: Social Interaction in Institutional Settings*. Cambridge: Cambridge University Press, pp. 331-58.

Maynard, Douglas W. (1996). "On 'realization' in everyday life: the forecasting of bad news as a social relation." *American Sociological Review* 61: 109-31.

Maynard, Douglas W. (1997). "The news delivery sequence: bad news and good news in conversational interaction." *Research on Language and Social Interaction* 30: 93-130.

Maynard, Douglas W. (2003). *Bad News, Good News: Conversational Order and Everyday Talk and Clinical Settings*. Chicago: University of Chicago Press. (ダグラス・メイナード『医療現場の会話分析――悪いニュースをどう伝えるか』樫田美雄・岡田光弘訳, 勁草書房, 2004年)

Maynard, Douglas W. (2004). "On predicating a diagnosis as an attribute of a person." *Discourse Studies* 6: 53-76.

Maynard, Douglas W. and Frankel, Richard M. (2003). "Indeterminacy uncertainty in the delivery of diagnostic news in internal medicine; single case analysis." In Phil Glenn, Curt LeBaron, and Jenny delbaum (eds.) *Studies in Language and Social Interaction: in Honor of Robert Hopper.* Mahwah, NJ: Lawrence pp. 393-410.

Maynard, Douglas W. and Don H. Zimmerman (1984). ual and the social organization of relationships." *Social · Quarterly* 47: 301-16.

Mechanic, David (1972). "Social psychologic factors affecting the presentation of bodily complaints." *New England Journal of Medicine* 286: 1132-9.

Meehan, Albert J. (1989). "Assessing the 'police-worthiness' of citizen complaints to the police: accountability and the negotiation of 'facts'." In D. Helm, W. T. Anderson, A. J. Meehan, and A. Rawls (eds.) *The Interactional Order: New Directions in the Study of Social Order.* New York: Irvington Press.

Mehan, Hugh (1985). "The structure of classroom discourse." In Teun A. Dijk (ed.) *Handbook of Discourse Analysis,* vol. III. New York: Academic Press, pp. 120-31.

Mehan, Hugh (1990). "Oracular reasoning in a psychiatric exam: the resolution of conflict in language." In Allen D. Grimshaw (ed.) *Conflict Talk: Sociolinguistic Investigations of Arguments in Conversations.* Cambridge: Cambridge University Press, pp. 160-77.

Mendonca, P. J. and Brehm, S. S. (1983). "Effects of choice on behavioral treatment of overweight children." *Journal of Social Clinical Psychology* 1: 343-58.

Miller, Gale and Holstein, James A. (1993). "Reconsidering social constructionism." Hawthorne, NY: Aldine De Gruyter.

Mishler, Elliot G. (1984). *The Discourse of Medicine: Dialectics of Medical Interviews.* Norwood, NJ: Ablex.

Nava., Bella, F., Garau, J., Lite, J., Morera, M. A., Marti, C., Fontanals, D., Font, B., Pineda, V., Uriz, S., et al. (1994). "Predictive factors for invasive disease due to penicillin-resistant Streptococcus pneumoniae: a population-based study." *Clinical Infectious Diseases* 19: 884-90.

Neu, H. C. (1992). "The crisis in antibiotic resistance." *Science* 257: 1064-73.

Novack, Dennis (1995). "Therapeutic aspects of the clinical encounter." In Mack Lipkin, Jr., Samuel M. Putnam, and Aaron Lazare (eds.) *The Medical Interview: Clinical Care, Education, and Research.* New York: Springer-Verlag, pp. 32-49.

Novack, Dennis, Suchman, Anthony, Clark, William, Epstein, Ronald, Najberg, Eva, and Kaplan, Craig (1997). "Calibrating the physician: personal awareness and effective patient care." *Journal of the American Medical Association* 267: 502-9.

Orth, J. E., Stiles, W., Scherwitz, L., Hennrikus, D., and Valbonna, C. (1987). "Patient exposition and provider explanation in routine interviews and hypertensive patients' blood pressure." *Health Psychology* 6: 29-42.

Palmer, D. A. and Bauchner, H. (1997). "Parents' and physicians' views on antibiotics." *Pediatrics* 99(6): 862-3.

Parsons, Talcott (1951). *The Social System.* New York: Free Press. (タルコット・パーソンズ『社会体系論』佐藤勉訳, 青木書店, 1974年)

Parsons, Talcott (1964). *Social Structure and Personality*. New York: Free Press. (タルコット・パーソンズ『社会構造とパーソナリティ』武田良三訳, 新泉社, 2011 年)
Parsons, Talcott (1975). "The sick role and the role of the physician reconsidered." *Milbank Memorial Fund Quarterly* 53: 257-78.
Pendleton, David (1983). "Doctor-patient communication: a review." In D. Pendleton and J. Hasler (eds.) *Doctor-Patient Communication*. New York: Academic, pp. 5-53.
Peräkylä, Anssi (1998). "Authority and accountability: the delivery of diag- nosis in primary health care." *Social Psychology Quarterly* 61(4): 301-20.
Peräkylä, Anssi (2002). "Agency and authority: extended responses to nostic statements in primary care encounters." Research on Language and Social Interaction 35(2): 219-47.
Peräkylä, Anssi and David Silverman (1991). "Owning experienceing the experience of other persons." *Text* 11: 441-80.
Polanyi, Michael (1958). *Personal Knowledge: Towards a Post-Critical Philosophy*. Chicago: University of Chicago Press.
Pollner, Melvin (1987). *Mundane Reason*. Cambridge: Cambridge University Press.
Pomerantz, Anita M. (1980). "Telling my side: 'limited access' as a 'fishing' device." *Sociological Inquiry* 50: 186-98.
Pomerantz, Anita (1984a). "Agreeing and disagreeing with assessments: some features of preferred/dispreferred turn shapes." In J. Maxwell Atkinson and John Heritage (eds.) *Structures of Social Action: Studies in Conversation Analysis*. Cambridge: Cambridge University Press, pp. 57-101.
Pomerantz, Anita (1984b). "Giving a source or basis: the practice in conversation of telling 'how I know.'" *Journal of Pragmatics* 8: 607-25.
Pomerantz, Anita (1984c). "Pursuing a response." In J. M. Atkinson and J. Heritage (eds.) *Structures of Social Action*. Cambridge: Cambridge University Press, pp. 152-64.
Pomerantz, Anita (1986). "Extreme case formulations: a way of legitimizing claims." *Human Studies* 9: 219-29.
Pomerantz, Anita (1988). "Offering a candidate answer: an information seeking strategy." *Communication Monographs* 55: 360-73.
Ptacek, J. T. and Eberhardt, Tara L. (1996). "Breaking bad news: a review of the literature." *Journal of the American Medical Association* 276: 296-502.
Quill, Timothy E. and Townsend, Penelope (1991). "Bad news: delivery, dialogue, and dilemmas." *Archives of Internal Medicine* 151: 463-8.
Raevaara, Liisa (1996). "Patients' diagnostic utterances in Finnish doctorpatient encounters." Presented at the Eleventh World Congress of Applied Linguistics, Jyviiskylii, Finland, 4-9 August.
Raevaara, Liisa (1998). "Patients' etiological explanations in Finnish doctor-patient consultations." Presented at the Netherlands Institute for Primary Health Care conference on Communication in Health Care, The Free University, The Netherlands, June 1998.
Raevaara, Liisa (2000). "Potilaan diagnoosiehdotukset lääkärin vastaanotolla." ("Patients,

candidate diagnoses in the medical consultation.") Helsinki: SKS.

Raymond, Geoffrey (2003). "Grammar and social organization: yes/no interrogatives and the structure of responding." *American Sociological Review* 68: 939-67.

Reichler, M. R., Allphin, A. A., Breiman, R. F., Schreiber, J. R., Arnold, J. E., McDougal, L. K., Facklam, R. R., Boxerbaum, B., May, D., and Walton, R. O., et al. (1992). "The spread of multiply resistant Streptococcus pneumoniae at a day care center in Ohio." *Journal of Infectious Diseases* 166: 1346-53.

Reiser, David and Schroder, Andrea Klein (1980). *Patient Interviewing: The Human Dimension*. Baltimore, MD: Williams and Wilkins.

Robinson, Jeffrey D. (1998). "Getting down to business: talk, gaze, and body orientation during openings of doctor-patient consultations". *Human Communication Research* 25 (1): 97-123.

Robinson, Jeffrey D. (1999). "The organization of action and activity-lnc general-practice, doctor-patient consultations." Unpublished Ph. D. dissertation, University of California, Los Angeles.

Robinson, Jeff (2001a). "Asymmetry in action: sequential resources in the negotiation of a prescription request." *Text* 21: 19-54.

Robinson, Jeffrey D. (2001b). "Closing medical encounters. two pbysician practices and their implications for the expression, of patients' unstated concerns. "*Social Science and Medicine* 53(5): 639-56.

Robinson, Jeffrey D. (2003). "An interactional structure of medical activities during acute visits and its implications for patients' participation." *Health Communication* 15(1): 27-59.

Robinson, Jeffrey and Heritage, John (2003). "The structure of pa;ien,ts; presenting concerns: the completion relevance of current symptoms." *Social Science and Medicine* 61: 481-93.

Robinson, Jeffrey and Stivers, Tanya (2001). "Achieving activity transitions in primary-care consultations: from history taking to physicial examination." *Human Communication Research* 27(2): 253-98.

Roter, Debra (2000). "The enduring and evolving nature of the patientphysician relationship." *Patient Education and Counseling* 39: 5-15.

Roter, Debra (2004). The Rater Interactional Analysis (RIAS) Coding Manual. Baltimore, MD: Johns Hopkins University. http://www.rias.org/manual.html

Roter, Debra and Frankel, Richard M. (1992). "Quantitative and qualitative approaches to the evaluation of the medical dialogue." *Social Science and Medicine* 34(10): 1097-103.

Roter, Debra and Hall, Judith (1992). *Doctors Talking with Patients/ Patients Talking with Doctors: Improving Communication in Medical Visits*. Westport, CT: Auburn House. (デブラ・ロター／ジュディス・ホール『患者と医師のコミュニケーション――より良い関係作りの科学的根拠』石川ひろの・武田裕子監訳, 篠原出版新社, 2007年)

Roter, Debra L., Hall, Judith A., and Katz, N. R. (1988). "Physician-patient communication:

a descriptive summary of the literature." *Patient Education and Counseling* 12: 99-109.

Roter, Debra and Larson, Susan (2001). "The relationship between residents' and attending physicians' communication during primary care visits: an illustrative use of the Roter Interaction Analysis System." *Health Communication* 13(1): 33-48.

Roter, Debra and Larson, Susan (2002). "The Roter Interaction Analysis System (RIAS): utility and flexibility for analysis of medical interactions." *Patient Education and Counseling* 42: 243-51.

Roter, Debra and McNeilis, Kelly S. (2003). The nature of the therapeutic relationship and the assessment of its discourse in routine medical visits." In T. Thompson, A. Dorsey, K. Miller, and R. Parrott (eds.) *Handbook of Health Communication*. Mahwah, NJ: Lawrence Erlbaum, pp. 121-40.

Roter, D., Stewart, M., Putnam, S., Lipkin, M., Stiles, W., and Inui, T. S. (1997). "Communication patterns of primary care physicians." *Journal of the American Medical Association* 227(4): 350-6.

Roth, Andrew (1998). "Who makes news: descriptions of television news interviewees' public personae." *Media, Culture and Society* 28(1): 79-107.

Ruusuvuori, Johanna (2000). "Control in the medical consultation: practices of giving and receiving the reason for the visit in primary health care." Unpublished Ph. D. dissertation, University of Tampere, Finland.

Sacks, Harvey (1974). "An analysis of the course of a joke's telling in conversation." In Richard Bauman and Joel Sherzer (eds.) *Explorations in the Ethnography of Speaking*. Cambridge: Cambridge University Press, pp. 337-53.

Sacks, Harvey (1975). "Everyone has to lie." In B. Blount and M. Sanches (eds.) *Sociocultural Dimensions of Language Use*. New York: Academic Press, pp. 57-80.

Sacks, Harvey (1984). "On doing 'being ordinary'." In J. Maxwell Atkinson and John Heritage (eds.) *Structures of Social Action*. Cambridge: Cambridge University Press, pp. 413-29.

Sacks, H. (1987). "On the preferences for agreement and contiguity in sequences in conversation." In G. Button and J. R. Lee (eds.) *Talk and Social Organisation*. Clevedon: Multilingual Matters, pp. 54-69.

Sacks, Harvey (1989). "On members' measurement systems." *Research on Language and Social Interaction* 22: 45-60.

Sacks, Harvey (1992a). *Lectures on Conversation*, vol. I, ed. G. Jefferson, introduction E. A. Schegloff. Oxford: Blackwell.

Sacks, Harvey (1992b). *Lectures on Conversation*, vol. II, ed. G. [efl'erson.:,,; introduction E. A. Schegloff. Oxford: Blackwell.

Sacks, Harvey and Schegloff, Emanuel A. (1979). "Two preferences in the organization of reference to persons and their G. Psathas (ed.) *Everyday Language: Studies in Ethromethodology* New York: Irvington Publishers, pp. 15-21.

Sacks, Harvey, Schegloff, Emanuel A., and Jefferson, Gail (1974)." plest systematics for the organization of turn-taking fortion." *Language* 50: 696-735. (サックス／シェグロフ／ジェファソン「会話のための順番交替の組織——最も単純な体系的記述」西阪仰訳, 『会話分析基本論集』, 世界思想社, 2010 年)

Sankar, A. (1986). "Out of the clinic into the home: control and patientdoctor communication." *Social Science and Medicine* 22(9): 973-82.

Schegloff, Emanuel A. (1968). "Sequencing in conversational openings." *American Anthropologist* 70: 1075-95.

Schegloff, Emanuel A. (1972). "Notes on a conversational practice: formulating place." In David Sudnow (ed.) *Studies in Social Interaction*. New York: Free Press, pp. 75-119.

Schegloff, Emanuel A. (1979). "The relevance of repair for syntax-forconversation." In T. Givon (ed.) *Syntax and Semantics*, vol. XII, Discourse and Syntax. New York: Academic Press, pp. 261-88.

Schegloff, Emanuel A. (1986). "The routine as achievement." *Human Studies* 9: 111-51.

Schegloff, Emanuel A. (1987). "Recycled turn beginnings: a precise repair mechanism in conversation's turn taking organization." In Graham Button and John Lee (eds.) *Talk and Social Organisation*. Clevedon: Multilingual Matters, pp. 70-85.

Schegloff, Emanuel A. (1988). "On an actual virtual servo-mechanism for guessing bad news: a single case conjecture." *Social Problems* 35(4): 442-57.

Schegloff, Emanuel A. (1990). "On the organization of sequences as a source of 'coherence' in talk-in-interaction." In B. Dorval (ed.) *Conversational Organization and its Development*. Norwood, NJ: Ablex, pp. 51-77.

Schegloff, Emanuel A. (1993). "Reflections on quantification in the study of conversation." *Research on Language and Social Interaction* 26: 99-128.

Schegloff, Emanuel A. (1995). "Sequence organization." Unpublished ms, Department of Sociology, University of California, Los Angeles.

Schegloff, Emanuel A. (1996a). "Confirming allusions: toward an empirical account of action." *American Journal of Sociology* 102(1): 161-216.

Schegloff, Emanuel A. (1996c). "Some practices for referring to persons in talk-in-interaction: a partial sketch of a systematics." In B. Fox (ed.) *Studies in Anaphora*. Amsterdam/Philadelphia: John Benjamins, pp. 437-85.

Schegloff, Emanuel A. (1996d). "Turn organization: one intersection of grammar and interaction." In E. Ochs, E. Schegloff, and S. Thompson (eds.) *Interaction and Grammar*. Cambridge: Cambridge University Press, pp. 52-133.

Schegloff, Emanuel A. (2000). "Overlapping talk and the organization of turn-taking for conversation." *Language in Society* 29(1): 1-63.

Schegloff, Emanuel A. (2001). "Increments: where they are and what they do." Paper presented at the Linguistic Institute, Santa Barbara, California.

Schegloff, Emanuel A. (2007). *Sequence Organization in Interaction: A Primer in Conversation Analysis*. Cambridge: Cambridge University Press.

Schegloff, Emanuel A., Jefferson, Gail, and Sacks, Harvey (1977). "The preference for self-

correction in the organization of repair in conversation." *Language* 53(2): 361-82.
Schegloff, Emanuel A. and Sacks, Harvey (1973). "Opening up closings." *Semiotica* 7: 289-327.
Schulman, B. A. (1979). "Active patient orientation and outcomes in hypertensive treatment." *Medical Care* 17: 267-80.
Schutz, Alfred (1962). *Collected Papers*, vol. I, *The Problem of Social Reality*. The Hague: Martinus Nijhoff.（アルフレッド・シュッツ『社会的現実の問題』渡部光，マルジュ社，1983年）
Schwartz, B. (1999). "Preventing the spread of antimicrobial resistance among bacterial respiratory pathogens in industrialized countries: the case for judicious antimicrobial use." *Clinical Infectious Diseases* 28: 211-13.
Schwartz, R. H., Freij, B. J., Ziai, M., and Sheridan, M. J. (1997). "Antimicrobial prescribing for acute purulent rhinitis in children: a survey of pediatricians and family practitioners." *Pediatric Infectious Disease Journal* 16: 185-90.
Seidel, Henry M., Ball, Jane W., Dains, Joyce E., and Benedict, G. W. (1995) *Mosby's Guide to Physical Examination*, 3rd edition. St. Louis,Mosby Year Book.
Shorter, Edward (1985). *Bedside Manners: The Troubled History of Doctors and Patients*. New York: Simon and Schuster.
Silverman, David (1987). *Communication and Medical Practice: Social Relations in the Clinic*. London: Sage.
Sorjonen, Marja-Leena (1997). "Recipient activities: particles 'nii (n)' and 'joo' as responses in Finnish conversations." Doctoral dissertation Department of Applied Linguistics, University of California, LosAngeles.
Sorjonen, Marja-Leena (2001). *Responding in Conversation: A Study of Response Particles in Finnish*. Amsterdam: John Benjamins.
Spector, Malcolm and Kitsuse,John (1977). *Constructing Social Problems*. Menlo Park: Cummings.（J. I. キッセ／M. B. スペクター『社会問題の構築――ラベリング理論をこえて』鮎川潤ほか訳，マルジュ社，1990年）
Spiro, H. (1992). "What is empathy and can it be taught." *Annals of Internal Medicine* 15: 843-6.
Starr, Paul (1982). *The Social Transformation of American Medicine*. New York: Basic Books.
Stewart, Moira (1995). "Effective physician-patient communication and health outcomes: a review." *Canadian Medical Association journal* 152: 1423-33.
Stiles, William B. (1989). "Evaluating medical interview process components: null correlations with outcomes may be misleading." *Medical Care* 27(2): 212-20.
Stimson, Gerry V. and Webb, B. (1975). *Going to See the Doctor: The Consultation Process in General Practice*. London: Routledge and Kegan Paul.
Stivers, Tanya (1998). "Pre-diagnostic commentary in veterinarian—diem interaction." *Research on Language and Social Interaction* 31(2): 241-77.

Stivers, Tanya (2000). "Participation and social action in the pediatricconsultation: Seeking and denying antibiotic treatment." Unpublished Ph.D. dissertation, Department of Applied Linguistics, University of California, Los Angeles.

Stivers, Tanya (2002a). "Participating in decisions about treatment: overt parent pressure for antibiotic medication in pediatric encounters." *Social Science and Medicine* 54: 1111-30.

Stivers, Tanya (2002b). "Presenting the problem in pediatric encounters: 'symptoms only' versus 'candidate diagnoses'." *Health Communication* 14(3): 299-338.

Stivers, T. (2004). "'No no no' and other types of multiple sayings in social interaction." *Human Communication Research* 30(2): 260-93.

Stivers, Tanya (2005a). "Non-antibiotic treatment recommendations: delivery formats and implications for parent resistance." *Social Science and Medicine* 60: 949-64.

Stivers, Tanya (2005b). "Parent resistance to physicians' treatment recommendations: one resource for initiating a negotiation of the treatment decision." *Health Communication* 18(1): 41-74.

Stivers, Tanya and Heritage, John (2001). "Breaking the sequential mold: answering 'more than the question' during medical history taking." *Text* 21(112): 151-85.

Stivers, Tanya, Mangione-Smith, Rita, Elliott, Marc, McDonald, Laurie, and Heritage, John (2003). "Why do physicians think parents expect antibiotics? What parents report vs. what physicians perceive." *journal of Family Practice* 52(2): 140-8.

Stoeckle, John D. (1995). "Patients and their lives: psychosocial and behavioral aspects." In Mack Lipkin, Samuel M. Putnam, and Aaron Lazare (eds.) *The Medical Interview: Clinical Care, Education, and Research.* New York: Springer Verlag, pp. 147-52.

Stoeckle, John D. and Barsky, Arthur J. (1981). "Attributions: uses of social science knowledge in the 'doctoring' of primary care." In L. Eisenberg and A. D. Kleinman (eds.) *The Relevance of Social Science for Medicine.* Amsterdam: D. Reidel, pp. 223-40.

Stoeckle, John D. and Billings, John A. (1987). "A history of history-taking: the medical interview." *journal of General Internal Medicine* 2: 119-27.

Stoeckle, John D., Zola, Irving K., and Davidson, G. E. (1963). "On going to see the doctor: the contributions of the patient to the decision to seek medical aid, a selective review." *journal of Chronic Diseases* 17: 959-70.

Strong, Philip M. (1979). *The Ceremonial Order of the Clinic: Patients, Doctors, and Medical Bureaucracies.* London: Routledge and Paul.

Suchman, Anthony L., Markakis, Kathryn, Beckman, Howard B., Frankel, Richard M. (1997). "A model of empathic communication in the medical interview." *Journal of the American Medical Association* 277: 678-82.

Sudnow, David (1967). *Passing On: The Social Organization of Englewood Cliffs*, NJ: Prentice Hall.

Swarz, M. H. (1998). "The physical examination." In M. H. Swartz *Textbook of Physical Diagnosis: History and Examination,* 3rd. edition, Philadelphia: W. B. Saunders Company,

pp. 85-9. 1.
ten Have, Paul (1991). "Talk and institution: a reconsideration of the 'asymmetry' of doctor-patient interaction." In D. Boden and D. Zimmerman (eds.) *Talk and Social Structure: Studies in Ethnomethodology and Conversation Analysis*. Cambridge: Polity, pp. 138-63.
Terasaki, A. (1976). "Pre-announcement sequences in conversation." *Social Sciences Working Papers* no. 99. Irvine: University of California Press.
Thompson, S. C., Pitts, J. S., and Schwankovsky, L. (1993). "Preference for involvement in medical decision-making situational and demographic influences." *Patient Education and Counseling* 22: 133-40.
Thompson, Teresa (ed.) (2001). "Coding patient-provider interaction." *Health Communication* 13(1) (special issue).
Todd, A. D. (1984). "The prescription of contraception: negotiating between doctors and patients." *Discourse Processes* 7: 171-200.
Todd, A. D. (1989). *Intimate Adversaries: Cultural Conflicts between Doctors and Women Patients*. Philadelphia: University of Pennsylvania Press.
Toghill, P. J. (ed.) (1990) *Examining Patients: An Introduction to Clinical Method*. London: Edward Arnold.
Tolson, Jay (ed.) (1997). *The Correspondence of Shelby Foote and Walker Percy*. W. W. Norton and Co.: New York.
Tuckett, D., Boulton, M., Olson, C., and Williams, A. (1985). *Meetings between Experts: An Approach to Sharing Ideas in Medical Consultations*. London: Tavistock.
Tuckett, D. and Williams, A. (1984). "Approaches to the measurement of explanation and information-giving in medical consultations: a review of empirical studies." *Social Science and Medicine* 7: 571-80.
Turner, B. S. (1984). *The Body and Society: Explorations in Social Theory*. Oxford: Basil Blackwell. (ブライアン・ターナー『身体と文化——身体社会学試論』藤田弘人ほか訳, 文化書房博文社, 1999年)
Department of Health and Human Services (2000). *Healthy People 2010: Understanding and Improving Health*, 2nd edition. Washington, DC: US Government Printing Office.
Volosinov, V. N. (1973) *Marxism and the Philosophy of Language*. Cambridge, MA: Harvard University Press.
Waitzkin, Howard (1979). "Medicine, superstructure and micropolitics." *Social Science and Medicine* 13A: 601-9.
Waitzkin, Howard (1990). "On studying the discourse of medical encounters: a critique of quantitative and qualitative methods and a proposal for reasonable compromise." *Medical Care* 28(6): 473-88.
Waitzkin, Howard (1991). *The Politics of Medical Encounters*. New Haven, CT: Yale University Press.
Wasserman, Richard C. and Inui, Thomas (1983). "Systematic analysis of clinician-patient

interactions: a critique of recent approaches with suggestions for future research." *Medical Care* 21(3): 279-93.

Watanabe, H., Sato, S., Kawakami, K., Watanabe, K., Oishi, K., Rikitomi, N., Ii, T., Ikeda, H., Sato, A., and Nagatake, T. (2000). "A comparative clinical study of pneumonia by penicillin-resistant and -sensitive Streptococcus pneumoniae in a community hospital." *Respirology*, 5(1): 59-64.

West, Candace (1983). '"Ask me' no questions .. .':an analysis of and replies in physician-patient dialogues." In S. Fisher Todd (eds.) *The Social Organization of Doctor-Patient Communication*. Washington, DC: Center for Applied Linguistics, pp. 106.

West, Candace (1984). *Routine Complications: Troubles with Talk Doctors and Patients*. Bloomington: Indiana University Press.

West, Candace and Frankel, R. (1991). "Miscommunication in medicine InN. Coupland, H. Giles and J. M. Wiemann (eds.) *Miscommunication and Problematic Talk*. Newbury Park, CA: Sage, pp. 166-94.

West, Candace and Zimmerman, Don H. (1983). "Small insults: a study of interruptions in cross-sex conversations with unacquainted persons." In B. Thorne, C. Kramarae, and N. Henley (eds.) *Language, Gender and Society*. Rowley, MA: Newbury House, pp. 102-17.

Whalen, Marilyn and Zimmerman, Don H. (1990). "Describing trouble: practical epistemology in citizen calls to the police." *Language in Society* 19: 465-92.

Whalen, Jack and Zimmerman, Don H. (1998). "Observations on the display and management of emotion in naturally occurring activities: the case of 'hysteria' in calls to 9-1-1." *Social Psychology Quarterly* 61: 141-59.

Whalen, Jack, Zimmerman, Don H., and Whalen, Marilyn R. (1988). "When words fail: a single case analysis." *Social Problems* 35(4): 335-62.

White,]., Levinson, W., and Rorer, D. (1994). '"Oh, by the way . . .': the closing moments of the medical visit." *journal of General Internal Medicine* 9 (January): 24-8.

White, J. C., Rosson, C., Christensen, J., Hart, R., and Levinson, W. (1997). "Wrapping things up: a qualitative analysis of the closing moments of the medical visit." *Patient Education and Counselling* 30: 155-65.

Whitney, C. G., Farley, M. M., Hadler, J., Harrison, L. H., Lexau, C. , Reingold, A., Lefkowitz, L., Cieslak, P. R., Cetron, M., Zell, E. R., Jorgensen, J. H., and Schuchat, A. (2000). "Increasing prevalence of multidrug-resistant Streptococcus pneumoniae in the United States." *New England Journal of Medicine* 343: 1917-24.

Wise, R., Hart, T., Cars, 0., Streulens, Helmuth R., Huovinen, P., and Sprenger, M. (1998). "Antimicrobial resistance is a major threat to public health." *British Medical journal* 317: 609-10.

Wittgenstein, Ludwig (1953). *Philosophical Investigations*. New York: Macmillian Publishing Co. (ウィトゲンシュタイン『哲学探究』藤本隆志訳, 大修館書店, 1976 年)

Wittgenstein, Ludwig (1964). *The Blue and Brown Books*. Oxford: Basil Blackwell.

Zimmerman, Don H. (1988). "On conversation: the conversation analytic perspective." In J. Anderson (ed.) *Communication Yearbook*, vol. II. Newbury Park, CA: Sage, pp. 406-32.

Zimmerman, Don H. (1992). "The interactional organization of calls for emergency assistance." In P. Drew and J. Heritage (eds.) *Talk at Work: Social Interaction in Institutional Settings*. Cambridge: Cambridge University Press, pp. 418-69.

Zimmerman, Don H. and Pollner, Melvin (1971). "The everyday world as phenomenon." In J. Douglas (ed.) *Understanding Everyday Life*. London: Routledge and Kegan Paul, pp. 80-104.

Zimmerman, Don H. and West, Candace (1975). "Sex roles, interruptions and silences in conversation." In B. Thorne and N. Henley (eds.) *Language and Sex: Difference and Dominance*. Rowley, MA: Newbury House, pp. 105-29.

Zola, Irving K. (1964). "Illness behavior of the working class: implications and recommendations." In A. Shostak and W. Gomberg (eds.) *BlueCollar World*. Englewood Cliffs, NJ: Prentice Hall, pp. 350-61.

Zola, Irving K. (1973). "Pathways to the doctor: from person to patient." *Social Science and Medicine* 7: 677-89.

本訳書の活用法——教育・研修のために，研究のために，実践のために

樫田美雄

(1) 本訳書の活用法の3種

　本訳書は，(1) 教育・研修のために（医師をはじめとした医療専門職のコミュニケーション技能と態度の教育のために，および，研修のために）役に立つ．どうじに，本訳書は，(2) 研究のために（医師－患者相互行為研究の範囲を超えた諸研究のために，および，当事者研究のために）役に立つ．さらに，本訳書は(3) 実践のために（医療専門職の業務実践のために，および，医療専門職におけるトラブル処理実践のために）役に立つ．

　以下では，上記で述べた各有用性を，日本で利用される本であることを十分に意識しながら，つまり，日本の社会状況と結び付けながら，なるべく具体的に述べていきたい．

(2) 教育・研修のために活用する

　本訳書は，医療関係諸職種の教育と研修のために活用できる．このことは，本訳書所収のひとつひとつの章を読んでいるだけでは，気がつかれない恐れのある観点なので，最初に強く主張しておきたい．ではどのように気がつかれないのか，どのように活用できるのか．医学教育関係者に有用という論点と，研修途上の医療専門職に有用という論点の二論点に分けて述べていきたい．

　まず，本書は，第1章から第10章が，外来診療の開始から終了までの間を，おおむね診察の展開の順序にしたがってなぞった形で編集されており，この連続性と全体性が，医学教育の担当者に対する有用性の基盤をなしているといえよう．多面的なたくさんの事例に触れることで，コミュニケーション評価と，コミュニケーション理解に関わるセンスの改善効果が見込めるからだ．

　もちろん，一読して頂ければわかるように，この訳書を，直接に医療コミュニケーションの学習教材（教科書）とすることは困難だろう．本書では病歴聴取・触診・打診・聴診などの各局面が扱われてはいるが，それぞれの局面でどのように振る舞ったらいいのか，どこを意識して行動を調節したらいいのか，

ということに関しては，ハウツー的なマニュアル的記述も，注意点の列挙も，なされてはいないからだ．

けれども，たとえば，医学科や歯学科や（6年制の）薬学科の4年生が義務づけられているOSCE（Objective Structured Clinical Examination：客観的臨床能力試験）において，コミュニケーションに問題がある学生に助言をしようとするような場合の，「事例の見直し視点の提供素材」としては，たいへんに有用であるといえよう．

具体的にのべよう．医学部の共用試験のOSCEの医療面接ブースの採点において，既往歴を聞くこと等の諸チェックポイントについては，その多くをクリアしているけれども，全体的印象に関わる「概略評価」に関しては評価が低いというようなアンバランスな成績の学生がいることがある．そのような場合に，その学生のコミュニケーションの改善方策について，総合的な検討をする場合には，本書は十分に役に立つだろうと思われるのである．

「個別の医療情報聴取のチェックポイント」とは別に，医療面接時のコミュニケーションの，全体としての印象を聞く「概略評価」が設定されている意味については，「医療情報を聞き出すための高圧的な態度に医学生を促さないため」であると位置づけられうるが，それでは，いったいどんな振る舞いが「高圧的」でどんな振る舞いが「患者に寄り添った」ものなのだろうか．本訳書は，『診療場面のコミュニケーション——会話分析からわかること』と銘打っているが，このタイトル中の「会話」部分に，非言語的・非意図的なコミュニケーションが含まれており，かつ，会話を連鎖的なものとして，相互行為的で，文脈的なものとして扱っているということが，ここで重要である．現実の医療コミュニケーションを録画してみればすぐわかるように，「医療コミュニケーション」は大量の非言語的・非意図的コミュニケーション成分を伴ってなされており，かつ，たいへんに相互行為的で，文脈的なものである．したがって，学生の「医療面接」の全体の印象が悪いときに，その原因を，実際に発話された学生の発声の一断片にのみ求めても，満足するべき結果が得られないことがあるのも当然のことなのである．問題が，相互行為的で文脈的な場合[*1]や，非言語的である場合[*2]があるのである．そういう部分への吟味を含めて，トラブル化した状況を理解し，学生に助言し，学生の振る舞いを改善していく助けに，本書はなるはずだ[*3]．

作業としては，本書を読んだうえで，「概略評価」が低い学生がいた場合には，ビデオを撮って，その振る舞いの再検討をしてみるのがよいだろう．そうすると，一つひとつの発声自体には，問題性が見いだされなくても，相互行為として，文脈の中においてみた場合に，相手（模擬患者）の行為（発話）を無視した，けれども，一見，診察時に必要な振る舞いを行っているかのような医師役学生が写っている，というようなこともあるのではないだろうか．

医療面接では，じつは相互行為的な妥当性が持続的に達成されていることが，大事なのではないだろうか．相互行為的妥当性を示し続ける態度が医師役学生側にあってはじめて，治療の背景として重要な「患者の『生活世界』のトピック」（第1章：本書5頁）を聞き出すことができるようになるのではないだろうか．つまりは，模擬患者への「志向性」を医師役学生が示し得ているかどうかこそが，医師役学生の評価に繋がっているはずなのである（これがおそらくは「概略評価」でチェックされていることの内容なのだろう）．本書を読むまでは，おぼろげにしか指摘できなかった「医師役学生」の問題性を，本書を読むと，明確に指摘できるようになる，そういう効果が本書には期待できるのである．

医療者に必要だとされるものが，知識だけでなく，態度や姿勢にまで及んできている今日，学部4年終了時だけでなく，学部6年終了時にも，（国家試験の受験資格として）「アドバンスド・オスキー（Advanced OSCE）」を各大学で実施することが検討されている今日，本書を通読して，非言語的・非意図的なコミュニケーションおよび，文脈的・相互行為的に適切に振る舞うことが，いかに決定的に医療者-患者関係に影響を与えているか，を詳細に知ることは，重要である．それは，コミュニケーションに関する，評価者・理解者・助言者としての医療教育担当者の能力水準を向上させることに繋がるだろう．なお，通読を行うに当たっては，個人で行うより，輪読会や読書会の形で行うことの方が，より高い効果が見込まれることをさいごに付言しておこう．

ここまで読んで頂ければわかるように，「本訳書に医療教育担当者の能力を向上させる効果がある」という議論は，当然に「本訳書に研修中の医療者の能力を向上させる効果がある」という議論に，スライド可能なものであるといえるだろう．研修中の医療者の場合は，指導者との緊密なディスカッションは必要だろうが，それに加えて，録画や録音を用いた振り返りの場を設定することが可能なら，それに越したことはないと思われる．さらに，ポートフォリオ作

成時に，参考用として，本書を使うこともできよう．いろいろに活用して頂きたい．

(3) 研究のために活用する

　本書は，研究論文集的性格を強く持っているので，人文科学・社会科学研究者に有用なことは明らかである．ただし，その際に注意して欲しいのは，本書に対しては，「DPI (Doctor-Patient-Interaction) 研究は時代遅れだ」という非難がほとんど当てはまらない，ということである．第1章の序論部分で，編者たちが述べているように，たしかにこれまでの「DPI研究」(の一部)には，医療者の側にのみ注目していて不十分な側面があった[*4]．けれども，本書は，上述のように，非言語的コミュニケーション成分および相互行為性と文脈性に注目することで，さまざまな医療的エンカウンター場面への応用が可能となるような研究成果を得るのに成功している．日本の現状を考えるとき，在宅療養の急速な普及を無視することはできない．したがって，「医療コミュニケーション研究」は，患者家族やSHG (セルフヘルプ・グループ) メンバーや福祉職をはじめとした，非医療的な諸専門職とのコミュニケーションをも含めた総合的な「療養生活者コミュニケーション研究」に展開していかなければならなくなっている．けれども，本書には，そういう展開をする際にもたいへん有効な視点や分析が，各所にちりばめられている．相互行為として「関係」に着目するとき，その行為の両端の意味は，変化するものとして扱われるからだ．変化するものとして，行為する相手から意味付けられることもあるものとして，「医師」を扱っている本書の立場を取るならば，相互行為の参加者が多様になっていく現代にも，対応が可能なのである．まずはその点に注意喚起をしておきたい．

　ついで，本書は，当事者研究にも有用である，ということに言及しておきたい．残念なことに，日本においては，医療コミュニケーションの専門研究者の層は薄い．したがって，研究されるべきでありながら，研究され残されている領野が広く存在している．したがって，医療専門職当事者による研究が必要とされている程度は，わが国の方が，諸外国より大きいというべきである．運のよいことに，本訳書の原著は2006年発行のものであるが，「日本語版へのまえがき」は，今回の訳書出版に当たって新規に書き下ろされたものである．し

がって，2006年以降の約10年間の医療コミュニケーション研究の大きな流れが，最新の状況まで含めて，分かりやすく概説されている．この「日本語版への序」の章を含んでいるので，本書を通読して頂ければ，世界の医療コミュニケーション研究の状況を，最新の部分まで含めて，読者は知ることができるようになっている．本書を通読した上で，医学教育系・医療コミュニケーション系の国内外の諸学会にいくつか参加すれば，そして，現場の状況に通暁しているというアドバンテージを最大限に発揮するために，現場のデータを丁寧に集めた上で分析するならば，現場で働いている医療専門職自身が，諸関連学会[*5]で発表する水準の研究を達成することは，比較的容易なのではないか，と思われる[*6]．さらには，現在，患者や患者家族の立場からの当事者研究が，多く立ち上がってきているが，それらの研究が，会話分析的視角によって充実していくような方向に本書が貢献することも考えられよう[*7]．

(4) 実践のために活用する

「教育・研修のために役に立つのだから，当然，医療専門職の職務実践のためにも，本訳書は有用である」，という主張は，ここではしないでおこう．それではあまりにも安易だ．本書こそ，実践のための書である，という主張をもっと積極的にここでは行って行きたい．

ちまたには，専門家の手による大量の知的生産物（書籍や情報）がある．けれども，そのすべてが，十分な経験的裏付けを持っていたり，十分な実践性を持っていたりするわけではない．

たとえば，医療コミュニケーションに関していえば，「話をするときには，患者の目を見て話しましょう」とか，「患者が痛がっているときには，共感のことばをかけましょう」というような"一般的な助言"を含んだ専門書がある．けれども，それらは"実践的助言"としては不十分なものである，ともいえるのではないだろうか．なぜなら，状況によっては，「目を見て話すこと」が不適な場面があり，「共感の言葉をかける」ことが不適な場合が，ままあるからだ．

本書の価値は，"一般的な助言（提言）"が当てはまらない場合があるときに，そのことを，「説明不能事態」として放置するのでもなく，また，単に，直感に基づいて「例外的なこともある」と主張するのでもなく，場面の状況の構造

を丁寧に説明しながら，納得できる理由付きで解説していることである．したがって，本書の知見こそは，本当に"実践的"なのである．本書にしたがって，現実を観察する目をもてば，現場理解センスを向上させていけば，"多様な実践の場に，機械的に一般的な助言を当てはめることで発生させてしまうトラブル"を避けることができるようになる可能性がある（少なくとも，減らすことができるようになる可能性がある）．あるいは，そのようなトラブルが発生している場面において，"一般的な助言"を楯にトラブル惹起的なコミュニケーションを継続しようとしている同僚（や先輩や後輩）を，裏付けを持って説得することができるようになる（はずな）のである（なお，ここでの主張は，患者の多くが病院を出て，生活の場で医療を受けるようになってきたという21世紀の医療状況にとくによく当てはまる主張である．この現代社会論的観点に関しては，別稿に詳述した*8）．

　私は，何を言おうとしているのか．

　たとえば，本書の第7章「身体のワーク——臨床上の対象の協同的な産出」には，一見「共感能力」に欠陥があるかのような振る舞いをする医師の姿が描かれている．足が痛いと来院した患者を診察しながら医師は，「患者の苦痛のうめきに反応もしなければ，同情や理解を提供しもしない」(256-7頁)．けれども，医師のこの「非共感性」こそは，起きている事態を詳細に見なおしてみると，患者が期待し，呼び込んでいる「非共感性」とも見えてくるものなのであった．

　すなわち，患者の痛みの叫びである「あぐぐ」は，救済の求めではなく，症状のある場所の表示（感情というよりは，情報）であったからだ．この理解には，裏付けを与えることができる．裏付けはビデオに映っているのである．それは，タイミングだ．患者は，痛めている足首を，医師の手で操作されて呻くとき，それまでは中空視線を保っていたにもかかわらず，呻くとともにまず，自分の足のほうを向き，ついで，ちょっとだけ医師のほうを注視し，その後で，中空視線に戻っていく，という振る舞いをするのである．このタイミングと連鎖のつながりがここで行われていることを明らかにする．すなわち，このときの患者の呻きは，患者視線の動きと組み合わせて考えるのならば，単なる苦痛の表現というよりも，むしろ，「そのタイミングで，そこが痛い」という「忠実で敏感な診察協力者の振る舞い」になっているのである．医師と患者とは，この

「情報提供としての呻き」という振る舞いが存在する場面において，医療的事実の共同的な探求者として存在している，ということができるだろう．

　そう考えるのなら，当該の医師が，患者のうめき声に「共感性」を示すこと，たとえば，「さぞ痛いでしょう．同情します」というような思いやりのある声かけをしてしまうことは，場面を破綻させる振る舞いであることになる．ぎゃくに，そのような「共感性」のある発話をしないことこそは，その方が適切な振る舞いであって，医師－患者関係としての共同性を確立させる方向での振る舞いになっている，ということが言えるだろう．患者の方が，自らの身体を掛けて，その呻き声ですら，患部を指し示すものとして誠実に発声しているのならば，医師のほうとしても，その痛みに「非共感性」を示すことで，患者に対しての共同性を示し返すのが当然である，という秩序現象が，ここでは起きているといえるのである．

　通常，医療専門職は，日常の診察場面をビデオカメラで撮影して，見返したりはしていない．しかし，ビデオに撮影された診察場面の分析を本書で追体験することで，いかに診察場面が，医療専門職と患者の間の相互行為によって，緊密に共同的に作り上げられているのか，を間接的に体験することができるだろう．さらに，表面的で教条主義的な規範的行為，たとえば，患者が呻き声を上げた場合には，同情の言葉を掛ける，というようなルーティーン的行為が，必ずしもつねに適切なものではないこと，患者に寄り添ったものでもないこと，に気がつくことができるだろう．そういうセンスを身につけていくことができるだろう．つまりは，実際に行われている相互行為の記録に基づいた，真に実践的なものとしての，感受性の向上や学習効果が期待できる書として，本書を考えることもできるのではないだろうか．これが，本書をこそ「実践者に有用」な書として，読者にお薦めする理由である．

　世界がすでに，繊細な配慮によって埋め尽くされていることに気がつけば，そこに粗雑でおおざっぱな規範を持ち込もうとして失敗する愚を避けることができるようになるはずだ．医療者も現代では，対人サービス提供者としての側面を強めている．そうであるならば，実践的な医療コミュニケーション研究は，上記のような「例外的事象」を単に「例外」としてあつかうのではなく，「洗練された専門職の実践的な振る舞い」として学び，実践していく基盤となるようなものとして，提供されるべきだろう．

そして，実践者としての医療専門職は，自らの実践場面に，かならずしもビデオカメラは持ち込まないにしても，本書を読み，実践的なコミュニケーションの複雑さと絶妙さを学び，それを自らの実践的なコミュニケーションの水準として確保していくのがよいように思われるのである．

たしかに，日本の医師数／総人口比は，OECD標準を大きく下回っており，場面場面に細かく対応したコミュニケーションまで要求するのは酷なことなのかも知れない．けれども，実践的なコミュニケーション能力は，もはや医療者にとって，オプションではなく，中核的な能力なのではないだろうか．したがって，もはや"一般的な助言"にしたがうだけでは，場面の困難さを乗り越えて行くことができないのではないだろうか．時代の変化のなかで，実践能力として期待されているコミュニケーション能力の，標準的な水準も変化してきているのである．21世紀的な医療コミュニケーション能力の水準に至るための学習効果が，本書の通読によってもし得られるのならば，本書は，実践者に有用な書として，評価されることになると思われるのである．

(5) おわりに

じつは，ここまでで述べることができなかった，本書の活用法に関する重要な論点が，あと1つある．それを短く要約的に述べることで，結言としよう．

ここまで述べることができなかった論点として最後にいっておきたいのは，本書の活用には，それをどのような側面で活用するにせよ，多様な実例による継続的な確認プロセスがあった方がよく，そのためには，医療コミュニケーションの研究者との人的なつながりを持って頂いた方が良いだろう，ということである．ガーフィンケルのエスノメソドロジーの発想に刺激を受けて，サックスによってアメリカ西海岸で始められた会話分析は，すでに50年以上の歴史をもつ研究方法だが，各時代・各地のデータに寄り添ってその思考を発展させてきた歴史をもっている．とするのならば，その発展し，詳細さを深めている研究の現況に接して，データの扱われ方の微妙な手触りの変化などを感じ続けて頂いた方が，きっと活用がうまくいくはずだと思われるのである．

じつは，層は薄いとはいっても，医療コミュニケーションに関わって会話分析的な研究をしている日本の研究者は，数十人規模で存在しており，その多くは，日本エスノメソドロジー・会話分析研究会（http://emca.jp/）に集ってい

る*9．この研究会は，非会員でも参加出来る「open emca メーリングリスト」を運営しており，その大会（年1回秋に開催）と研究例会（年1会春に開催）は，標準的には，非会員も会員同様に無料で参加できるものである．これまでの慣例によれば，おそらくは，本訳書の書評セッションも，大会あるいは研究例会の折になされることになると思われるので，本書の読者の方には，間にあえば，その書評セッションに参加して感想を聞いて／述べて頂きたい．そうすれば，本書を読むことから，実際の活用までの間にある多くの問題（専門用語の理解の困難問題や，専門的立場の理解の困難問題）がクリアされていくとともに，最新の研究成果への接続も図っていけることになるだろう．

　本稿では，本書を活用する目的を（1）「教育・研修」，（2）「研究」，（3）「実践」の3つにわけ，そのそれぞれについて，なるべく実例を挙げて「活用法」を述べてきた．少なくとも，本書が翻訳の意義が大きな書物であること，いろいろに使える書物であることについては，納得してもらえたと思う．

　ところで，読者のなかには，本稿で述べるような活用のためには，もっと事例と分析をコンパクトに書いてくれていた方がありがたかった，という感想をお持ちになるかたもいるかも知れない．類書のダグラス・メイナード『医療現場の会話分析』（勁草書房，2004）においては，そのような要請に応える章（「エピローグ　ニュースを告げる方法」），すなわち，時間がなくて端的にどのように振る舞ったらよいか知りたい読者にその方法を呈示する章，があったのに，と不満を持つ読者もいるだろう．しかし，本書は，事例と分析がコンパクトでないことが，取り柄であり，価値なのである．現場で生じているコミュニケーション上の問題（ジレンマ）は，複雑で解決がなかなか困難なものが多い．そのことを丁寧に呈示しつつ，現場でなされている問題の実践的解決の様相までしっかり書き込んであるところに，本書の価値があるのである．

　とはいえ，その理解をした上で，さらに必要があれば，読者各人がそれぞれに，「エピローグ　〇〇をする方法」をお書きになることは，自らのコミュニケーション・センスを磨くという観点からは，むしろ本書の活用法として，望ましいことの一つだとも思われる．来年か再来年には，そういう，より応用的な本書の利用法の交流についても，情報交換会的なイベントを組織していきたいと考えているので，呼びかけがあった場合にはお応えいただきたい．どうぞよろしくお願いします．

注

*1 問診に流れがなく唐突感がある場合，すでに模擬患者が，文脈的に答えの方向を示しているのに，医師役学生がその前提を受け入れずに，重ねて明示的に返事をするように要求してしまう不適切感がある場合等．

*2 模擬患者が非音声的に沈黙や躊躇で非回答の姿勢を示しているのに，医師役学生がそれを無視して明示的回答を求める無理矢理感がある場合等．

*3 本書第6章「病歴に関して問うこと――問診中の質問行為」は，問診においては，最適化の原則と受け手に合わせたデザインの原則という二つの原則があり，これが組み合わさって一つのジレンマを生じる場合があることを紹介している．すなわち，「患者からたった今得た情報を加味して質問をどう『望ましい最適な』方向で組み立てるかという問題」(194頁) があるのである．つまり，問いかけの中立性を重視して，「今得た情報を加味しない質問」ばかりをする医師役医学生は，「患者に合わせたデザインで質問をする」，という原則に違反していることになるのである．このように，第6章は，患者に志向しつつ個別の質問を組み立てるという，全体としての相互行為性と文脈性が重要であることを指摘しているので，特に参考になる．

*4 たとえば，本訳書で繰り返し言及されるバーンとロングの『患者に話しかける医師』について，原著の編者の二人は (同書は)「それ自体，医師中心といえるのではないか」(1頁) と述べている．その数頁あとでは，これまでの研究に対して「医師‐患者関係自体が見逃されてきた」(4頁) とも述べている．関係と状況 (文脈) に着目する本訳書の視点を手に入れたとき，本書の成果を，「患者‐患者家族関係」や，「医療者以外の専門職‐患者関係」などの，コミュニケーションの諸パターンに応用していくことは容易だろう．

*5 たとえば，『保健医療社会学会』や『医学教育学会』や『看護学教育学会』や『救急医学会』や『プライマリケア連合学会』や『質的心理学会』等を挙げることができるだろう．

*6 なお，訳者らは，この数年，『質的心理学会』や『エスノメソドロジー・会話分析研究会』の企画で，医療コミュニケーション研究に特化したものではないが，実際には多くの医療専門職が参加する形での，会話分析に関する講習会の主催者になったり，講師になったりしてきた (川島理恵氏が講師となった講習会については，その企画概要が http://kashida-yoshio.com/kasida/presentation/111022_seminar2.pdf にある．黒嶋智美氏が講師となった講習会についても，その参加者募集案内が http://emca.jp/emca_seminar/20131005ks.php にある)．今後も，当事者研究者のニーズに対応すべく，必要に応じて，講習会や，研究方法に関する討論の場を設けていく心づもりがあるので，最新状況をお知りになりたい方は，樫田 (kashida.yoshio@nifty.com) の方まで，お問い合わせ頂きたい．

*7 さらにこの展開のバリエーションとして，療養当事者や障害当事者と専門研究者とのハイブリッドな共同研究への活用というようなことも考えられるだろう．たとえば，三重県立看護大学の浦野茂氏が代表の文科省科研費 (基盤C)「精神障害者の当事者研究場面の相互行為的構造：エスノメソドロジーによる解明」の研究枠組等が参考となろ

う.

＊8　筆者は，医学教育学会の「準備教育・行動科学教育委員会」委員として，この21世紀医療の困難さと，その困難さに対応する方策を10年越しで考察し，2015年7月に，新潟で開催された第47回日本医学教育学会シンポジウム『医学生が学ぶべき「自己理解／他者理解」の視点と方法』において「社会学の立場から：21世紀医療と医学教育」という演題で報告を行った．また，ほぼ同内容を『医学教育』誌46巻4号掲載の特集内論文として発表の予定である．

＊9　医療コミュニケーションに関係して，日本国内でどのような研究がなされているか，少し挙げておくのが親切だろう．たとえば，総論的なものとしては，浦野茂（2014）「保健医療分野におけるエスノメソドロジー――診断をめぐるいくつかの論点について」『保健医療社会学論集』25(1)：10-16，をあげることができるだろう．各論的なものとしては，池谷のぞみ（2013）「医療スタッフの協働を支援する―検査業務のエスノグラフィ―」『情報処理』54(15)：15-20，とか，前田泰樹・西村ユミ（2012）「協働実践としての緩和ケア――急性期看護場面のワークの研究」『質的心理学研究』(11)：7-25，とか，海老田大五朗（2011）「柔道整復師によるセルフストレッチング指導の相互行為分析」『保健医療社会学論集』21(2)：104-115，とか，秋谷直矩（2011）「難聴の会話分析：聴能学における訂正方略と会話における修復の組織」『保健医療社会学論集』22(2)45-54，とか，がある．看護分野の医療コミュニケーションには，北村隆憲・深谷安子監訳，サラ・コリンズほか編（2010）『患者参加の質的研究―会話分析からみた医療現場のコミュニケーション』，医学書院，の解説等も役に立つだろう．ただし，これらの諸研究は専門雑誌に書かれており，少々難読である．読解のためには，前田泰樹・水川喜文・岡田光弘編（2007）『ワードマップ　エスノメソドロジー』（新曜社）等の定評あるテキストを座右においておく必要があるだろう．

訳者あとがき

川島理恵

　本訳書『診療場面のコミュニケーション――会話分析からわかること』は，Communication in Medical Care の抄訳である．原著は出版当時，医療分野の会話分析研究を集約した一冊であった．この本を訳するにあたって，紙幅の関係上の都合もあり，どの章を訳すべきかについて，かなり議論を重ねた．しかし，日本の医療実践にいかに関連性が高いかどうかという点を考慮して，最終的に 11 章から 14 章は，非常に残念であったが割愛した．

　医療現場のコミュニケーション研究におけるこの本の位置づけとして，強調したいことが 2 点ある．まず，この本は，プライマリ・ケアのデータを対象にしたものであるが，ここで紹介されている研究成果は，プライマリ・ケア以外の医療実践においても非常に関連性の高いものである点である．さらに言えば，ここで紹介されている診療場面における相互行為のパターンは，様々な分野において頻繁に見られる．例えば，訳者の一人である川島（2014）は，救急医療の現場で研究を進めている．その現場では，1分1秒ごとに病状が変化し，時間的な制約の中で医師と家族がかかわり合っている．その状況下では，プライマリ・ケアで見られるような様々なコミュニケーション上の患者への考慮は削ぎ落とされるのか？　というと必ずしもそうではない．医師は，家族への質問をヘリテッジやロビンソンが指摘したように繊細にデザインし，メイナードが示したような PDS「見解を示し合うような連鎖」を使って告知を調整し，家族にショックが少ないようなやり方で，患者の状態を伝えている．そういった意味でも，本書で紹介されている研究の重要性は，プライマリ・ケアにとどまるものでは全くない．著者による前書きにもあるが，この原著の出版後，様々な医療分野にも研究が広がりを見せていることからも，その重要性は明らかである．

　次に，本書で紹介されている会話分析研究というものは，実に地道な作業の連続線上に位置するという点である．一定期間（数ヶ月から場合によっても何年間）の録音・録画データの収集と，会話データ（トランスクリプト）上の緻密

な作業，丹念な分析の積み重ねの上に，本書で紹介されている研究が成り立っている．そうした緻密なプロセスとデータをもとにして実証性が担保されているからこそ，医療分野において会話分析研究はこれほどの広がりを見せているのではないだろうか．前書きにもあるが，この本を出発点として，その後の会話分析の医療界での躍進は素晴らしいものである．それは，会話分析の持つ綿密な分析とデータの信頼性が，医療分野の志向性になにかしら響いたからではないだろうか．

翻訳に至った経緯と謝辞

　十数年前，カルフォルニア大学ロサンジェルス校（UCLA）社会学部でジョン・ヘリテッジ教授のもとで院生として学んでいた私は，彼の授業で初めてこの本の原著である "Communication in Medical Care" edited by John Heritage & Douglas Maynard, Cambridge University Press 2006（当時はまだ未発表の原稿の数々）に出会った．その頃，私はここで紹介されている一部の論文の基になった研究にリサーチ・アシスタントとして参加していた．私の主な仕事は，ロサンジェルス郊外のクリニックにほとんど毎朝赴き，一日中患者さん一人一人に声をかけて，研究参加をお願いするというものであった．拙い英語で必死に声をかける私を見て，哀れにおもってくれたのか，患者さんの参加率が，「意外に」良くて驚いたとヘリテッジ教授に言われたのを記憶している．

　その後，トランスクリプト作成やコーディング・分析などの作業が果てしなく続いた．一つの研究を達成するプロセスを学んだという意味で，かなり有意義な時間ではあった．ただ，研究計画が立ち上がったときから考えると，かなりの時間が費やされていた．私の博士課程卒業間際に，当時原稿として読んでいたものが，本として出版されたことを知り，微力ながらその一端に参加できたと感慨深い思いであった．

　原著の重要性から，出版されて間もなく，他の研究者から翻訳の打診があったとヘリテッジ教授から聞き，その際彼は「Michie が手がけるつもりがあるなら，断る」と言ってくださった．「必ずやります！」と請け合ったものの，まず自分の研究に区切りをつけてからと思っているうちに，出版から 10 年という長い時間がかかってしまったこと，とても申し訳なく思っている．その後，インディアナ大学修士時代にお世話になったメイナード教授の Good news,

Bad news. の翻訳を手がけた樫田氏と岡田氏に協力を仰ぎ，さらに同じ UCLA で机を並べた黒嶋氏の強力なサポートを得て，やっと翻訳企画が現実のものとなった．

実際の翻訳に関しては，訳語の統一が一番苦心した．日本語と英語のニュアンスをすりあわせる事は，ことばを読み解くという点で会話分析の緻密な作業と同等，いやそれ以上に大変な作業であることを痛感した．その意味で，本書では訳語に多少のばらつきがあることは否めない．しかし，章の著者ごとに微妙に違うニュアンスで使われているものもあり，多少のばらつきは許容範囲とした．それぞれの訳者が工夫をこらして，出来るだけ原著の意図とする所を表現しようとした．

また訳稿には，関西医科大学阿部哲也氏，大阪教育大学串田秀也氏，京都大学平本毅氏，島根県立大学中川敦氏，大阪市立大学松木洋人氏，成城大学南保輔氏，東京大学石川ひろの氏から貴重なフィードバックを頂いた．特に，医師としては初めて日本から UCLA に 2 年間留学し，ヘリテッジ教授の指導を仰いだ阿部氏には，ほぼ全章を通読していただき，細かなコメントと訳の修正，医療的な齟齬がないかなどのチェックをしていただき，訳稿の改善に多いに貢献頂いた．厚く御礼申し上げたい．

編集・校正作業は，私の研究室で学生アルバイトして働いている清瀬氏，堀氏の協力なしでは，成立しなかった．記して感謝したい．

最後に，この企画を本当に根気よく長きに渡って支援してくださった勁草書房の渡邊光氏の多大なるご協力を得て，やっと出版までこぎ着ける事ができ，感謝の念に尽きない．

なお，本訳業は，文部科学省科学研究費補助金による研究『医療現場と日常会話における問題解決：相互行為論的アプローチによる日米比較研究』（代表：川島理恵）による研究成果の一部である．本書が出版される 1 ヶ月後には，第 43 回日本救急医学会総会・学術集会において原著の編者であるヘリテッジ教授とメイナード教授が社会学者としては初めて基調講演を行い，医療分野における会話分析研究の可能性に関して議論を行う予定である．

全章の編集作業を終えた今，少しは恩師の期待に添えることができたかと安堵している．しかし，大学院在学中彼らから受けた恩に比べれば，御恩奉仕は道半ばといったとこではある．ただ，本書の出版により，今後さらに日本の医

療・福祉・看護分野において，会話分析研究が発展する事を強く願ってやまない．

人名索引

*ア行
アトキンソン　Atkinson, J. M. | 23, 300
アボット　Abbot. A. | 265, 267
ウォーレン　Whalen, M. | 101-2, 309, 340
エバーハルト　Eberhardt, T. L. | 305
エマーソン　Emerson, J. | 234

*カ行
ガーフィンケル　Garfinkel, H. | 11, 35, 50, 276, 307
キャッセル　Cassel, E. J. | 99, 135, 191, 200, 205-6, 228
クイル　Quill, T. | 340, 342
グッドウィン　Goodwin, C. | 263, 317, 321
クラインマン　Kleinman, A. | 135, 143, 265
ケーシー　Casey, N. | 29-31, 48, 50
コープランド　Coupland | 21, 29, 47, 49, 52
コーヘン・コール　Cohen-Cole, S. A. | 3, 21, 33, 144, 305
コッシュ　Korsch, B. | 2-3, 99, 143
ゴフマン　Goffman, E. | 9, 13, 157, 234, 253, 330

*サ行
サックス　Sacks, H. | 8, 9, 11, 13, 29, 35, 38, 40, 45, 48-50, 69, 88, 94, 106, 113, 118-9, 121, 123-4, 126-7, 133-4, 139, 157, 171, 180, 187, 201-2, 207, 209, 226, 232, 274, 309, 315, 317, 323, 355
シェグロフ　Schegloff, E. A. | 8-9, 11, 29, 38, 40-3, 45, 48-50, 69, 109, 137-8, 153, 157, 163, 179, 202, 209, 226, 232, 340, 355, 361
ジェファーソン　Jefferson, G. | 8, 19, 23, 29, 40, 45, 48, 50, 61, 63, 69, 88, 94, 118, 170-1, 356
シュッツ　Schutz, A. | 307, 328
ジル　Gill, V. T. | 17, 76, 96, 143, 151
シルバーマン　Silverman, D. | 185, 262, 294, 300
ジンマーマン　Zimmerman, D. H. | 9, 11, 13-4, 101-2, 124, 309, 340
スタイバース　Stivers, T. | ii, 8, 14-5, 18-9, 49, 79, 90, 101, 113, 121, 126, 136-8, 301, 340, 347, 371, 378-9
ストロング　Strong, P. M. | 5, 107
ソーヨーネン　Sorjonen, M. | 34, 213, 215, 232, 301

*タ行
タウンゼント　Townsend, P. | 340, 342
ダン　Donne, J. | 233, 263
チェイフ　Chafe, W. | 138, 270
テラサキ　Terasaki, A. | 25, 27, 308
ドリュー　Drew, P. | 17, 50, 76, 148, 157, 185-7, 226-7, 232, 268, 278, 388

*ナ・ハ行
ニコルス　Nichols, J. | 138
ハァカナ　Haakana, M. | 69, 201, 210, 226-7, 301
パーソンズ　Parsons, T. | 2, 87, 66, 87, 107, 235, 250, 265, 267
バード　Bird, J. | 3
バーン　Byrne, P. S. | 1-2, 13, 18-9, 22, 49, 53, 144, 266-7, 305, 347
バトン　Button, G. | 29-31, 48, 50
バリント　Balint, M. | 1
ハルコウスキー　Halkowski, T. | 17, 54, 61, 63, 74, 94, 100-1, 105, 228
ハント　Hunt, L. | 135, 139
ヒース　Heath, C. | i, 15, 21, 23, 40, 49, 74, 79, 101, 237, 267, 287-8, 305-6, 336, 340, 349
ヒューズ　Hughes, E. C. | 4, 233-4, 250
ビリグ　Billig, M. | 266
フィッツパトリック　Fitzpatrick, R. | 341
フォックス　Fox, R. C. | 4, 49, 341
プタセック　Ptacek, J. T. | 305
フランケル　Frankel, R. M. | 13, 18, 40, 53-4, 68, 100, 102, 184, 192, 302, 305-6, 315, 319, 333, 336, 339, 342
フリードソン　Freidson, E. | 4, 15, 66, 138, 265, 267, 273, 280
ブルア　Bloor, M. | 65, 74, 100, 107
ベールズ　Bales, R. | 2, 3
ベッカー　Becker, G. | 74, 139
ベックマン　Beckman, H. | 53-4, 68, 100, 102
ペラキュラ　Peräkylä, A. | 15-8, 74, 79, 101, 265, 305-6, 309, 337, 339, 349
ヘリテッジ　Heritage, J. | ii, 15, 17, 21, 23, 32, 34-5, 39, 42, 46, 48, 50, 53, 88, 101-2, 187, 202, 215, 262, 267, 301, 309, 314, 340, 356
ベルグマン　Bergman, J. | 139
ヘンダーソン　Henderson, L. J. | 235
ボイド　Boyd, E. | 17, 21, 137, 191
ポランニー　Polanyi, K. | 307
ボロシノフ　Volosinov, V. N. | 139
ホロビン　Horobin, G. | 65, 74, 100, 107

ポメランツ　Pomerantz, A. | 38, 153, 157, 159, 187-8, 202, 207, 269, 341, 367

＊マ行
ミーハン　Meehan, J. | 102
ミシュラー　Mishler, E. G. | 4-7, 143, 163, 165, 187, 192, 195, 201, 227-8
メイナード　Maynard, D. | 15-9, 76, 96, 139, 143, 185, 206, 262, 301-2, 305, 307-9, 321, 330, 333, 339-40, 342

＊ラ・ワ行
ラーナー　Lerner, G. | 42-3
ラボフ　Labov, W. | 27
リプキン　Lipkin, M. | 184, 339
ルッフェイ　Lutfey, K. | 302
レイモンド　Raymond, G. | 12-3, 197, 200
ローター　Roter, D. | 3-5, 196, 223
ロビンソン　Robinson, J. D. | ii, 15-7, 21-2, 39-41, 49, 53, 79, 88, 101-2, 340, 347, 349, 373
ロング　Long, B. | 1-2, 18-9, 22,49, 53, 144, 266-7, 305
ワトキン　Waitzkin, H. | 6, 214
ワトソン　Watson, R. | 263, 347

事項索引

＊A-Z
b-イベント | 27, 30, 203
News Delivery Sequence: NDS | 307, 309-10, 337

＊あ行
あいづち | 353-4
アクセス | 27, 30, 52
アジェンダ（設定）| 194-6
アフォーダンス | 54-5　→身の回りの情報
意思決定 | 348
医師と適切な関係がある | 109, 115, 123, 133, 138
医師－患者間相互行為研究 | 1, 3, 7-8
医師－患者関係 | 3, 4, 191, 192, 223
依頼 | 52
受け取り証 | 327
受け手（聞き手）に合わせたデザイン（recipient design）| 49, 206, 209-11, 218, 221, 230

＊か行
会話分析 | 7, 8, 11-3, 15
解釈モデル | 135, 136, 188
開放型 | 22-3, 29, 47
　　──質問形式（open-ended questions）| 21, 23
開放的質問 | 197
患者になるときの問題 | 108, 113, 134-6, 138
患者の経験の文脈 | 336
患者の満足度 | 6
患者－医師関係 | 1
患者参加 | 348
患者役割（sick role）| 87, 100　→病者（人）役割
感嘆詞「ああ（Oh）」| 32, 45
観察可能性 | 273, 275, 276, 280
関連づけられた適切性」（conditional relevance）| 153
聞き手性の表示 | 321
気づきのシークエンス | 109, 118, 121
気づきのマーカー | 123
極性疑問文 | 202, 208, 216
「限定的」質問 | 196
抗生物質 | 361, 364, 367, 371, 374
行為主体 | 292, 298
行為的アジェンダ | 195, 196, 215, 225-7
項目別ニュース | 30
項目別近況についての質問（itemized news inquiries）| 30
コード化（コーディング）| 1-2, 4, 7-8, 22, 285, 379
答えの候補となるもの | 187

＊さ行
最初の考え | 63, 94, 106, 117, 118, 119, 121
最初の評価 | 153
最初は『X』だと思い，後で『Y』だとわかった | 118
最初は『X』だと思った | 118-9, 121, 180
最適化 | 17, 206, 208, 218, 219, 220, 221
先に進め信号 | 139, 325, 327
自己修復 | 45
質問のタイプに順応する形 | 200
実践に基づく優先性 | 38
受診することに決めた一番最初の心配事（presenting concerns）| 21
受診のきっかけになった心配事 | 21, 84
受動的 | 362-3

索引

順番取りシステム｜9
主体性｜292
視角表示連鎖（PDS）｜16, 322
システムレビュー｜214
情報の受け取り｜45
徐々にわかっていく｜108, 136
状態の変化｜180
触診｜239, 241, 246, 248, 249, 252, 253, 254, 255, 256, 258
身体診察｜235, 236, 240, 248, 249, 251
心配事の提示｜44, 49, 54-5, 57, 61, 63, 65, 66, 68-9, 71-2, 74-5, 84-5, 88, 89, 96-7, 99, 101-2
心配事の聞き出し｜47
診断のシークエンス｜267, 287
生活世界｜5, 143, 144, 181, 197
生活世界」への関心｜165
設定｜194
説明のわかりやすさ｜267
説明可能｜50
説明可能性｜17, 266
説明責任｜42-3, 46-7, 87
　　——がある｜285
　　——としてのわかりやすさ｜279, 280, 300
前提｜194, 200, 201
全体構造｜14
挿入の連鎖｜163, 172
相互行為研究｜7, 8
相互作用プロセス｜5
　　——プロセス分析（Process analysis）｜2-3, 6-7

*た行
打診｜240, 241, 246, 247, 248, 249
体構造｜13
チェックリスト｜211, 214, 219
治療に値するかどうか｜71, 74
治療の提案｜347
治療を受けるに値する｜65, 66, 68, 69, 70, 72, 74, 76, 83, 84, 92, 100, 106-7, 113, 118, 130, 136-7, 281
治療を否定する形態｜380
治療を否定する提案｜379
治療可能性｜83
治療提案の形態｜372, 379
治療提案の提示｜349
中空志向｜238, 239, 240, 241, 242, 243, 244, 245, 246, 247, 248, 249, 250, 251, 254, 255, 257
聴診｜243, 247, 248, 249, 252, 253

直接的知識｜309
通常のことがら｜88
抵抗（resistance）｜362, 363, 364
　　受動的——｜351, 356-7, 371
　　能動的——｜357, 367, 370-1
　　問題に対する——｜88-9, 92, 96-100
定式化｜35, 47, 50, 57, 61, 73, 91-2, 262, 269, 271, 294, 334, 340-1
定量的｜379
「ドアノブ」心配事｜223
トラブル｜30, 31, 50
トラブルへの抵抗｜168, 171

*な行
ニュース｜25, 30
ニュースを伝えるシークエンス｜298
残された徴候｜169, 188, 307, 331, 332, 334, 336, 337
能動的｜364

*は行
発見のナラティブ｜106, 112, 124, 127, 128, 130-2, 136, 138
発話ターンのデザイン｜13, 16, 17, 18
否定極性表現｜203, 208, 209
否定的な形態｜383
否定的な形態をとる治療提案｜383
否定的極性表現｜223
一目でそれとわかる｜268, 273, 275-6, 300
病者（人）役割（sick role）｜66, 107, 233, 250, 262　→患者役割
病歴聴取｜236
フェイス（face）｜39
付加疑問文｜50
不十分な治療提案｜373, 374
フッティング｜157
閉鎖型｜23, 26
　　——質問（closed-ended questions）｜21

*ま行
マイクロ分析｜4, 5, 6, 7, 8
　　談話——｜2
見てわかること｜22
身の回りの情報｜100　→アフォーダンス
無関心さの表示｜243
目立った欠如｜153, 176
問診｜191, 192, 259, 262
問題なし｜206, 207, 208

「問題なし」応答 | 229
問題の語り（troubles talk）| 88
問題発見のナラティブ | 112, 116-7, 121, 129, 135-6, 138

＊や行
優先されない応答 | 202
優先される応答 | 202
優先性 | 38, 42, 52, 194, 201, 208
　　構造上の―― | 38
優先組織 | 52
優先的
　　――応答 | 52

非――応答 | 39-40, 52
非――地位 | 52

＊ら行
ライフスタイル | 224
理解可能性 | 266, 267, 268, 273, 275, 286, 301
隣接ペア | 153, 157
連鎖構造 | 9, 10, 13, 15, 347, 357
ローター相互作用分析システム（RIAS）| 3-4

＊わ行
脇筋（サイドストーリー）| 311
話題的アジェンダ | 195, 196

編著者略歴

ジョン・ヘリテッジ（John Heritage）
カルフォルニア大学ロサンゼルス校社会学部ディステングイッシュトプロフェッサー（特別教授）．主な研究分野は会話分析，特に医療やマスコミなどの分野において応用的な研究を行っている．主な著書に，*Garfinkel and Ethnomethodology* (1984)，共著に，*The News Interview: Journalists and Public Figures On the Air* (2002) and *Talk in Action* (2010)．コミュニケーションや相互行為に関して130を超える学術論文を執筆，そのうち50を超える論文がプライマリ・ケアの相互行為に関するものである．Robert Wood Johnson Clinical Training Programの開発など医学部でのコミュニケーション教育にも尽力し，医療関係での講演を多数こなす．

ダグラス（ダグ）・メイナード（Douglas Maynard）
アメリカウエスコンシン大学マディソン校社会学部においてConway-Bascom特別教授，Harold & Arlene Garfinkelフェローを兼任．主な研究分野は，エスノメソドロジー，会話分析であり，医療，社会調査，法学などの応用的研究を行う．主な著書に，*Inside Plea Bargaining* (1984), *Bad News, Good News: Conversational Order in Everyday Talk and Clinical Settings* (2003)（邦訳『医療現場の会話分析』）．メイナード教授による告知に関する研究は，Cleveland Clinic Journal of Medicineなどの医学雑誌に掲載され，アメリカ国内の医学部にて数多くのグランド・ラウンド（症例検討会）を行い，医師のコミュニケーション教育に尽力している．

訳者略歴

川島理恵（かわしまみちえ）　担当章：まえがき・第1章・第6章・第10章
関西外国語大学短期大学部講師．専門は医療社会学，会話分析．主な業績に，論文「救急医療における意思決定過程の会話分析――インフォームド・コンセント運用の1例として」『社会学評論』256号64巻4号，2014, Giving instruction on self-care during midwifery consultations in Japan, *Journal of Asian Pacific Communication*, 20:2 pp. 207-225, 2010, 共著『女性医療の会話分析』（文化書房博文社，2009）がある．

樫田美雄（かしだよしお）　担当章：第7章・第9章
神戸市看護大学看護学部准教授．専門は医療社会学，福祉社会学，ヴィデオ・エスノグラフィー，高等教育論．主な業績に，共訳書『医療現場の会話分析――悪いニュースをどう伝えるか』（勁草書房，2004），共編著『研究道――学的探求の道案内』（東信堂，2013），共著論文「在宅療養インタビューで発見された2つの課題――「病歴と生活歴のズレ問題」と「看取りのパラドックス問題」」『現象と秩序』2号：201-207,

2015 がある.

岡田光弘(おかだみつひろ)　担当章：第4章・第5章・第7章・第8章
国際基督教大学教育研究所準研究員.専門は観察社会学,ヴィデオ・エスノグラフィー,スポーツ社会学,保健・医療社会学.主な業績に,共編書『ワードマップ　エスノメソドロジー』(新曜社,2007),共訳書『エスノメソドロジーへの招待』(ナカニシヤ書店,2014),共著論文 "Doctor's Practical Management of Knowledge in the Daily Case Conference" in S. Hester & D. Francis (eds.), *Orders of Ordinary Action*, 2007 がある.

黒嶋智美(くろしまさとみ)　担当章：第2章・第3章
日本学術振興会特別研究員.Ph.D.(応用言語学).専門は会話分析.主な業績に Another look at the service encounter: Progressivity, intersubjectivity, and trust in a Japanese sushi restaurant, *Journal of Pragmatics*, 2010,「第8章　経験の固有性を認める共感」,「第10章　段階をへる共感」『共感の技法』(勁草書房,2013), The structural organization of ordering and serving sushi, In P. Szatrowski (Ed.) *Language and Food*, John Benjamins, 2014 がある.

診療場面のコミュニケーション
会話分析からわかること

2015 年 9 月 30 日　第 1 版第 1 刷発行

著　者　ジョン・ヘリテッジ
　　　　ダグラス・メイナード
訳　者　川かわ島しま理みち恵え
　　　　樫かし田だ美よし雄お
　　　　岡おか田だ光みつ弘ひろ美み
　　　　黒くろ嶋しま智さと美み

発行者　井　村　寿　人

発行所　株式会社　勁けい草そう書　房
112-0005　東京都文京区水道 2-1-1　振替 00150-2-175253
（編集）電話 03-3815-5277／FAX 03-3814-6968
（営業）電話 03-3814-6861／FAX 03-3814-6854
三秀舎・中永製本所

Ⓒ KAWASHIMA Michie, KASHIDA Yoshio,
　OKADA Mitsuhiro, KUROSHIMA Satomi　2015

ISBN978-4-326-70086-8　Printed in Japan

JCOPY　〈(社)出版者著作権管理機構　委託出版物〉
本書の無断複写は著作権法上での例外を除き禁じられています。
複写される場合は、そのつど事前に、(社)出版者著作権管理機構
（電話 03-3513-6969、FAX 03-3513-6979、e-mail: info@jcopy.or.jp）
の許諾を得てください。

＊落丁本・乱丁本はお取替いたします。
　　　　　　http://www.keisoshobo.co.jp

マイケル・リンチ　水川喜文, 中村和生 監訳
エスノメソドロジーと科学実践の社会学
A5 判　5,300 円
60244-5

西阪仰
分　散　す　る　身　体
―エスノメソドロジー的相互行為分析の展開
A5 判　4,000 円
60202-5

西阪仰, 早野薫, 須永将史, 黒嶋智美, 岩田夏穂
共　感　の　技　法
―福島県における足湯ボランティアの会話分析
A5 判　2,400 円
60255-1

D. メイナード　　樫田美雄, 岡田光弘訳
医　療　現　場　の　会　話　分　析
―悪いニュースをどう伝えるか
A5 判　2,900 円
60169-1

――――勁草書房

＊表示価格は 2015 年 9 月現在，消費税は含まれておりません．